동서통증클리닉

- 동서의학의 통증 치료 접근법 -

동서통증클리닉

- 동서의학의 통증 치료 접근법 -

Kano Tatsuhiko
Tayama Fumitaka

최도영 · 김건식 옮김

(주)신흥메드싸이언스

痛みのマネジメント (加納龍彦・田山文隆 編)
医歯薬出版株式會社 (東京), 2005

Title of the original Japanese language edition:
Management of Pain-Approach to Pain by Allopathic Medicine and Acupuncture/Moxibustion
Ed. by KANO, Tatsuhiko, & TAYAMA, Fumitaka ⓒ Ishiyaku Publishers, Inc. TOKYO, JAPAN, 2005.

침구의학편 · 최 도 영 교수

- (현) 경희대학교 한의과대학 침구학과 교수
- (현) 경희의료원 한방병원 침구과 진료교수
- (현) 경희의료원 동서협진센터 통증클리닉 진료교수
- (전) 경희의료원 한방병원 침구과 과장
- (전) 대한침구학회 회장
- (전) 대한한의사협회 학술이사

서양의학편 · 김 건 식 교수

- (현) 경희대학교 의학전문대학 마취통증의학과 교수
- (현) 경희의료원 동서협진센타 통증클리닉 진료교수

동서통증클리닉

- 동서의학의 통증 치료 접근법 -

2008년 7월 15일 인쇄
2008년 8월 10일 발행

지 은 이 : Kano Tatsuhiko, Tayama Fumitaka
옮 긴 이 : 최 도 영 · 김 건 식
발 행 인 : 홍 성 혁
발 행 처 : 신흥메드싸이언스
편　　집 : 박 혜 림
디 자 인 : 최 선 화

주　　소 : 서울시 영등포구 양평동3가 15-1번지
월드메르디앙 비즈센터 501호
등록번호 : 제318-2007-000077호
전　　화 : 02) 2165-8670~4
팩　　스 : 02) 2165-8675
홈페이지 : www.shmed.co.kr

I S B N : 978-89-90933-72-0 93510
정　　가 : 60,000원

서 문

지금까지 통증 관리에 대해서 서양의학과 동양의학(침구의학) 각각의 입장으로부터 기술한 서적은 있었지만 쌍방의 의학을 통합하여 하나의 책으로 집계한 것은 거의 없었다. 이번에 임상 침구 치료사는 물론, 임상 경험이 부족한 침구사나 침구를 배우는 학생, 또는 진료에 침구를 도입하여 치료하는 의사나 동양의학에 흥미가 있는 의학생을 위해 이해하기 쉽고 바로 활용할 수 있는 통증 관리의 핸드북을 취지로 하여 본서가 기획·출판되었다.

「서양의학편」에서는 통증의 진찰, 치료에 필요하다고 생각되는 현재의 기본적인 지식, 공통의 인식을 많은 그림과 함께 해설하였다. 통각(痛覺)은 사람이 생물로서 살아가기 위해서 필요불가결한 경보(警報)이다. 그 반면, 경보로서의 역할을 끝낸 과잉 통증이 지체하면 신체, 정신에 중대한 기능적, 기질적 장애를 일으켜, 사회생활, 가정생활도 파괴해 버린다. 고대나 현대, 서양이나 동양을 불문하고 통증에 의한 고통, 고뇌의 완화에 대처해 왔다. 오늘날에 이르러 일본의 진찰소에서는 전기 자극 치료로서의 침통전, 약물요법으로서의 한방약도 치료 수단으로서 도입되었는데, 본편에서 소개하듯이 서양의학을 주체로 한 약물요법, 신경 차단요법으로서 발전해 왔다. 그러나 완고한 만성통은 현재의 통증클리닉 치료 기술로도 치료하기 어렵다. 침습이 큰 무리한 치료를 거듭하면 합병증, 부작용이 환자를 괴롭히고, 그것이 또 신체를 침식해 통증을 조장하여 또 새로운 통증을 발생시킨다. 전인적인 입장에서 조화로운 치료가 요구되고 있다. 만성통의 치료는 마음의 치료를 겸하므로 환자와의 커뮤니케이션, 신뢰관계도 중요하다. 신체, 정신을 포함한 폭넓은 분야의 전문가가 참가해 실시하는 종합 팀 형태의 통증 치료가 필요하다. 현재, 일본에서는 많은 침구 치료법이 이용되고 있다.

「침구의학편」에서는 두부에서 하지 및 특수한 통증에 대해서 각각의 입장으로부터 각 치료법에 대해 소개하였다. 여기서 편자의 개인적 견해를 말하면, 긴 동통 치료의 경험으로부터 강조하고 싶은 것은 원인이나 병증에 차이가 있어도 모든 통증에 공통된 동양의학적 통증의 성질에 의한 분류와 치료법이 존재하는 것이다. 편자가 가장 중요하게 생각하는 것은 모든 동통을 '허통(虛痛)'과 '실통(實痛)'이라고 하는 두 종류의 통증의 성질로 판별하여 치료하는 것이다. 그 감별 방법은 매우 간단하다. 허통(虛痛)의 경우는 동통부위를 손대거나 누르거나 하면 동통이 경감하고, 따뜻하면 동통이 경감한다. 실통(實痛)의 경우에는 동통부위를 손대거나 누르거나 하면 동통이 악화되고, 차게 하면 동통이 경감한다. 허통은 만성적인 질환에 많다. 실통에는 열상·타박 등의 급성적인 통증이나 삼차신경통 또는 대상포진후신경통 등이 있다. 실통은 허통과 반대되는 성질의 통증이며, 따라서 치료도 허통과 실통으로 나누어 대조적인 치료법을 사용한다. 허통의 경우, 대부분은 허증이며 국소의 경혈[표치법(標治法)]이 좋고, 더욱 강한 자극(침통전 자극도 포함)이 유효한 경우도 많다. 한편, 실통은 대부분 실증이 많으며 국소는 자극하지 않고 오히려 원격의 경혈을 취혈해야 한다고 생각한다. 이와 같이 통증의 원인이나 병증이 차이가 있어도 이 통증의 성질로부터 치료법을 결정할 수 있는 환자의 체질·병인·병태·병기를 고려해 실시하는 것이 침구 치료의 기본적 자세인데 통증 치료에서도 마찬가지다.

이상 개인적인 견해를 말했지만, 동양의학의 침치료는 시술자 각각의 이념에 근거하여 행해진다. 침구 시술이 유효한지 아닌지는 술자의 표현력, 즉 시술에 해당하는 진단과 기술에 달려 있다. 거기에는 부단한 노력과 향상심(向上心)이 필요하다. 언어로 표현할 수 없는 심오한 것을 매일 매일의 임상 경험 속에서 습득해야 할 것이다.

지금은 확실히 보완·대체 의료의 시대이다. 통증 치료에 있어서도 서양의학과 동양의학(침구의학), 양 의학의 특성을 살린 새로운 통증 관리 시스템이 구축되는 것이 바람직하다. 그러기 위해서는 서로의 의학에 대해 이해하고 협력하는 것이 중요하다. 분담된 각 집필자는 일류의 연구자이며 임상가이기도 하다. 페이지 수는 한정되어 있지만 각각의 입장으로부터 경험에 근거한 동통 대책에 대한 유익한 정보가 충분히 포함되어 있다. 본서가 통증 관리를 실시하는 치료가의 안내서가 되고, 또 침구를 배우고 있는 학생이나 침구에 흥미가 있는 의학생이 동양의학에 입문하는 계기가 되도록, 그리고 치료를 실천하는 데 있어 각론 전반에 걸친 간편하면서도 적절한 가이드북이 되기를 간절히 바란다.

2005년 5월

Kano Tatsuhiko
Tayama Fumitaka

집필자 일람

■ 편집

加納 龍彦 久留米大學醫學部麻醉學講座主任教授
田山 文隆 鍼灸醫療研究所所長

■ 집필

서양의학편

加納 龍彦 久留米大學醫學部麻醉學講座主任教授
佐野 智美 久留米大學病院緩和ケアセンター, 調教
福重 哲志 久留米大學病院緩和ケアセンター, センター長, 准教授
入江 將之 久留米大學附屬醫療センター麻醉科ペインクリニック, 助教
杉山 和英 社會保險久留米第一病院麻醉科部長
山田 信一 久留米大學病院麻醉科ペインクリニック, 講師
三島 康典 久留米大學病院麻醉科, 講師

침구의학편

田山 文隆 鍼灸醫療研究所所長
尾崎 昭弘 明治國際醫療大學名譽教授
曾澤 重勝 東京衛生學園専門學校基礎醫科學研究部
木戸 正雄 財團法人東洋醫學研究所主任研究員/日本鍼灸理療專門學校副教務主任
北出 利勝 明治國際醫療大學教授鋪灸學部基礎錨灸學教室
石丸 圭莊 了德寺大學教授健康科學部
篠原 昭二 明治國際醫療大學教授鋪灸學部傳統鋪灸學教室
黑岩 共一 關西醫療大學教授保健醫療學部
中村 辰三 森ノ宮醫療大學教授保健醫療學部鋪灸學科
山本 博司 關西醫療大學准教授保健醫療學部鋪灸學科
佐佐木和郎 鈴鹿醫療大學教授鋪灸學部鋪灸學科
今井 賢治 明治國際醫療大學准教授鋪灸學部臨床鍼灸學教室
北村 智元 關西鋪灸大學助教授鋪灸學部/京都醫健專門學校非常勤講師
古屋 英治 吳竹學園東洋醫學臨床研究所所長
越智 秀樹 明治國際醫療大學講師鋪灸學部臨床鋪灸學教室
本田 泰弘 第一醫療リハビリテ-ション専門學校はり·きゅう學科長
福田 文彦 明治國際醫療大學講師鋪灸學部臨床鍼灸學教室
王財 源 關西醫療大學講師保健醫療學部鍼灸學科
矢野 忠 明治國際醫療大學教授鋪灸學部健康·予防鋪灸學教室
北小路博司 明治國際醫療大學教授鋪灸學部臨床鋪灸學教室
本城 久司 明治國際醫療大學鋪灸學部臨床鍼灸學教室
向野 義人 福岡大學教授 スポ-ツ科學部 スポーツ健康科學研究科/福岡大學病院東洋醫 學診療部

역자서문

임상의학에 있어서 통증은 더 큰 위험이나 큰 병으로의 진행을 미리 방지하고 병의 원인을 찾아 치료할 수 있는, 인간이 살아가는데 꼭 필요한 경보 장치이지만, 이러한 좋은 역할을 넘어 지속되는 만성 통증이나 신경병증 통증은 심신에 기능적, 기질적 장애를 일으켜 환자에게 고통과 고난을 주며, 일반적인 사회생활과 가정생활까지도 할 수 없게 되는 무서운 증상이다. 아직도 성공적인 통증 치료는 의학계가 해결하지 못한 과제 중 하나이다.

역자가 몸담고 있는 경희의료원은 양방과 한방 병원이 동시에 개설되어 있는 종합 의료기관으로 동서협진센터는 이러한 특성을 살려 서양의학과 동양의학의 장점을 취하고 단점을 서로 보완하는 양, 한방 협진 의료시스템으로 의료분야에서 새로운 변화와 혁신을 이룩하여 왔다. 더욱이 최근 의학계에서는 대체보완의학에 앞서 통합의학의 개념이 대두되고 있으며, 이에 부응하여 수년 전부터 환자의 시간적 재정적 효율성을 감안하고 치료 효과를 배가하기 위하여 한 환자를 한 공간에서 의사와 한의사가 같이 진료하는 통합진료 개념의 동서통증클리닉을 운영하고 있다.

통합의학에서 통증치료는 서양의학과 동양의학의 특성과 장점을 살린 새로운 통증 관리 체계가 구축되는 것이 바람직하며 그러기 위해서는 상대의 의학에 대한 충분한 지식과 정보가 필요하며 서로 이해하고 협력하는 것이 중요하다고 생각한다.

이 책은 이와 같은 목표를 겨냥하여 만들었으며, 한 권의 책 속에 양방과 한방의학의 측면으로부터 과학과 경험에 근거한 통증치료에 대한 유익한 내용이 충분히 수록되어 있다.

향후 통증 관리를 위한 임상가의 가이드북이 되어, 통증에 대한 서양의학적 지식을 배우고자 하는 한의대생과 침구 치료에 관심이 있는 의대생 그리고 실제 진료실에서 만성 통증을 치료하는 의사와 한의사 모두에게 유익한 책으로써 아무쪼록 널리 보급되어 많은 도움이 되기를 바란다.

이 책을 소개 번역하여 우리나라 독자들에게 선보일 수 있게 해 주신 (주)신흥메드싸이언스의 홍성혁 사장님과 그 밖의 이 책의 출판을 위하여 여러 분야에서 힘써 주신 모든 분들께 깊은 감사를 드립니다.

2008년 6월

경희의료원 동서협진센터 통증클리닉

교수 **최 도 영**

교수 **김 건 식**

※ 이 책에 표기된 약품은 일본에서 시판되는 제품이며, 한국에서 사용하는 약제와 상품명, 제형과 용량이 다를 수 있다는 것을 참고하기 바랍니다.

목 차

I. 서양의학편

총 론

각 론

II. 침구의학편

총 론

1 통증 치료에 있어서 침구의 역할

2 침 치료의 종류

3 구(灸)치료의 종류

4 침구 치료의 안전성

각 론

I

서·양·의·학·편

총 론

통증에 대한 기본사항

통증의 의의와 양면성

통증은 인간이 살아남기 위해 없어서는 안 될 방어기구이며 경보시스템이다. 그러나 계속되는 강한 통증은 신체뿐만 아니라 정신에도 장애를 미친다고 하는 양면성을 갖고 있다. 몸의 표면을 덮고 있는 피부를 찌르거나 꼬집고 두드리거나 또는 불, 열탕, 냉수 등을 닿게 하면 통증을 느껴 그것으로부터 피하려고 하는 행동을 일으킨다. 또 두통이나 복통이 있을 때는 안정, 휴식을 취하고, 약을 먹고, 병원에서 치료를 받아 더 큰 병으로 진행되지 않도록 한다. 이렇게 전신에 퍼져 있는 신경계의 통증 경보 시스템이 병이나 외상으로 고장 나면 발견이 늦어, 발견되었을 때는 이미 진행되어 있어 시기를 놓쳐버리는 사태에 빠진다.

한편, 강한 통증은 고통이나 고뇌를 수반하며, 불안, 초조를 발생시킨다. 나아가 졸림, 식욕 부진으로 초췌하게 되며, 신체의 각종 기능에 장애를 가져온다. 통증이 길게 계속되면 정신 심리면에 악영향을 미쳐, 정서 불안정, 우울 경향이 강하게 나타난다. 사회생활의 파탄, 가정의 붕괴에 이르는 일도 드물지 않다. 경보로서의 의미를 넘어선 통증은 빨리 치료하여야 한다.

통증의 표현

통증의 성질과 통증의 원인(질환)에는 밀접한 관련이 있다. ① 언제(시간) ② 어디가(부위) ③ 어떤 식으로(통증의 양상) 아픈지, 환자 자신이 호소하는 통증의 표현은 통증을 일으키고 있는 원인(외상, 질환 등)을 잘 나타내어 치료에 매우 유용하다.

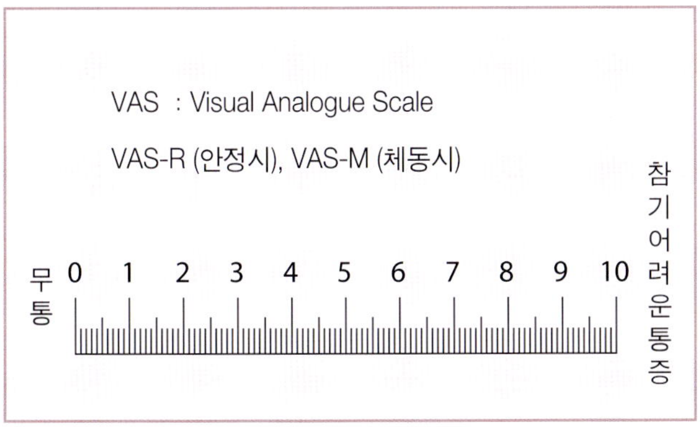

그림 1 시각적인 통증의 평가 척도 (VAS)

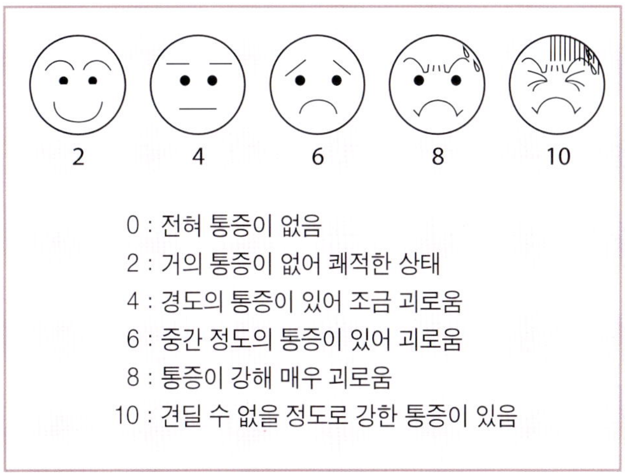

그림 2 얼굴 표정으로 통증을 평가하는 face scale

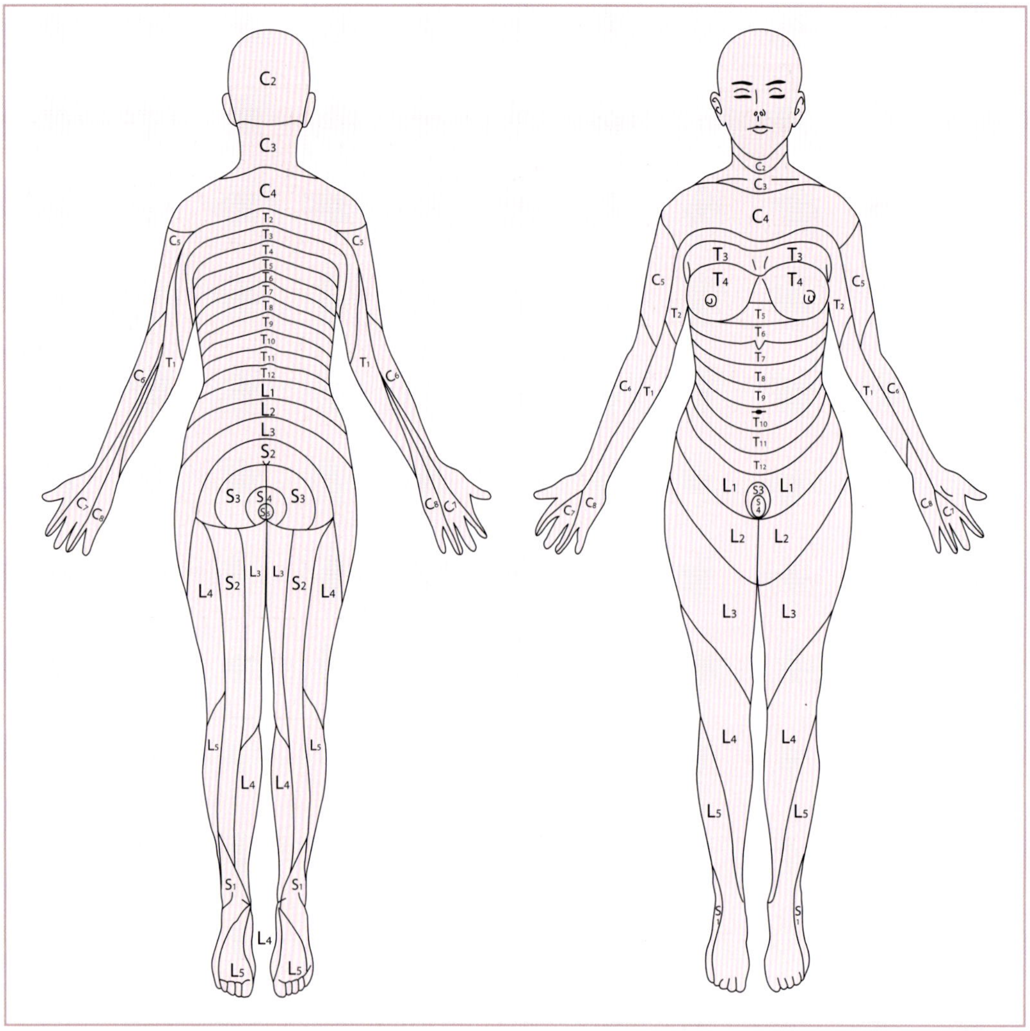

그림 3 피부분절(dermatome)
C : 경신경, T : 흉신경, L : 요신경, S : 천골신경
제1경신경 C_1의 dermatome은 결여.
전흉부, 배부에서는 제4경신경 C_4와 제2흉신경 T_2의 dermatome이 서로 인접해 있다.

① 시간에 관해서는, 지속성인가 발작성인가, 안정시인가 운동시인가, 이른 아침인가 저녁인가, 식사 전인가 후인가, 음주 후인가, 바쁠 때인가, 지쳤을 때인가, 스트레스를 받았을 때인가, 통근(학) 전인가 등 ② 부위에 관해서는, 편측인가 양측인가, 전신인가 반신인가, 상지인가 하지인가, 안면인가 후두부인가, 사지 말단이나 관절부인가, 마비되어 있는 부위인가, 신경 주행 영역에 일치한 부위인가 등 ③ 통증의 양상으로는, 만지거나 바람에만 닿아도 찌릿하고 전기가 통하는 것 같은 통증, 얼얼함, 찌르르함, 바작바작 타는 것 같은 통증, 찌르는 것 같은 통증, 저린 통증, 욱신욱신하는 박동성의 통증 등이 있다.

통증의 객관적 평가

통증은 환자 본인만이 느낄 수 있는 것으로, 통증의 정도를 제삼자가 객관적으로 측정, 평가하는 것은 매우 어렵다. 10cm(100mm)의 눈금자를 이용하여 「통증 없음」을 0,「참기 어려운 통증」을 10(100)으로 가정해, 환자에게 자신의 현재의 통증을 가리키게 하는 시각적 평가 척도(VAS : visual analogue scale)가 보급되어 있다(그림 1). 통증의 변화, 치료의 효과를 객관적으로 평가하는 데 응용되고 있다. VAS 점수는 안정시와 체동시로 구별하여 이용한다. 얼굴 표정으로부터 통증의 정도를 읽어내는 방법(face scale)도 자주 이용된다(그림 2). 그 밖에 움직일 때 통증을 일으키는 경우는 입위 · 좌위의 시간, 보행 거리 등, 의식이 없는 상황에서는 혈압의 상승, 맥박의 증가 등으로 평가한다.

통증의 경로

체표를 덮는 피부(그림 3), 체내외를 나누는 점막, 고막, 각막, 또는 체내의 각종 장기, 혈관, 막 등에는 상해가 미치면 통증을 발하는 신경이 분포되어 항상 통증 경보 장치가 on 상태에 있다. 체표 부근의 통증은 체성 지각신경으로, 내장의 통증은 원심성의 자율신경(교감, 부교감신경)과 나란히 주행하는 구심성의 내장신경으로 전해진다(그림 4). 내장의 통증은 자르고, 찌르고, 때리는 등의 물리적 자극, 또는 태우는 등의 열자극에서는 일어나기 어렵다. 두개골로 둘러싸여 진 뇌도 이와 마찬가지로 평상시에는 매우 적은 자극에 대해서는 둔감하다. 소화관에서는 허혈, 확장, 연축, 천공 등 통상 일어나기 쉬운 장애에 대해서 민감하게 통증을 나타낸다[(적자극(適刺戟) : 기관에 따라 통증을 나타내는 자극이 다름].

통증을 전하는 말초신경은 신경을 감싸는 초(鞘, 수

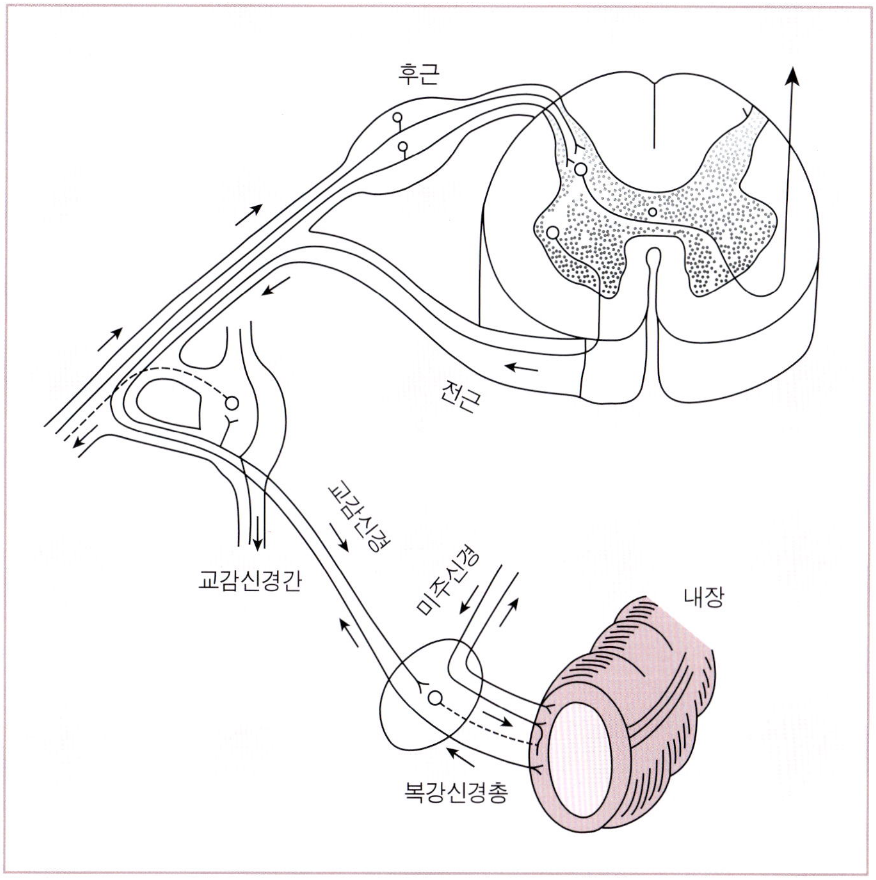

그림 4 **통증을 전달하는 내장구심성 신경섬유의 모식도**

표 1 신경섬유의 분류와 특징					
신경섬유의 종류		기능	직경(μm)	전도 속도(m/초)	수초의 유무
A	α	운동 고유 수용	12~20	70~120	+++
	β	촉압각	5~12	30~70	++
	γ	근방추	3~6	15~30	++
	δ	온통각	2~5	12~30	++
B		교감신경 절전섬유	< 3	3~15	+
C	r*1	온통각	0.4~1.2	0.5~2	−
	S*2	교감신경 절후섬유	0.3~1.3	0.7~2.3	−

*1 후근 C 섬유
*2 교감신경 C 섬유

(Erlanger, 1937에서 참조)

초)를 가지는 섬유군 중에서 비교적 가는 A 델타(δ) 섬유와 척수막을 갖지 않는 가는 C 섬유의 2종류가 있다(표 1). 바늘로 찔렀을 때, '콕' 하는 빠른 통증은 A 델타 섬유, 그 후 '징-' 하고 좀 더 늦게 느껴지는 통증은 C 섬유(약 1m/초)로 전해진다. 통증 자극을 최초로 감지하는 말초신경의 첨단 부분(침해수용기)은, 정보를 빠짐없이 획득할 수 있도록 표면에 나무 가지 모양으로 퍼진 형태를 하고 있다(자유신경 종말)(그림 5). 통증을 일으키는 자극(침해 자극)은 자유신경 종말로 모스 신호와 같이 전기 신호로 변환되어 A 델타, C 말초지각신경(제1차 뉴론)을 통해 척수로 전해진다.

통증을 일으키는 전기 신호는 척수에 도달하면 다른 신경으로 갈아타, 정보는 반대측의 척수내 전방 외측을 상행하여 뇌의 중심부에 위치하는 시상으로 향한다(제2차 뉴론). 체내 장기로부터의 통증을 전하는 내장신경과 체표로부터의 통증을 전하는 체성 지각신경의 두 가지 서로 다른 제1차 뉴론이, 같은 제2차 뉴론에 1 : 2의 관계로 접속하는 경우가 있다(그림 6). 그 경우, 예를 들어 협심통이 있을 때 왼쪽 어깨에 통증을 느끼게 되며 이를 관련통이라 한다.

제2차 뉴론은 시상에서 또 신경을 내장신경 전기 신호에 의한 정보는 최종적으로 대뇌피질에 도달한다(제3차 뉴론). 대뇌피질의 체성 감각 영역에 도달한 정보는 통증의 부위, 정도 등을 전한다. 또 시상으로부터 대뇌변연계로 향하는 제3차 뉴론은 통증에 수반하는 괴로움, 불쾌한 기분을 전한다. 말초의 자유신경 종말로 생긴 전기 신호가 그대로 대뇌에 전부 전달되는 것은 아니고 뉴론이 바뀔 때마다 주의력, 과거의 기억, 경험, 그 때의 감정, 의식 레벨 등에 의해 여러 가지로 조절된다.

통증의 증강, 경로의 수복

통증이 장시간 지속되면 통증을 전하는 신경계는 통증이 보다 쉽게 전달되며 또한 기능적, 구조적 변화를 일으켜 통증을 더 강하게 느끼게 만든다. 이를 통증의 증강이라 한다. 따라서 통증은 가능한 빨리 치료하여 통증에 장시간 노출되지 않도록 하는 것이 중요하다. 예를 들어 치과에 가기 전에 소염진통제를 복용하고, 복부 수술 개시 전에 수술 부위에 신경 차단을 해두는 것 등은 선행 진통(preemptive anolgesia)이라고 불리며 최근 많이 이용되고 있다.

통증을 전하는 지각신경계가 손상을 받으면, 처음에

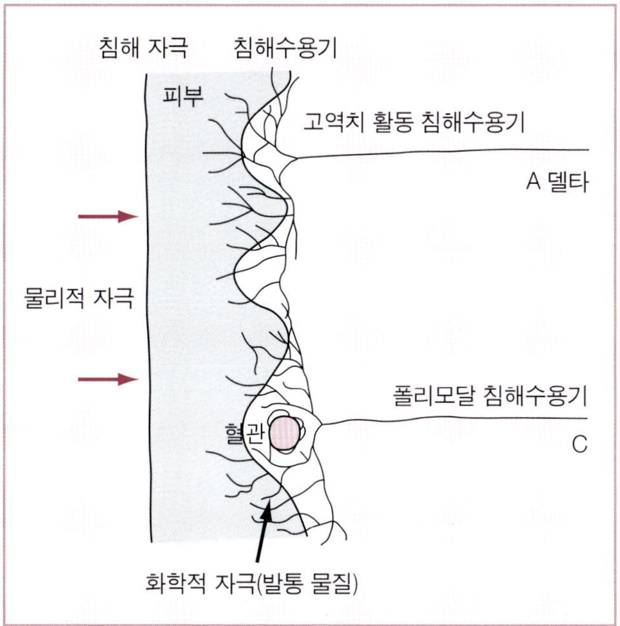

그림 5 **통증 수용기(침해 수용기)의 모식도**

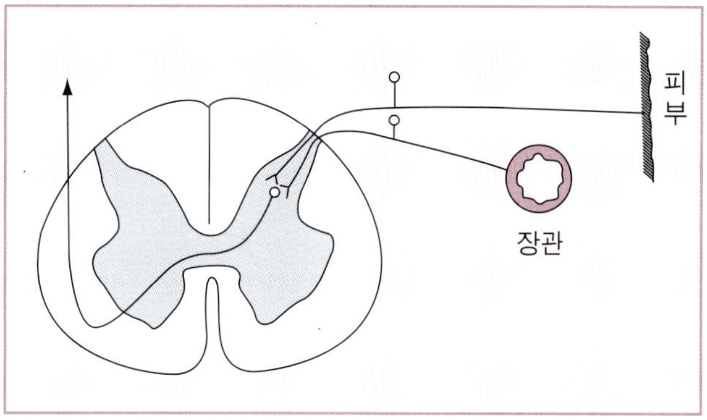

그림 6 **관련통의 기구. 수렴투사설(收斂投射說)의 모식도**

는 그 부위의 지각이 둔해지고 통증을 느끼기 어려워지나 잠시 후에 손상된 신경의 수복이 시작되고, 또는 잔존하는 신경이 통증을 전하는 기능을 대행하면서 통증 경보 시스템의 재구축이 시작된다. 그렇지만 이 재구축은 정상적인 신경계에 비해 불완전하여 자주 새로운 통증의 원인이 된다(신경병증성 통증).

통증을 억제하는 신체의 기능

사람의 신체는 통증을 일으키는 화학 물질(발통 물질)을 생성하는 하는 한편, 통증을 완화시키는 기능도 갖추고 있다.

(1) 척수에서의 조절(그림 7)

문지르거나 압박하거나 했을 때의 촉각이나 압각을 전하는 비교적 굵은 신경섬유의 자극은, 가는 신경섬유에서 척수로 옮겨져 온 통증의 전기 신호가 척수 레벨에서 제2차 뉴론으로 옮기는 것을 방해한다(1965년, Melzack & Wall). 아픈 부분을 문지르거나 누르거나 근육주사하는 부위를 집거나 하는 행위가 통증을 완화하는 것은 경험적으로 잘 알려져 있다. 이것은 gate control theory로 알려져 있으며, 일본의 많은 한의사가 외통(外筒, 침관)을 통해, 즉 외통으로 주위를 압박하면서 침을 자입한다고 하는 경험으로 뒷받침되는 기술의 이론적 기반이 된다. 약한 전기 자극은 촉각이나 압각을 전하는 비교적 굵은 신경섬유를 우선적으로 자극하는 성질이 있다. 이 gate control theory에 따르면 약한 전기자극은 통증을 완화시키게 된다. 이 학설은 현재의 전기 자극 치료(척수, 말초신경 또는 뇌에의 통전) 또는 침진통(침 마취)의 이론적 기반이 되고 있다.[1]

(2) 뇌를 통한 억제

통증을 억제하는 경로로서 뇌로부터 척수로 향하는 2개의 신경로가 알려져 있다(그림 8). 모두 말초로부터 뇌로 향하는 감각 정보에 의해 활성화된다. 하나는 뇌간의 연수에서 기시하며, 정보 전달물질은 세로토닌으로 마약성 진통제 모르핀을 투여하면, 이 억제계가 활성화되어 진통 효과를 나타낸다. 다른 하나는 마찬가지로 뇌간교에서 시작되며, 노르아드레날린을 정보 전달물질로 한다. 척수 전기 자극에 의한 진통법의 이론적 증거의 하나가 되고 있다.

(3) 통증 억제 물질 생산

1970년대에 식물로부터 생성되는 마약성 진통제 모르핀에 대한 수용기가 인체내에 존재하는 것이 판명되

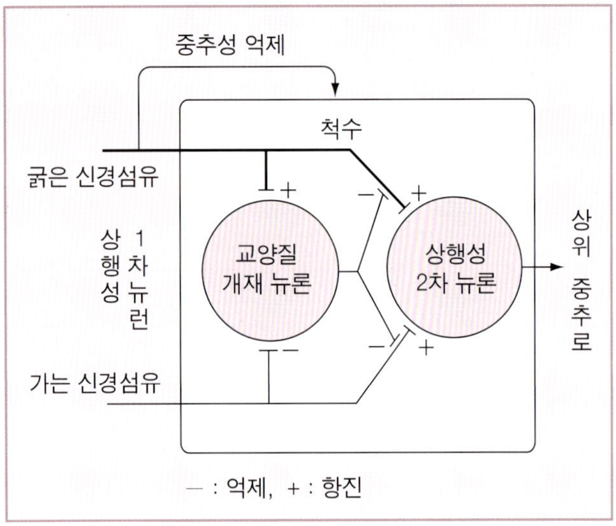

그림 7 척수 레벨에서의 통증 조절 : gate control theory의 모식도

었다. 따라서 인체내에서 모르핀형 진통 물질이 만들어지고 있을 것이라 예측하였으며 모르핀과 같은 수용기에 작용하는 진통 물질이 인체내에서 생성되고 있는 것이 밝혀졌다(내인성 모르핀형 진통 물질 : 엔돌핀). 흥분해 싸우고 있을 때, 운동을 하고 있을 때나, 또는 즐거운 것에 열중하고 있을 때에 이 진통 물질이 증가하는 것이 알려져 있다. 반면, 암성 통증 등으로 괴로워하고 있는 만성 통증 환자에서는 생산이 감소, 고갈된다고 한다. 이러한 인체내에서 생산되는 모르핀형 진통 물질에는 항스트레스 작용이 있어, 생산을 촉진하는 방법을 몸에 익혀 두면 유용하다.

통증의 분류

급성통은 발생원으로부터 크게 세 가지로 구별된다(표 2). 통증을 이 분류로 진단하는 것은 그 후의 치료 방침을 세우는 데 중요 하다.

① **침해 수용성 통증**은 내장을 포함한 신체에 퍼져 있는 자유신경 종말(통증의 수용기)이 자극된 결과 생기는 통증이다.

② **신경병증성 통증**은 자유신경 종말로부터 중추에 이르는 통증을 전하는 말초신경, 척수 또는 뇌의 경로에 손상 또는 장애가 생겨 일어나는 통증으로, 신체 통증 경보 장치의 고장을 통증으로 인식하기도 한다. 신경병증성 통증은 지각둔마부위의 타는

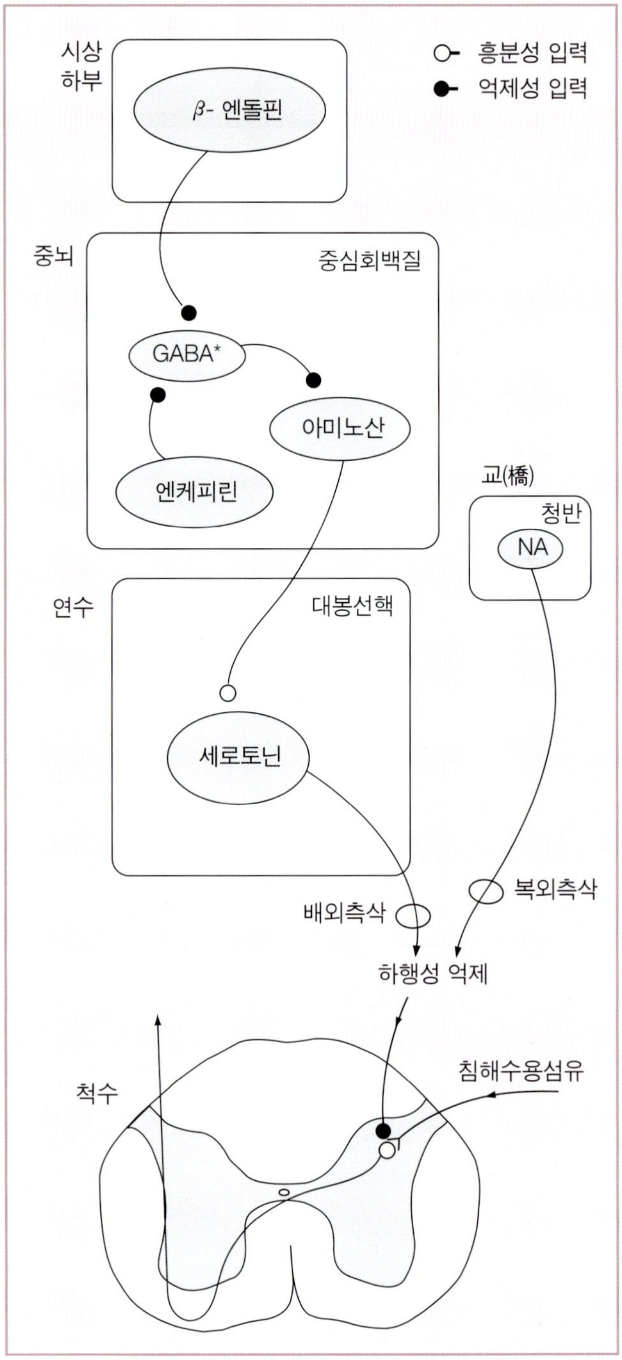

그림 8 뇌를 통한 척수 하행성의 통증 억제계의 모식도
*GABA : γ-아미노부티르산, NA : 노르아드레날린

표 2 통증의 분류

급성통	만성통
(i) 침해 수용성 통증 (ii) 신경병증성 통증 (iii) 심인성 통증	(i) 침해 수용성 통증 (ii) 신경병증성 통증 (iii) 기능성 통증 (iv) 학습성 통증 (v) 정신의학적 통증

듯하며 가끔 찌르는 것 같은 통증으로, 만지기만 해도 통증을 유발한다[이질통(allodynia)]. 스트레스로 통증이 증강하며 종종 만성화한다.

③ **심인성 통증**은 앞서 말한 통증의 경로를 통해 일어나는 것은 아니다(표 3). 통증에 걸맞는 신체병변이 없다. 괴로움, 고민, 분함, 슬픔, 화남, 절망, 애정 결핍 등이 통증이라고 하는 형태로 표현되는 경우도 있다. 환자 자신은 의식적으로 거짓말을 하는 것이 아니라, 대부분의 경우는 무의식적이다.

만성통의 경우는 보다 복잡해 5개로 나눌 수 있는 경우가 많다(표 2). (iii) 기능성 통증에는 편두통, 긴장성 두통, 과민성 장증후군 등이 포함된다.

④ **학습성 통증**은 자발적 반응 학습성과 회피 학습성으로 대별된다. 자발적 반응 학습성에서는 통증을 호소, 얼굴을 찡그림, 다리를 질질 끎, 처치를 요구하는 등의 통증 행동을 나타내는 것에 의해 환자에게 어떠한 이차적 이익(secondary gain)이 생긴다. 중요한 인물로부터의 주목이나 관심을 받고 싶어 하는 것 등의 자기 옹호, 가정 또는 사회생활로부터의 도피, 화, 불만, 죄책감 등 심리적 고통으로부터의 도피 등이 요인이 된다. 회피 학습성에서는 통증을 일으키는 동작은 병변을 악화시킨다고 믿어버리는 것이 요인이 된다.

⑤ **정신의학적 통증**은 우울증성 장애, 전환성 장애 등 정신과적 질환에 근거한다.

표 3 심인성 통증의 특징

1. 심리적 요인이 통증의 발증, 경과에 중요한 역할을 다하고 있다.
2. 통증에 의해 자신에게 바람직하지 않은 유해한 활동을 회피할 수 있다.
3. 통증에 의해 옹호적인 지지를 얻을 수 있다.
4. 질환, 외상은 나타나지 않지만 6개월 이상 통증에 시달리고 있다.
5. 신체적인 소견에 대해서 통증의 호소가 과도하다.
6. 심리적 요인에 대해 서로 이야기하는 것에 저항감이 있다.

통증 치료

고대의 통증 치료

통증의 치료는 인간 역사의 오래 전 시대로 거슬러 올라간다. 의료의 원점은 통증의 치료라고 해도 과언이 아니다. 기원전부터 저주나 기도로 신체에 머무는 악마를 쫓아버리고[*1], 통증이 있는 부위를 문지르고 누르며[*2], 약초(양귀비[*3], 히요스[*4], 만다라화[*4], 코카[*5] 등)를 이용하며 전기를 유발하는 물고기(전기메기, 뱀장어, 가오리 등)를 통증부위에 대는[*6] 등의 행위가 경험적으로 행해졌다.

*1 : 통증의 원인이 되는 여러 가지의 질환은 신체에 악마가 머물기 때문이라고 생각되었다. 악마 퇴치 의식을 관리하는 무당을 필요로 했다. 중세에서는 최면술도 받아들여졌다(mesmerism). 오랫동안 통증은 감각으로서가 아니라 감정, 정동 등 정신적인 면으로 파악되어 왔다. 머리가 아프다, 가슴이 아프다고 하는 표현은 반드시 두통, 협심통을 나타내는 것은 아니다. 심인성 요소가 큰 만성통에 대한 현재의 정신 심리요법으로 통한다.

*2 : 앞서 말한 gate control theory(1965년)가 이론적 배경이다.

*3 : 양귀비의 열매에 칼집을 내어 짜낸 하얀 즙을 굳힌 아편이 사용되었다. 1804년 아편에서 불순물을 제거하여, 진통제의 왕이라 할 수 있는 모르핀이 정제되었다. 모르핀

의 어원은 그리스의 꿈의 신 Morpheus이다. 습관성, 탐닉성이 있어 양귀비의 일반 재배는 법률로 엄격히 금지되어 있다.

*4 : 중세에 접어들면 약초 엑기스를 해면에 담근 뒤 건조시켜, 필요시에 더운 물로 되돌려 사용하는 최면 해면이 유행했다. 1804년, 華岡青州가 유방암 수술시에 이용한 통선산(通仙散)의 주성분은 만다라화이며, 일본 마취과 학회의 심볼 마크가 되었다.

*5 : 남미 페루의 고지에서는 통증, 지침, 공복 등을 달래기 위해 코카의 잎을 씹는 습관이 예부터 있었다. 1860년, 코카의 잎으로부터 국소마취제 코카인이 정제되었다. 그러나 습관성, 탐닉성이 있어 현재 사용되지 않게 되었다.

*6 : 고대 그리스에서 통풍의 치료에 전기가오리를 이용했다고 하는 기재가 남아 있다. 현재의 전기 자극 치료의 여명이라고 할 수 있다.

현대의 통증의 치료

통증 치료의 목표는 신경, 정신 기능을 해치지 않고, 즉 통각에 의한 경보 시스템, 촉각, 온도각 등이 정상적인 상태에서 병적 통증만을 완화시키거나 제거해, 하루빨리 환자를 사회생활로 복귀시키는 것이다. 급성기의 통증 치료로서는 약물요법, 신경 차단요법이 주체가 된다. 만성통의 경우는 단지 통증 치료뿐만 아니라 궁극의 목적은 사회복귀이며, 이학요법사, 작업요법사에 의한 재활, 심료내과 의사, 정신과 의사, 임상심리사에 의한 정신심리적 지원, 사회사업가에 의한 사회생활의 지원 등 팀 의료를 필요로 한다. 같은 만성 통증환자의 친우회 결성, 인터넷을 통한 교류도 마음의 버팀목이 된다. 아래에 현재 행해지고 있는 서양의학적인 통증 치료의 개요를 기술한다.

(1) 약물요법

약물요법을 실시할 때에는 당면하는 통증의 원인 진단, 그에 대한 특효약, 진통제의 부작용, 정신 심리적 요소 등 많은 지식과 경험을 필요로 한다. 일반적으로는 다음과 같은 것에 유의한다. 증상, 질환에 맞는 진통제를 선택한다. 부작용에 대해서는 대책도 포함해 철저히 주지시킨다. 투여량은 최소 유효량에 그치며, 적절한 투여법을 선택한다. 항울제 등 진통보조제를 유효하게 사용한다.

표 4 진통제의 분류
(i) 스테로이드성 항염증제(NSAIDs)
(ii) 마약성 진통제, 마약 길항형 진통제
(iii) 특효진통제
(iv) 진통보조제
(v) 한방약

진통제는 다음의 5개로 대별된다(표 4).

① **비스테로이드성 항염증제(NASAIDs)**는 치통, 두통, 요통, 관절통, 타박 · 염좌통 등 염증성의 통증에 이용된다. 부작용으로서 위장 장애는 잘 알려져 있으며 식후 복용이 권장된다. 내복한 후, 위를 따라 장에 이르러 녹이는 약(장용제), 장으로부터 흡수되고 간장으로 활성화되어 효과를 발휘하는 약, 위장 장애가 적은 약(COX-2 선택적 저해제) 등이 개발되고 있다. 비스테로이드성 항염증제의 좌약(볼타렌사포® 등), 첨부제(세르탓치® 등)는 잘 알려져 있으며, 정맥주사제(로피온® 등)도 개발되고 있다. 아스피린(비피린, 살리칠산계)은 혈소판응집억제제로서 성인에게 잘 이용되고 있으며, 천식, 라이증후군을 일으킬 가능성이 있으므로 소아에게는 이용하지 않는다. 소아에게는 항염증 작용은 없지만 해열 · 진통 작용이 있는 아세트아미노펜(카로날 정®, 안히바 좌약® 등)이 자주 사용된다.

② **마약성 진통제, 마약 길항형 진통제**는 수술 후 통증, 암성 통증 등에 자주 사용된다(표 5). 모두 뇌나 척수의 마약 수용기에 작용해 진통 효과를 발현한다. 마약 길항형 진통제는 탐닉성, 의존성을 나타내는 빈도가 마약성 진통제에 비해 보다 낮

표 5 임상에서 자주 사용되고 있는 마약성 진통제(A), 마약 길항형 진통제(B)

	일반명	상품명	제형 · 용량
A	인산 코데인	인산 코데인	(정 : 20mg)
	염산 모르핀	염산 모르핀 염산 모르핀 주 안페크 옵소 파시프*	(말, 정 : 10mg, 50mg) (주 : 10mg/ml) (좌 : 10mg, 20mg) (액 : 5mg, 10mg) (캅 : 30mg, 60mg, 120mg)
	황산 모르핀	MS 콘틴* 피가드* 카디안* 몰페스	(정 : 10mg, 30mg, 60mg) (정 : 20mg, 30mg, 60mg, 120mg) (캅 : 20mg, 30mg, 60mg) (세 : 10mg, 30mg)
	구연산 펜타닐	펜타네스트	(주 : 100 μg/2ml)
	펜타닐	듀로텝	(첩 : 2.5mg, 5mg, 7.5mg)
	염산 옥시코돈	옥시콘틴* 옥시노-α	(정 : 5mg, 20mg) (산 : 2.5mg, 5mg)
	염산 메페리딘(염산 페티딘)	오피스탄	(주 : 35mg/ml, 50mg/ml)
B	염산 부프레놀핀	레페탄	(주 : 0.2mg/ml, 0.3mg/1.5ml) (좌 : 0.2mg, 0.4mg)
	주석산 부톨파놀	스타돌	(주 : 1mg/ml, 2mg/ml)
	펜타조신	펜타진, 소세곤	(주 : 15mg/ml, 30mg/ml)

말 : 분말제, 정 : 정제, 주 : 주사액, 좌 : 좌약, 첩 : 첩부제, 액 : 수용액(경구), 캅 : 캅셀, 세 : 세립, 산 : 산제, * : 서방제(徐放劑)

기 때문에 세계 보건기구(WHO)의 마약 지정에서 빠져 있지만 장기 연용 및 남용은 신중하게 해야 한다.

③ **특효진통제**는 통증을 일으키는 어느 특정의 원인을 해제하도록 작용한다. 효과의 유무가 질환의 진단이 되기도 하여 알아두면 도움이 된다. 삼차신경통에 대한 항경련제(테그레톨®), 편두통에 대한 트립탄 제제, 협심통에 대한 니트로글리세린 제제, 소화관 · 수뇨관 연축(攣縮, 산통)에 대한 항콜린제(부스코판®, 통풍 발작시의 콜키신 등이 그 예이다.

④ **진통보조제**로서 항울제, 항불안제 외에 혈행개선제(혈관 확장제, 혈소판응집억제제, 혈전용해제), 나트륨 채널 차단제, 항간질제, 스테로이드 등이 사용된다. 불안이나 스트레스 또는 심적압박 등은 통증을 증강한다. 다음 페이지 (2)의 「신경 차단요법」의 통증 악순환에 나타내듯이, 통증은 국소의 산소 부족, 혈류 장애와 밀접한 관련이 있다. 또, 신경이 장애되면 피자극성이 항진해 흥분하기 쉬워진다. 염증에서는 발통 물질을 생성하고 부종을 형성해 통증을 낳지만, 스테로이드는 염증, 부종을

표 6 실증, 허증의 감별[2)]		
	실증(實證)	허증(虛證)
체형	근육질, 우람한 체격	마른 체형, 물렁물렁한 군살
활동성	적극적, 피곤하지 않음	소극적, 지치기 쉬움
심신 상태	여유 있음	여유 없음(신경질적)
영양 상태	양호, 피하지방이 두꺼움	불량, 피하지방이 얇음
피부	광택이 있음	건조 경향
근육	탄력적	탄력 없음
복부	복근이 탄력적이며 두꺼움	복근은 연약 또는 경직성으로 얇음
	식사가 빠름, 대식 경향	식사가 느림, 소식
소화 흡수능력	찬 음식을 잘 먹을 수 있음	찬 음식을 먹으면 복통 설사
	변비하면 불쾌	변비에 태연, 연변 설사 · 토분변 많음
체온 조절능력	여름을 타지 않음, 겨울에 강함	여름을 탐, 겨울에 약함
목소리	강함	약함
땀	식은땀 경향 없음	식은땀 경향 있음
혈압	고혈압 경향	저혈압 경향
한방약	사제(瀉劑) 타입	보제(補劑) 타입

경감한다.

⑤ **한방약**은 서양의학적 통증 치료를 보완하는 형태로 사용되고 있다. 한방의학은 6세기 무렵 중국으로부터 도래한 것에 근거하지만, 그 후에 일본 독자적으로 발달하였다. 통증의 부위나 성질에 개체 차이, 체질을 더해 음양(陰陽), 허실(虛實), 한열(寒熱), 표리(表裏) 등 「증(證)」의 결정, 기(氣) · 혈(血) · 수(水)의 진단 등이 한방약을 운용하는 데 중요해진다. 「증」의 결정에는 숙련이 필요하다(표 6). 서양의학이 주로 각 질환, 증상을 치료 대상으로 하는 데 비해, 한방의학은 증상을 종합적으로 파악하여 신체 전체의 조화(중용)를 목표로 한다고 할 수 있다. 통증의 치료에는 감초(甘草 : 주성분 글리칠리틴), 작약(芍藥 : 주성분 페오니후로린), 부자(附子 : 주성분 아코니틴), 마황(麻黃 : 주성분 에페드린) 등의 생약이 상품화된 제제가 잘 사용된다(표 7). 달여 복용하는 것이 일반적이었지만, 현재는 생약의 엑기스를 추출하여 과립, 세립, 분말, 정제 등으로 한 한방제제가 많아졌다.

(2) 신경 차단요법

통증부위를 지배하는 말초신경이나 척수의 근처에 주사바늘을 자입함으로써 국소마취제 주입에 의해 신경을 일정시간 마비시켜 통증을 제거하는 치료이다. 차단용 주사바늘은 신경의 근처에 자입되므로 신경을 손상시키지 않도록 그 첨단 절단면은 근육주사바늘, 정맥주사바늘에 비해 둔하다. 국소마취제는 일단 신경을 마비시키지만, 통상 30~40분 정도 경과하면 원래대로 돌아간다. 국소마취제는 통증을 전하는 비교적 가는 신경섬유로부터 차례차례 차단하므로 농도가 낮은 국소마취제를 소량 사용하는 것으로 손의 움직임, 보행 등 운동에는 지장을 주지 않고 통증만을 완화시키는 것이 가능하다.

국소마취제 자체의 작용 시간은 짧아, 차단 치료를 받고 귀가 했을 때 차단 효과가 소실될 우려도 있다. 그러나 실제로 신경 차단에 의한 진통 효과 시간은 마취제의 작용시간보다 길어, 일주일에 1~2회의 차단 치료로 통증이 완화되는 환자가 있으며 심지어 1회의 신경 차단으로 통증이 소실되는 환자도 있다. 통증 자극은 척수 또는 뇌를 통해 교감신경, 운동신경을 활성화하게

표 7 통증에 이용되는 한방 제제[2)]

위통	: 육군자탕(六君子湯)
복통	: 계지가작약탕(桂枝加芍藥湯), 대건중탕(大建中湯), 당귀탕(當歸湯), 위령탕(胃苓湯)
하복부통	: 당귀사역가오수유생강탕(當歸四逆加吳茱萸生薑湯), 당귀건중탕(當歸建中湯)
치핵에 의한 통증	: 자운고(紫雲膏)
탈항의 통증	: 당귀건중탕(當歸建中湯)
두통	: 오령산(五苓散), 오수유탕(吳茱萸湯), 반하백출천마탕(半夏白朮天麻湯), 당귀사역가오수유생강탕(當歸四逆加吳茱萸生薑湯), 영계출감탕(苓桂朮甘湯), 조등산(釣藤散), 오적산(五積散), 계지인삼탕(桂枝人蔘湯), 천궁다조산(川芎茶調散)
편두통	: 오수유탕(吳茱萸湯)
신경통	: 갈근탕(葛根湯), 계지가출부탕(桂枝加朮附湯), 소경활혈탕(疏經活血湯), 오적산(五積散), 마행의감탕(麻杏薏甘湯)
좌골신경통	: 팔미지황환(八味地黃丸)
요통	: 팔미지황환(八味地黃丸), 당귀사역가오수유생강탕(當歸四逆加吳茱萸生薑湯), 소경활혈탕(疏經活血湯), 도핵승기탕(桃核承氣湯), 오적산(五積散), 통도산(通導散), 우차신기환(牛車腎氣丸), 영강출감탕(苓姜朮甘湯)
하지통	: 우차신기환(牛車腎氣丸)
관절통	: 계지가출부탕(桂枝加朮附湯), 의이인탕(薏苡仁湯), 소경활혈탕(疏經活血湯), 오적산(五積散), 마행의감탕(麻杏薏甘湯)
류마티스	: 마황탕(麻黃湯), 월비가출탕(越婢加朮湯), 진무탕(眞武湯), 대방풍탕(大防風湯)
근육통	: 의이인탕(薏苡仁湯), 소경활혈탕(疏經活血湯), 마행의감탕(麻杏薏甘湯)
경련성 통증	: 작약감초탕(芍業甘草湯)
타박에 의한 통증	: 치타박(治打撲)
임신 중의 복통	: 당귀작약산(當歸芍藥散)
월경통	: 오적산, 통도산(通導散), 당귀건중탕(當歸建中湯)
통증을 수반하는 화농증	: 배농산급탕(排膿散及湯)
배뇨통	: 저령탕(猪苓湯), 오림산(吾淋散), 용담사간탕(龍膽瀉肝湯), 청심연자음(淸心蓮子飮), 저령탕합사물탕(猪苓湯合四物湯)
치통	: 입효산(立效散)

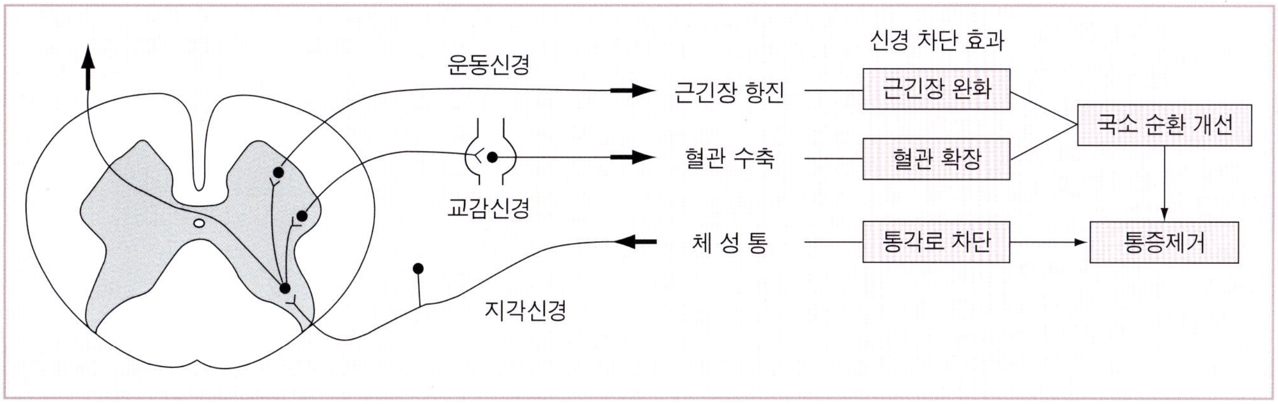

그림 9 통증의 악순환과 신경 차단 효과[1)]

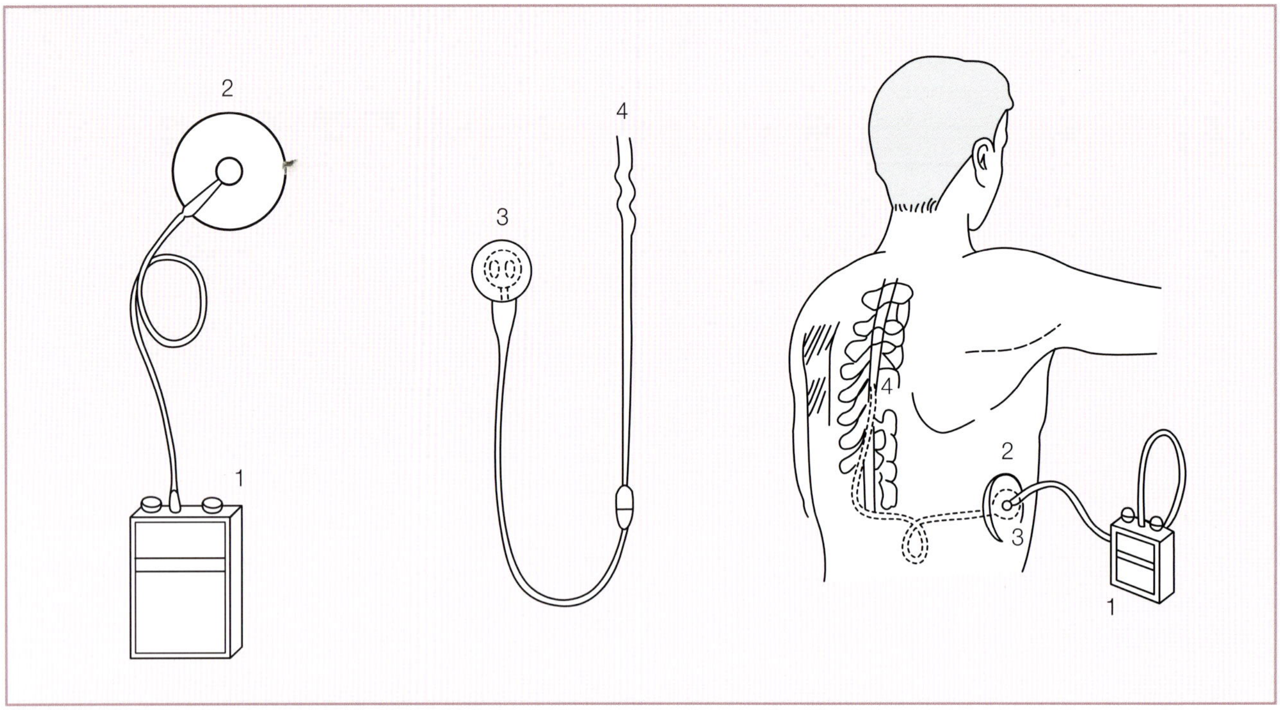

그림 10 **삽입식 경막외 통전 전극과 장착의 모식도**
1 : 자극 전극, 2 : 안테나, 3 : 수신기(receiver), 4 : 백금 전극

하여 통증부위의 혈관 수축, 근긴장을 가져온다. 이는 통증부위의 혈류 장애(산소 부족)를 초래하여 통증을 더욱 조장한다(통증의 악순환). 협심증에서 보듯이 통증과 조직의 혈류 장애(산소 부족)는 밀접한 관련이 있다. 신경 차단은 통증을 전하는 신경을 차단할 뿐만 아니라, 교감신경 및 운동신경을 차단해 통증부위의 혈류를 개선하는 효과를 겸비하고 있다(그림 9).[1] 신경 차단에서의 「통증의 악순환의 차단」이 통증의 치료에 큰 역할을 하고 있다. 덧붙여서 혈류개선을 가져오는 교감신경(절) 차단은 통증클리닉에서의 통증 치료에 자주 이용된다.

매회 바늘을 자입하는 것이 아니라, 척수나 말초신경의 근처에 가는 카테터를 유치해 두고, 지속적으로 국소마취제를 주입하는 방법이 있다. 척수경막외강에 가는 카테터를 유치하는 지속경막외 차단은 수술 중 마취, 수술 후 진통에 자주 이용된다. 여생이 얼마 남지 않은 암 환자의 격렬한 통증에 대해서는 국소마취제가 아니라 알코올, 페놀 글리세린 등으로 통증을 전하는 신경을 영구 혹은 반영구적으로 파괴하는 방법을 사용하기도 한다.

(3) 물리요법

① **전기 자극 치료** : 약한 전기 자극은 촉각이나 압각을 전하는 비교적 굵은 신경섬유를 우선적으로 자극하는 성질이 있다. 「척수에서의 통증 조절」의 항에서 말한 gate control theory에 의하면, 통증부위를 지배하는 신경에 약한 전기를 통하게 하거나 또는 「뇌를 통한 통증 억제」의 항에서 말한 하행성의 통증 억제 신경 경로를 전기 자극하면 통증이 누그러지게 된다. 구형파(矩形波) 전류를 이용한 말초신경 통전, 척수 통전(그림 10), 뇌표 통전을 하고 있다.[1] 말초신경 통전의 경우, 해당 신경 주행상의 피부에 표면 전극을 붙여 전기를 통한다. 척수 통전의 경우, 지속경막외 차단의 요령으로 천

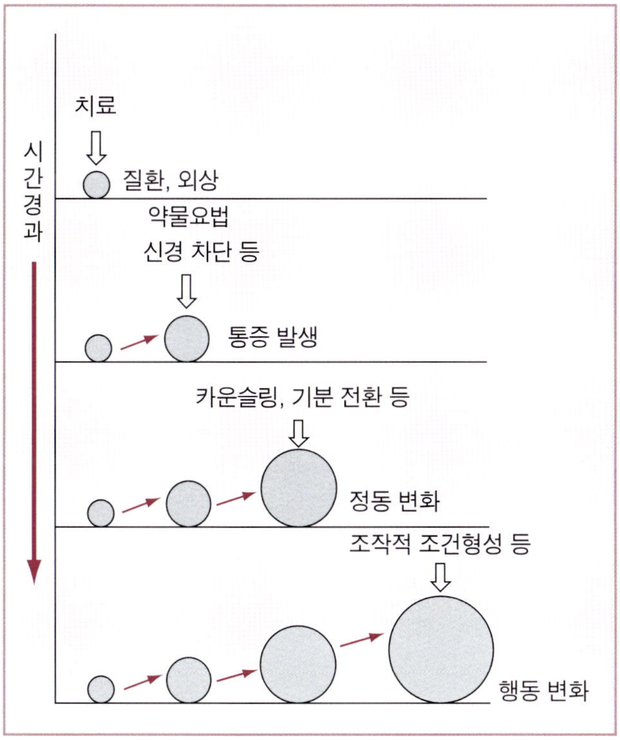

그림 11 **통증 발생에 따른 정동 변화, 행동 변화**

자 침을 통해 척수 부근의 경막외강에 카테터 전극을 유치한다. 추궁 절제술을 시행하여 직접 보면서 카테터 전극을 유치하는 일도 있다. 뇌표 통전의 경우, 개두하에 대뇌피질 감각 영역의 근처에 전극을 장착한다.

② **온열요법** : 앞서 말한 것처럼, 통증과 조직의 혈류장애(산소 부족)는 밀접한 관련이 있다. 에어컨이나 선풍기의 바람은 통증을 유발하거나 증강시킬 수 있다. 핫팩, 온수욕, 파라핀욕, 적외선 조사 등으로 국소를 따뜻하게 하여 혈행을 좋게 한다. 혈류의 개선을 위하여 마사지, 운동요법, 혈관 확장제의 사용, 교감신경 차단, 골수간세포를 이용한 혈관 신생요법 등이 시술된다.

③ **레이저요법** : 레이저는 태양광과 달리 인공의 단색광(단일 파장)이다. 최초로 통증의 치료에 사용된 것은 저출력 레이저(출력 100mW 이하)의 가시광선 영역의 기체(헬륨-네온) 레이저였다. 그 후, 소형이며 신뢰성이 높고, 염가이며 조작이 용이한 근적외선 영역의 반도체(Ga-AI-As) 레이저가 개발되었다. 최근에는 광범위한 체심부 조사가 가능한 고출력 반도체 레이저 치료기의 사용도 가능하게 되었다. 레이저광 조사의 진통 효과는 열, 광화학, 압력 등 생체 자극 작용이라고 생각되고 있다. 압통점, 발통점, 근의 운동점, 경혈 등에 조사한다. 눈, 성선, 갑상선, 색소침착부, 점 등에의 조사는 삼간다.

표 8 자율훈련법의 표준 연습

훈련 공식 1	「양 팔다리가 무겁다」
훈련 공식 2	「양 팔다리가 따뜻하다」
훈련 공식 3	「심장이 조용하게 규칙적으로 뛰고 있다」
훈련 공식 4	「매우 편하게 숨을 쉬고 있다」
훈련 공식 5	「위 부근이 따뜻하다」
훈련 공식 6	「이마가 시원하다」

조용한 방을 선택해 폐안, 앙와위 상태로 훈련 공식 1~6을 마음속으로 중얼거리면서 매일 단시간 연습한다. (成瀨, 1971)

(4) 이학요법(재활)

① **마사지** : 국소의 마사지는 통증 완화, 혈류개선, 근위축 방지 등에 유효하게 작용한다. 급성기는 피한다. 종아리, 팔, 손발 등의 부위에 통증이 있는 경우는 토니켓(공기 지혈대)을 사용한 국소 정맥내 마취를 실시할 수도 있다.

② **견인요법** : 경추나 요추를 견인해 추간 연골 후부의 감압, 추간공의 개대를 꾀해, 후종인대, 척수신경 경막에의 기계적 자극을 줄인다. 추간관절에의 이상 부하의 감소, 또는 간헐 견인에 의한 근막 연부 조직에의 마사지 효과를 기대할 수 있어 통증의 경감에 유용하다.

③ **장비요법** : 코르셋 장착은 요추나 추간 연골에의 부담을 경감시켜, 체간의 전굴을 용이하게 한다. 장비나 스플린트를 이용해 척주나 아픈 다리에 걸

리는 하중을 경감시키고 고정한다. 상하지의 장비 요법은 국소의 안정과 보호를 목적으로 하여 통증을 경감한다.

④ **운동요법** : 일상생활동작(ADL : activities of daily living) 확대를 위해 운동의 개선을 진행시킨다. 일반적으로 통증으로의 도피 반응이 있어 안 움직이려 한다. 예를 들어 손에 통증이 있으면 체간에 상지를 접근해 고정하는 경향이 있어 굴근과 내전근의 긴장은 항진된다. 운동요법 중 또는 후에 통증이 악화되는 경우는 약물요법이나 신경 차단요법과 세트로 실시한다.[3)]

⑤ **작업요법** : 일상생활 동작 속에서의 올바른 몸놀림 방법을 습득한다. 좌위 및 입위에서의 내구성을 높인다. 창조적인 활동이나 교제의 즐거움을 체험하는 일도 통증 완화의 도움이 된다.[3)]

(5) 심리요법

신체에 상해나 위해가 미친 것을 전하는 감각으로서의 통증은 불쾌한 기분, 기분의 정동 변화(정동 반응)를 수반하여, 방어를 재촉하는 통증 경고를 한층 더 효과적으로 한다. 통증이 장기화하면, 이 정동 반응 부분은 불안, 정서 불안정, 불면, 식욕 부진으로 한층 더 부풀어 오른다. 그 위에 비정상인 행동 변화(통증 행동)가 더해진다(그림 11). 어떤 치료법에의 과도한 집착, 가치관의 급격한 역전, 표면적인 전문적 지식 입수에의 집착, 병이 부정되어도 자신이 병에 걸렸다고 단정짓는 심기성 경향, 매우 저명한 의료 기관이나 의사에의 비정상적인 집착, 의료 기관을 전전하는 경향 등이 눈에 띄게 된다. 정동 반응에 대해서는 상담, 기분 전환, 절식요법 등의 인지요법을, 이상 통증 행동에 대해서는 자발적 반응 조건부 등 행동 요법을 하며, 양쪽 모두 정신 심리적 접근이 불가결하다.[3)]

① **상담** : 따뜻한 태도로 대해, 환자가 호소하는 통증이나 고통에 충분히 귀를 기울여 이해를 나타낸다(수용과 공감). 환자, 의사 · 치료전문가가 다 같이 노력하도록 격려하여 환자 스스로 통증에 맞서는 자세를 갖도록 촉구한다. 또, 일상생활 속에 흥미있는 것을 도입하는 것을 진행시킨다. 일상생활 속에서 몸을 움직이는 것, 즐거움을 찾아내는 것이 통증의 극복이나 경감으로 연결된다는 것을 기회가 있을때마다 이해시킨다.

② **플라시보, 항울제에 의한 약물요법** : 환자와 의사 사이에 신뢰 관계가 생기면, 위약(僞藥)에 의한 플라시보 효과가 현저하게 나타나는 일이 있다. 진통제의 부작용 경감을 위해서, 약물 중단의 전단계로 플라시보의 사용은 의미가 있다. 항울제에 대해서는 약물요법의 항에서 말했다.

③ **기분 전환** : 환자 스스로 통증에 맞서, 자기 조절에 의한 통증의 경감법을 배우게 한다. 그룹을 만들어 서로 서로 격려하면 훈련 효과가 상승한다. 육체적, 정신적 긴장을 완화시키는 자율훈련법은 공식화된 어구(표 8)를 반복 암송해 주의를 집중시킨다. 긴장한 상태로부터 이완된 상황으로의 변환을 단계적으로 훈련하는 자가조절법이라고 할 수 있다. 바이오 피드백법은 근전도, 피부온도 모니터 등을 보면서 또는 음악을 들으면서 근육의 이완, 사지 말초의 체온 상승을 꾀한다. 자기 조절의 학습 수단이다.

④ **행동요법(조작적 조건화법)** : 통증을 호소하면 의사나 간호사가 달려가 친절하게 말을 걸고 진통제를 주게 되면 가족의 동정도 얻게 되며 이것이 계속되면 통증을 의식하지 않을 때나 참을 수 있는 통증시에도 통증을 호소해 원조를 요구하게 되며 진통제의 투여량도 많아진다. 따라서 의사, 간호사 또는 가족은 통증의 호소에 대해 과잉으로 반응하지 않고, 진통제도 정해진 양, 시간 이외는 주지 않게 한다. 반대로 보행 훈련이나 운동 등 자발적으로 통증에 대응해 나가는 자세가 나타날 때는 이것을 적극적으로 원조, 지지한다. 신체 · 심리적인 훈련이나 강의에 의해 신체 활동성을 증가시키는 것

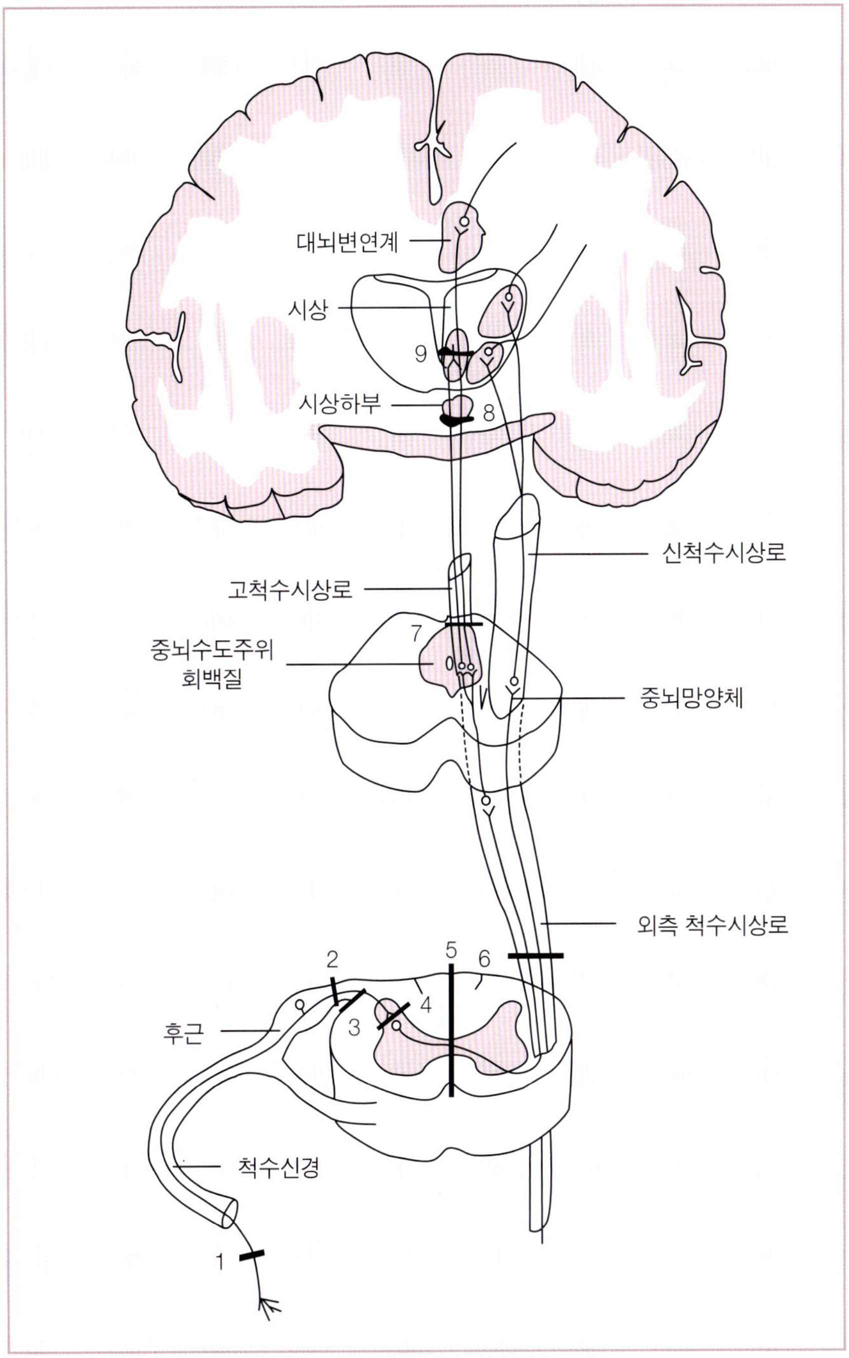

그림 12 **통증의 전도 경로의 절단파괴술** (塚田, 1983)

1. 말초신경 절단 · 절제술
2. 후근 절단술
3. 선택적 후근뉴론 절단술
4. 후근진입부 파괴술
5. 척수교련 절개술
6. 외측 척수시상로 절단술
7. 정위적 중뇌 파괴술
8. 정위적 시상하부 파괴술
9. 정위적 시상 파괴술

과 동시에, 그것을 통해서 「아프기 때문에 아무것도 할 수 없다」라고 하는 환자의 부정적인 믿음을, 「아프지만 해야 한다. 생활을 즐긴다」라고 하는 건설적인 태도로 바꾸는 점에 목표가 있다. 의사, 간호사, 가족뿐만 아니라 임상심리사, 의료사회사업가, 작업요법사, 이학요법사를 포함한 다직종 팀에 의한 신체, 심리, 사회적인 종합적인 접근이 유효하다. 환자와 함께 생활의 질(quality of life, QOL) 개선과 통증의 관리법을 찾아, 의료 기관으로부터의 가급적인 자립을 목표로 한다.

⑤ **절식요법** : 7~10일간의 절식 스트레스를 주는 것으로, 심신 양면으로부터의 치료 효과를 기대한다. 장관의 안정 등 신체 요법과 동시에 병이나 자신과 서로 마주 보는 기간이기도 하다. 자신의 통증 반응 및 행동을 다시 보는 좋은 기회가 된다. 절식 기간은 피암시성(被暗示性)이 항진하여 만성 통증 환자가 고집하던 통증에 대한 편향된 인식, 통증에 대한 행동의 시정을 용이하게 한다.[4]

⑥ **최면, 암시요법** : 최면은 의식이 극단적으로 좁아진 상태로 피암시성이 높아진다. 그 암시성의 항진을 통증 치료에 응용한다.

(6) 외과요법

통증을 전달하는 신경계를 외과적으로 절단 · 파괴하면 통증으로부터 해방된다는 것은 누구든지 생각하는 것이다(그림 12). 그러나 그 보상으로서 자주 지각둔마나 운동마비 등 신경 탈락 증상을 일으킨다. 게다가 제통 효과는 반드시 영속적인 것이 아니고, 통증을 전하는 신경계의 절단 · 파괴 자체가 새로운 통증의 원인이 되는 것은 결코 드물지 않다(신경병증성 통증, 구심로차단성 통증). 통각전도계에 대한 외과 수술의 실시는

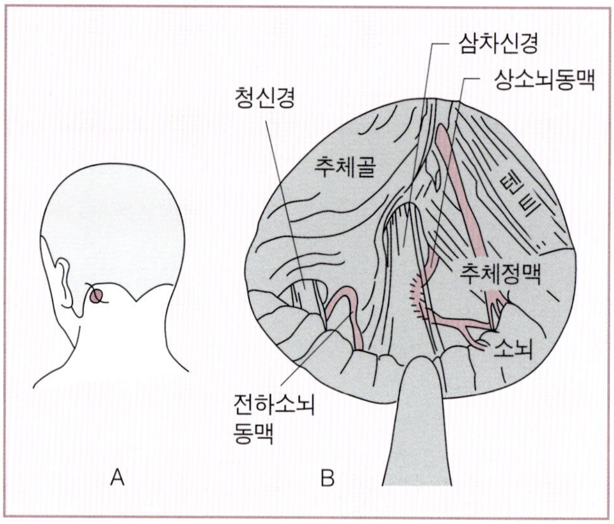

그림 13 **후두개 삼차신경 감압술** (福島, 1982)
A : 피부절개, 골창(骨窓)의 위치, B : 수술영역의 모식도

사전에 매우 신중한 검토를 필요로 한다. 한편, 삼차신경통에 대한 후두개와감압술(그림 13), 추간판탈출증에 대한 감압술 등은 신경에의 압박을 제가하는 수술이며, 통각 전도계의 절단 · 파괴를 수반하지 않기 때문에 신경 탈락 증상이나 새로운 통증을 보지 않고 통증제거를 달성할 수 있다.[5]

참고문헌

1) 加納龍彦：第２章　疼痛管理．アトラス麻酔科学２（下地恒毅編），金原出版，1989．
2) 岡野善郎，永田郁夫：漢方薬の服薬説明ガイド．薬局（臨時増刊），155 巻，南山堂，2004．
3) 鈴木重行，黒川幸雄：疼痛の理学療法．理学療法 MOOK ３，三輪書店，1999．
4) 安藤勝己：絶食療法．ペインクリニック 24：1599～1606，2003．
5) 加納龍彦：４ 外科療法．ペインクリニックの理論と実際（下地恒毅編），新興医学出版，1988．

각 론

1. 두통

처음에

두통은 두부에 느끼는 심부통이라고 정의되고 있다.

머리가 무거움, 머리의 압박감, 머리가 깨끗하지 않음 등의 호소는 두중감(頭重感)이라고도 바꾸어 말할 수 있으며 두통의 한 표현형이다.

두통은 흔히 만나는 질환이지만 다음과 같은 이유로 그 진단은 쉽지 않다.

- 두통의 원인이 두엽내에만 한정되어 있지 않다.
  뇌실질은 통증을 느끼지 않는다. 두엽내의 통증 정보는 뇌표면의 비교적 굵은 혈관 · 경막에 분포하는 삼차신경이나 후두개와의 제2경수신경 지각지가 전달한다(그림 1-1).
- 한 환자에서도 두통의 원인은 다양할 수가 있다. 예를 들어 심인성 스트레스 → 후경부 근수축 → 반응성 동맥 확장 → 편두통 · 긴장성 두통의 발증 → 악순환 → 시판 두통약의 과잉 복용 → 약물 남용 두통의 병발에 이른다.
- 동일한 병태를 나타내는 두통이, 복수의 전문 용어로 말해지고 있다. 긴장성 두통은 구(舊) 두통 분류에서는 근수축성 두통이라고 불리고 있었다. 심인

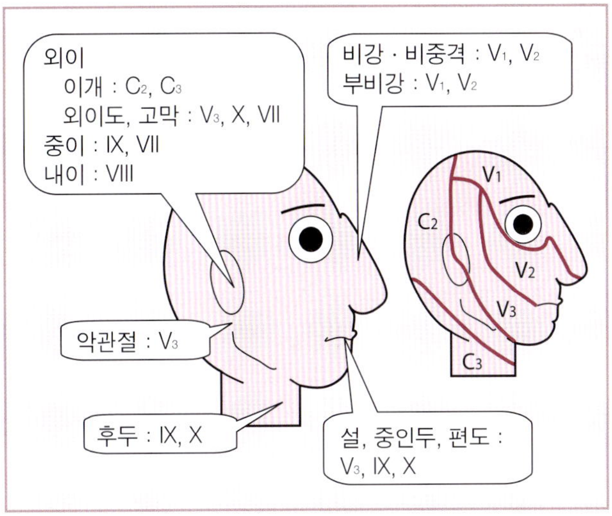

그림 1-1 **두부 · 안면 · 경부의 지각신경 지배 영역**
(釘宮豊城 등, 1996에서 참조)

C_2 : 제2경신경
C_3 : 제3경신경
V_1 : 삼차신경 제1가지
V_2 : 삼차신경 제2가지
V_3 : 삼차신경 제3가지
VII : 안면신경
VIII : 내이신경
IX : 설인신경
X : 미주신경

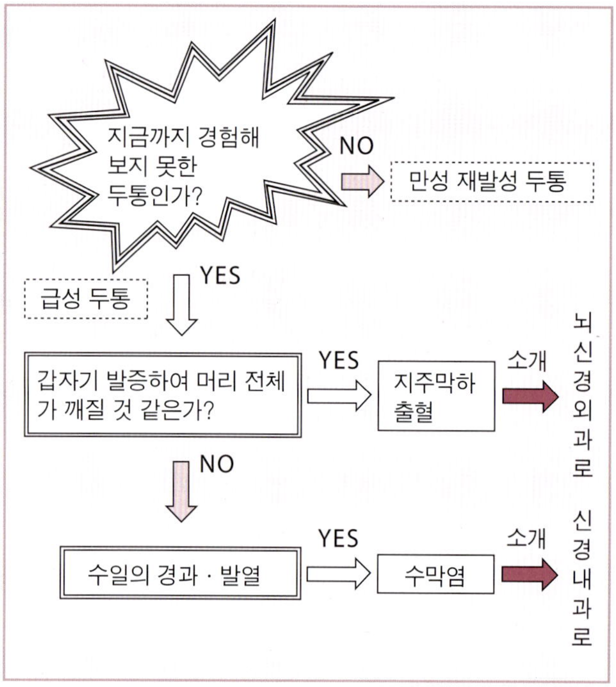

그림 1-2 간과해서는 안 되는 두통의 감별

(作田 學, 2004에서 참조)

성 두통, 스트레스성 두통, 정신 긴장성 두통, 신경성 두통도 긴장성 두통에 포함된다.

'두통' 환자를 앞에 두고, 우선 실시해야 하는 것은, '생명의 위험에 관여하는 두통' 인지를 판별하는 것이며, 치명적인 질환이 생각되는 경우는 조속히 전문 기관에 소개한다(그림 1-2).

분류

역사적으로는 다양한 분류가 사용되고 있었다. 현재는 1988년에 국제두통학회로부터 발표된 두통 분류가 보급되어 있다. 각국의 두통 환경 변화에 수반하여 제2판 ICHD-II(The International Classification of Headache Disorders 2nd edition : 일본어판은 2004년,

표 1-1 두통, 뇌신경통과 안면통의 분류(종래의 분류와의 대비)

	〈종래의 분류〉
[1] 일차성 두통	
1. 편두통	기능성 두통
2. 긴장성 두통	기능성 두통
3. 군발 두통과 다른 삼차신경 자율신경성 두통	기능성 두통
4. 기타 원발성 두통	기능성 두통
[2] 이차성 두통	
5. 두경부 외상에 의한 두통	기질성 두통
6. 두경부 혈관 장애에 의한 두통	기질성 두통
7. 비혈관성 두엽내 질환에 의한 두통	기질성 두통
8. 물질 또는 그 이탈에 의한 두통	기질성 두통
9. 감염에 의한 두통	기질성 두통
10. 호메오스타시스의 장애에 의한 두통	기질성 두통
11. 두개골, 목, 눈, 귀, 코, 부비강, 치아, 입 또는 기타 안면 · 두엽의 구성 조직 장애에 기인하는 두통 · 안면통	기질성 두통
12. 정신 질환에 의한 두통	정신과적 두통
[3] 신경통, 안면통 등	
13. 두부 신경통과 중추성 안면통	신경통
14. 다른 두통, 두부신경통, 중추성 또는 원발성 안면통	신경통

[국제두통분류 제2판(The International Classification of Headache Disorders 2nd edition. 坂井文彦, 일본어판, 2004)에서 참조]

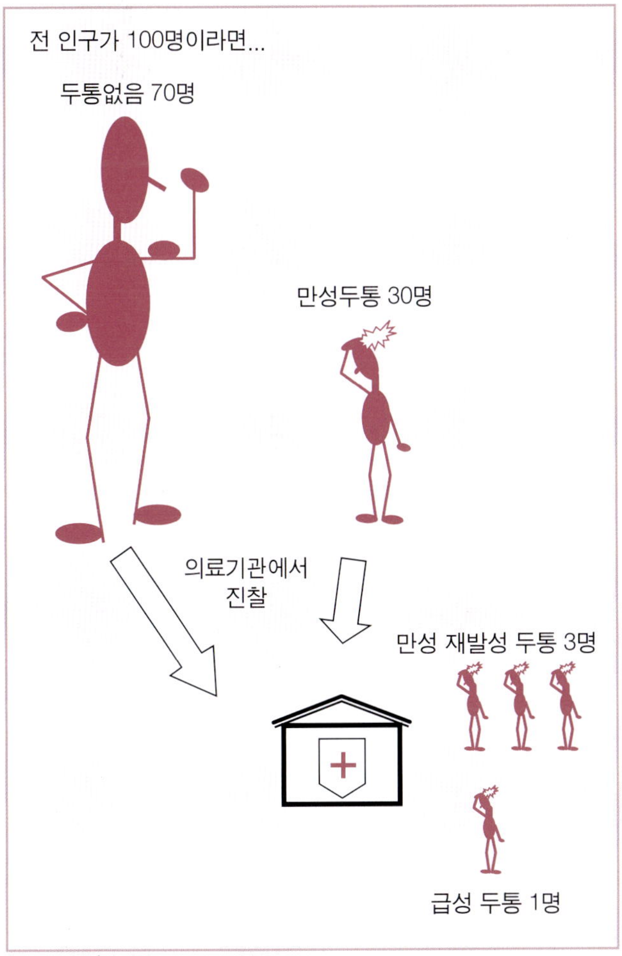

그림 1-3 **두통의 비율**

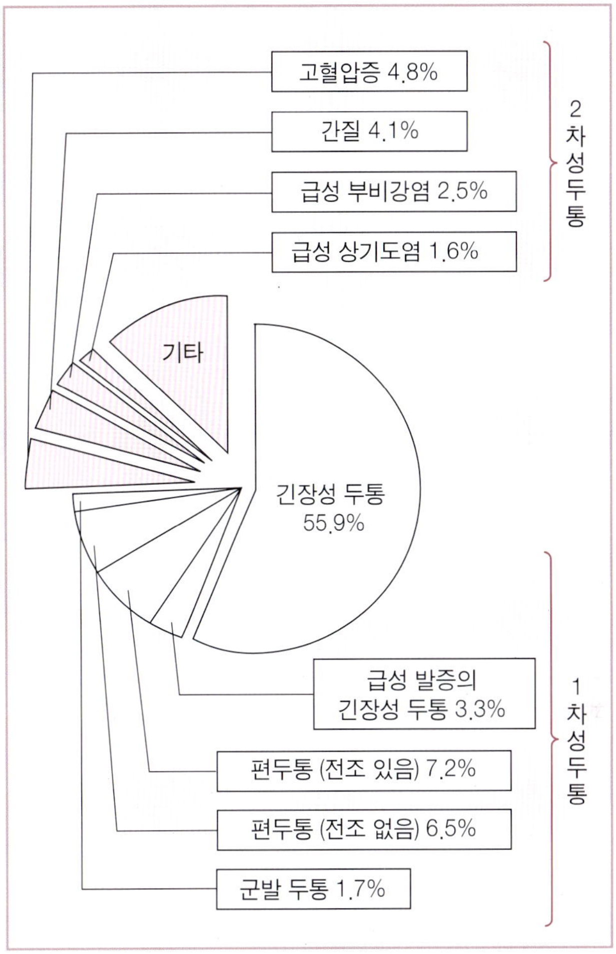

그림 1-4 **두통을 주소로 내과에 내원한 환자의 최종 진단**
(作田 學, 2004에서 참조)

일본두통학회)가 나와 있다(표 1-1).

임상에서 만성 두통이라는 말을 사용하는 경우가 많은데 그 특징은 다음과 같다.

- 오랜 세월에 걸친 반복성 두통을 호소한다.
- 심신에의 스트레스에 의한 과로 상태와 관련되어 있다.
- 1개월에 15일 이상 두통약을 복용하고 있다.
- 통증은 반년 이상 계속되며 치료에 잘 반응하지 않는다.

두통 환자의 대다수는 두통을 참거나 시판약에 의지하며, 실제로 의료 기관에서 진찰받는 것은 약 10%에 지나지 않는다(그림 1-3).

의료 기관에서 진찰받는 두통 호소 환자의 대부분이 일차성 두통이며, 긴장성 두통이 70~80%를 차지하고 있다(그림 1-4).

진찰 포인트

문진시에는 시간적 경과(그림 1-5, 6), 두통의 부위(그림 1-7), 두통의 성질 확인을 정확하게 실시한다.

「평상시와 같은 두통입니까?」라는 물음이 중요하다.

만성 두통에서는 두통 일기로 두통 패턴을 파악하는(그림 1-8) 것이 진단으로 연결된다.

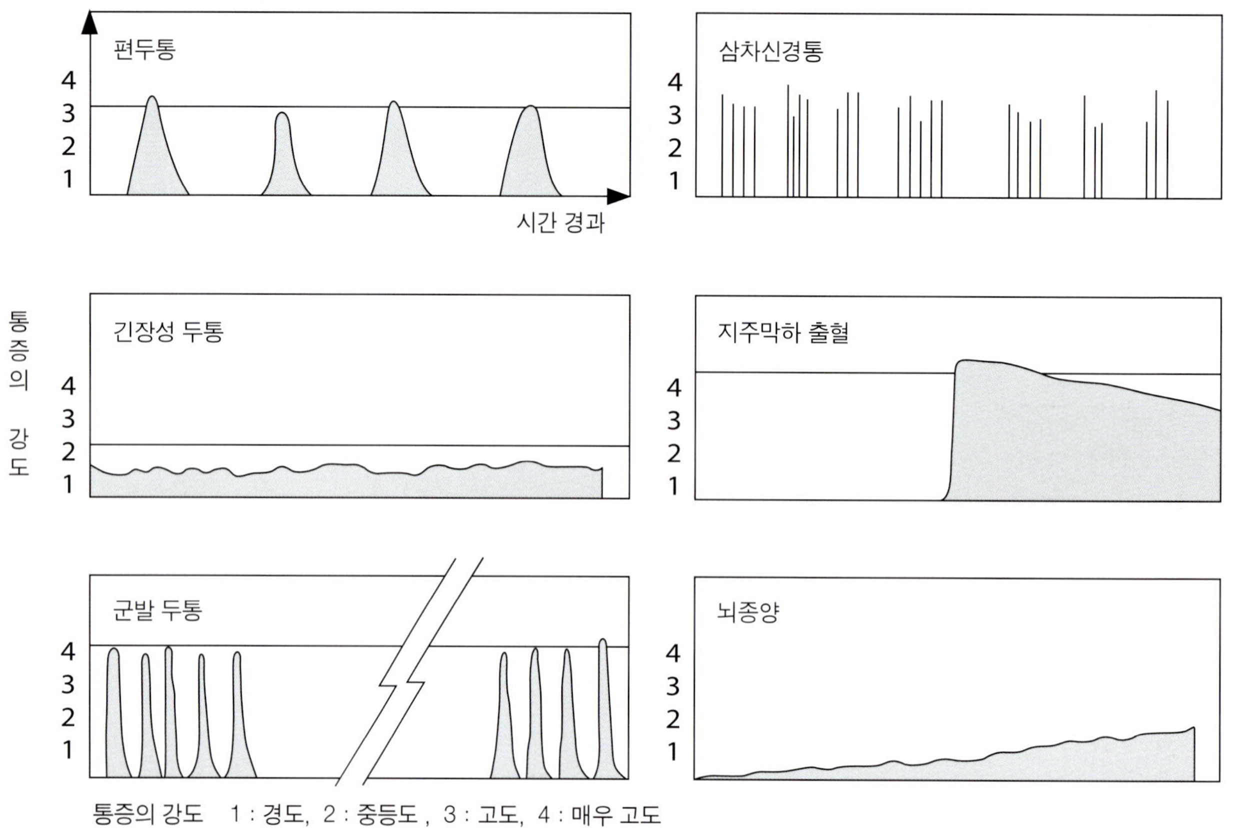

그림 1-5 두통을 나타내는 대표적 질환의 발증 양식 · 경과(内野 誠, 2004에서 참조)

질환	시간 경과	각 질환을 비에 비유하면
편두통	지속 4~72시간	'쏴–' 하는 강한 비, 가끔 번개(섬광암점) 있음
긴장성 두통	지속 30분~7일간, 완만하게 이어짐	끈질기게 계속되는 부슬비
군발 두통	지속 15~180분, 거의 매일, 정해진 시간에. 비발작기(간헐기)에는 전혀 일어나지 않음	스콜(squall)과 같은 비
삼차신경통	지속 1분 이내	우박이 내리는 것 같음
지주막하 출혈	어느 날 갑자기, 급속하게 전개됨	청천 벽력
뇌종양	수일~수년의 단위로 서서히 진행	태풍 접근시의 비

상기 질환의 시간 경과 스케일은 차이가 난다.

(間中信也, 홈페이지 「두통대학」에서 참조)

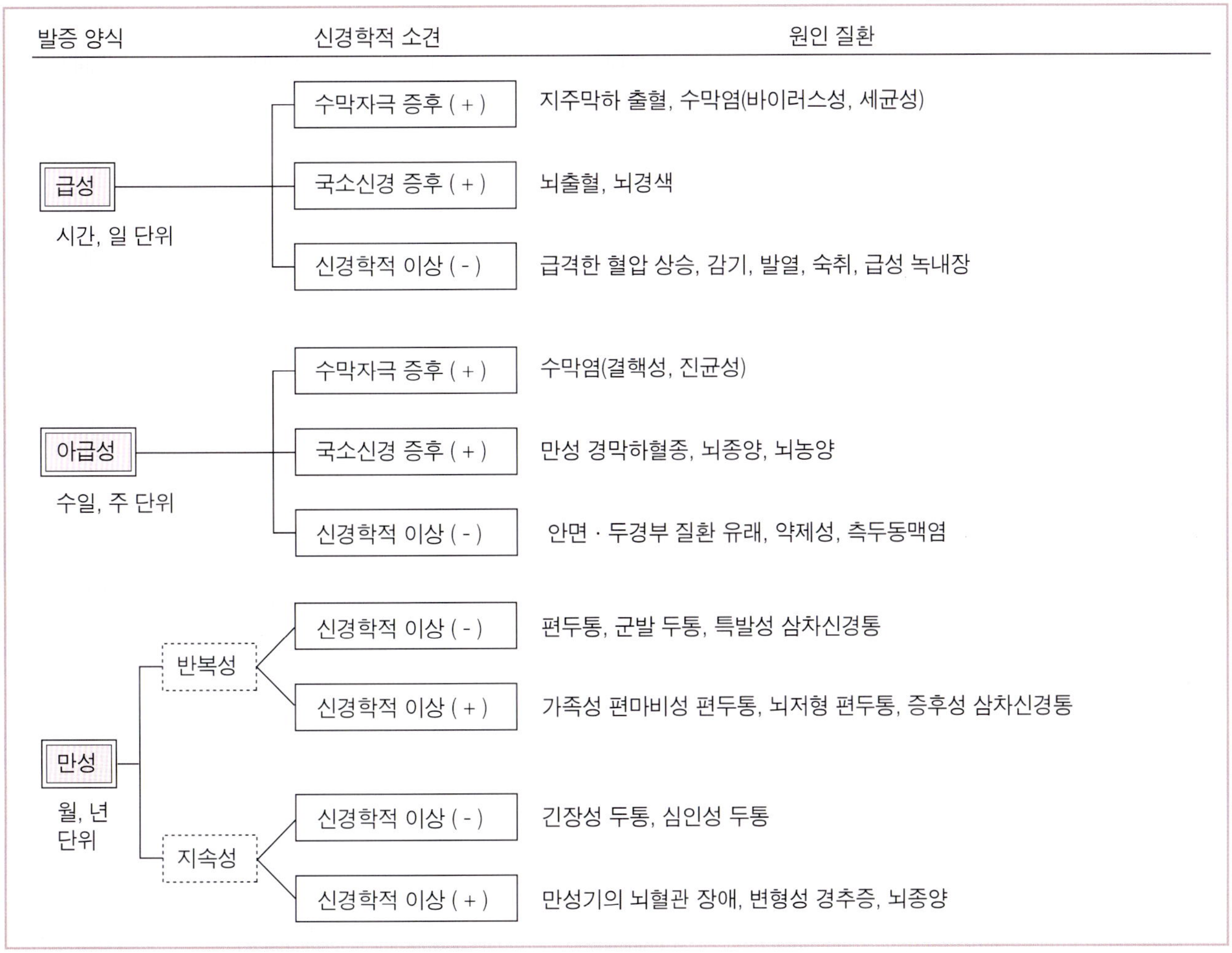

그림 1-6 **두통의 감별**(內野 誠, 2004에서 참조)

병력 청취 요령

표 1-2를 참조한다.

이학적 검사

① 혈압 · 체온 측정, 압통점 · 고타통의 확인을 우선 실시한다.

- 후두 · 측두 · 후경근(그림 1-9)에 강한 압통 → 긴장성 두통
- 두엽 · 경부의 동맥(측두, 전두, 후두, 총경동맥)의 압박으로 증상이 경감 → 편두통(그림 1-10)

② '위험한 두통'을 분별하기 위해 신경학적 검사를 실시한다. 특히 중요한 것이 수막 자극 증후의 유무이다(그림 1-6). 수막 자극 증후에는 두통, 구역 구토 외 항부 경직(검사자는 앙와위의 환자의 항부에 손을 대고 차분하게 거상 전굴한다. 저항이 느껴지면 양성), Kerning 징후(환자에게 앙와위에서 90° 슬관절 굴곡, 90° 고관절 굴곡한 하지 거상 자세를 취하게 하여 검사자는 무릎을 누르면서 하지를 신전한다. 신전 불가능하거나 통증을 수반하는 경우는 양성), Brudzinski 징후(환자는 앙와위에서, 검사자는 환자의 두부를 들어 올리듯이 목을 전굴시킨다. 두부 전굴 중에 환자의 고관절이나 슬

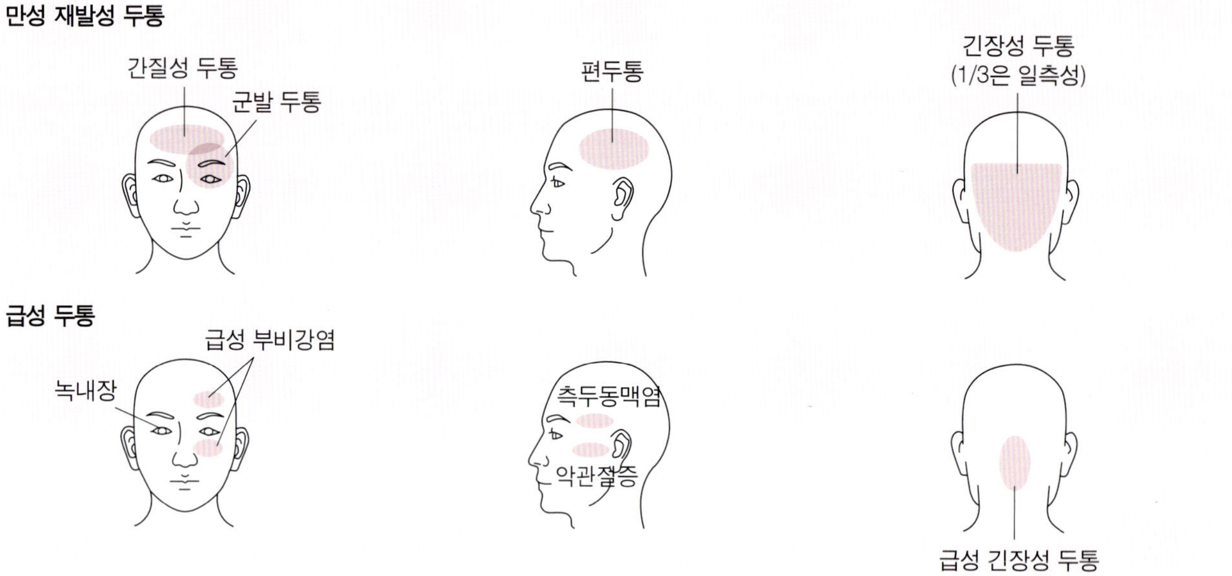

그림 1-7 두통의 부위와 대응하는 질환 (作田 學, 2004)

관절이 굴곡하는 경우, 양성) 등이 있다.

③ 시진으로 진단할 수 있는 두통 → 측두동맥염

두통을 느끼고 있는 측두부에 구불구불하고 평창된 측두동맥이 나타난다. 측두 동맥을 눌러 통증이 있거나 심하게 붉거져 있으면 측두동맥염을 의심한다. 미치료자는 실명에 이르는 일이 있다. 확정 진단에는 측두동맥의 생검이 필요하다.

임상 검사(그림 1-11)

① **CT, MRI** : 두개내출혈, 뇌동맥류의 확인

② **X선 촬영** : 경추(경성 두통), 부비강(부비강염), 치근낭

③ **혈액검사** : 적혈구 침강 속도, C반응성 단백(CRP), 백혈구 수로 감염의 유무를 확인

④ **수뇌검사** : 출혈, 감염의 유무를 확인

⑤ **뇌파** : 이상 뇌파의 유무(간질)

각 병태(통증)의 특징

일차성(기능성) 두통(표 1-3)

편두통(진단기준 : 표 1-4)

【개념】 박동성(심장이 두부에 있는 것 같은 느낌) 두통

- 수반 증상(오심 구토, 빛 · 소리 과민) · 전조. 특이한 증상이 「예술 작품」으로서 남아 있다.
- 아쿠타가와 류노스케 [유고 『톱니바퀴』로부터]

「…시야 가운데 이상한 것을 찾아냈다. …끊임없이 반투명한 톱니바퀴였다. …톱니바퀴는 점차 수가 늘어나, 시야의 반을 차지해, …잠시 후에는 사라져 없어지는 대신 이번에는 두통을 느끼기 시작한다,…」

- 루이스 캐롤(『이상한 나라의 앨리스』의 작자)

이상한 나라의 앨리스 증후군[변시증(變視症)]
기묘한 신체 이미지의 변형 · 일그러짐(‘소인국 환각’, ‘거인국 환각’, 부양감)

- 파블로 피카소(좌우 비대칭의 인물상)
- 빈센트 반 고흐(격렬한 필촉, 눈부신 색채)

【기전】 삼차신경 혈관설이 가장 주목받고 있다.

5월 25일

〈통증부위는 어디입니까?〉

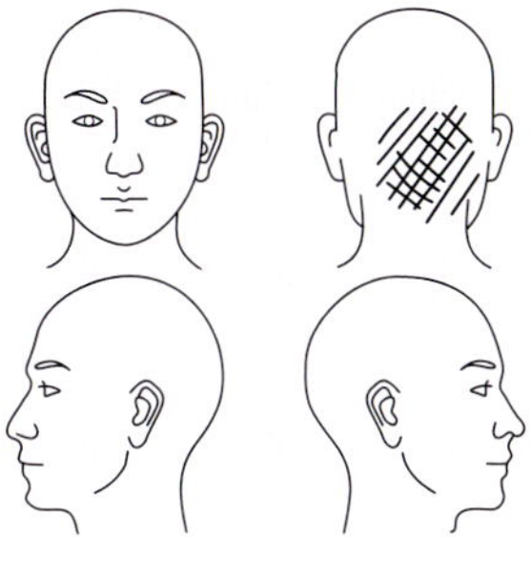

〈예, 아니오에 ○표 하세요〉

	예	아니오
두통의 직전에 빛이 반짝 반짝 한다	-3	(1)
두통시 어깨결림이 있다	(3)	0
뒤목덜미의 움푹 패인 곳에 무거운 통증(둔통)이 있다	(3)	-1
머리의 오른쪽 또는 왼쪽에만 통증이 있다	-2	(2)
두통과 함께 구토하는 경우가 많다	-2	(1)
두통이 있는 동안 빛이 눈부시다	-2	(0)
		10

〈통증이 있던 시각과 강도〉

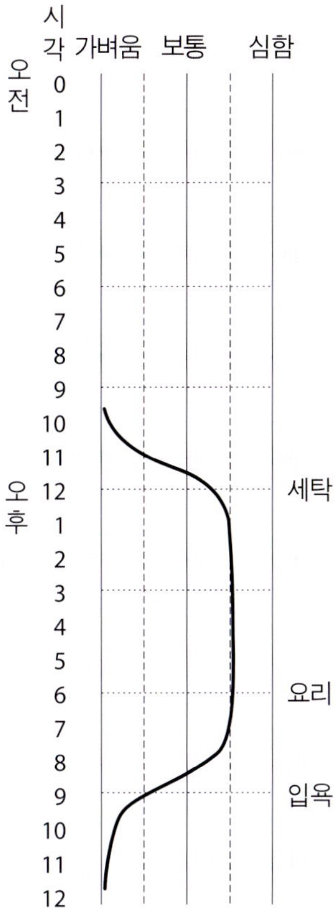

〈먹은 약과 그밖에 눈에 띄는 사항〉
(눈물 · 콧물 · 어깨결림 · 구역 · 구토 · 기타)

그림 1-8 **긴장성 두통의 두통 일기** (作田 學, 2004)

경막혈관 주위의 삼차신경 종말에의 자극 → 신경전달물질 방출 → 혈관벽으로부터 세라토닌 방출 → 혈관 확장 · 혈관 투과성의 항진 → 신경원성 염증(무균성 혈관염) → 메스꺼움, 구역질 · 통증

【역학】 유병율 8.4%. 남성 : 여성 = 1 : 4. 사춘기~60대(30대 피크), 가족력이 있음.

【증상】 악화 인자로서 빛, 소리, 스트레스, 일상 동작(계단 오르내림)

유발인자로서 초콜릿, 치즈, 감귤류(오렌지), 알코올(특히 레드와인), 글루타민산 함유물(중화요리점증후군), 흡연, 월경, 수면 부족 · 과다

특수한 두통 개념으로서 대후두신경-삼차신경증후군(great occipital nerve trigeminal nerve syndrome, GOTNS)이 있다(그림 1-12).

긴장성 두통(진단기준 : 표 1-5)

【개념】 두경부근군의 과잉 수축에 의한 근긴장 → 근허혈 → 발통 물질(유산, 필빈산)의 분비 → 두통 출현

【역학】 유병율 22.4 %

【증상】 오후~저녁에 증강, 결림이나 압통을 수반한다. 머리 감을 때 급성 긴장성 두통이 발병하는 예

표 1-2 두통 문진 · 진찰시의 체크 항목	
두통의 성질	
박동성(맥박과 주기)	편두통
압박감, 중압감, 단단히 조이는 듯함	긴장성 두통, 두개내압 항진시
송곳으로 도려내지는 것 같음	군발 두통
전격형, 찌릿하고 전기가 통하는 듯함	삼차신경통
망치로 맞은 것 같음, 쪼개지는 듯함	지주막하 출혈
두통의 지속, 빈도, 일내 변동	
순간적	대후두신경통
수일간 지속	긴장성 두통, 수막염
거의 매일 정해진 시간에 단시간 반복	군발 두통
한 달에 2~3회 정도	편두통
오후에서 저녁에 증강	긴장성 두통
이른 아침 강하며, 두통 때문에 눈이 떠짐	뇌종양
수반증상	
오심, 구토	편두통, 두개내압 항진시
발열	수막염
의식의 변화, 마비의 출현	뇌종양, 뇌출혈
결막 충혈, 유루, 콧물	군발 두통
유발인자, 악화 인자	
월경, 정신적 긴장, 공복	편두통
음주, 강장제 복용, 비행기 탑승	군발 두통
기침, 배에 힘줌	두개내압 항진시 (뇌종양)
누워 있으면 좋지만, 일어나면 아픔	수액 누출시
가족력, 기왕력	
편두통의 가족력 기왕 · 병발 질환(두부 외상, 안 · 이비 · 치과 질환, 고혈압)	

에서는 고개를 숙인 체위로 후두로부터 후경부를 쓱쓱 닦으면 근육 파열이 생긴다고 생각된다.

군발 두통(진단기준 : 표 1-6)

【개념】 해면정맥동 부근 중경동맥 주위의 염증 반응(삼차신경 척수로핵이 흥분 → 내경동맥 확장) 올바른 진단까지 평균 6.6년 걸린다. 가장 아픈 두통

【역학】 유병율 0.07~0.09%(편두통의 1/25). 남성 : 여성 = 3~9 : 1. 20~30대에 호발. 5%는 상염색체 우성 유전

【분류】 반복성(=발작성) 80~85 %, 만성 15~20%.

【 증상】 발작 중, 가만히 있을 수 없음

【유발인자】 음주, 혈관 확장제(니트로글리세린), 발열, 기압 저하(비행기 탑승)

이차성(증후성) 두통

각 질환의 특징만 열거한다.

지주막하 출혈

갑작스런 발증. '망치로 맞은 것 같은', '후두부가 한껏 부풀어 터질 것 같은' 격렬한 두통. 오심 · 구토, 안면 창백, 식은땀, 의식 장애를 수반한다.

수막염

두통과 발열로 발병해, 수막 자극 증후가 있으면 수막염이라고 확정 진단

측두동맥염

측두 · 후두부의 박동성 · 지속성의 격렬한 두통. 천측두동맥의 비후 · 막힘, 박동 저하, 압통을 나타낸다.

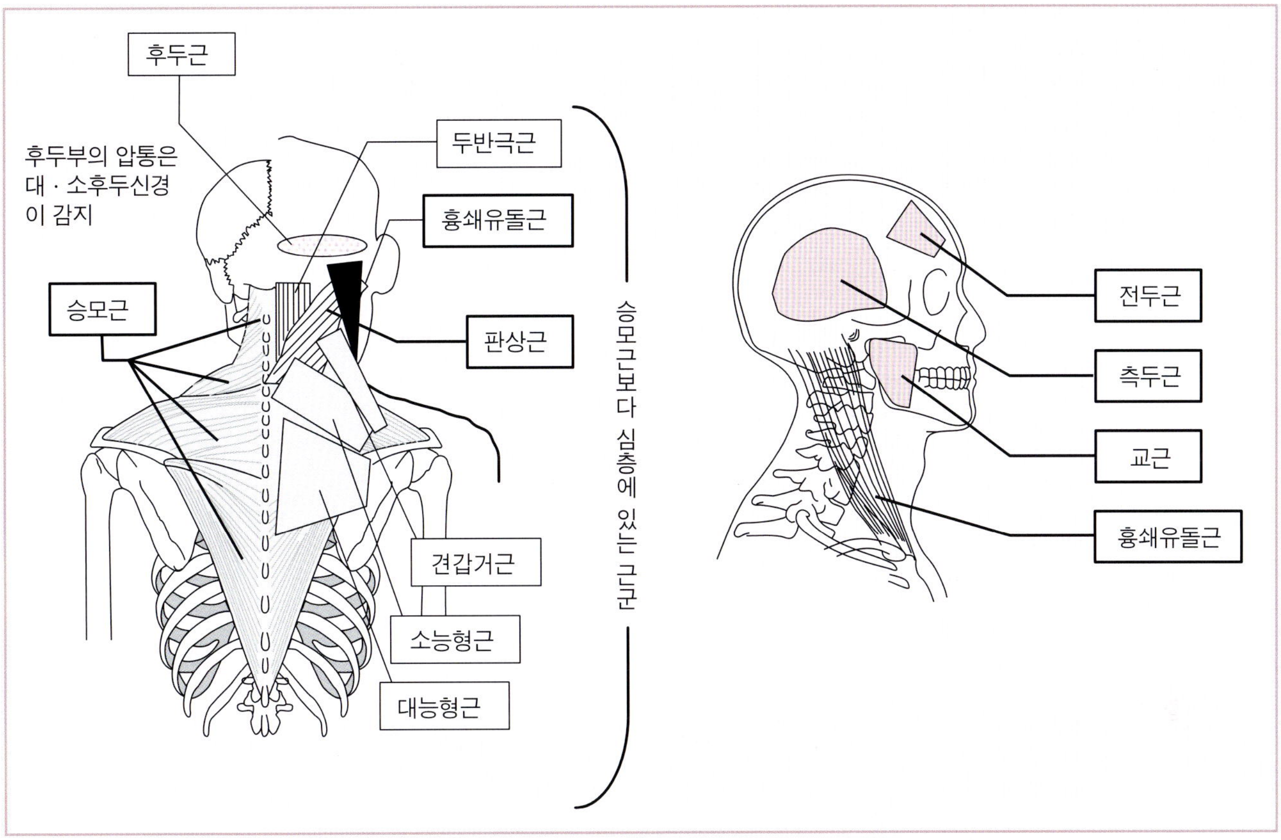

그림 1-9 **압통과 관련된 근군** (作田 學, 2004 ; 小川鼎三 외, 분담해부학 1, 일본 : 金原출판, 1998에서 참조)

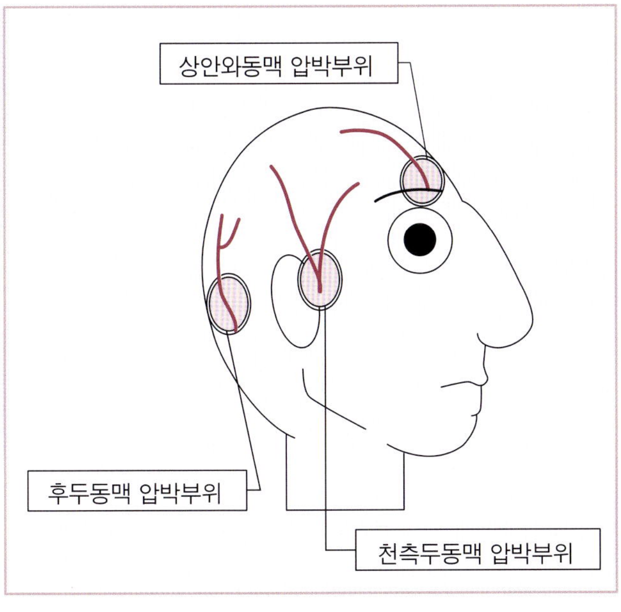

그림 1-10 **혈관성 두통의 발작 경감부위** (植村研一, 1994에서 참조)
두피하두엽동맥(상안와동맥, 천측두동맥, 후두동맥)의 압박으로 편두통 발작이 멈춘다.

뇌종양

뇌종양 환자의 50%에 두통이 수반하고 있다. 눈을 뜨는 것과 동시에 두통을 자각하는 경우가 많으므로, 눈을 뜬 형태의 두통시에는 뇌종양을 의심해 정밀 조사할 필요가 있다.

약물 남용 두통

이른 아침 혹은 새벽녘의 두통. 연일 죄어드는 것 같은 두중감. 진통제나 이르고탄 제제, 트립탄제를 3개월 이상 매일 사용하면 통각 역치가 저하하여 일어난다(월 10일 이상 사용하지 않는 것이 중요).

저수액압증후군

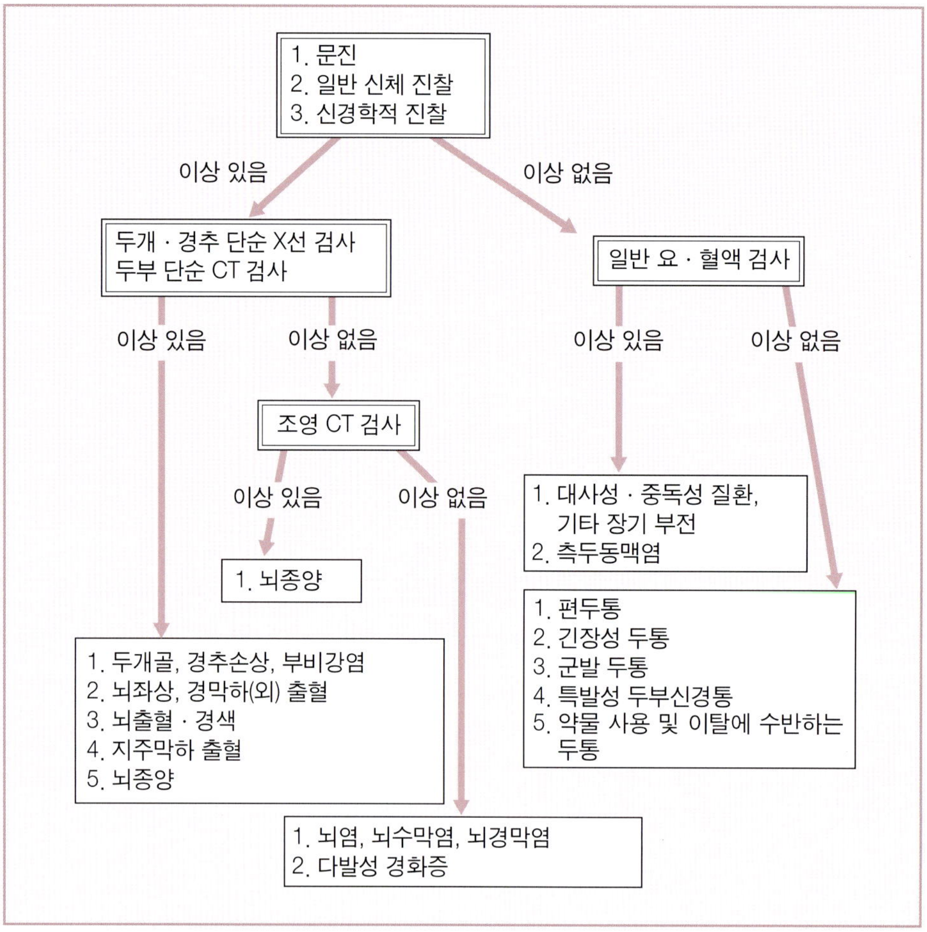

그림 1-11 **두통 환자의 감별 진단** (森松光紀, 1996에서 참조)

표 1-3 주요 일차성 두통의 감별

질환	성질	부위	지속 시간	빈도	수반증상
편두통	박동성, 강함	일측성 가끔 양측성	4~72시간 수면으로 완화	간헐적 월 수회 이하	구역 · 구토 밝은 빛을 싫어함
긴장성 두통	압박감 두중감	양측성 후두부 중심	부정 자주 지속성	대부분은 월 15회 이상	어깨결림 억울
군발 두통	도려내는 듯한 격통	일측성 안와 중심	15~180분	빈발기는 거의 매일	결막 충혈 눈물, 코막힘 콧물

(福井次矢 등, 1996에서 참조)

표 1-4 편두통의 진단기준(ICHD-II 일부 인용)

1. 징조가 없는 편두통

(1) 아래 (2)~(4)를 충족시키는 두통 발작이 5회 이상 있다.
(2) 두통의 지속은 4~72시간
(3) 두통은 다음의 2항목 이상을 충족시킨다.
- 편측성
- 박동성
- 중등도~중증의 두통
- 일상적인 동작(보행, 계단의 승강)에 의해 두통이 악화됨, 또는 두통 때문에 일상적인 동작을 피한다.

(4) 두통 발작 중에 아래의 1항목 이상을 채운다.
- 오심 · 구토
- 빛 과민, 소리 과민

2. 징조가 있는 편두통

(1) 아래 (2)~(4)를 충족시키는 두통 발작이 5회 이상 있다.
(2) 아래의 1항목 이상을 충족시키며, 모두 가역성. 탈력은 수반하지 않는다.
- 시각 증상…반짝반짝한 빛 · 점 · 선, 시각 소실
- 감각 증상…콕콕 찌르는 느낌, 감각 둔마
- 실어성 언어 장애

(3) 아래의 2항목 이상을 채운다.
- 동명성(同名性)의 시각 증상 · 편측성의 감각 증상
- 1개의 징조는, 5분 이상 걸쳐 진전
- 각각의 징조의 지속 시간은 5분 이상 60분 이내

(4) 두통이, 징조의 출현 중 혹은 징조 후 60분 이내에 생긴다.

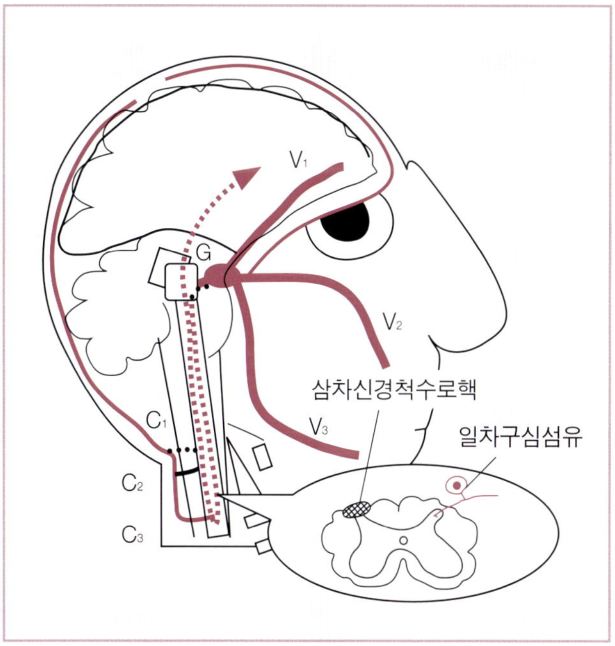

그림 1-12 **대후두신경-삼차신경증후군(GOTNS)의 기전**

(Lance J W, 1993에서 참조)

삼차신경 지각가지는 삼차신경절(G)을 형성하여 3가지(V_1, V_2, V_3)로 나누어진다. 제1가지(V_1)의 가지는 대뇌겸, 제2가지(V_2)의 가지는 중경막동맥에 따라 분포한다. 텐트 아래에는 제1, 제2, 제3경신경(C_1, C_2, C_3)이 주행한다. 삼차신경으로 느낀 통증은 삼차신경 척수로(상부 경수 레벨까지 퍼져 있음)를 하강하기 때문에 경부의 통증을 눈이나 이마에 느끼며 편두통에서는 반대로 경부의 통증이나 결림을 일으킨다.

수액 누출에 의한 수액압 저하가 원인이다. 경막천자 후 두통, 수액루성 두통, 특발성 저수액압성 두통으로 분류된다. (좌위 · 입위로부터) 와위가 되면 두통이 경감 또는 소실한다.

심인성 두통

둔한 압박통, 양측성, 지속성. 후두부에 투구를 쓰고 있는 것 같은 불쾌감(신경쇠약성 투구)이 있다.

진통제로는 효과가 없으며, 닥터 쇼핑을 반복한다. 우울증, 신경증, 통합 실조증, 허위성 장애, 꾀병의 합병이 나타난다.

경성 두통=경부통, 경견완통, 경견완증후군

동일 자세에 의한 경부~후두부의 근긴장이 원인. 두부 손상이나 환축추 불안정증이 원인인 경우도 있다.

두부신경통

대후두신경통, 특발성 삼차신경통

아이스크림 두통

차가운 것을 갑자기 힘껏 먹은 직후에 통증이 온다. 고개를 숙여 조금씩 먹으면 발증이 경감된다.

표 1-5 긴장성 두통의 진단기준(ICHD-II 일부 인용)
1. 희발 반복성 긴장성 두통
(1) 평균 1개월에 1일 미만(연간 12일 미만)의 빈도로 발현하는 두통이 10회 이상 있으며, 이하의 (2)~(4)를 충족시킨다. (2) 두통은 30분~7일간 지속 (3) 두통은 이하의 2항목 이상을 충족시킨다. • 양측성 • 성상은 압박감, 단단히 조인 느낌(비박동성) • 힘은 경도~중등도 • 보행, 계단의 승강과 같은 일상적 동작에 의해 악화되지 않는다. (4) 아래의 두 가지 모두를 충족시킨다. • 오심 · 구토는 없다(식욕 부진을 수반하는 일이 있다). • 광 과민 · 음 과민 둘 중 하나
2. 빈발 반복성 긴장성 두통
(1) 3개월 이상에 걸쳐, 평균 1개월에 1일 이상, 15일 미만(연간 12일 이상 180일 미만)의 빈도로 발현하는 두통이 10회 이상 있다. (2) 두통은 30분~7일간 지속 (3) 이하는, 1(희발 반복성 긴장성 두통)의 (3), (4)와 같음
3. 만성 긴장성 두통
(1) 3개월 이상, 평균 1개월에 15일 이상(연간 180일 이상)의 빈도로 발현하는 두통 (2) 두통은 수시간 지속하거나, 또는 끊이지 않고 계속되는 경우도 있다. (3) 이하는, 1(희발 반복성 긴장성 두통)의 (3), (4)와 같음
긴장성 두통의 각 분류는 「두개 주위의 압통」을 수반하는지 어떤지로, 한층 더 세분화되고 있다.

표 1-6 군발 두통의 진단기준(ICHD-II 일부 인용)
1. 군발 두통
(1) (2)~(4)를 충족시키는 발작이 5회 이상 있다. (2) 치료를 하지 않으면 일측성의 중증~극히 중증의 두통이, 안와부, 안와 상부 또는 측두부의 어느쪽이든 1개 이상의 부위에 15~180분 지속한다. (3) 두통과 동측에, 적어도 이하의 1항목을 수반한다. • 결막 충혈 · 눈물 · 코막힘 · 콧물 • 안검부종 • 전두부, 안면의 발한 · 동공축소 · 안검하수 • 침착성이 없음, 흥분한 모습 (4) 발작 빈도는 1회/2일~8회/1일이다.
소분류
2. 반복성 군발 두통
(1) 군발 두통의 (1)~(4)를 충족시키는 발작이 있다. (2) 7~365일간 계속되는 빈발기가, 1개월 이상의 관해기를 사이에 두고 2회 이상 있다.
3. 만성 긴장성 두통
(1) 군발 두통의 (1)~(4)를 충족시키는 발작이 있다. (2) 1년 이상에 걸쳐 발작이 반복되어 관해기가 없거나, 또는 관해기가 있어도 1개월 미만이다.

표 1-7 일차성 두통의 타입별 약물요법

	발작시 치료제	발작 예방제	기타
긴장성 두통	소염진통제	항불안제, 근이완제	
편두통	트립탄 제제, 소염진통제	칼슘길항제, β차단제	제토제
군발 두통	트립탄 제제 (피하주사>경구), 100% 산소 투여	칼슘길항제 부신피질 스테로이드	

숙취

알코올 섭취에 의한 탈수 · 저혈당

향수 두통

강한 향기(달콤한 장미 계열)를 맡은 측의 박동통

치료방침 · 치료법 (일차성 두통의 3질환을 중심으로)

「만성 두통 치료 가이드라인 2002」(일본신경학회가 작성. 홈페이지에서 열람 가능)에서 증(證)에 근거한 치료법을 확인할 수 있다.

* http://www.neurology-jp.org/guideline/head-ache/

일반요법

유인 · 악화 인자 제거 + 스트레스 회피

- 규칙적이고 여유 있는 생활 스케줄
- 충분한 수면, 식사, 긴장과 이완의 리듬을 유지한다.
- 「낮고 부드러운」 베개를 사용하면 후경근의 긴장이 경감한다.

운동요법

긴장성 두통에 유효하며 근긴장을 푸는 것이 목적

- 좋은 자세
  구부정한 자세를 개선하려면 머리 위에 책을 올린 자세를 유지한다.
  새우등의 개선(후경근의 트레이닝)을 위해서는 복근 · 배근을 강화한다.
  목을 한쪽 방향으로 기울이지 않는다.
- 마사지하거나 국소를 가온한다.

약물요법

표 1-7을 참조한다.

그 외의 치료

(1) 신경 차단요법

- 성상신경절 차단 : 모든 두통에
- 트리거 포인트(trigger point) 주사 : 긴장성 두통, 경성 두통
- 대 · 소후두신경 차단 : 대후두신경통, 긴장성 두통
- 제2, 3경신경 차단 : 긴장성 두통, 경성 두통

(2) 보툴리누스(A형) 독소

편두통, 군발 두통, 경성 두통에의 적응

(3) 저수액압증후군 치료

수액요법, 경막외혈액 봉합술

즐겁게 두통과 교제하기 위해서

Manaka Shinya(間中信也) 선생님이 인터넷에 공개한 「두통 대학」을 참조하기 바란다.

* 두통 대학 : http://homepage2.nifty.com/uoh/

2. 안면통

처음에

안면부에는 목, 코, 귀, 입 등의 많은 기관이 존재하고, 해부학적으로 복잡한 구조를 하고 있으며, 각각의 기관에 관련된 많은 질환이 안면통을 일으킨다. 안면통을 일으키는 질환에는 상악암과 같이 생명을 좌우하는 질환도 있어 주의가 필요하다. 안면통은 통증의 발생부위, 성질에 의해 진단 가능한 경우가 많아 각각의 질환에 있어서의 통증의 성상을 잘 파악해 두는 것이 중요하다. 한편 기질적인 원인이 분명하지 않고, 정신 심리적인 문제의 관여가 크다고 생각되는 안면통도 많다. 여기에서는 일상에서 자주 경험하는 대표적인 질환에 대한 진찰 포인트를 해설한다.

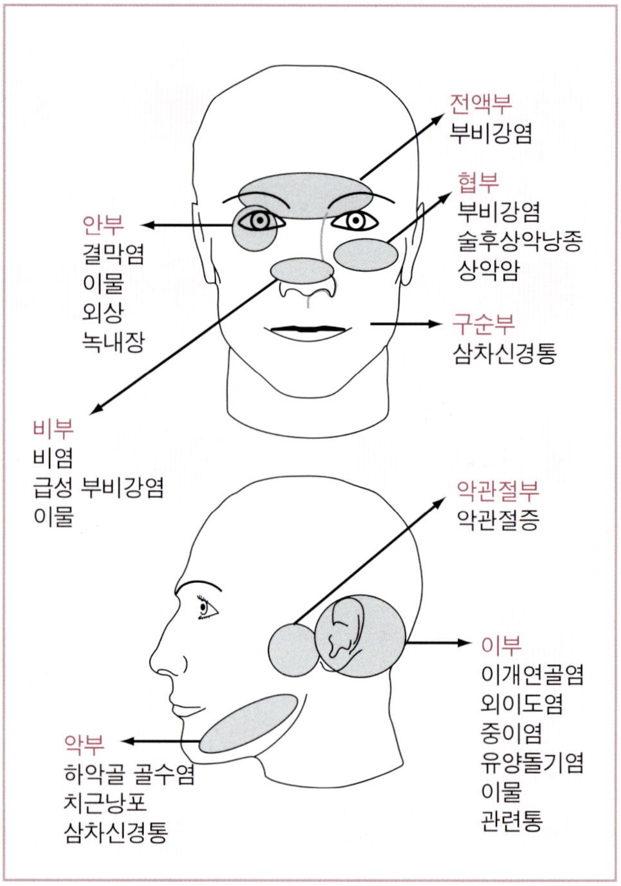

그림 2-1 안면통의 부위에 따른 분류

기본적 사항

안면의 통각 섬유

① **삼차신경** : 안(眼), 상악, 하악신경으로 나누어져 안면, 구강, 상인두의 대부분의 통증을 전한다.

② **설인신경** : 혀의 후면 1/3과 중인두부, 고막의 일부, 중이강 점막

③ **미주신경** : 외이도 후면

④ **경신경** : 이개의 후면(C_2, C_3)

통증의 원인

① **침해 수용성** : 염증, 종양, 외상 등으로 점막, 골막, 피부 등에 분포하는 침해 수용기가 조직에 장애를 주는 침해 자극으로 자극되어 통증을 느낀다. 지속성으로 소용돌이 통증이 많다(예 : 부비강염, 외이도염 등).

② **신경병증성** : 신경의 병적 상태로 통증을 일으킨다. 전격통(갑작스런 통증), 타는 것 같음, 단단히 조이는 것 같음, 저리면서 아픈 등의 성질(예 : 삼차신경통, 종양의 신경 압박)

③ **심인성** : 마음의 문제로 통증을 느끼는 상태. 모든 성질의 통증을 나타내며, 신경학적으로 설명이 되지 않는 통증(예 : 구강 신경증)

안면통의 분류

부위에 의한 분류(그림 2-1)

① **전액부** : 부비강염
② **협부** : 부비강염, 삼차신경통, 수술 후 상악낭종, 상악암
③ **구순부** : 삼차신경통
④ **악관절부** : 악관절증
⑤ **악부** : 하악골 골수염, 치근낭포, 삼차신경통
⑥ **근부** : 녹내장, 결막염, 외상, 이물, 대후두삼차신경증후군
⑦ **비부** : 비염, 급성 부비강염, 이물
⑧ **이부** : 이개연골염, 외이도염, 중이염, 외이도 이물, 유양돌기염, 관련통
⑨ **구내염** : 치통, 치조통, 구내염, 설통증
⑩ **인두부** : 만성 인두염, 급성 인두염, 설인신경통
⑪ **모든 부위에** : 대상포진

통증의 성인에 의한 분류

표 2-1을 참조한다.

표 2-1 통증의 성인에 따른 분류

침해 수용성 통증	신경병증성 통증
1. 표면통 (1) 피부통 (2) 점막 치조통 2. 심부통 (1) 근골격통 ① 근통 ② 악관절통 ③ 골 및 골막통 ④ 연부 조직통 ⑤ 치통 (2) 내장통 ① 치수(齒髓)통 ② 혈관통 ③ 내장점막통 ④ 안통, 이통	1. 신경통 (1) 특발성 신경통 ① 삼차신경통 ② 설인신경통 (2) 속발성 신경통 2. 구심로차단성 통증 (1) 외상 후 통증 (2) CRPS(complex regional pain syndrome) (3) 환지통(幻肢痛) **심인성 통증**

진찰 포인트

문진의 포인트

(1) 통증의 발증 양식

통증의 발생 시간을 정확하게 대답할 수 있는 급성 발증에서부터 발생 시기가 불명료하고 완만한 발생 양식을 취하는 경우가 있다. 급성 발증은 안내(眼內) 이물, 외이도 이물 등이나 외상에 수반하는 통증으로 나타난다. 염증에 수반되는 통증에서는 발증 초기에는 단지 평소와 다른 느낌이었다가 통증으로 바뀌는 경우가 많다.

(2) 통증의 부위와 확장

통증의 부위를 정확하게 가리킬 수가 있는 경우와 없는 경우가 있다. 구강내나 인두부의 통증은 막연해 부위를 나타낼 수 없는 것도 많다. 또 통증이 국한되어 있는 경우와 다른 부위에 방산하는 경우가 있다. 대후두삼차신경증후군에서는 후두부로부터 눈의 안쪽에 걸친 통증을 호소한다.

(3) 통증의 성질

지속적으로 쑤시는 통증, 심박과 같은 주기로 쑤시는 통증은 염증성 침해 수용성 통증인 것이 많으며, 발작성, 전격통, 저림감을 수반하는 통증은 신경병증성 통증인 것이 많다. 통증의 성질은 환자가 표현하는 말로도

기록해 두는 것이 필요하다.

(4) 통증의 강도

주관적 감각인 통증의 강도에 조금이라도 객관성을 갖게 하기 위해서 각종 스케일을 이용한다. 그리고 통증이 환자의 생활에 미치는 영향(통증 때문에 불면, 경구 섭취를 할 수 없는 등)을 기록한다.

(5) 통증의 경과

급성 부비강염에 의한 통증은 야간에 경감하는 것이 많아, 하루 중 변동이 나타난다. 암 통증에서는 통증이 자연스럽게 경감하는 경우는 없고, 증강 경향을 나타낸다.

(6) 지금까지의 치료 경과 및 효과

많은 환자는 진찰까지의 사이에 시판 중인 진통제를 복용하고 있는 경우가 많다. 복용 약제와 그 효과를 아는 것은 통증의 정도를 아는 데에도 유용하다.

(7) 통증의 악화 인자, 완화 인자

알코올은 혈관 확장을 일으키므로 염증성 안면통에서는 통증을 증강시킨다. 한편 입욕으로 통증이 경감하는 경우에는 혈행 장애가 통증의 원인이 되고 있을 가능성이 있다.

(8) 수반 증상

통증에 수반하는 통증 이외의 증상(발열, 시력 이상, 시야 이상, 청력 이상, 비 출혈, 메스꺼움, 현기증 등)에 대해서도 파악한다.

(9) 합병증

당뇨병은 감염성 질환을 악화하는 인자이며, 또 진행하면 말초신경 장애를 초래한다.

(10) 기왕력

암의 기왕이 있는 환자에서는 우선 암성 통증을 의심한다.

신체 소견 진찰 포인트

(1) 국소 소견

통증부위의 발적, 종창, 열감, 압통은 염증성 질환의 존재를 의심하게 하는 소견이다. 안면의 전격통 환자에서는 트리거 포인트(trigger point)의 유무를 조사한다. 안면통의 환자에서는 경부 림프절 이상의 유무를 확인한다. 많은 구강 인두부의 염증성 질환에서는 압통을 수반하는 경부 림프절 종창을 초래한다. 압통을 수반하지 않는 경부 림프절 종창에서는 암의 림프절 전이도 의심할 필요가 있다. 편도에 궤양을 수반하는 경우에는 혈액 질환이나 악성 종양을 의심한다.

(2) 신경학적 소견

통증부위의 지각 이상을 시작으로 하는 뇌신경의 이상을 조사한다. 삼차신경통에서는 피부 지각에 이상이 나타나지 않는 것이 진단기준의 하나이다.

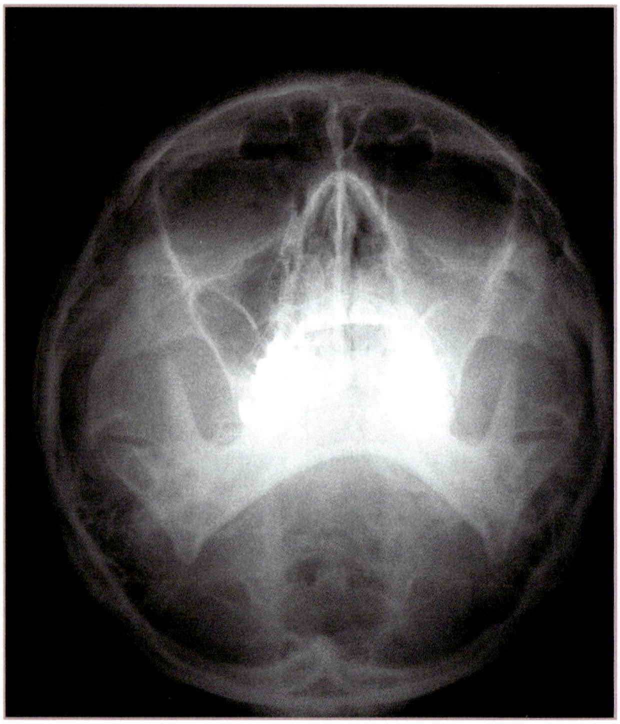

그림 2-2 부비강 촬영(Water법)
우상악동의 X선 투과성의 저하가 나타난다.

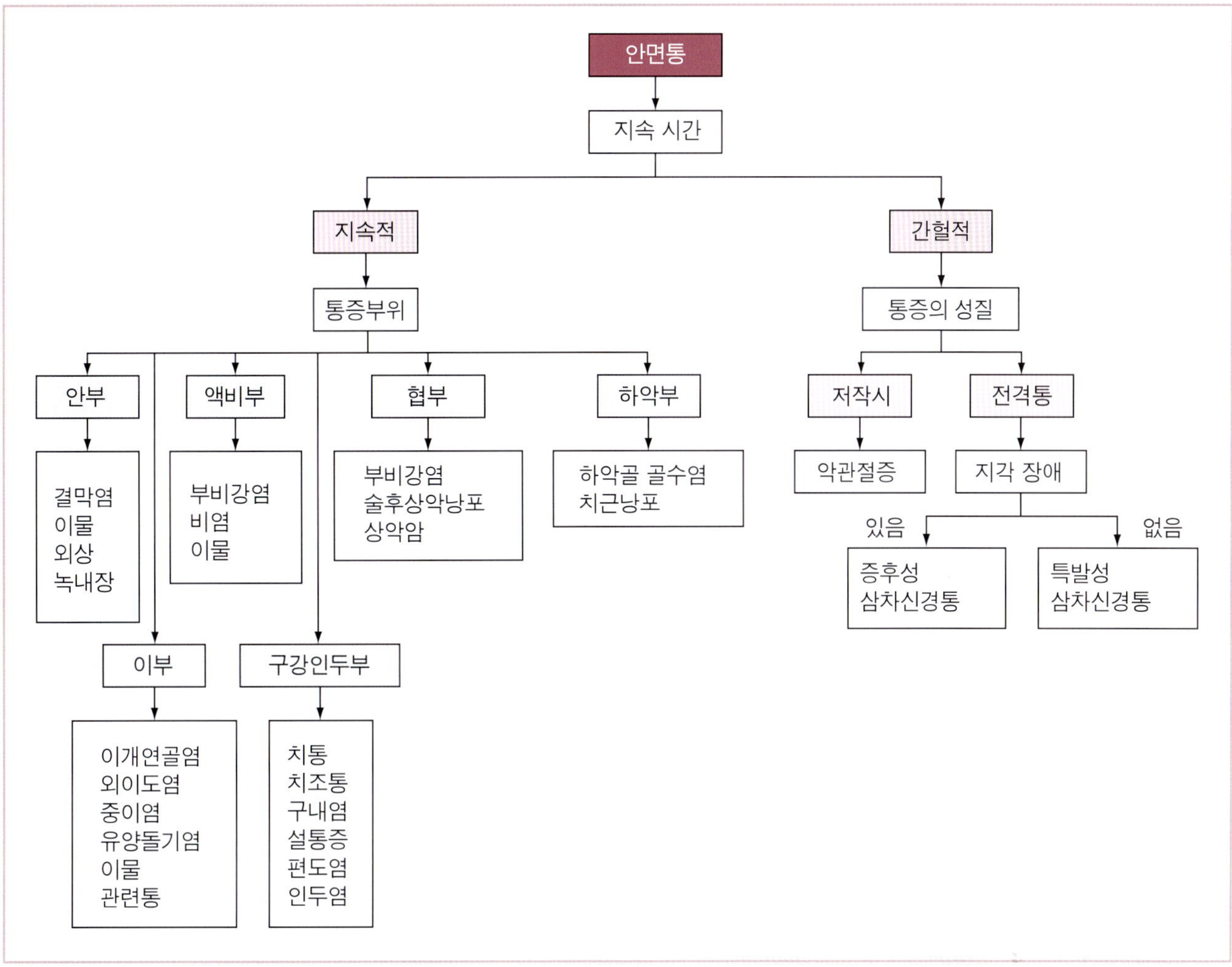

그림 2-3 안면통 진단을 위한 간단한 flow chart

(3) 각 기관의 검사

안과, 이비인후과, 치과적 진찰을 이경, 비경, 간접 후두경이나 파이버스코프를 이용해 실시한다.

임상 검사의 포인트

(1) 화상 검사

① **단순 X선 사진** : 두부 측면상이나 부비강 촬영으로 투과성의 저하에 의해 부비강 질환의 진단이 가능하다(그림 2-2).

② **컴퓨터 단층촬영(computed tomography, CT)**

③ **자기 공명 열상(magnetic resonance imaging, MRI)** : CT, MRI 모두 염증성 질환, 종양성 질환의 정도와 범위를 진단함에 유용하다.

④ **골신티그라피** : 암의 골전이 진단에 이용한다.

⑤ **양전자방출 단층촬영(positron emission tomography, PET)** : 포도당에 방사성동위원소를 결합시킨 약제를 이용해 암의 진단에 이용한다.

(2) 혈액 검사

백혈구수, 적혈구 침강 속도치, CRP 측정은 감염성 염증의 진단에 유용하다.

진단의 flow chart

그림 2-3을 참조한다.

부위별로 생각되어지는 질환

그림 2-1을 참조한다.

각 병태의 특징

안면부의 통증을 일으키는 대표적인 질환에 대해 서술한다.

삼차신경통

삼차신경 영역에 생기는 발작성의 전격통이며 통증이 강해 '통증의 왕' 이라고도 불린다(그림 2-4). 호발 연령은 50세 이상이며, 남녀 비는 2 : 3으로 여성에 많다. 통증부위는 제2지 영역이 가장 많고, 그 다음에 제3지 영역, 제1지 영역의 순서이다. 통증이 유발되는 트리거 포인트(trigger point)를 갖는 경우가 많다. 대화나 식사로 발작이 유발되는 것이 많으며, 경구 섭취를 하지 못하여 탈수가 되는 경우도 나타난다. 신경학적으로는 이상이 나타나지 않는 것이 특징이다.

통증의 지속 시간은 길어도 30초 이내이며, 지속통의 경우는 다른 질환을 의심한다. 삼차신경통의 경우에는 환자가 지속통이라고 호소하는 경우에서도 잘 관찰하면 발작이 연속해 생기고 있는 상태에서, 통증과 통증 사이의 간결기가 존재하는 것을 알 수 있다. 병인은 두엽내 소뇌교각부에서 삼차신경근이 소뇌동맥 등의 혈관에 압박받는 것에 의한다고 하는 설이 유력하다. 소뇌교각부의 상의종, 수막종 등의 뇌종양에서도 삼차신경통을 일으키는 일이 있다(속발성 삼차신경통).

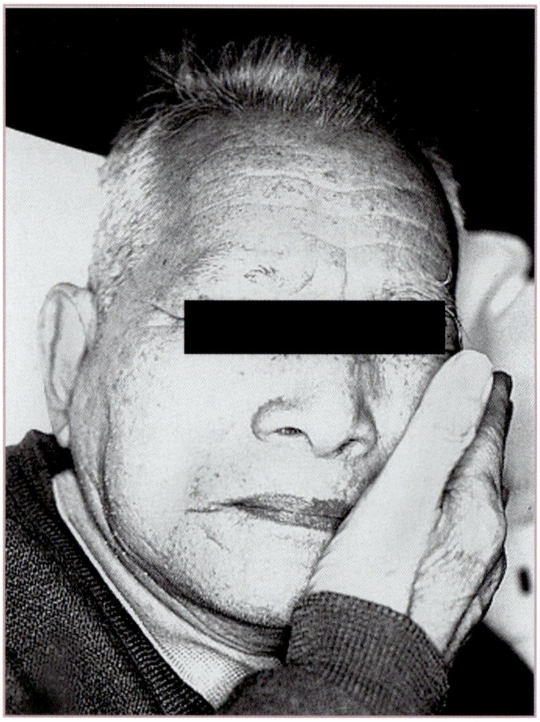

그림 2-4 삼차신경통 발작시

설인신경통

설인신경은 지각, 운동, 미각을 담당하는 신경섬유로 이루어진다. 삼차신경통과 같이 소뇌교각부에서 혈관에 의해 설인신경이 압박받아 전격통을 일으키는 질환으로, 특발성 삼차신경통의 약 1%의 발생 빈도이다. 편도, 인두부로부터 귀의 안쪽에 걸친 발작성의 전격통을 호소하는 것이 많고, 연하통이 반드시 나타나며, 식사를 할 수 없게 되는 경우가 많다. 야간통이 나타나는 일이 있어 삼차신경통과의 감별에 도움이 된다.

대상포진 및 대상포진후신경통

안면의 대상포진은 삼차신경 제1지 영역에 호발해, 대상포진후신경통으로 이행하기 쉽다. 잠복 감염하고 있던 수두 대상포진 바이러스가 증식해, 삼차신경이 분포하는 피부, 기관에 염증성 장애를 초래한다. 피진 출현 전에 신경통형의 통증을 자각하는 경우가 많다. 제1

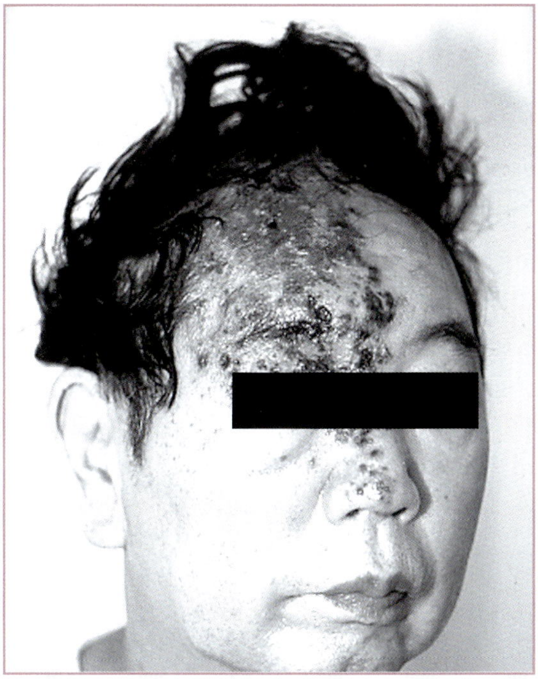

그림 2-5 **삼차신경 제1지 영역에 발병한 대상포진**
비모(鼻毛)형 체신경 영역에도 포진이 나타난다.

지 영역의 대상포진은 각막염, 홍채염, 모양체염 등의 안질환을 합병하는 일이 있기 때문에 안과 의사의 진찰이 필요하다(그림 2-5). 삼차신경 장애가 강하면 피부 감각의 저하를 초래한다. 피진의 정도가 중증임에도 불구하고 통증의 호소가 적은 환자에서는 삼차신경 장애 때문에 피부 감각이 저하되었기 때문인 경우가 많다. 이러한 증례에서는 후에 격렬한 대상포진후신경통을 일으킬 가능성이 있다. 진찰시에 피부 감각은 반드시 조사해 둘 필요가 있다.

원발성 폐색 우각 녹내장 급발작

모양체에서 생성된 방수(房水)는 후방으로부터 동공을 따라 전방에 이르러 우각으로부터 배출된다고 하는 경로를 밟는다. 우각이 선천적 요인에 가세해 연령 증가로 좁아지면 방수의 배출 장애를 초래해, 안압이 상승하여 급성 발작을 일으킨다. 안통 외에 각막 혼탁, 홍시(虹視), 두통, 구역 · 구토, 서맥, 발한 등을 일으키고, 뇌졸중, 급성 복증으로 오진되는 경우도 나타난다. 발작은 중등도이며 동공이 커지는 야간에 생기기 쉽다. 안과 의사에 의한 긴급 치료가 필요하다.

이통(耳痛)

이개, 외이, 중이 각각에 이통을 일으키는 질환이 나타난다. 외이도염, 중이염 등의 세균 감염에 의한 염증이 가장 많다. 진단은 이경을 이용한 국소 소견 확인으로 비교적 용이하다. 인두부의 암 등의 관련통으로 자주 이통을 일으키는 일이 있어 주의를 필요로 한다. 특히 상중인두부는 중이와 같이 설인신경에 지배되고 있기 때문에, 이 부위의 질환은 관련통으로서 이통을 일으키는 것이 많다. 이통을 호소하는 환자의 진찰에서 이부에 이상이 나타나지 않는 경우에는 인두부 질환도 고려할 필요가 있다.

급성 부비강염

급성 부비강염은 바이러스나 세균에 의한 상기도 감염 후에 오는 것이 많다. 청년에게 많으며, 상악동염이 가장 잘 나타나 전두부, 안와하부의 압박감을 수반하는 쑤시는 통증을 일으킨다. 급성 부비강염의 통증은 낮에는 증강하고, 야간에는 경감 또는 소실한다고 하는 특징을 가진다. 이것은 부비강내 부종의 주기성에 의하는 것으로, 야간은 부비강내 부종이 경감하기 때문에 통증이 경감한다. 두부 단순 X선 사진이 진단에 유용하고, 부비강염에서는 X선 투과성의 저하가 나타난다.

술후성 상악낭포

술후성 상악낭포는 부비강 근치술 후 10년 이상 경과한 30~40대의 남성에게 호발한다. 야간에 증강하는 안와 하부의 지속성 둔통을 일으켜 국소에 압통을 수반하는 일이 있다.

악관절증

악관절증은 젊은 여성에게 대부분 발병하며, 가끔 하악부에 방산하는 악관절 근방, 이개 전부, 교근의 통증을 일으킨다. 개구시나 저작시에 악관절부에 이상음을 자각하는 것이 많다. 악관절의 변성이 통증의 원인이라고 생각되는 것이 많지만, 악관절부의 소견이 나타나지 않는 경우에는 삼차신경통 등으로 오진되는 경우가 있다.

설통증

타는 것 같은 '얼얼함' 과 같은 통증을 호소하지만, 혀에 기질적 이상이 나타나지 않고, 원인이 분명하지 않은 혀의 통증이다. 정신적 인자의 관여가 크다.

비정형 안면통

안면에 생기는 통증으로 분명한 원인이 없는 통증에 붙여진 병명이며, 안이하게 사용해서는 안 된다. 청년으로부터 중년의 여성에게 많은 경향이 있으며, 지속성의 비교적 강한 통증이 장시간 계속된다. 삼차신경통과 같이 강한 전격통은 아니다. 양측 안면에 나타나는 경우가 있다. 지각 저하, 과민 등의 이상이 나타나는 일이 있지만 경도이다. 억울 등의 정신 증상을 수반하는 경우가 많다.

치료방침 · 치료법

치료방침의 결정에는 우선 올바른 진단을 실시하는 것이 필요하다. 각 질환에서의 치료방침은 개별적인 것이기 때문에, 아래에 대표적인 질환의 치료법을 말한다.

삼차신경통

치료방침은 약물 치료, 신경 차단, 감마 나이프 치료, 뇌외과 수술로 크게 나눌 수 있다. 약물 치료는 우선 최초로 시도해야 할 치료이며, 항경련제인 카바마제핀이 삼차신경통 2/3의 환자에게 이용되고 있다. 1회 투여량 100mg, 2~3회/일 투여로부터 개시한다. 600mg/일까지 증량해도 효과가 나타나지 않을 때에는 그 밖의 치료 방법을 고려한다. 휘청거림, 졸음, 중독발진, 백혈구 감소 등의 부작용의 빈도가 높기 때문에 주의를 필요로 한다. 그 밖에 바크로펜, 시호계지탕(柴胡桂枝湯) 등도 이용된다.

신경 차단은 통증차단 효과가 빨라 약물요법에 효과가 없고 통증 때문에 경구 섭취가 불가능한 환자에게 행해진다. 알코올, 고농도 국소마취제 등에 의한 화학적 신경 차단, 고주파열응고법을 이용한 물리적 신경 차단이 이용된다. 우선, 말초신경부터 차단을 실시하는 것이 기본이다. 신경 차단의 유효기간은 1년 이내인 경우가 많아, 차단을 반복할 필요가 있다. 또, 많든 적든 해당 신경 지배 영역의 지각 저하를 수반한다. 고령자에서 이 지각 저하에 괴로워하면 주의가 필요하다.

감마 나이프 치료는 최근 개발된 치료법으로, 삼차신경 엔트리존(진입 영역)을 표적으로 방사선 조사를 실시하는 것이다. 유효율은 높지만 치료 후의 신체 조화의 상실이 문제되는 일이 있다.

뇌외과 수술로서는 미소 혈관 감압술을 실시한다. 소뇌교각부에서의 상소뇌동맥으로 대표되는 혈관에 의한 신경 압박부위를 분류하여 혈관 걸기나 테플론막을 이용해 압박을 해제하는 방법이다.

설인신경통

삼차신경통의 치료에 준한다. 국소마취제의 인두부에의 도포나 스프레이는 장시간 작용이 나타나지 않기는 하지만, 발작 때문에 식사를 할 수 없는 경우나 진단 목적으로 유용하다.

대상포진 및 대상포진후신경통

대상포진은 환자의 일생을 좌우할 가능성이 있는 질환이라고 하는 인식에 근거해 통증의 조절을 중심으로 생각할 수 있는 모든 치료법을 실시해 경과를 보는 태도가 필요하다. 항바이러스제, 소염진통제 투여, 성상신경절 차단, 경우에 따라서는 삼차신경조(槽) 스테로이드 주입 등의 신경 차단을 적극적으로 실시한다. 대상포진후신경통의 경우에는 약물 치료가 중심이 되며 삼환계 항울제, 인산코데인 등이 이용된다.

원발성 폐색 우각 녹내장 발작

안과적 구급 질환이며, 피로칼핀의 점안, 탄산 탈수소산소 저해제(다이아목스®)의 점적, 고침투압 이뇨제(글리세올®)의 점적 등을 실시하면서 가능한 한 빨리 레이저 홍채 절개술 등의 수술을 실시한다.

이통

진단 후 소염진통제나, 폐렴 구균, 인플루엔자균을 표적으로 한 항생 물질을 투여하는 경우가 많다.

급성 부비강염

소염진통제, 소염 효소제, 항생 물질의 투여로 완화하는 것이 많다. 이비인후과에서 내시경적 수술, 상악동 수술 등의 수술요법이 선택되는 경우도 있다.

술후성 상악낭포

낭포 내용의 천자 배액을 하는 경우가 있지만, 많은 경우에는 적출술을 한다.

악관절증

악관절에 이상이 나타난 경우에는 구강외과에서 교합 조정을 실시한다. 동시에 교근의 비정상적 근긴장을 해제하기 위해 근이완제, 통증에 대해서 소염진통제가 이용된다. 정신 심리면의 영향이 크다고 생각되는 경우에는 항울제, 항불안제 등을 적당히 이용한다.

설통증

심료내과적 치료가 중심이 된다.

비정형 안면통

병인이 밝혀지지 않아, 모든 비정형 안면통에 유효한 치료법은 존재하지 않는다. 약물 치료에서는 통상의 진통제는 무효이며, 항울제, 항불안제, 향정신제 등의 약제, 카바마제핀 등의 항경련제, 멕시레틴 등의 항부정맥제가 유용한 경우가 있다. 성상신경절 차단, 삼차신경 말초가지 차단 등의 신경 차단도 행해지는 일이 있다.

3. 경부통

처음에

경부통을 일으키는 것은 ① 경추 질환 ② 늑골, 쇄골 주위 근육에 의해 형성되는 흉곽 출구에서의 질환 ③ 척수, 말초신경 등 신경 질환 ④ 경부 내장 질환 ⑤ 기타 근육, 림프선 등의 질환이다.

분류

<**부위별 분류**>

① **전경부통** : 주로 전두부의 연부 조직 질환에 의한다.

② **후두부통** : 척주 질환의 초발 증상인 것이 많으며, 경추의 운동 · 자세에 의해 영향을 받기 쉬운 것이 특징이다.

③ **후경부통~후두부통** : 경추의 관절이나 신경근에 기인하는 것이 많다. 후두부에 방산하는 경우는 후두 신경통이며, 외상, 관절류마티즘 등의 상위 경추 질환에 많다.

④ **후경부~견상지통** : 경추 질환에 의한 것이 일반적이다. 어깨 주위통이 있으면 견관절 질환을 생각해 견관절의 가동성이나 머리감기, 세안, 옷입기 동작 등의 장애가 있는지 물어본다. 냉감, 피부 색조 변화 등 혈행 장애의 존재를 의심하게 하는 경우는 흉곽출구증후군을 생각한다.

진찰 포인트

병력을 취하는 경우

- 골, 관절, 근육 등의 운동기 질환 통증은 일정한 운동이나 자세에 의해 출현하는 특징을 가진다.
- 신경에 기인하는 경우는 방산통, 피로감, 탈력감을 수반한다. 신경근통에서는 가끔 참기 어려운 날카로운 통증이 있다.
- 급성 염증성 질환에서는 통증도 강하고, 박동성, 열감 등을 수반한다.
- 급성이고 격렬한 통증이면 추간판탈출증, 화농성 추체 추간판 연골염, 병적 척추 골절 등이 의심된다.
- 장기에 걸쳐 점차 악화하는 통증에서는 종양성 질환, 파괴성 질환(혈액 투석시의 파괴성 척추 관절증, 관절류마티즘에 의한 경추 아탈구 등)을 생각한다.
- 경부통을 수반하는 질환은 중요한 것은 악성 종양(전이), 관절류마티즘(아탈구 등), 혈액 투석(파괴성 척추 관절증), 당뇨병, 면역 부전 질환(척추염) 등이다.
- 통증의 부위가 국소적으로 국한하고 있으면 국소성의 질환(견관절 질환, 수관절 질환 등)이다.
- 일측 상지의 혈행 장애와 말초신경 장애의 합병에서는 흉곽출구증후군을 생각한다.
- 호흡 · 연하 · 구음 장애 등에서는 뇌간-상위 경수 장애, 또는 인두 · 후두 질환을 생각한다.
- 경추 주위의 교감신경은 경추 질환에 의해 영향을 받기 쉽고, 구역질, 눈떨림, 이명, 자율신경 증상 등 다채로운 증상을 나타낸다.
- 만성이며 다채로운, 원인을 알지 못하는 통증을 강

표 3-1 경부 신경근 장애의 특징

장애신경근	경부통	상지통	저림 지각 장애	근력 저하	건반사 저하
C_2(C_1~C_2 사이)	후두신경통, 눈 안쪽의 통증		후두부		
C_3(C_2~C_3 사이)	유양돌기 이익부(耳翼部)		후경부		
C_4(C_3~C_4 사이)	견갑부로의 방산통		경부		
C_5(C_4~C_5 사이)	견갑상부	상지 외측	상완 외측	삼각근 상완이두근	상완이두근
C_6(C_5~C_6 사이)	견갑상부	상지 외측	전완 외측 엄지	상완이두근 수관절 배굴	상완이두근 완요골근
C_7(C_6~C_7 사이)	견갑간부 견갑골부	상지 후측	2 · 3 · 4번째 손가락	상완삼두근 수관절 배굴	상완삼두근
C_8(C_7~C_8 사이)	견갑골부 견갑간부	상지 외측	전완 척측 5번째 손가락	골간근 수지굴근군	

하게 호소하는 경우는 심인적 요소의 관여도 생각한다.

〈경추 질환에 의한 통증〉

① **경추의 통증 :** 척수, 추간판 연골, 추간관절의 병변에 의한 국소통이며, 하중, 척주 운동 등에 의해 후경부를 중심으로 하는 광범위한 통증을 일으킨다.

② **신경근통 :** 신경근의 지배 영역에 국한성의 통증을 일으켜 상지의 방산통, 저림감, 탈력 등을 초래하기 쉽다.

③ **척수성 통증 :** 척수 장애에 수반하는 통증이며, 일반적으로는 적다. 손가락의 정밀한 운동 장애, 경련성 마비(속보 곤란) 등의 주증상에 수반하며, 명확치 않은 증상을 호소한다.

신체 소견을 보는 경우

(1) 경추부

경추의 가동역을 본다. 이 때, 통증의 유무, 부위, 방산성을 본다. 또 압통이나 고타통도 조사한다. 통증유발테스트(두부압박테스트 ; Jackson 테스트, 추간공압박테스트 ; Spurling 테스트, 신경신장테스트 ; Eaton 테스트)를 실시한다.

- Jackson 테스트 : 경추를 후굴위로 해 두정부를 눌러, 어깨나 배부에의 방산통(경추 장애, 추간관절증), 상지에의 방산통(신경근 장애)을 본다.
- Spurling 테스트 : 경추를 환측으로 기울이면서 압박한다. 상지에의 방산통(신경근 장애)이 나타난다. 척수증에서는 요부나 하지에 방산통을 일으킬 수 있다. 경견부에의 방산통은 추간관절의 장애에 의한 것도 있다.
- Eaton 테스트 : 경추를 건측으로 기울여 환측 상지를 밑으로 잡아당겨 방산통(신경근 장애)을 본다.

(2) 완신경총부

완신경총압박테스트 ; Moley 테스트, 신경혈관압박유발테스트(Adson 테스트, 견과외전테스트 ; Wright 테스트, 늑쇄 압박테스트 ; Eden 테스트)를 실시한다.

표 3-2 경부척수증의 책임 추간판 고위의 진단 지표

	C_3~C_4	C_4~C_5	C_5~C_6
건반사	상완이두근 건반사↑ 100%	상완이두근 건반사↓ 63%	상완삼두근 건반사↓ 85%
근력저하	삼각근↓ 83%	상완이두근↓ 71%	상완삼두근↓ 79%
지각 장애	상지 전체 58%	수관절보다 말초 68%	2~5번째 손가락 전완 척측 96%

Roos 3분간 거상 부하테스트도 가능하면 실시한다.

- Moley 테스트 : 전사각근부를 모지로 압박해 국소에의 통증, 상지에의 방산통을 본다. 신경근 장애, 흉곽출구증후군, 완신경총부 장애로 양성이 된다.
- Adson 테스트 : 요골동맥을 만지면서, 경부를 환측으로 돌려 경추 신전위로 하여 약해지는지 본다.
- Wright 테스트 : 요골동맥을 만지면서, 상지를 외전 외선위로 하여 약해지는가 본다.
- Eden 테스트 : 요골동맥을 만지면서, 완 · 견을 후하방으로 당겨 약해지는가 본다.
- Roos 3분간 거상 부하테스트 : 상지를 과외전한 상태로 손을 쥐거나 펴게 시킨다. Roos는 3분간 실시한다고 하고 있지만, 흉곽출구증후군에서는 조기에 상지에 저림을 일으킨다.

<신경학적 진찰>

- 장애부위의 피부분절로 이환 신경근의 고위 진단을 실시한다.
- 도수근력검사는 개인차가 있으므로, 좌우 차이가 명확할 때에 양성으로 한다.
- 신경근이 장애가 있으면 심부건반사가 감약 또는 소실한다. 개인차가 있으며, 좌우차이가 있다.
- 척수 증상에서는 건반사 항진이나 손가락의 정밀한 운동 장애를 나타낸다.
- 극상근, 삼각근의 반사 항진은 두경이행부에서 중추의 척수 연수 압박의 징후가 되므로 주의한다.

임상 검사를 실시하는 경우

(1) 단순 X선

경추 유래라고 생각되는 경우에는 경추 6방향, 상위경추부 질환을 의심하게 하는 경우에는 개구위 정면 촬영을 실시한다. 추간강, 추간관절, 르슈카 관절, 추체연이나 추간공 등에서 골극의 유무나 협소화, 확대에 주목한다. 척주관 전후경은 12~13mm 이하는 협착으로 간주한다. 늑골 · 쇄골 등에도 주의한다.

- 격통의 경우는 척추의 용골성(溶骨性) 또는 파괴성 골병변의 유무에 주목한다.
- 목 앞부분의 연부 조직에도 주목해, 종대(腫大)가 있으면 염증, 종양(腫瘍) 등의 병변을 생각한다.
- 흉곽출구증후군에는 어깨가 처진 체형이 많으며 측면에서 제7경추 하단이나 제1흉추가 보이는 경우가 있다.

(2) MRI

척수를 포함해 연부 조직의 묘출이 뛰어나 추간판탈출증, 척수증, 종양, 염증 등에 유용하다.

(3) CT

수평 단면에서의 묘사가 가능하며, 특히 골병변에 예민하다. 경추 후종인대골화증, 척주관협착증, 골종양 등에 유용하다.

진단의 flow chart

그림 3-1을 참조한다.

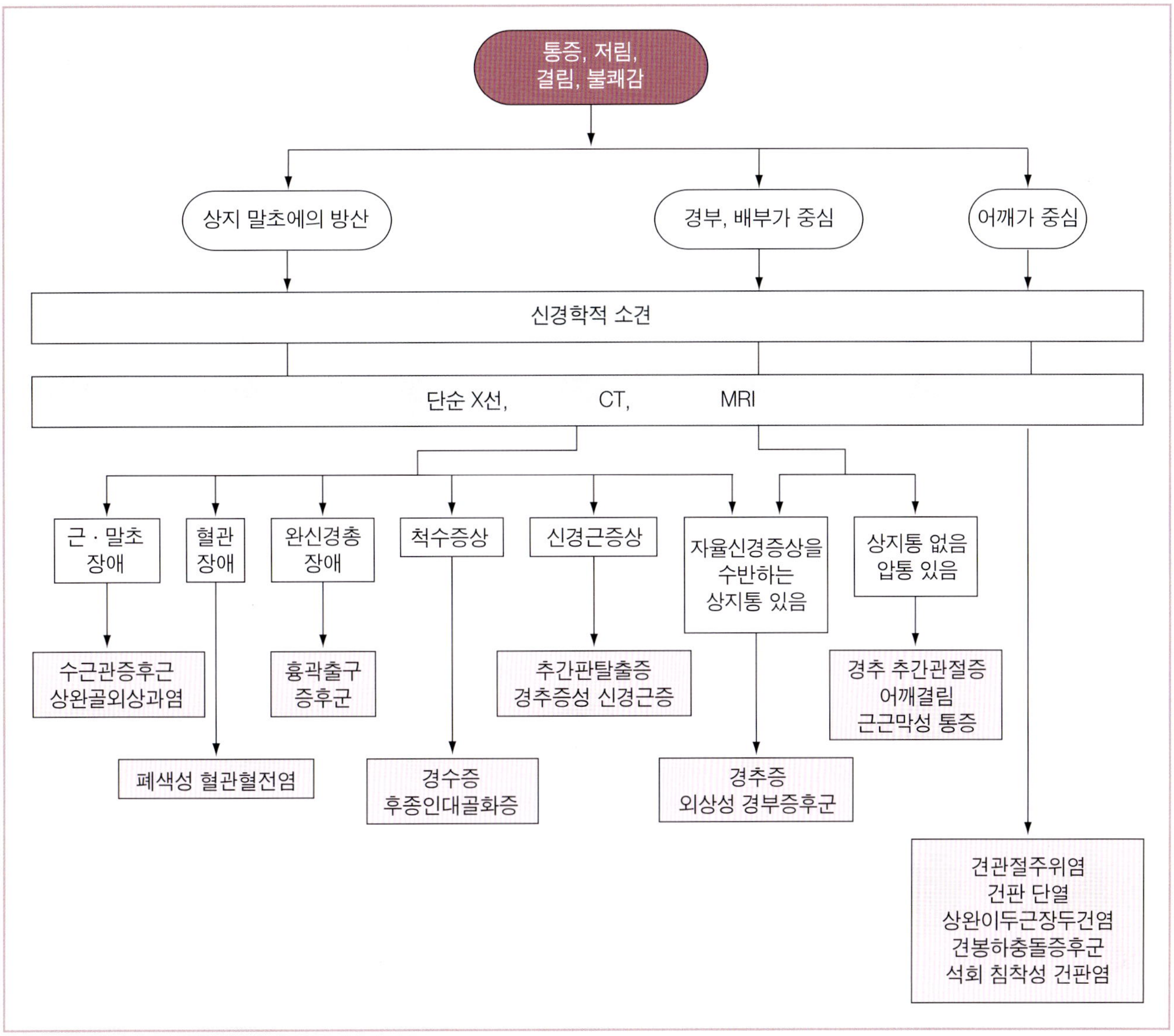

그림 3-1 진단의 flow chart

부위별로 생각되어지는 질환

그림 3-2를 참조한다.

각 병태의 특징

경수증

【병태】 두부 척주관내에 있어 척수가 만성 진행성으로 압박받아 생긴다. 추체 후연의 골극이나 추간판 연골의 후방 돌출, 후종인대골화증 등에 의해 척수 실질이 물리적으로 압박받아 장애를 받는다.

【증상】 척수회백질의 장애에 의한 상지수절 징후(섬유속 연축, 근위축을 수반하는 탈력, 건반사 저하, 지각둔마)와 백질의 장애에 의한 장색로 징후(하지 경련성 마비, 건반사 항진, 방광 장

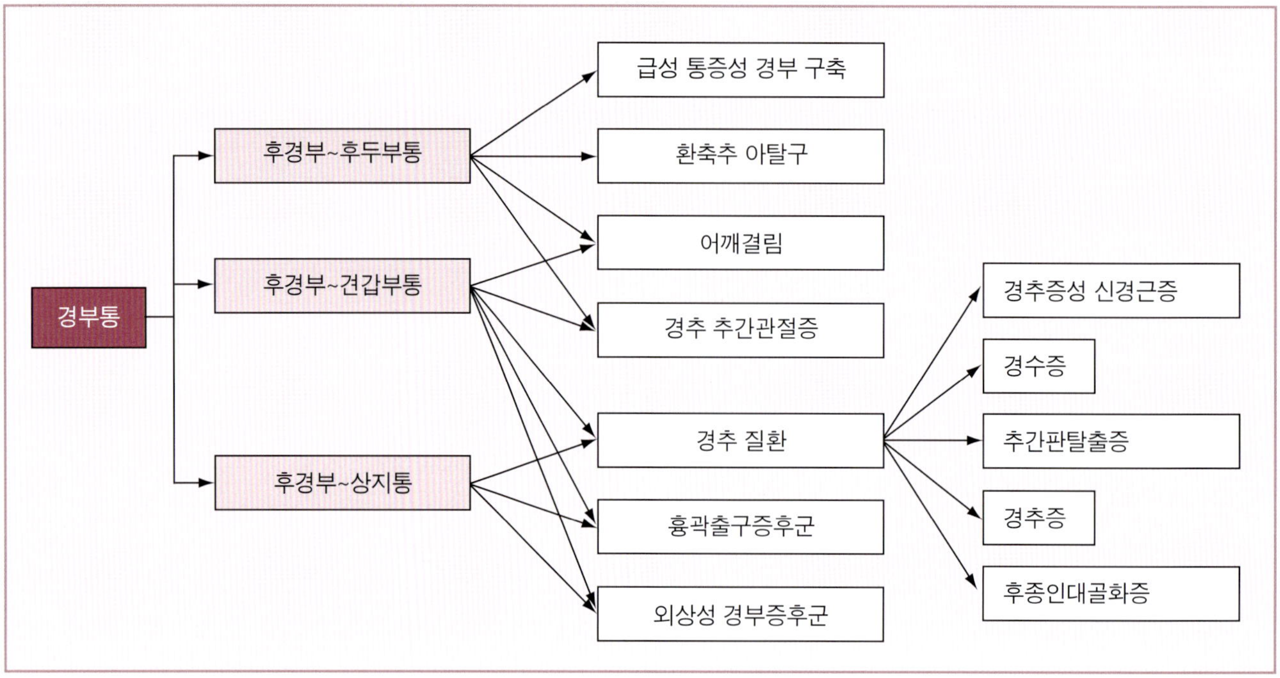

그림 3-2 부위별로 생각되어지는 질환

애) 및 체간 이하의 지각 장애를 나타낸다. 척주관의 전후경이 11mm보다 좁아지면 수절 징후와 장색로 징후가 출현한다. 어깨결림이나 상지의 저림감 등이 초발 증상으로서 나타나는 것이 많다. 하지의 저림은 말초로 갈수록 강하다. 손가락의 정밀운동 장애가 나타나는 경우, 저림의 부위에 일치하는 둔통, 또는 두부나 어깨에 통증이나 결림을 수반하는 경우가 많다.

경추증성 신경근증

【병태】 경추의 변성 과정에서 신경근이 압박받아 생긴다.

【증상】 경추증성 변화에 의해 척주관 외측부나 추간공 부분 골극에 의해 신경근이 압박받아 경부통으로 발병한다. 상지에 방산하는 통증, 저림, 탈력이 나타나며 냉감은 늦게 생긴다. 저림은 편측에서 배부에 호소하는 경우가 많으며, 아침에는 개선되지만, 오후부터 저녁에 심해지는 경우가 많다.

환측의 상지를 거상해 손을 후두부에 대어, 경추를 고정해 통증을 회피하고 있는 예가 있다. 신경근의 긴장이 느슨해지고, 동시에 경추의 전굴로 신경근의 압박이 감소하기 때문이다. 저림이 경추의 후굴로 유발 · 증강되는 것이면, 경추 유래라고 진단해도 좋으며 신경근증인 빈도가 높다.

경추 추간판탈출증

【병태】 추간판 연골의 퇴행 변성을 기반으로 한다. 섬유륜 균열부를 통해 골수핵 또는 섬유륜의 일부가 척주관으로 탈출한다.

정형적인 soft disc는 적고, 경추증 hard disc의 합병이 많다(추간판 연골의 함수율은 20대 후반부터 저하해, 서서히 탄성력을 잃기 때문).

【증상】 아급성으로 경부나 통증을 호소해 경부로부터 상지, 손가락 끝으로 방산하는 통증(특히 후굴시), 저림이 출현한다. 견갑골의 내측연, 견갑간부에 답답한 통증을 수반하는 것이 많다. 기침이

나 재채기, 경추의 후굴 · 측굴에 의해 증상은 악화된다. 후외측 헤르니아는 신경근 증상, 후정중 헤르니아는 척수 증상을 나타낸다.

경추증

【병태】 추간판 연골에 기인하는 추간판 연골성 통증, 반사성 근수축, 교감신경 자극 증상을 나타내, 신경학적으로 이상 소견은 적다(협의). 추간판 연골의 퇴행 변성을 기반으로 하는 추간강의 협소, 추체연의 골극형성, 추간관절 등의 골관절증 변화 등으로, 신경근, 척수, 국소의 신경이 자극, 압박을 받는 것에 의한 증상을 모두 포함(광의).

【증상】 통증은 경부를 중심으로 후두부, 어깨, 견갑간부, 상지에 방산한다. 경추의 운동에 의해 심해진다. 결림은 후경부, 어깨, 견갑간부에 나타나며 저림은 가끔 상지나 후두부에 나타난다. 교감신경 증상의 현훈(어지러움), 휘청거림, 이명, 안전 암흑감 등 경추 신전위로 악화되기 쉽다.

경추 후종인대골화증

【병태】 후종인대가 비후해, 이소성으로 골화해 척수나 신경근을 압박하는 것으로 척수증이나 신경근증을 일으킨다. 골화는 종종 흉추의 상, 중부까지 미치고 있는 것도 많기 때문에, 반드시 흉추부까지 검사할 필요가 있다. 당뇨병 환자에서의 발증율이 높다.

【증상】 경견부의 불쾌감, 결림이 있으며 주로 척수 증상이 나타난다.

측삭과 후삭 변성에 가세해, 통상 유지되는 전삭, 지발성의 회백질 탈락 등을 특징으로 한다. 연속형은 상위 경추에 많으며 중증의 마비를 초래하는 경우가 있다. 분절형은 하위 경추에 국한하며, 추간판 연골까지 침범되는 경우도 많다.

경추 추간관절증

【병태】 척주관의 후방 지지 기구인 추간관절의 불안정성에 유래하는 후두, 경견, 견갑상부의 통증이다. 관절 구조물의 일부가 관절내에서 심하게 졸리고 눌려서 발병하는 일시적인 급성통과, 추간판 연골의 퇴행성 변화와 밀접하게 서로 관계하면서 관절증 변화가 생겨 발병하는 이차성의 만성통이 있다.

【증상】 이환관절부에 일치한 압통이나 경도의 촉각 저하가 있다. 추간관절 고위에 의한 후두부 · 후경부 · 견갑부 · 배부에의 방산통, 극돌기상 운동에 의한 이환관절부의 통증 재현성이 있다. 급성통에서는 두경부의 전후굴 · 선회 운동 불능을 나타낸다.

급성 통증성 경부구축

【병태】 잠을 잘 때의 자세가 나빠서 일어나는 후경부통으로, 경추 추간관절이나 연부 조직에 원인이 있는 경우가 많다.

【증상】 고도의 경추 운동 제한이 나타나며 후경부통이 나타난다.

환축추 아탈구

【병태】 관절류마티즘, 카리에스, 종양 등에서 나타나는 병적 탈구, 축추치상돌기 골절에서의 외상성 탈구, 인접성 염증 횡인대의 이완을 초래했을 경우의 특발성 탈구 등이 있으며, 대부분은 전방 탈구이다.

【증상】 후두부통, 후경부, 두부의 선회 제한이 나타나며 사경위를 취하기 쉽다. 후두신경 영역의 지각 장애, 휘청거림, 현훈, 이명 등의 뇌간 증상, 사지 저림, 탈력 등을 초래한다.

외상성 경부증후군

【병태】 경추에 급격한 가속도가 가해지는 것이 원인으로 다양한 증상을 일으킨다. 교통 외상에 의하는 것이 많다. 병리학적으로는 근육이나 인대의 단열과 출혈이 일어나, 계속 염증과 부종이 생긴다.

【증상】 두부 염좌형, 신경근 증상형, 자율신경 증상형이 있다. 경부를 중심으로 후두부, 배부, 어깨, 상지에 걸친 광범위한 통증이 많다. 경부로부터 배측에 걸친 결림이 많이 나타난다. 저림의 범위는 막연하다. 교감신경 자극 증상(현훈, 이명, 눈안개, 매스꺼움, 전신 권태감 등의 Barre-Lieou 증상)이 나타난다.

흉곽출구증후군

【병태】 쇄골하동맥, 액와동맥의 압박 내지 완신경총의 압박이나 견인에 의해, 신경이 과민 상태가 되어 경견완통을 일으킨다.

【증상】 특이한 임상 증상이나 소견은 없다. 가장 특징적인 증상은 팔을 과외전(손잡이를 움켜쥠)하거나 가슴을 편 차렷 자세에서의 저림 발현이나 악화가 나타난다. 후두부 · 견갑부 · 상지통이나 어깨 결림, 탈력감이 나타난다.

치료방침 · 치료법

통증 상태에 맞춰, 기본적으로는 환자에게 침습이 적은 순서로 치료한다.

(1) 안정

발증 시기, 증상의 정도, 환자의 환경 등을 고려하여 안정의 정도, 안정 방법을 지시한다.

(2) 약물요법

한방약, 비스테로이드 진통제, 근이완제, 항울제, 항불안제, 말초순환 개선제(혈관 확장제, 항혈소판제 등)

(3) 신경 차단요법

트리거 포인트(trigger point) 주사, 말초신경 차단, 성상신경 차단, 경막외 차단, 완신경총 차단, 신경근 차단, 신경근 고주파 열응고, 추간관절 차단, 척수신경 후지 내측지 고주파열응고, 추간판 연골내 주입(가압 주사), 흉부 교감신경절 차단, 흉부 교감신경절 고주파열응고

(4) 외과요법

경피적 추간판 연골 적출술, 경막외 척수 전기 자극, 수술요법(흉곽출구증후군)

(5) 이학요법

질환, 통증 상태에 따라 다른 치료법과 병용한다.

운동요법(근력 증강 훈련, 관절 가동역 훈련, 스트레치 등), 물리요법[온열요법, 한랭요법, 전기요법, 광선요법(레이저 치료, 직선 편광 근적외선 치료), 견인요법 등]

(6) 장비요법

필요시에 경추 칼라를 사용한다.

4. 흉부통 · 배부통

처음에

흉부(胸部)나 배부(背部)의 통증은 흉곽을 형성하는 근육, 골격, 관절계에 유래하는 통증(흉벽통) 외에 심장이나 폐, 복부 내장 등에 유래하는 통증, 심인성의 통증 등 여러 원인이 있다. 빈도적으로는 흉벽통이 단연 많지만, 흉배부통을 초래하는 질환 중에는 급성 심근경색이나 급성 대동맥 박리, 급성 폐혈전 색전증 등 즉시 생명과 관련되는 위독질환이나, 폐암이나 다른 악성 종양의 침윤, 전이 등 가까운 장래 생명의 위기가 될 수 있는 중대 질환도 포함되어 있다. 일상의 진료에 있어서는 흉통의 원인이 되는 내장 질환을 제외하고 흉벽통을 일으키는 질환을 생각해 대응하는 것이 중요하다.

분류

흉부통 · 배부통을 초래하는 순환기계, 호흡기계, 소화기계 등의 내장 질환과, 흉곽의 피부, 근, 골, 신경계에 유래하는 통증, 정신적 원인에 의한 통증이 있다(표 4-1).

표 4-1 흉배부통을 초래하는 주된 질환

순환기계 질환
급성 심근경색, 협심증, 급성 심막염, 급성 심근염
급성 대동맥 박리, 승모판 일탈증, 대동맥판 협착증

호흡기계 질환
폐색전증, 기흉, 흉막염, 폐렴, 폐암

소화기계 질환
식도염, 식도궤양, 이완불능증(achalasia), 식도천공, 특발성 식도 파열, 위염, 위 · 십이지장 궤양, 담석증, 급성 담낭염, 급성 췌장염

근 · 골격계 질환
늑골 골절, 흉추 압박 골절, 흉추 추간판탈출증, 화농성 척추염, 늑간신경통, Tietze 증후군, 악성 종양의 골전이, 근근막성 통증

정신 질환
심장신경증, 패닉 장애, 우울증

기타
대상포진, 대상포진후신경통, 개흉술후통, 섬유근 통증

진찰 포인트

즉시 생명과 관련되는 위독 질환에 의한 통증인지를 확인해야 한다. 병력 청취도 할 수 없을 정도의 격통, 안면 창백, 식은땀, 호흡 곤란 등의 증상이 나타나는 경우는 혈압, 심박수, 호흡수 등 바이탈사인을 체크하고, 심전도 검사를 즉시 실시한다. 전신 상태 등이 안정되면, 병력이나 신체 소견으로부터 흉통의 원인이 되는 내장 질환, 근 · 골격계 질환을 생각한다. 흉벽통에서는 흉곽, 흉추의 운동에 의해 통증이 유발, 증강되는지, 촉진에 의한 압통점이나 하지의 신경학적 소견 등을 정확하게 조사하는 것이 기본이 된다.

병력 청취 방법

① 흉통은 갑자기 일어났는가, 아니면 서서히 일어났

는가? 통증은 순간적인가, 아니면 몇 분, 수시간, 며칠 지속하는가? 반복성은 있는가?

② 흉통의 부위는 어느 근처인가? 이동성은 있는가? 방산통은 있는가?

③ 통증의 성상(타는 것 같음, 꽉 조이는 듯함, 찢어져지는 것 같음, 쿡쿡 찌르는 것 같음). 환자 자신의 표현을 기재한다.

④ 노작(계단 오르내리기, 이불 올리고 내림 등의 약간 힘든 행위)에 의해 통증이 일어나는가?

⑤ 심호흡, 기침, 체위, 체동에 의해 통증이 변화하는가?

⑥ 식사에 의해 통증이 변화하는가? 삼킴과 관계되는가? 복통을 수반하는가?

⑦ 수반 증상(오심 · 구토, 명치 통증이나 식은땀, 기침, 호흡 곤란, 가슴두근거림, 발열 등)이 있는가?

⑧ 기왕력 : 고혈압, 고지혈증, 당뇨병은 허혈성 심질환의 위험 인자이다. 또 늑골, 흉추는 전이성 종양의 호발부위이므로 악성 종양의 기왕력을 체크하여야 한다.

신체 소견

바이탈사인(맥박, 혈압, 호흡, 의식, 체온, 경피적 산소 포화도)의 체크. 맥박이나 혈압은 좌우 상지나 상하지로 촉지, 측정하는 것이 좋다. 혈압에 좌우차이나 상하지차가 있으면 급성 대동맥 박리를 의심한다.

(1) 흉부 이학 소견

① **시진** : 호흡에 수반하는 흉곽 운동, 흉곽의 변형이나 피부발진의 유무

② **타진** : 고음(鼓音)은 기흉, 탁음은 흉수 저류를 의심한다.

③ **청진** : 일측 폐의 호흡음 감약(기흉), 수포음(폐렴, 흉막염), 심막 마찰음(급성 심막염, 급성 심근경색)

(2) 복부 이학 소견(「5. 복통」의 항 참조)

(3) 신경학적 소견(흉벽통이 의심되는 경우)

압통, 고타통, 체간 및 사지의 지각, 근력, 건반사

임상 검사

(1) 선별 검사

표준 12 유도 심전도, 흉부 X선 사진, 복부 X선 사진, 일반 혈액 검사, 생화학 검사, 동맥혈 가스 분석

(2) 필요에 의해 추가하는 검사

① **순환기계 질환** : 심장 초음파, 부하 심전도, 흉부 CT, 관동맥 조영, 심근 신티그래피

② **호흡기 질환** : 흉부 CT, 폐혈류 신티그래피

③ **소화기 질환** : 복부 초음파, 복부 CT, MRI, 상부 소화관 내시경

④ **흉벽 질환** : 흉부 CT, 경추 MRI, 흉추 MRI, 골신티그래피

진단의 flow chart

그림 4-1을 참조한다.

각 병태의 특징

순환기 질환

급성 심근경색의 흉통은 갑자기 일어나 끊어지지 않고 30분 이상 지속된다. 흉통이 몇 분 정도 밖에 계속되지 않는 경우나, 통증이 일어나거나 사라지거나 하는 상태를 반복하는 경우는 심근경색 이외의 질환이 생각된다. 흉통의 정도로부터 심근경색인지 아닌지, 또는 심근경색의 중증도는 판정할 수 없다. 고령자나 당뇨병 환자에서는 흉통을 수반하지 않는, 이른바 「무통성 경색」도 있다. 급성 심근경색이 조금이라도 의심되는 경우는 즉시 심전도 검사를 실시한다. Q파는 심근경색을

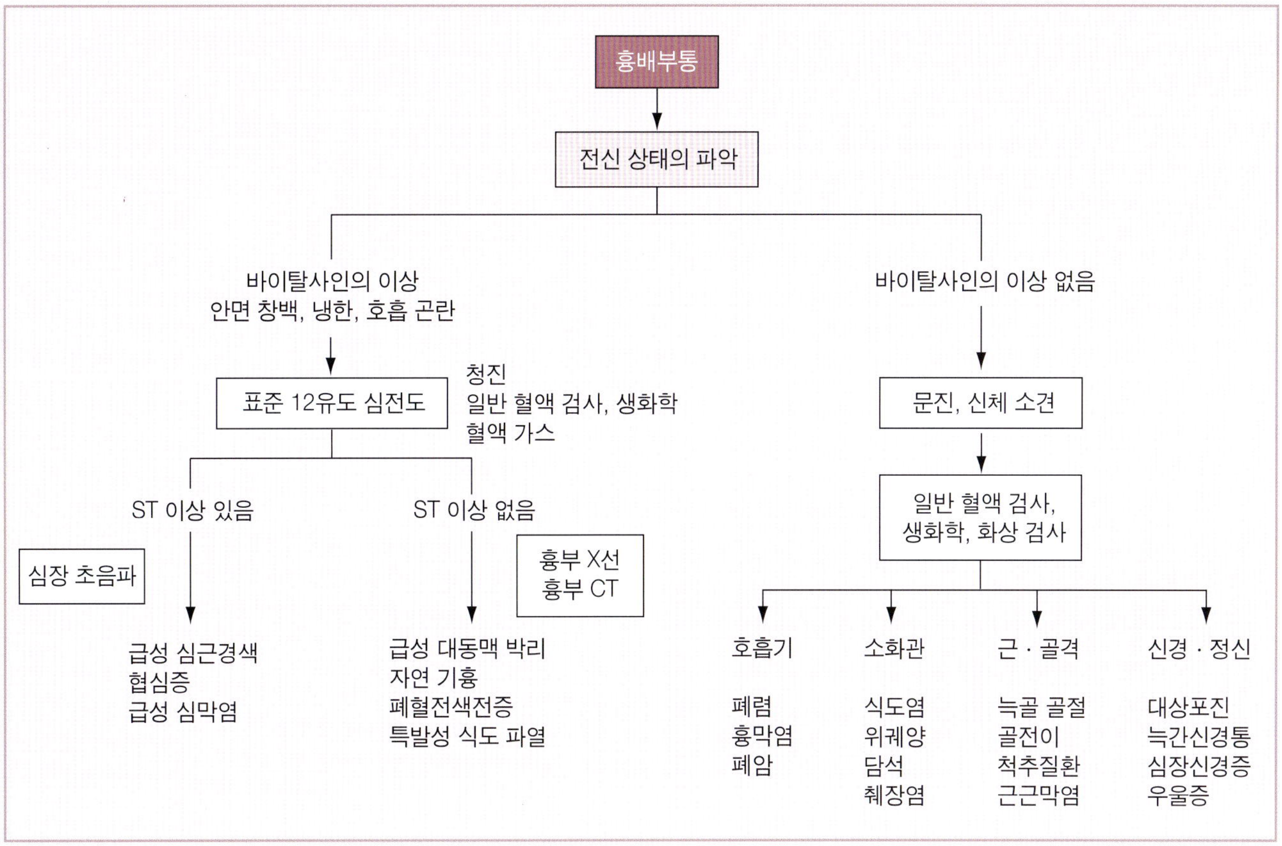

그림 4-1 흉배부통 진단의 진행 방식

발병해 적어도 2~3시간 경과하지 않으면 나타나지 않기 때문에, 그 이전의 단계에서는 ST 상승이 있으면 의심한다.

급성 대동맥 박리의 통증도 갑자기 일어나 지속한다. 최초부터 「찌르는 것 같다」 또는 「찢어지는 것 같다」라고 표현되는 격통이다. 심근경색의 전형적인 통증은 전흉부통이지만, 급성 대동맥 박리의 경우, 환자의 상당수는 배부통을 호소한다고 하는 특징이 있다. 또 통증부위가 박리의 진행 방향에 따라서 두부, 배부, 복부로 이동하는 일이 있다. 그러나 통증이나 그 외의 수반 증상으로 급성 심근경색과 급성 대동맥 박리를 확실히 감별하는 것은 어려우므로 심전도로 심근경색의 소견이 나타나는지 어떤지가 결정적 수단이 된다.

호흡기 질환

기관지, 폐에는 통각은 없지만, 병변이 벽측 흉막에 이르면 흉통이 있을 수 있다. 흉통은 이환측에 한정되며 통증은 기침이나 심호흡, 신체의 운동에 의해 증강되므로 환자는 이환측의 운동을 제한하는 것 같은 체위를 취하는 것이 많다. 흉막 유래의 흉통은 흉벽통과 달리 국소의 압통은 나타나지 않는다. 수반증상으로서 기침, 담(혈담), 호흡 곤란, 발열 등이 나타나는 일이 있다. 급격한 흉통을 초래하는 경우는 자연 기흉과 폐색전증을 생각할 수 있으며, 또 약간 급성의 경과를 취하면서 발열을 수반하는 경우는 폐렴, 흉막염을 의심할 수 있다. 만성의 경과를 취해 체중 감소나 체력 저하를 수반하는 경우는 폐암이나 폐결핵이 의심된다.

표 4-2 흉통을 초래하는 주요 심, 폐, 식도 질환의 특징

질환명	특징
노작 협심증	흉골하의 압박감, 교액감. 지속은 수분에서 10분 이내. 왼쪽 어깨, 팔에의 방산통 있음. 노작, 입욕, 배변, 스트레스 등으로 유발. 심전도는 ST-T 저하, 생화학 검사로 크레아틴키나제 아이소자임(CK-MB), 트로포닌 T는 정상
관연축성 협심증 (불안정 협심증)	증상은 노작 협심증과 유사. 음주 후나 이른 아침 안정시에 일어나기 쉽다. 심전도는 ST 상승
급성 심근경색	격렬한 흉통, 흉내 불편감이 20분 이상 지속. 좌상지나 배부, 하악부에의 방산통. 안면 창백, 식은 땀, 호흡곤란 등의 수반증상 있음. 심전도는 ST-T 상승, 이상 Q파. CK-MB, 트로포닌 T의 상승
급성 심막염	상기도염이나 발열 후에 생기는 흉통으로, 와위, 기침, 심호흡으로 악화, 좌위전굴위로 경감한다. 청진에서 심막 마찰음, 심장초음파에서 심낭액 저류
급성 대동맥 박리	돌발성의 찢어지는 것 같은 격렬한 흉통으로 발병하여, 박리의 진행에 수반하는 통증부위가 경부, 배부, 복부로 이동한다. 혈압의 좌우차이, 상하지차가 나타난다. 흉부 X선 사진으로 종격 음영 확대
폐색전증	돌발하는 호흡곤란, 빈호흡에 흉통을 수반한다. 골반내나 하지의 심부정맥혈전이 원인이 된다. 응고계 검사로 피브리노겐 분해 산물(FDP), D-다이마의 상승
자연 기흉	돌발하는 편측성의 흉통과 호흡 곤란, 기침. 기흉측 호흡음의 감약, 흉부 X선 사진에서 폐 허탈상
특발성 식도 파열	대부분은 음주 후의 구토시에 하부 식도가 파열해 생긴다. 격렬한 흉통, 심와부통에 호흡 곤란을 수반한다. 흉부 X선 사진에서 종격 기종

소화기 질환

흉통을 초래하는 소화기 질환에는 위·십이지장 궤양이나 담낭·담관의 결석, 감염증, 급성 췌장염 등에 유래하는 관련통의 경우도 있지만, 원인으로서 많은 것은 식도 질환이다. 식도 질환에 의한 흉부 또는 배부의 통증은 명치 통증이나 가슴막힘 증상과 더불어 연하통이나 연하 곤란을 수반하는 것이 특징이다. 환자는 통증을 「타는 것 같은 감각」이라고 표현하거나 매우 뜨거운 또는 차가운 음식이나 음료를 섭취했을 때에 잘 일어나는, 「흉골 아래가 조여지는 감각」이라고 표현한다. 흉통을 초래하는 원인으로서 많은 식도 질환에는 위식도역류증이나 식도의 염증, 궤양, 천공, 파열 등이 있다. 이 중 원인 불명의 특발성 식도 파열은 폭음 폭식 후의 격렬한 구토에 의해 갑자기 격렬한 흉통과 호흡 곤란, 쇼크 상태를 나타내며, 급성 심근경색으로 오진하기 쉽다.

급성의 흉배부통을 초래하는 주된 심, 폐, 식도 질환의 특징을 표 4-2에 나타낸다.

흉벽 질환

흉벽의 통증은 국소적으로 명확한 압통점을 가지며, 특정의 동작이나 자세에 의해 유발 또는 증강되는 특징을 갖고 있다. 강한 압통, 고타통은 염증, 골절, 악성 종양의 전이를 의심한다. 이학적 소견에서 가장 중요한 점은 척수가 영향을 받고 있는지 아닌지를 체크하는 것으로, 체간부의 통증이어도 사지 및 체간의 지각이나 근력, 건반사를 조사한다. 흉벽통을 초래하는 주된 질환은 다음과 같다.

(1) 늑골 골절

넘어지거나 타박이라고 하는 분명한 부상이 없어도, 조금 무거운 짐을 들거나, 책상의 모퉁이에서 조금 부딪히거나, 기침 · 재채기를 하거나, 골프의 스윙을 한 정도의 약한 외력으로도 손상할 가능성이 있다. 골절부위의 자발통, 기침이나 심호흡, 체간운동에 의한 통증의 증강, 골절 국소의 압통, 고타통이 나타난다. 골절부위로서는 제6~제9늑골에 많으며, 쇄골, 견갑골에 보호되는 상부 늑골이나 부동성이 큰 하부 늑골에는 적다. 흉부 X선 사진에서 골절선이 나타나면 늑골 골절이라고 진단되지만, 실제는 폐음영이나 타늑골과 겹치거나 하여 분명한 골절선이 나타나기 어려운 경우도 많다.

(2) 늑간신경통

늑간신경은 흉수에서 나오는 12개의 흉신경의 전지(前肢)로, 상부 7대는 늑골에 따라 흉골로 향해, 하부 5쌍은 전하방을 향하여 주행해 복부에 분포하고 있다. 늑간신경에 따라서 가슴이나 복부 등이 갑자기 아파지는 것이 늑간신경통으로, 대부분은 편측에만 격통이 나타난다. 통증의 지속 시간은 몇 초에서 길어도 몇 분으로, 짧은 것이 보통이며 반복해 일어난다. 몸을 비틀거나, 심호흡, 큰 소리, 기침, 재채기, 하품 등의 동작에 의해 통증이 늘어난다. 취침시에 가슴이나 복측이 압박되어 통증이 심해지는 경우도 있다. 늑골에 따른 부위나 복직근상에 압통점이 존재한다. 원인으로서 다음과 같은 것이 생각된다.

① **늑간신경의 교액 :** 부자연스러운 자세나 피로에 의해 늑간신경이 뼈나 근육의 사이에 끼워져 생긴다.

② **늑골의 골절이나 균열 :** 중년 여성의 경우는 골다공증이기 때문에, 기침이나 약한 외력으로 골절이 생길 가능성이 있다[(1) 「늑골 골절」의 항 참조)].

③ **척추 질환 :** 흉추 추간판탈출증, 흉추 압박 골절, 변형성 척추증 등

④ **흉부 내장 질환 :** 흉막염, 폐렴, 폐암 등

⑤ **악성 종양의 전이 :** 늑골 전이에서는 통증을 수반한 종창이나 병적 골절이 나타난다.

⑥ **대상포진 :** 드물게 포진이 나오지 않는 무진성 대상포진인 경우가 있다. 수두 · 대상포진바이러스 항체값을 측정하지 않으면 진단은 내려지지 않는다.

원인을 분류할 수 없는 것을 특발성 늑간신경통이라고 하는데, 모든 증후성 늑간신경통이 제외되었을 때 생각할 수 있으나 원인 불명의 흉통을 안이하게 늑간신경통으로 진단해서는 안 된다.

(3) 경추 질환

경추 추간판탈출증, 경추증성 척수증의 근 증상, 방산통으로서 흉통을 초래하는 일이 있다. 이 경우는 두부통이나 상지의 저림, 근력 저하, 정밀한 운동성의 저하나 경추 전후굴에 의한 증상의 악화, 방산통 등으로 진단이 용이한 일이 많다.

(4) 흉추 질환

경추, 요추보다 가동성이 적기 때문에 변성 질환의 빈도가 낮고, 염증이나 종양성 질환이 많아진다.

① **흉추 압박 골절 :** 노인성 내지 폐경 후의 골다공증에 수반하는 것이 많으며, 엉덩방아를 찧는 정도의 외력으로도 생긴다. 제8, 제9흉추를 중심으로 한 중위 흉추와 흉요추 이행부에 발생하기 쉽다. 급성기에는 격렬한 요배부통을 호소해 골절부의 압통, 고타통이 매우 분명하다. 골절에 의해 늑간신경이 장애되어 늑간신경통을 초래하는 일도 있다.

만성기에는 요배부의 지속적 둔통이 되어, 후굴로 증상이 악화되기 때문에 원배(圓背), 후만증이 된다. 단순 X선 검사로 골절추체의 편평화, 어추변형이 나타난다.

② **흉추 후종인대골화증, 황색인대골화증 :** 초기에 방산통으로서의 흉배부통을 초래하지만, 하지의 냉감이나 저림감으로 진단되는 경우가 많다. 척수

증상으로서 하지의 경련성 마비, 지각 장애, 건반사의 항진 등이 나타난다.

③ **흉추 추간판탈출증 :** 경추나 요추에 비하면 추간판탈출증의 발생 빈도는 낮지만, 40대 남성의 하위 흉추에 있을 수 있다. 막연한 배부의 운동시 통증이 나타나며 신경근통으로서의 늑간신경통, 서혜부나 고환에의 방산통, 척수 증상이 나타나는 일이 있다.

④ **화농성 척추염 :** 발열을 수반해 격렬한 요배부통이 출현하여 환부에 매우 분명한 압통, 고타통이 나타난다.

편도선염 등 화농소로부터의 혈행성 감염이나, 방광염 등 비뇨생식기계의 염증으로의 직접 파급에 의해 생긴다. X선 사진으로 골의 파괴상이 나타난다.

⑤ **척수 종양, 척추 종양 :** 원발성, 전이성의 척수 종양, 척추 종양에 수반한 배부통, 늑간신경통을 초래한다.

통증은 진행성, 치료 저항성인 것이 많고, 안정시

표 4-3 흉통을 초래하는 주된 심, 폐, 식도 질환의 특징

질환명	치료방침, 치료법
협심증	1. 발작시는 니트로글리세린(TNG)의 설하나 스프레이 2. 발작 예방에 TNG, Ca 길항제, β 차단제와 아스피린 내복 3. 관동맥 조영(CAG)에서 의미가 있는 협착이 있으면 관동맥 형성술(PTCA), 관동맥 우회술(CABG)
급성 심근경색	1. 흉통에 대해 모르핀 정맥주사. 펜타조신은 증상 악화의 위험성 있음 2. 산소 흡입. 혈압이 안정되어 있으면 헤파린, TNG의 지속 정맥주사 3. 심부전에 대해 이뇨제, 도파민이나 도브타민의 지속 정맥주사 4. 부정맥에 대해서 리도카인 정맥주사, 체외 조율, 제 세동 5. 발증 조기이면 CAG 후에 재관류요법(혈전 용해, PTCA)
급성 대동맥 박리	1. 흉배부통에 대해서 모르핀, 비마약성 진통제의 정맥주사 2. 강압에는 Ca 길항제, β 차단제, TNG의 지속 3. Stanford type A(상행 대동맥에 내막균열)는 긴급 수술
폐혈전 색전증	1. 산소 흡입. 혈압 저하가 있으면 승압제, β 자극제 2. 항응고요법으로서 헤파린 정맥주사, 그 후 와파린 내복 3. 하지 심부정맥 혈전이 있으면 재발 예방에 하대정맥 필터 4. 쇼크의 경우는 경피적 보조 순환하에 혈전 용해, 혈전 제거
자연 기흉	1. 경증에서는 경과 관찰. 폐 허탈이 크면 흉강 드레이니지 2. 원인이 되는 기종성 폐낭포가 있으면 흉강경하 브라 절제 3. 난치성의 경우는 흉막 유착술(흉강 배출관으로부터 약물 주입)
역류성 식도염	1. 지방식, 알코올, 카페인 등을 피한다. 식사 후 곧바로 눕지 않는다. 2. 복압을 걸지 않는다. 벨트를 졸라 매거나 무거운 것을 드는 것은 금물 3. 위산 분비 억제제, 제산제, 소화관 운동 기능 개선제의 내복

에도 통증이 있거나 야간통을 수반한다.

(5) Tietze 증후군(늑연골염)

늑골-늑연골 이행부의 비감염성 염증 질환으로, 통증 부위에 종창, 압통이 나타난다. 40세 미만 남녀의 제2~제5늑골에 많다.

(6) 흉늑쇄 이상 골화증

흉쇄관절, 제1늑골 흉골 관절부에 통증성 종창이 있으며, 흉부 X선에서 같은 부위에 이상 골화가 나타난다. 만성 편도선염이나 손바닥이나 발바닥에 농포증(膿疱症)을 합병하는 경우가 많다. 본증의 특징은 솟은 어깨를 나타내는 것으로, 어깨를 움츠리거나 내리거나 하는 것이 곤란하게 된다.

치료방침 · 치료법

흉통을 초래하는 주된 호흡, 심, 폐, 식도 질환의 치료방침 · 치료법을 표 4-3에 나타낸다. 흉벽통에 대해서는 일반적으로 비스테로이드성 항염증제(NSAIDs)의 내복이나 습포, 이학요법(견인, 핫팩, 저반응레벨 · 레이저, 근적외선 조사 등), 신경 차단[트리거 포인트(trigger point) 주사, 경막외 차단, 늑간신경 차단, 추간관절 차단 등]을 실시한다. 악성 종양의 골전이통에 대해서는 방사선 치료가 유효한 경우가 많다.

5. 복통

처음에

복통에는 갑자기 일어나는 격렬한 통증이나, 서서히 더해 오는 통증, 또는 주기적으로 일어나는 통증 등 여러 가지가 있다. 복통에 수반해 설사나 변비, 오심 · 구토, 발열 등의 증상이 나타나는 일도 많다. 복통 환자의 진찰에 있어서는, 우선 긴급 수술이 필요할 것 같은 급성 복증인지 아닌지를 판별하고 그 다음에 복통의 성상이나 수반증상 등으로 감별 진단을 진행시킨다. 심근경색이나 급성 대동맥 박리, 당뇨병성 케토산증 등 복통의 원인이 복강 내장기 이외의 경우도 있는 것을 잊어서는 안 된다.

분류

복통은 발생 기전으로부터 내장통, 체성통, 관련통으로 나눌 수 있다. 내장통과 체성통의 비교를 표에 나타낸다(표 5-1).

내장통

소화관 및 담관, 요로 관강의 확장, 이물의 위치 변화나 크기 변화에 수반하는 통증. 둔통에서 산통(관강장기의 연축에 의해 생기는 격심한 발작성 복통)까지 있다.

표 5-1 내장통과 체성통의 비교

	내장통	체성통
발생	관강 장기의 연축이나 확장 실질 장기의 견인이나 염증	벽복측막, 장간막, 횡격막의 물리적 · 화학적 자극
구심로	교감신경의 무수 구심성 섬유	척수신경의 유수 구심성 섬유
성상	둔통, 산통 주기적, 간헐적	찌르는 것 같은 날카로운 통증 지속적
부위	복부의 중심 선상, 대칭성 국재성이 부족	비대칭성 국한성
방산통	수반하는 경우가 있음	없음
체동의 영향	경감하는 경우가 많음	악화되는 경우가 많음
자율신경 증상	종종 수반함	없음
약제	진경제가 유효	진통제가 유효

체성통

복막으로부터 발생하는 통증으로 국한성의 날카로운 통증. 통상 지속성으로 압통을 수반하며, 통증이 강하면 근성 방어나 반동성 압통을 수반한다.

관련통

내장통이 같은 척수 후근에 들어가는 지각신경을 통해 지배 영역의 피부분절에 생기는 통증. 관련통 중 복부 이외에서 느껴지는 것을 방산통이라 한다.

진찰 포인트

우선은 전신 상태를 파악한다. 의식 상태나 혈압, 맥박, 호흡이라고 하는 바이탈사인에 이상이 있으면 수액이나 산소 투여 등의 처치를 우선한다. 그 후에 병력 청취나 신체 소견의 진찰을 실시한다.

환자의 전신 상태

① **진찰실에의 보행 상태**(혼자 걸을 수 있는지, 도움을 받아야 걷는지, 들것에 실어 나름) : 혼자 걷는 경우, 정상적인가? 허리를 구부리고 있는가? 다리를 질질 끌고 있는가?

② **자세 및 체위** : 가장 편한 자세를 취하게 한다. 격렬한 통증으로 체위 변환이 불가능한 상태인가?

③ **생김새**(고민하는 표정, 창백, 땀, 황달, 빈혈, 청색증 등)

④ **바이탈사인**(혈압, 심박수, 호흡수, 체온, 경피적 산소 포화도)

병력을 청취하는 방법

① 언제 시작되었는가? 갑자기인가, 서서히 강해졌는가?

② 부위는 어느 부근인가? 이동성은 있는가? 방산통은 있는가?

③ 지속적이나 간헐적인가? 반복성은 있는가?

④ 통증의 성질(환자 자신이 한 말로 기재해 둔다)

⑤ 식사나 배변과의 관계. 여성에서는 임신의 유무, 생리와의 관계

⑥ 수반 증상(오심 · 구토, 설사, 변비, 토 · 하혈, 발열, 혈뇨, 부정 출혈 등)

⑦ 이전에 같은 통증을 경험한 적이 있는가? 경과는 어떠했는가?

⑧ 기왕력, 특히 개복 수술력

복부 신체 소견

시진 → 청진 → 타진 → 촉진의 순서로 실시한다. 청진 전에 촉진이나 타진을 하면 장잡음이 영향을 받는 일이 있다.

- 시진 : 복부의 팽륭, 복벽정맥의 불거짐, 피하출혈, 피진, 수술흔
- 청진 : 장 잡음(항진, 감약, 금속음), 혈관 잡음
- 타진 : 고음, 복수 파동, 간 · 비 탁음계
- 촉진 : 종류(혹), 압통점, 근성 방어, 브룬베르그 징후
- 직장진 : 더글라스와의 압통이나 경결, 혹, 혈액 부착

검사

- 혈액 : 일반 혈액 검사, 생화학, 동맥혈 가스 분석
- 요 : 일반 요검사, 여성에서는 필요에 따라 임신 반응
- 심전도
- 흉부 X선 사진(입위, 와위)
- 복부 X선 사진(입위, 와위)
- 복부 초음파
- 그 외(CT, MRI 등)

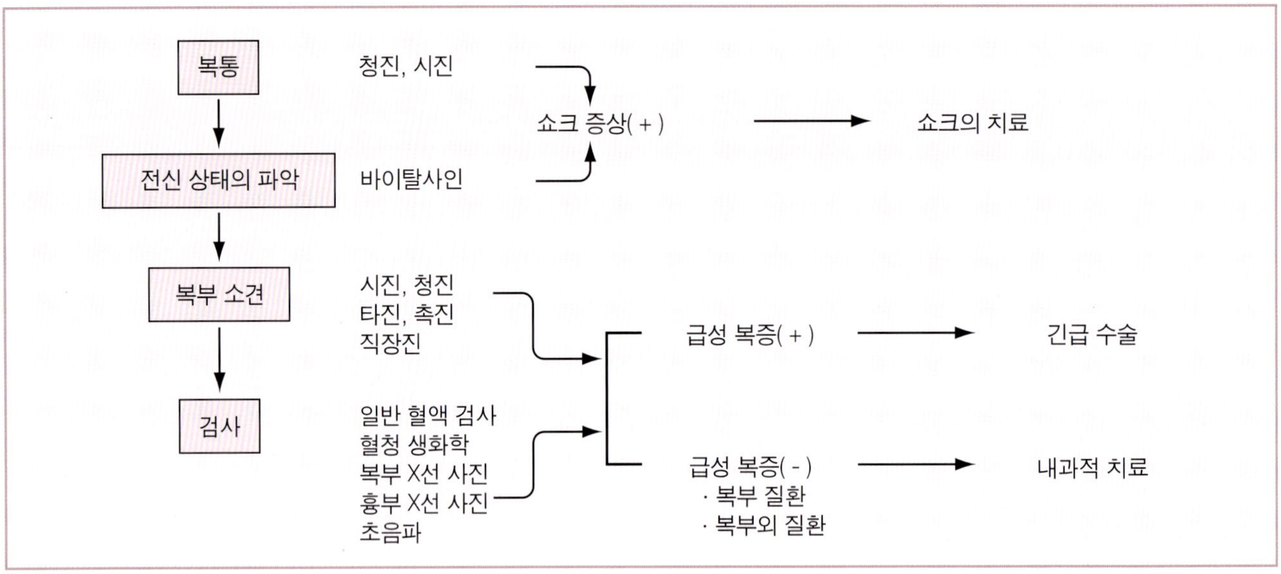

그림 5-1 진단의 flow chart

표 5-2 급성 복증을 초래하는 주된 질환의 특징

질환명	특징
상부 소화관 천공	돌발성의 심와부통으로 복막 자극 증상(+). 위 · 십이지장 궤양이나 위암의 천공에 의한다. 복부 입위 X선 사진으로 복강내 유리 가스상(free air)
급성 위점막병변 (급성 위염)	급격한 심와부통이지만 복막 자극 증상(−). 음주, 스트레스, 비스테로이드성 항염증제(NSAIDs) 등이 원인. 내시경으로 위점막의 출혈, 미란, 다발궤양
담석, 급성 담낭염	고지방식 후에 구역을 수반하는 우계늑부통. 우견방산통이나 산통 발작 있음 담도계 효소 상승, US로 담낭내 결석상, 담낭 종대, 담낭벽 비후
급성 췌장염	음주, 고지방식 후에 구역~구토를 수반하는 격렬한 상복부통. 배부나 왼쪽 어깨에 방산통. 탈수, 쇼크 증상. 혈청 아밀라아제 상승
급성 충수염	처음에 심와부통, 그 후 점차 우하복부에 국한하는 지속통. 백혈구 증가. US, CT에서 충수 종류(腫瘤), 주위 농양
장폐색(이레우스)	변비, 구토, 복부 팽만을 수반하는 간헐적 하복부통. 복부 입위 X선 사진으로 공기액체층(air – fluid level). 교액성 장폐색증에서는 지속적으로 격렬한 복통으로 변화
하부 소화관 천공	하복부의 격통, 복막 자극 증상(+). 대장암이나 맹장염, 대장 게실염 등의 천공에 의한다. 복부 X선 사진으로 복강내 유리 가스상은 나오기 어렵다.
복부 대동맥류 파열	갑작스런 복통, 요배부통으로 시작되어 곧바로 출혈성 쇼크 증상 출현
장간막 동맥 색전증	심방세동이나 동맥 경화가 있는 중노년 환자에게 급격한 복통, 구토, 하혈
S상 결장 축꼬임	습관적인 좌하복부통과 복부 팽만. 복부 X선 사진으로 S상 결장의 확장
헤르니아 감돈	서혜부나 수술흔 부근에 종류. 손으로 넣지 못하는 경우 이레우스 증상 출현

US : 초음파 검사, CT : 컴퓨터 단층촬영

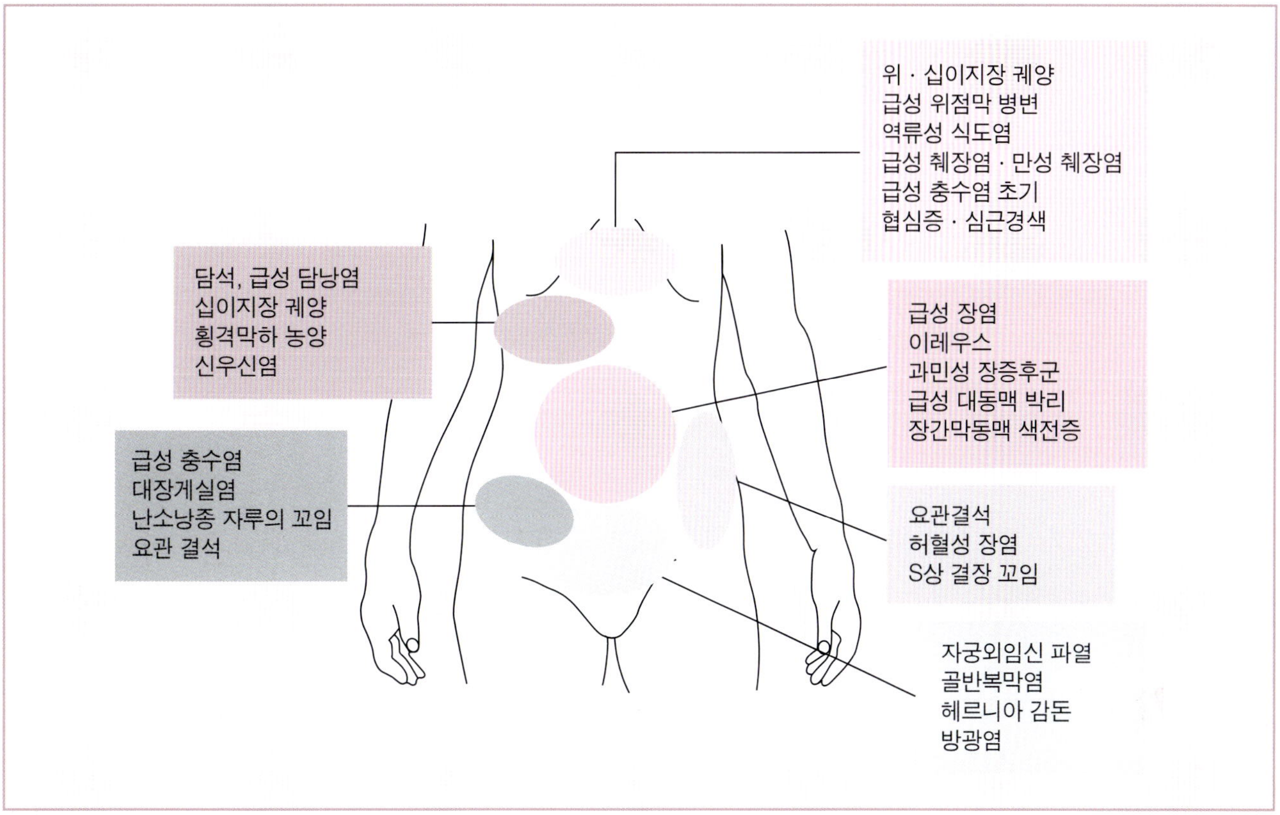

그림 5-2 부위별로 생각되어지는 질환

진단의 flow chart(그림 5-1)

급성 복증

갑자기 일어나는 격렬한 복통을 주증상으로 해, 즉시 개복 수술을 필요로 하는 질환을 급성 복증이라고 부른다. 실제상은 이것에 가세해 감별 곤란해 수술 적응이 없는 질환도 급성 복증으로서 다루어진다. 복통에 혈압 저하나 식은땀, 의식 저하 등의 쇼크 상태를 수반하는 경우나, 복막 자극 증상이 있는 경우는 급성 복증일 가능성이 높다. 급성 복증을 초래하는 질환을 원인별로 다음과 같이 나눈다.

(1) 복강 내장기의 천공

소화관 천공(위, 십이지장, 소장, 대장, 충수, 게실), 담관 천공

(2) 복강내 대량 출혈

자궁외임신 파열, 복부 대동맥암 파열, 간 · 비장 파열

(3) 장기의 혈행 장애

교액성 장폐색증, 난소낭종경 념전(난소낭종의 자루의 꼬임), S상 결장 꼬임, 헤르니아 감돈, 장관막동맥 색전증

(4) 범발성 복막염에 이르는 위독염증

급성 맹장염, 급성 담관 · 담낭염, 급성 췌장염

급성 복증을 초래하는 주된 질환의 특징을 표 5-2에 나타낸다.

부위별로 생각되어지는 질환

그림 5-2를 참조한다.

각 병태의 특징

복통을 나타내는 순환기 질환

급성 심근경색 환자의 4명 중 1명은 흉통 이외의 복통, 왼쪽 어깨통, 하악부통 등으로 내원한다. 특히 심근하벽경색(II, III, aVF에서 ST 상승)에서는 심와부통이나 좌상복부통을 호소하는 경우가 많다. 40세 이상으로 관상동맥 질환의 위험 인자(고혈압, 흡연, 고지혈증, 당뇨병, 협심증 등)를 가지고 있는 환자가 심와부의 격렬한 통증을 호소하는 경우는 급성 심근경색도 염두에 두고 심전도 검사를 시급하게 실시한다.

급성 복통을 초래하는 소화기 질환

(1) 감염성 위장염

세균성과 바이러스성으로 나눌 수 있다. 세균성 위장염(식중독)은 설사(가끔 농성)나 혈변에, 격렬한 복통, 반복적인 구토, 발열을 수반하며, 여름에 많다. 세균성 위장염의 주된 원인균을 표 5-3에 나타낸다. 바이러스성 위장염은 감기에 의한 위장염이라고 불리는 것으로 겨울에 많다.

표 5-3 세균성 위장염의 주된 원인균

원인균	잠복 기간	감염 경로
황색 포도상구균	수시간	만들어 둔 식품
장염 비브리오	반나절	날 어패류
살모네라균	1일	육류, 날달걀, 유제품
캄피로박터	수일	닭고기, 우물물
병원성 대장균(O-157)	수일	불명(경구 감염)

(2) 급성 맹장염

초기에 있어서의 배꼽 주위나 상복부의 둔통이 점차 우하복부에 국한해, 경도의 발열과 백혈구 증가를 수반하며, 우하복부에 특유의 압통과 근성 방어(근육이 긴장되어 단단해 짐)나 반동성 압통(눌렀다 뗄 때 나타나는 통증, rebound tenderness) 등의 복막 자극 증상을 나타내면 진단은 용이하다. 그러나 충수의 위치가 맹장의 뒤나 골반내에 있을 때는 압통점이 이해하기 어렵기도 하고, 이동하는 경우가 있어 진단이 어려운 경우도 있다. 또 월경 전후의 여성에서는 증상이 유사해도 급성 맹장염이 아닌 경우도 많다. 반대로 소아나 고령자에서는 증상이 가벼움에도 불구하고, 급성 맹장염이 천공성 복막염으로 진행하는 경우도 있으므로 주의가 필요하다.

(3) 담석증

통증은 상복부의 둔통으로부터 산통까지 여러 가지 정도가 있다. 담석 산통에서는 과식, 심적 피로, 육체적 피로 등의 과로가 원인이 되어 구역, 구토를 수반해 우계늑부통이 점차 증강하여 격렬한 산통 발작을 일으킨다. 우견갑부나 배부에 방산통이 나타나는 경우가 있다. 담석 산통은 담낭 담석보다 총담관 결석에 고빈도로 생긴다. 담관염이나 담낭염을 합병하면 발열을 일으켜 상복부의 압통이 강해진다. 방치하면 급성 폐색성 화농성 담관염이 되어 엔도톡신 쇼크를 합병해 사망하는 경우도 있다.

(4) 급성 췌장염

알코올의 과음, 지방 식품의 과식 등의 후에 급격한 상복부통이 있어, 배부나 왼쪽 어깨에의 방산통을 수반한다. 통증을 완화시키기 위해 전굴위나 쪼그려 앉는 자세를 취한다. 대부분 졸음이나 구토를 수반하며, 발열이나 경도의 황달이 나타나는 일도 있다. 촉진에서 상복부의 압통, 근성 방어, 그 외 저항 종류를 접하는 경우도 있다. 일반 혈액 검사에서는 헤마토크리트치의 상승과 백혈구 증가, 혈액 생화학으로 아밀라아제나 리파아제 상승이 나타난다. 중증의 급성 췌장염에서는 쇼크, 다장기 부전, 패혈증을 병발하며 현재에도 사망률이 10~20%에 이른다.

(5) 장폐색증(이레우스)

하복부통에 변비, 구토가 있어, 복부 팽만, 타진으로 고창(북소리)이 나타난다. 교액성 장폐색증에서는 복통은 지속적이고 격렬해, 조기부터 근성 방어나 반동성 압통 등의 복막 자극 증상, 발열, 쇼크 증상 등이 출현한다. 복부 입위 X선에서의 공기액체층(air fluid level)은 장폐색증 진단의 결정적 수단이 된다. 소장의 장폐색증에서는 확장 장관에 Kerckring 추벽(장에 주름이 잡힌 모양)을, 대장의 장폐색증에서는 결장 팽기(haustra)가 있는 장관상이 나타난다.

(6) 허혈성 장염

하행결장으로부터 S상 결장이 호발부위. 장관의 혈류가 일과성으로 나빠져, 장 점막에 허혈성 염증이 일어난다. 50세 이상으로 심장병이나 동맥경화가 심한 사람에게 많다고 여겨져 설사에 검은 응혈덩어리가 섞인 혈변을 수반하여, 좌측 복부에 압통이 나타난다.

만성 복통을 초래하는 소화기 질환

만성 복통에는 기능적 비정상에 따라 일어나는 복통과 기질적 질환에 수반하는 복통으로 나눌 수 있다. 기능적 비정상에 의한 만성 복통에는 만성 위염, 과민성 장증후군, 담관 운동 장애, 기질적 질환에 수반하는 만성 복통에는 위 · 십이지장궤양, 만성 췌장염, 장관 유착증을 들 수 있다.

(1) 위 · 십이지장궤양

위궤양에서는 식후에, 십이지장궤양에서는 공복시나 야간에, 상복부의 둔통이나 산통을 호소하는 것이 많다. 식욕 부진, 구역, 명치 통증 등의 증상을 수반한다. 급성의 궤양에서는 스트레스, 약제(비스테로이드성항염증제, 부신피질 호르몬), 알코올, 흡연 등이 원인인 경우가 많고, 이러한 원인들을 피하는 것이 치유를 앞당긴다. 최근, 위내에 생식(生息)하는 헬리코박터 피로리균이 궤양 발생과 관계되어 있다고 여겨져 이를 치료하면 궤양이 재발을 막을 수도 있다.

(2) 과민성 장증후군

과민성 장증후군은 주로 대장의 운동 및 분비 기능의 이상으로 일어나는 병의 총칭이다. 이전에는 대장 기능의 비정상에 의한 병이라고 하는 것으로 「과민성 장증후군」이라고 불리고 있었지만, 최근에는 대장만이 아니라 소장도 관여하므로 과민성 장증후군이라고 하고 있다. 배꼽 주위로부터 하복부에 걸친 복통으로, 지속성 둔통도 있고, 발작성 산통을 초래하는 일도 있다. 복통에 가세해 만성의 변비, 설사, 또는 변비 · 설사의 교대를 반복한다. 스트레스에 의해 증강하는 특징을 가진다. 변통 이상이 나타나는 방법에 의해 이하의 3형으로 나눌 수 있다.

① **신경성 설사(설사형) :** 격렬한 복통 후에, 점액성의 설사변이 나온다. 변의(便意)를 느끼는 횟수가 많은 것이 특징으로, 중증에서는 언제 어디서 변의를 느낄지 모르며 등교나 출근의 도중에도 몇 차례 화장실에 가지 않으면 안 되는 사람도 있다.

② **경련성 변비(변비형) :** 복통, 복만감을 수반해, 화장실에 가지만 잘 나오지 않는 귀찮은 변비이다. 나올 때는 토끼의 변과 같은 대굴대굴한 작은 변이 나오는 것이 특징이다.

③ **교체성 변통 이상(교체형) :** 설사와 변비를 반복한다. 그 밖의 증상으로서 식욕 부진, 복부 팽만감, 욕지기, 복명, 방귀 등을 수반하는 경우가 있다. 또 정신 신경 증상으로서 두통, 피로감, 동계, 월경 이상, 수면 장애, 불안감, 초조감, 억울감 등을 수반하는

표 5-4 복통을 초래하는 주된 질환의 치료

질환명	치료방침, 치료법
위 · 십이지장 궤양	1. 규칙적인 식사, 금주, 금연, 스트레스 해소 2. 원인 약제(비스테로이드성 항염증제, 부신피질 호르몬)의 감량, 중지 3. 약물요법 : H_2 브록커, 플로톤 펌프 저해제, 항콜린제, 제산제, 위점막 보호제 등 복통에는 진경제 4. 피로리균은 플로톤 펌프 저해제와 항생 물질로 제균 5. 토 · 하혈 있으면 긴급 내시경에 의한 지혈
급성 췌장염	1. 췌외분비선 안정을 위해 절식, H_2 브록커 정맥주사 2. 탈수에 대해 대량 수액(3~4L/일) 3. 단백분해효소저해제(메실산 나파모스타트, 우리나스타틴, 메실산 가벡세이트) 4. 복통에는 진경제, 마약 길항형 진통제, 경막외 차단 5. 중증에서는 쇼크, 다장기 부전, 파종성 혈관내 응고(DIC)의 대책을 세움
장폐색(이레우스)	1. 양관 감압을 위해 절식, 위관, 이레우스관의 삽입 2. 탈수, 전해질 이상에 대해서 수액(2~3L/일)에 의한 보정 3. 장내 세균 증식 예방의 목적으로 항생 물질 투여 4. 복통에는 진경제, 마약 길항형 진통제 5. 완장(浣腸), 장관 유동 자극제(폐색의 부위나 정도에서 위험한 것도) 보존적 치료로 개선하지 않으면 수술. 교액성 이레우스는 긴급 수술
과민성 장증후군	1. 규칙적인 식사와 수면. 신체적, 정신적 스트레스의 제거 2. 소화관 운동 기능 항진에 대해서 항콜린제, 장관 운동 조정제 3. 복통에는 진경제, 변비에는 산화 마그네슘 4. 정신 · 신경 증상에 대해서는 자율신경 조정제, 항울제
신장 수뇨관 결석	통증에는 비스테로이드성 항염증제, 진경제, 마약 길항형 진통제 경막외 차단. 산통 발작시의 다량 수액은 수신증을 악화시키므로 금기

경우가 있다.

비뇨기과 질환에 의한 복통

편측의 복측부에서 배부에 걸친 통증으로, 통증은 서혜부로부터 음낭에 방산하는 일이 있다. 신체 소견에서는 늑골 척주각에 고타통이 나타난다. 혈뇨나 농뇨 등의 요소견 이상이나, 빈뇨, 배뇨통, 잔뇨감 등의 배뇨 이상을 수반하는 것이 많다.

(1) 신장 요로 결석

결석이 신배(腎杯) 경부, 신우 요관 이행부, 요관에 걸리면, 신우 신배 내압이 상승해 신장 피막이 급격하게 신장되어 신부의 지속통과 수뇨관 연축에 의한 산통을 일으킨다. 산통 발작시에는 오심 · 구토나 식은땀 등의 자율신경 증상을 수반하는 경우가 많다. 하부 요관의 결석에서는 방광의 자극에 의해 빈뇨, 잔뇨, 배뇨통 등을 수반하기 쉽다.

(2) 급성 신우신염

세균 감염에 의한 신장 실질의 염증. 염증에 의해 신장 피막이 신장되어 늑골 척주각에 고타통을 초래한다. 오한전율(惡寒戰慄)을 수반하는 고열이 특징으로, 오심 · 구토를 수반하는 경우도 많다. 농이 가라앉은 뇨, 백혈구 원주, 혈액검사로 백혈구 증가나 C 반응성 단백(CRP) 상승이 나타난다.

산부인과 질환에 의한 복통

(1) 자궁 · 부속기의 염증성 질환

하복통과 함께 대하가 있으며 직장진으로 자궁이나 부속기 부분에 압통이 나타난다. 자궁경관염이나 부속기염에서는 크래미디어 감염이 많다. 자궁내막염이나 부속기염이 진행, 위독화하면 골반 복막염을 일으켜 복막 자극 증상이 나타난다.

(2) 자궁내막증

초기는 월경통만, 진행하면 월경시 이외에도 만성적인 복통을 초래하게 된다. 직장진으로 더글라스와의 압통이나 부속기의 종대가 나타난다.

(3) 난소종양 경꼬임

난소종양이 계란 크기보다 커지면 경꼬임(경염전)을 일으키는 경우가 있다. 돌발성, 편측성의 격렬한 하복통으로, 복부 초음파로 통증부에 일치해 난소종양을 확인할 수 있다.

(4) 자궁외임신

갑자기 나타나는 강도의 하복통으로 임신 반응 양성, 성기 출혈도 잘 나타난다. 복강 내출혈에 수반해 복막 자극 증상이 나타나 더글라스와에 압통이나 파동이 나타난다. 복부 초음파에서는 자궁내에 태낭이 증명되지 않는다.

(5) 진행 유산

서서히 심해지는 하복통으로 임신 반응 양성, 성기 출혈이 나타난다. 복막 자극 증상이나 더글라스와의 압통은 나타나지 않는다. 복부 초음파에서는 자궁내에 태낭이나 태아가 나타나는 경우가 많다.

치료방침 · 치료법

체성통에 대해서는 비스테로이드성 항염증제(NSAIDs)나 마약길항형 진통제(펜타조신, 브프레놀핀, 브톨파놀 등)를 이용한다. 내장통에 대해서는 진경제(항콜린제)를 이용한다. 복통을 초래하는 주된 질환의 치료방침 · 치료법을 표 5-4에 나타낸다.

6. 상지통

처음에

견관절로부터 상지의 말초에의 통증을 말하지만, 일반적으로는 경추 질환에 의한 경부통~상지통인 경우도 많다. 이 때문에 경추 질환과의 감별은 중요하다. 경추 질환에 대해서는 「I. 서양의학편 - 각론 3. 경부통」에서 설명하였으므로 경부통 이외의 내용을 말한다.

분류

〈질환별 분류〉

경추 질환
흉곽 출구부의 질환
견관절 질환
말초의 신경, 근 질환
혈관 장애

진찰 포인트

병력을 청취하는 경우

- 승모근을 중심으로 하는 견갑대부인지, 견관절 자체인지 청취한다.
- 막연한 범위의 국한되지 않는 통증의 경우는 흉곽출구증후군이나 경견완증후군 등인 경우가 많다.
- 통증의 범위가 어깨 주위뿐만 아니라 전완에도 미치는 경우는 경추 질환이나 흉곽출구증후군을 생각한다.

신체 소견을 보는 경우

(1) 견관절부위

경추의 신장이나 선회에 의한 통증 악화의 유무, 통증부위, 압통(결절간구, 대결절, 오구돌기, 견쇄관절, 흉쇄관절), 가동성(능동 · 수동 운동), 근력을 조사한다. 통증유발테스트(상완이두근건의 테스트 ; Speed 테스트, Yergason 테스트, 유통호징후 ; painful arc sign, high arc sign, 충돌징후)를 실시한다.

- Speed 테스트 : 주관절 신전위, 전완 회외위에서 상지를 전방 거상시키면 결절간구에 통증 ⇒ 상완이두근장두건염
- Yergason 테스트 : 주관절 굴곡위에서 저항하에 전완을 회외시키면 결절간구에 통증 ⇒ 상완이두근장두건염
- painful arc sign : 능동적으로 측방 거상해 70~140° 로 통증이 유발되어 140° 를 넘으면 통증이 소실 ⇒ 건판 및 견봉하 활액낭의 장애, 어깨충돌증후군
- high arc sign : 능동적으로 측방 거상해 150° 이상으로 통증 ⇒ 견쇄관절의 장애
- 충돌징후 : 견갑골을 누르면서 내선위로 한 상지를 거상했을 때의 통증의 재현, 악화 ⇒ 어깨충돌증후군
- 견관절의 능동 · 수동 운동 제한이 있는 것에도 불구하고, 견갑골의 움직임은 양호 ⇒ 견관절 주위염
- 능동 운동만 장애, 수동적으로 거상된 각도를 유지

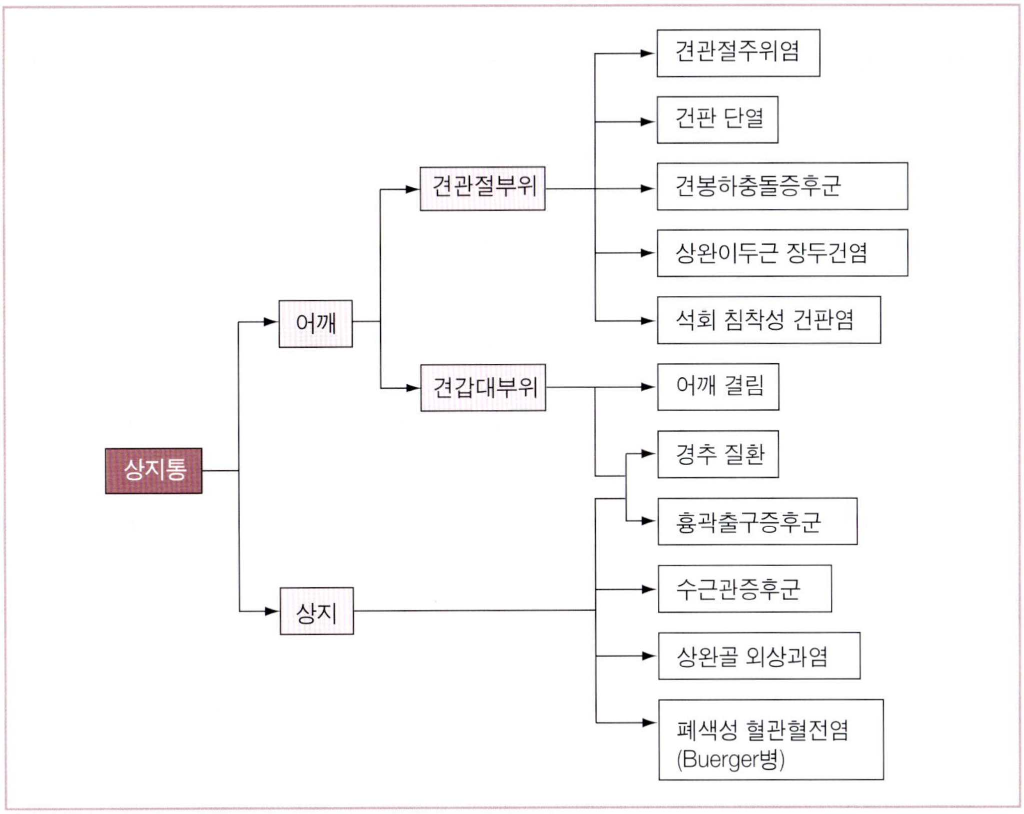

그림 6-1 부위별로 생각되어지는 질환

할 수 없음 ⇒ 건판 단열 신선 예. 어깨를 움츠린 상태 ⇒ 건판 단열

- 상지를 외전위에서 지지하지 못하는 현상(낙하상완징후) ⇒ 건판 단열

(2) 상지부위

통증부위, 압통, Tinel 징후(손가락끝으로 고타자극을 더하면 말초의 지배 영역에 방산하는 통증)를 조사한다.

- Phalen 테스트(수관절 장굴), 역 Phalen 테스트(수관절 배굴)는 수근관증후군으로 양성이 된다.
- 상지의 건반사, 병적 반사를 검사해, 도수근력 검사, 악력을 측정해, 손가락의 교치(巧緻) 운동을 관찰한다.
- 피부의 열감이나 냉감, 발한 상태를 본다.

임상 검사를 실시하는 경우

(1) 단순 X선

견관절, 팔의 관절, 수관절 등

- 건판 단열 : 견봉골두간 거리의 협소화
- 석회 침착성 건판염 : 견봉하의 석회 침착

(2) 견관절 조영

- 견관절 주위염 : 관절포(특히 하부)의 협소화
- 건판 완전 단열 : 견봉하 활액낭에의 조영제의 유출

(3) MRI

견관절(건판 단열, 견봉하충돌증후군 등)

(4) 신경 전도 속도

- 수근관증후군의 확정 진단이 된다.

진단의 flow chart

「각론 3. 경부통」 그림 3-1을 참조한다.

부위별로 생각되어지는 질환 (그림 6-1)

- 어깨 부근 : 견관절 질환, 경추 질환, 어깨결림
- 어깨 부근~상지통 : 경추 질환, 흉곽출구증후군
- 상지통 : 경추 질환, 상완골 외상과염, 수근관증후군, 폐색성 혈관혈전염 등

각 병태의 특징

견관절 주위염

【병태】 견관절 주위 조직의 퇴행성 변화를 기반으로서 발병한 통증성 견관절 제동증이다. 유사한 증상을 나타내는 것 외의 견관절 질환의 제외 진단이 필요하다.

【증상】 초기는 견관절부의 통증이 주증상으로, 그 후는 견관절의 구축이 나타나며 가동역은 통상, 외전, 외선, 내선이 제한되어 머리 묶기, 끈 묶기, 의복의 착탈 등 일상생활 동작에 지장을 초래한다. 자발통, 안정시통, 운동통이 나타나며 야간통이 저명. 그러나 대부분의 증례는 2년 이내에 증상이 완화한다. 재발은 드물다.

상완이두근 장두건염

【병태】 상완이두근 장두건은 견관절의 운동시에 결절간구내를 활동(滑動)하고 있어 마찰에 의해 염증 등을 발병하기 쉽다.

【증상】 견관절 외전시, 주관절 굴곡시나 상완 하수 · 외전시의 통증이다. 결절간구에 압통이 나타난다. Speed 테스트, Yergason 테스트가 양성이 된다.

석회 침착성 건판염

【병태】 건판에 침착한 인산 칼슘 결정에 의한 결정 유발성 관절염이다. 건내의 세포의 섬유 연골화증에 의한다. 그리고 이차적인 혈관 진입에 의해 석회가 흡수될 때, 결정에 의해 견봉하 활액낭염을 일으킨다.

【증상】 급격하게 발병하여, 격통, 특히 야간통과 어깨의 능동 운동 장애가 나타난다.

건판 단열

【병태】 연령 증가, 외상 등으로 건판의 건섬유가 단열하여 생긴다.

【증상】 야간통, 운동통이 강하다. 대결절, 극하근, 견갑골 내상각, 광배근, 상완삼두근 등에 압통점이 나타난다. 구축을 수반하지 않는 거상 근력의 저하를 압통점이 나타내며 거상한 채 자세를 유지하는 근력 저하가 나타난다. 전형적 예에서는 건부착부의 건 결손을 촉지할 수 있어 극상근과 극하근에 국한된 근위축이 나타난다. 특이적이지 않지만, 상지 거상시에 알력음(軋轢音)이 생겨 유통호징후(painful arc sign), 낙하상완징후가 있어, 극상근테스트(내선위의 낙하상완징후로 90° 거상한 상지를 내선위로 해, 전완 원위부를 눌러 내려 근력에 좌우차의 유무를 봄)가 양성이 된다.

견봉하충돌증후군

【병태】 건판 및 견봉하 활액낭이 오구견봉 아치 또는 견쇄관절에 부딪치는 현상으로, 견관절 거상시

에 견봉하 활액낭염이나 건판염을 야기해 통증이 생긴다.

【증상】 상지를 어깨의 높이부터 위에서 사용했을 때의 운동통이 주증상이다. 안정시통은 드물지만, 야간통을 나타내는 일도 있다. 압통이 견봉 전외측, 오구견봉인대, 대결절부에 나타난다. 상지거상시 알력음을 일으킨다. 유통호징후(painful arc sign)는 대표적 소견이며, 통증이 강한 시기에는 상완탈락징후도 나타난다. 충돌징후가 나타나 충돌 주사 테스트에서 유통호징후나 충돌징후가 소실 또는 경감한다.

어깨결림

【병태】 후경부로부터 견갑부에 걸친 골격근의 긴장이 항진해 중압감이나 통증이 발현되며, 원인으로는

① 경부~견갑부의 근육의 발달 불량인 사람, 특히 목이 가늘고 어깨가 동그스름한 사람에게 많다. 게다가 자율신경 실조에 의한 저혈압이나 빈혈증 등 국소의 저산소를 초래하기 쉬운 소인이 겹치면, 근육내에 피로 물질이 저류하기 때문에 어깨결림을 일으키기 쉽다.

② 경부 추간판 연골의 외층에서 받은 자극은 척추동신경을 통해 후각에 전해져 시냅스로부터 전각을 통해 지배근인 견갑골의 주위근에 근수축을 일으켜 이것이 연축성의 상해, 즉 어깨결림으로서 지각된다.

③ 긴장성의 정신적 소인에 의한 어깨결림

【증상】 목으로부터 어깨에 걸쳐, 또 등이 팽창하는 것 같은 답답하고 '싫은 느낌'이 있으며, 주무르면 기분이 좋아지는 경우가 많다. 결림은 어깨, 견갑간부, 항부, 후두 하부(배면)에 생긴다. 어깨결림은 통상 양측성이다. 장기의 어깨결림은 자율신경 증상을 수반하는 것이 많다.

상완골 외상과염

【병태】 과도한 사용에 의한 상완골 외상과에서의 근건부착부염으로, 근 부착부의 미소 단열, 변성에 의해 발생한다. 수관절 고정 역할의 단요측수근신근이 가장 힘이 약하기 때문에 장애되기 쉽다.

【증상】 상완골 외상과에 국한된 압통이 나타난다. Thomsen 테스트(상완골 외상과에 국한 하는 압통 수관절 배굴위 강제 동작으로 상완골 외상과에 통증이 출현)가 양성이 된다.

수근관증후군

【병태】 수근관부에서 내압이 상승해 정중신경이 교액, 압박되어 부종, 혈류 장애를 일으키는 것으로 생긴다.

【증상】 초발 증상은 정중신경 영역 모지에서 환지 장측의 저림이 나타난다. 저림은 점차 통증 수반이 지속하고 특히 야간의 작열통을 호소해 수면 장애가 되는 일이 있다. 저림은 이른 아침, 야간에, 수작업 후에 심해지고, 흔들면서 움직이면 경감한다. 단추를 채우기 어렵고, 물건을 잡기 어렵고, 떨어뜨리기 쉬운 것 등(모지구근의 근력 저하)의 교철운동 장애, 근위축에 의한 원수(猿手), 모지 대립운동 장애가 출현한다.

폐색성 혈관 혈전염(Buerger병)

【병태】 사지의 소동맥에 반복성의 혈관염, 혈전증을 초래하며 흡연자에게 많다. 당뇨병, 고혈압 등의 병존 질환이 없으며 정맥염을 자주 합병한다.

【증상】 허혈성 통증 : 혈류 부족에 의한 심부의 통증이 있으며 손이 저리고, 굳어지며, 부엌일이 괴롭고, 청색증이나 창백을 수반한다.

궤양통 : 사지 첨단, 지문에 나타난다. 궤양 후 혈류 부족으로부터 감염소가 되기 쉬워 난치성

이 된다. 이 통증이 한층 더 교감신경을 자극해, 사지의 말초혈류에 영향을 미친다.

치료방침 · 치료법

「I. 서양의학편 - 각론 3. 경부통」의 치료법 이외의 치료 내용을 말한다.

(1) 안정

어깨, 상지의 운동이 과도하게 되는 것은 피한다. 통증이 강할 때는 장비요법을 병용한다.

(2) 신경 차단요법

스테로이드 국소주사, 견관절내 주입 · 펌핑, 견봉하 활액낭내 주입, 수근관내 주입, 경피적 견관절부 지각신경 고주파열 응고

(3) 외과요법

폐색성 혈관 혈전염에 대해서 흉강경하 흉부 교감신경절 소작술을, 건판 단열, 견봉하충돌증후군, 상완골 외상과염이나 수근관증후군으로 수술을 필요로 하는 경우가 있다.

(4) 이학요법

바로잡기(manipulation) 등 운동요법

7. 요하지통

처음에

척주의 기능은 크게 체간의 지지, 신경조직의 보호, 체간의 운동으로 나눌 수 있으며 고관절, 슬관절, 족관절이나 기능적으로 연결되어 있다. 각각의 지지조직이나 관절은 연령 증가적 변화나 외상에 의한 기능의 파탄을 초래하고, 요통이나 하지통의 원인이 될 수 있다.

요하지통은 여러 병원에서 진찰해도 통증의 원인을 분명히 알 수 없어 고민하고 있는 사람도 많이 있다고 생각된다. 그 이유는 요하지통의 원인이 다채로워, 개개인에 따라 다양한 상태가 존재하며 또한 한편 화상 진단을 이용해도 통증의 원인이 되는 병변과 통증의 존재 부위가 일치하지 않는 것도 많기 때문이다. 특히 척추 · 척수에 관련한 통증의 경우 시급하게 수술을 필요로 하는 일도 있어, 그 진단에는 주의가 필요하다.

분류

부위별로 본 요하지통의 분류

표 7-1을 참조한다.

원인별로 본 요하지통의 분류

표 7-2를 참조한다.

표 7-1　부위별로 본 요하지통의 분류

부위별	요추 유래의 통증	고관절 유래의 통증	대퇴와 슬관절의 통증	하퇴와 발의 통증	기타
	급성 요통	변형성 고관절증	변형성 슬관절증	관절증	골다공증
	만성 요통	특발성 대퇴골두 괴사	반월연골손상, 인대손상	족근관증후군	혈관성 장애 (폐색성 동맥경화증, 레이노증후군 등)
	추간판탈출증	관절류마티즘	연골석회증	통풍	외상
	척주관협착증	탈구	위통풍과 통풍	관절류마티즘	염증
	척추증	골절	관절류마티즘	아킬레스건 주위 활액포염	종양
	분리 · 미끄럼증				골화증
	변성 미끄럼증				수술 후 통증
	기타				면역성

표 7-2 원인별로 본 요하지통의 분류

● 추간판 장애 · 척추간반헤르니아 · 슈모르 결절 · 추간판 연골성 요통	● 척추의 이상 · 척추관협착증 · 척추분리증 · 척추미끄럼증	● 연령 증가 · 변성 · 변형성 척추증 · 골다공증 · 추간관절증 · 변형성 관절증	● 외상성 · 요추압박골절 · 그 밖의 골절 · 염좌, 인대 손상 · 타박, 건 단열 · 탈구, 아탈구
● 근 · 근막성 · 근막증 · 근피로 · 근구축 · 요통증(허리삠) · 폐용성 근위축	● 기능 · 염증성 · 화농성 척추염 · 관절염 · 석회 침착성 관절 주위염 · 결핵성 척추염 · 강직성 척추염 · 관절활액낭염	● 종양 · 전이성 척추종양 · 척수종양 · 골종양 · 육종	● 혈관성 · 폐색성 동맥경화증 · 레이노증후군 · 구획증후군
● 신경 장애 · 교액성 신경 장애 (족근관증후군, 이상근증후군 등) · Morton병, Charcot 관절 · 대상포진후신경통	● 연부 조직 · 강직성 척추증 · 후종인대골화증 · 황색인대골화증 · 연골연화증	● 퇴행성 질환 · 요추-고관절증후군 · 요추-슬관절증후군	● 내장통 · 요로 결석 · 담낭염 · 자궁내막증, 월경 곤란증 · 위장 질환 · 대동맥류, 대동맥 박리
● 특발성 · 선천성 · 특발성 대퇴골두 괴사 · 측만증 · 척수계류증후군 · 특발성 관절 출혈	● 전신성 질환 · 당뇨병 · 류마티즘 · 통풍, 위통풍 · 혈우병 · 자기면역성 질환	● 심인성 · 히스테리 · 불안신경증 · 심신증	● 기타 · 스테로이드 관절증 · 자세 불량 · 과각화

진찰 포인트

요하지통이 있는 환자는 외래에서 한 눈에 중증인지 어떤지 분별할 수 있다. 보행이 불가능한 경우는 물론 중증이며, 몸을 움직이는 것조차 고통스러워 진찰도 마음대로 되지 않는 것도 자주 경험한다. 중증인 환자를 보았을 경우에는 무턱대고 진찰을 지연시키지 말고 요점만 실시해, 전문의에게 보낼지 어떤지 판단하는 것이 중요하다.

병력을 취하는 경우

- **주소 :** 구체적으로 어느 부분이 아픈지, 정확하게 표현할 수 있는 부위인지, 막연한 통증인지 어떤지 문진한다.
- **발증 경과 :** 언제, 어떻게, 어느 정도의 기간이 지났는지 어떤지, 어느 부위에서 시작된 통증인지, 그 후 통증이 어떻게 확대되는지 문진한다.

<통증에 대한 문진>

- **부위 :** 요통만 있는지, 요통과 함께 하지의 증상을 수반하는 통증인지, 하지만의 통증. 편측 · 양측성, 회음부를 포함하는지 문진한다. 통증의 부위가 국한되어 있는 경우, 관절성 통증의 가능성이 강하다.

광범위하게 미치는 것이면, 근 · 근막성 통증일 가능성이 강하다.

- **안정시통증의 유무 :** 안정시에 통증이 없는 경우는 어떠한 움직임으로 통증이 발생하는지 평가를 실시한다. 또 안정되어 있는 강한 통증이 있는 경우는 악성 질환을 포함하여 충분한 주의가 필요
- **요추의 전굴이나 후굴에 의한 통증의 유발 :** 골다공증이나 변형성 척추증, 척추압박골절 등으로 잘 나타난다.
- **통증의 성상 :** 날카로운 통증, 욱신욱신한 박동성, 저리고 답답한 둔한 통증, 압박감
- **야간 통증 · 수면 장애 :** 수면이 장애될 만큼 강한 통증, 통증으로 잠에서 깸. 치료를 실시해도 전혀 회복되지 않는 경우, 악성 질환이나 염증성 질환, 골절 등이 의심된다.
- **하지통에 의한 보행 장애의 유무 :** 단일 신경 영역에 일치하고 있는 경우는 요추 추간판탈출증을 의심한다. 보행에 의한 악화를 나타내는 경우는 척주관 협착증, 폐색성 동맥경화증 등을 의심한다.
- **방광 · 직장 장애의 유무 :** 요실금이나 배뇨 장애 등이 나타나는 경우는, 긴급 수술의 대상이 되는 경우가 있다. 통증 때문에 화장실에 가지 않는다고 생각하기 쉽지만, 얼마 동안 요의(尿意)가 없는지, 수분 섭취가 충분한지 어떤지 상세한 문진이 필요하다.
- **압통과 고타통 :** 통증의 부위에 일치해 강한 압통이나 고타통을 나타내는 경우는 변성 질환을 의심한다.
- **보행의 패턴 :** 보행에 의한 통증의 악화, 휴식에 의한 완화, 둔부를 거상하는 것 같은 보행, 다리를 능숙하게 움직일 수 없음(발꿈치를 들고 발끝만으로 보행) 등의 패턴을 인식한다.
- **경과 :** 서서히 통증이 강하게 되어 가는 경우는 악성 질환이나 염증성의 질환을 의심한다. 만성적인 통증이 계속되고 있는 경우는 변성 질환이나 척주관 협착증을 의심하고, 급성 출현했을 경우는 추간판탈출증이나 골절 등을 의심한다.

신체 소견을 취하는 경우

(1) 각 관절에 있어서의 가동 운동 영역(그림 7-1)

통증 때문에 서 있는 것이 곤란하거나 앉아 있는 것이 어려운 경우는 무리하게 가동역을 조사하지 않아도 좋다. 우선 환자를 서게 하여, 척주의 만곡, 변형, 가동성, 그에 따른 요통, 하지통의 유발이나 증강을 조사한다. 고타통이나 극돌기의 압통은 악성 질환이나 골절을 의심한다. 전굴 제한인지 후굴 제한인지 조사한다. 압통뿐만 아니라 진찰을 위해 손을 대는 것만으로 통증을 수반하는 경우(또는 손을 댄 것을 모름)는 신경 장애가 강할 가능성이 있으므로 시급하게 전문의에게 환자를 보내는 것을 검토한다. 좌위가 곤란한 경우는 좌골신경통일 가능성이 높다. 같은 부위의 압통점이 일치하면 한층 더 가능성이 높아진다. 또 요추에 걸리는 부하는 좌위에서 가장 높으므로 요통이라도 입위에서 하는 것이 편안하며 좌위에서는 곤란한 경우가 있다.

입위가 곤란한 경우는 고관절 이하의 하지통일 가능성이 높다.

- **고관절통 :** 앙와위로 서혜부의 압통, 고관절의 운동 제한의 유무
- **슬관절통 :** 슬개골의 가동성, 관절 양늑(측부인대)의 압통, 슬개골 하부의 압통, 슬개골 상부의 압통의 유무. 대퇴사두근의 위축에 의한 슬관절통에 의한 슬관절 전체의 통증
- **족관절 :** 배굴이나 저굴 등의 가동성, 압통의 유무
  - 각각의 관절에 일치한 압통이나 가동에 수반하는 통증은 변성 질환을 생각한다.
  - 보행에 의해 통증이 증강하는 경우는 척주관 협착증이나 폐색성 동맥경화증 등을 의심한다.

(2) 관절에 제한되지 않는 하지통

요추 유래의 통증의 가능성이 높다.

간단하게 할 수 있는 진찰 방법은 다음과 같다.

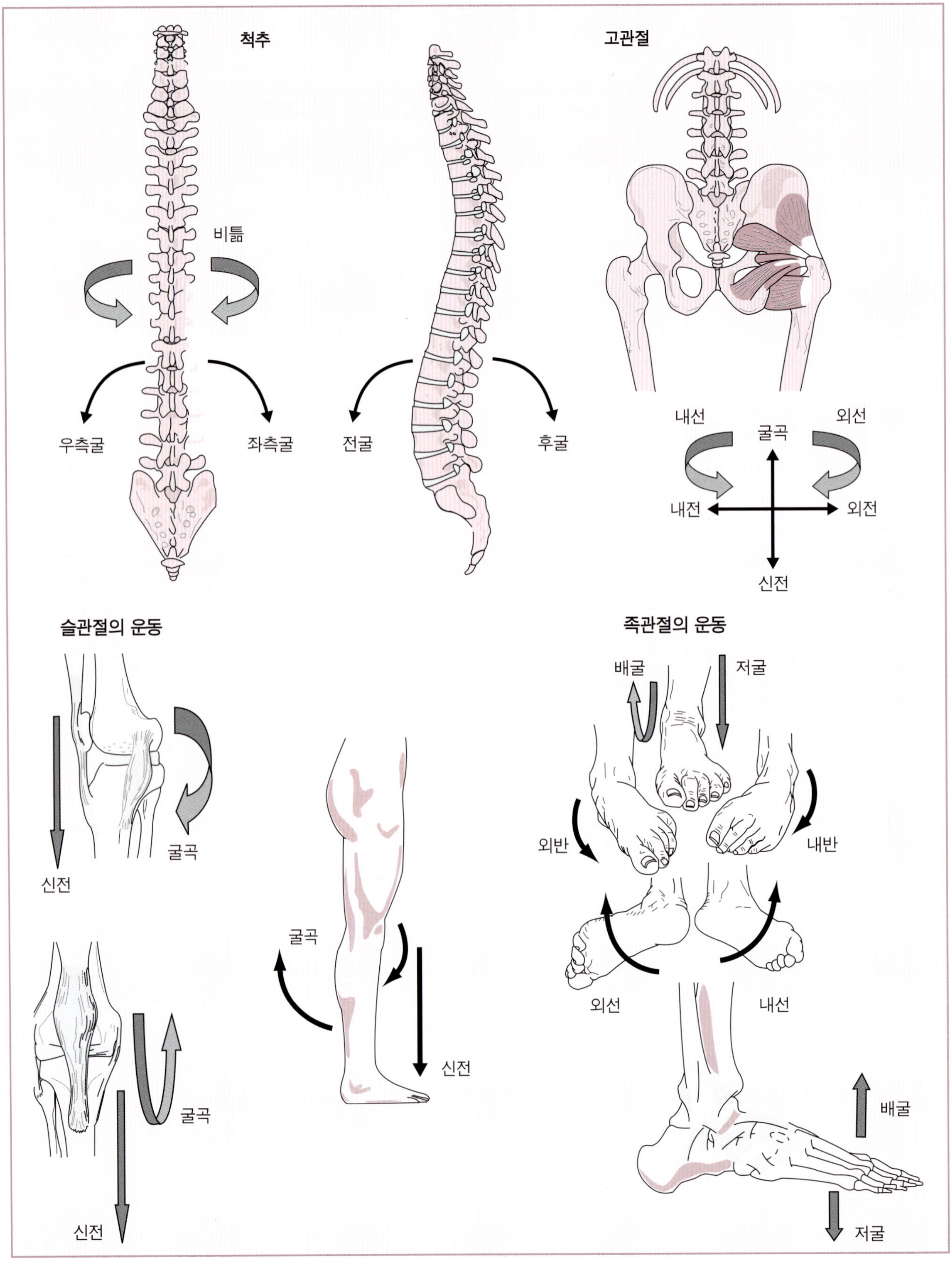

그림 7-1 각 관절에 있어서의 가동 운동 영역

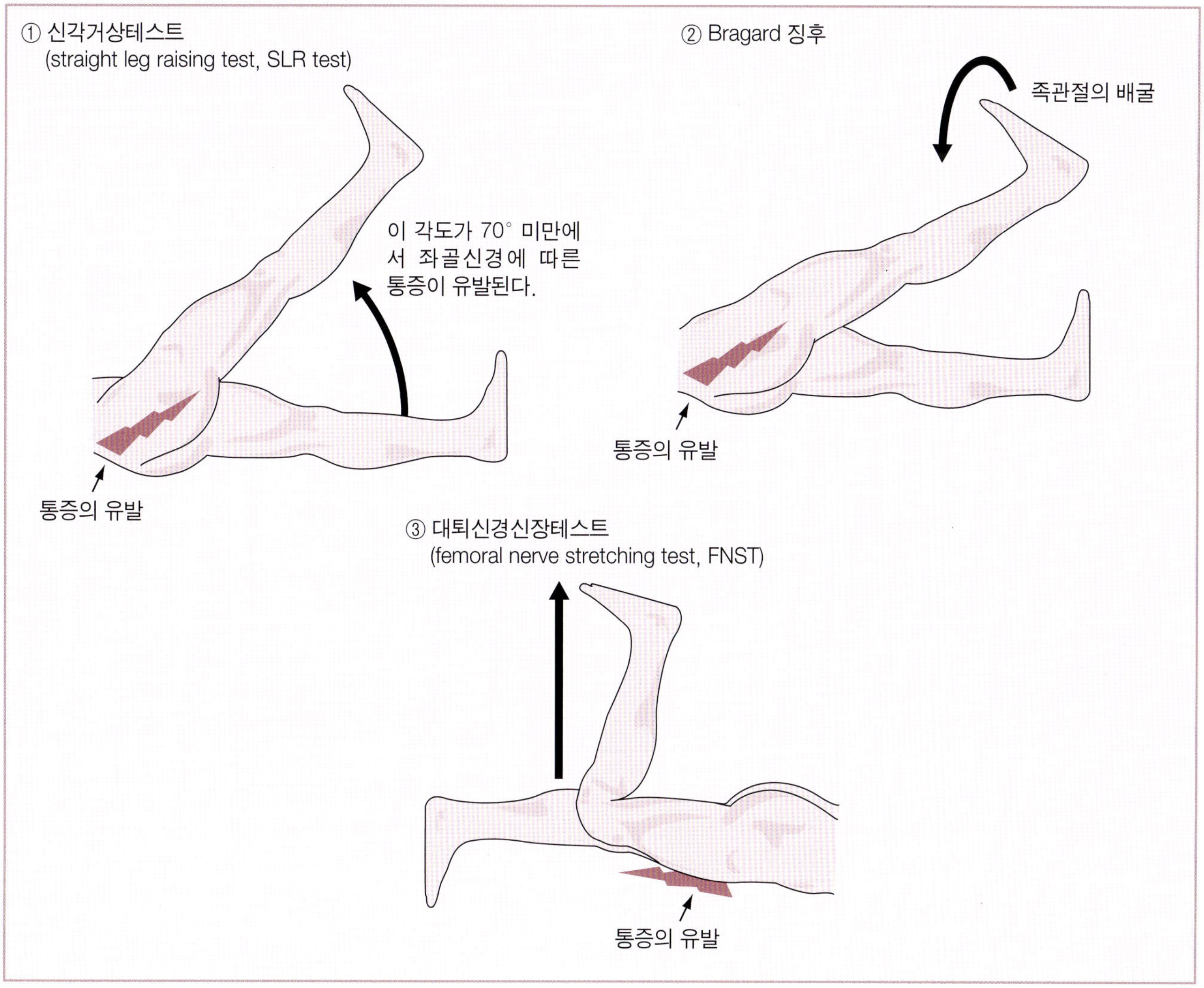

그림 7-2 **간단하게 할 수 있는 진찰법**

① **신각거상테스트(straight leg raising test, SLR test)**(그림 7-2-①) : 환자를 침대에서 앙와위로 하여, 하지를 진전시킨 채로 천천히 거상해 나간다. 양성에서는 거상에 수반해 통증이 유발된다. 좌우차가 있는 경우에 특히 중요.

② **Bragard 징후**(그림 7-2-②) : SLR로 통증이 나온 위치보다 조금 아래의 부위에서 족관절을 배굴시킨다. 마찬가지로 통증이 유발되면 양성으로 한다.

③ **대퇴신경신장테스트(femoral nerve stretching test, FNST)**(그림 7-2-③) : 환자를 복와위로 하여 무릎을 90°로 굴곡시킨 채로 하지를 거상한다(고관절을 신장시킨다). 대퇴 전면에 통증이 유발되었을 경우에 양성으로 한다.

④ **신경근에 따른 통증, 감각 장애**(그림 7-3) : 이 그림에 따른 통증, 촉각이나 냉각의 장애를 조사해 간다. 신경 영역에 일치하고 있는 경우는 신경근 장애가 강하게 의심된다.

맥박의 촉지는 혈관 폐색성의 병태와의 감별에서 빠뜨릴 수 없다.

피부온의 변화는 하지 냉감의 부위, 양측성인지 편측성인지를 본다.

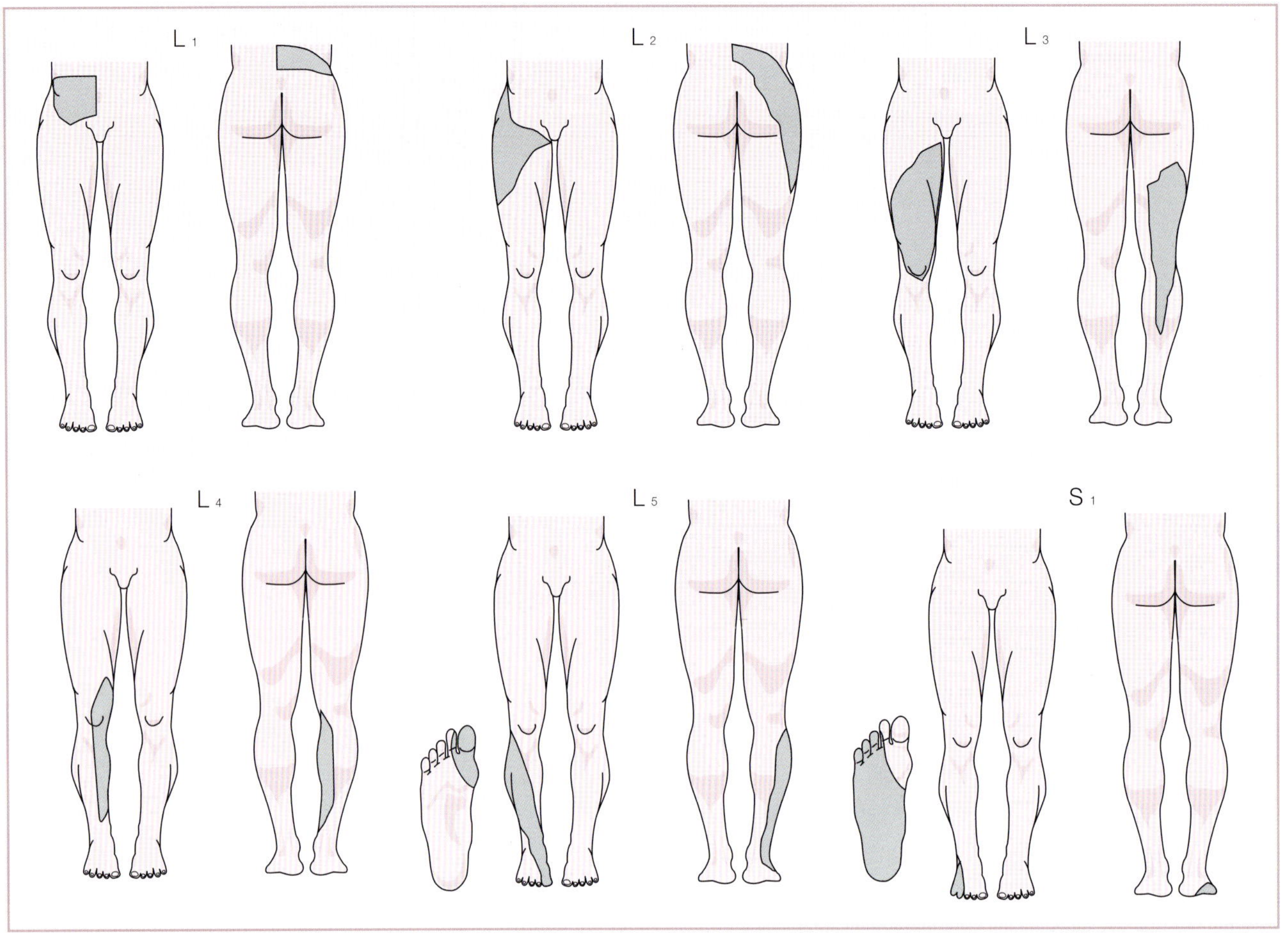

그림 7-3 신경학적 지배신경근

(3) 하지통이 없는 요통

- 급성으로 통증이 있는 부위를 천천히 압박하면 통증이 오히려 경감하는 경우는 근 · 근막성의 이른바 급성 요통증을 의심한다. 넓은 범위에 통증이 있고, 압통은 오히려 적지만 고타통이 나타나는 경우는 내장 제기관의 질환(요로 결석, 담낭염, 췌장염 등)을 의심해 전문의에게 보낸다. 생리 주기에 일치한 요통은 자궁내막증의 가능성도 있다.
- 만성적인 통증에서는 변성 질환이나 관절면에서의 통증이 관여하고 있는 것이 많다. 피로성의 상해, 근력 저하에 의한 위축성의 통증도 생각할 수 있어 악순환이 되고 있는 경우가 많다. 만성적으로 강한 통증을 호소하고 있는 경우, 심인성도 있으므로 주의가 필요하다(「I. 서양의학편 - 각론 9. 심인성 통증」을 참조).

임상 검사를 실시하는 경우

급성 통증 중에는 화농성 · 염증성의 질환이 숨겨져 있기 때문에 혈액검사가 필요해 진다. 발열이나 신체의 권태감 등을 수반하는 것이 많다.

척추의 변형이나 관절의 변형, 가동 제한, 고타통 등이 나타나는 경우는 단순 X선 사진의 화상 진단을 우선 실시해야 하는 것이다. 고령자에서는 골절이 나타나는 경우가 많지만, 요추 압박 골절의 경우에 예전에 생긴 골절인지 새롭게 발생한 것의 감별이 어렵다. 임상 진찰과의 결과를 기초로 감별을 실시한다. 그 외, 분리증이나 미끄럼증, 변형성 척추증, 골다공증, 관절의 변형성 질환을 생각한다. 악성 질환에서는 자주 골파괴상이나 융해상이 나타난다.

MRI 검사법은 단순 X선 사진으로, 각 질환이 의심되는 경우나 통증에 대한 원인을 검색하는 경우에 행해지는 저침습 검사법이다. CT 검사법은 MRI의 보급에 수반해 특히 척추 질환으로 그 자리를 잃고 있었지만, 3D CT에서는 척추를 입체적으로 묘출할 수가 있기 때문에 분리증이나 변형성 질환의 부위 진단에 유용하다. 그 밖에, 외상, 종양, 감염 등에 대해 단독으로도 유용성이 높다.

통증의 경과가 개선되지 않거나 진행성인 경우에는 급한 화상 진단이 필요한 경우가 많기 때문에 주의가 필요하다.

X선 촬영이 필요한 경우

- 외상 후에 발생한 통증
- 안정시의 고도 요하지통
- 악성 질환의 기왕
- 갑자기 유인이 없는 격통
- 척주나 관절의 가동역 제한이 있는 경우
- 변형
- 운동마비
- 발열이 있는 경우

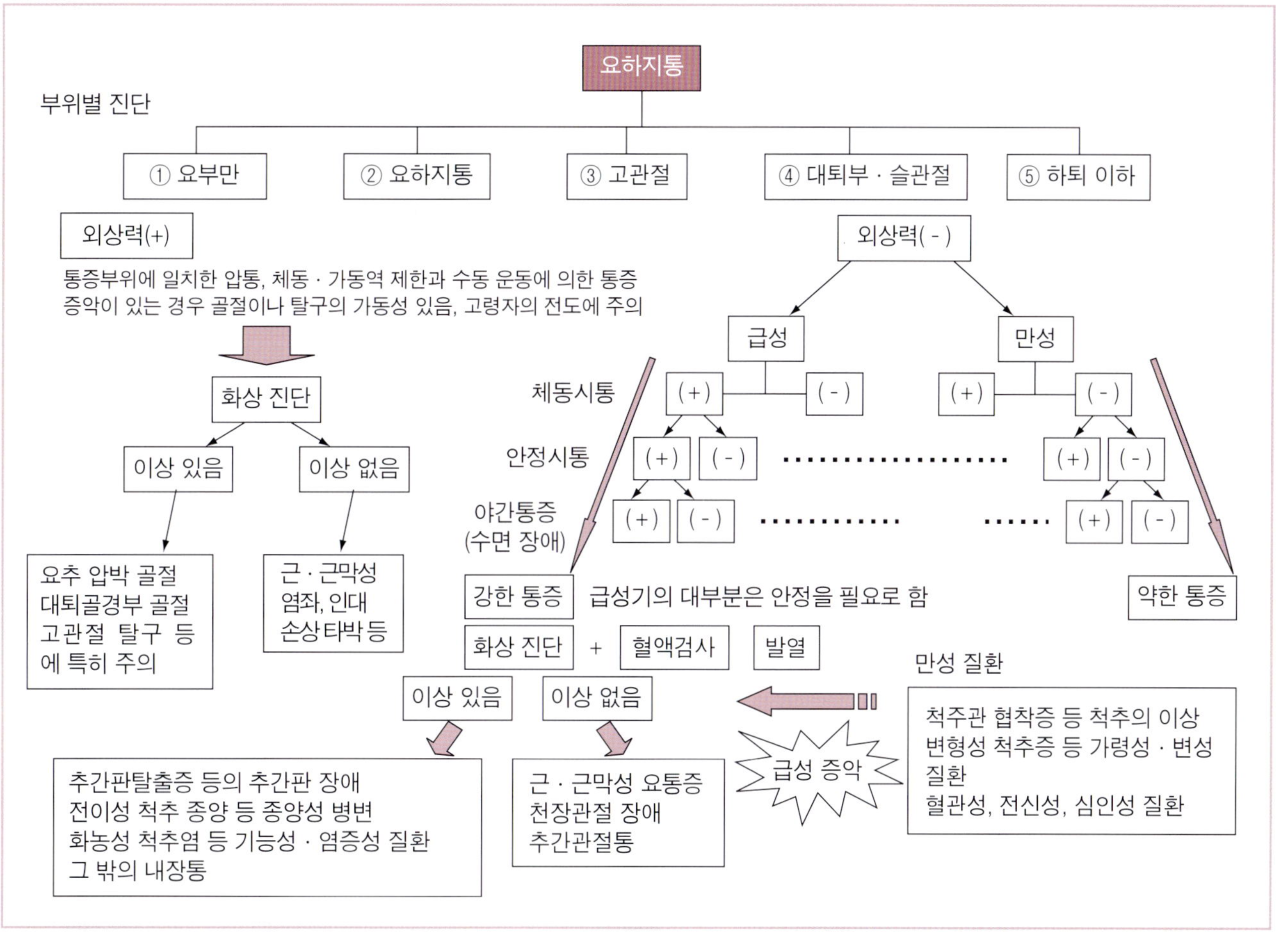

그림 7-4 진단의 flow chart

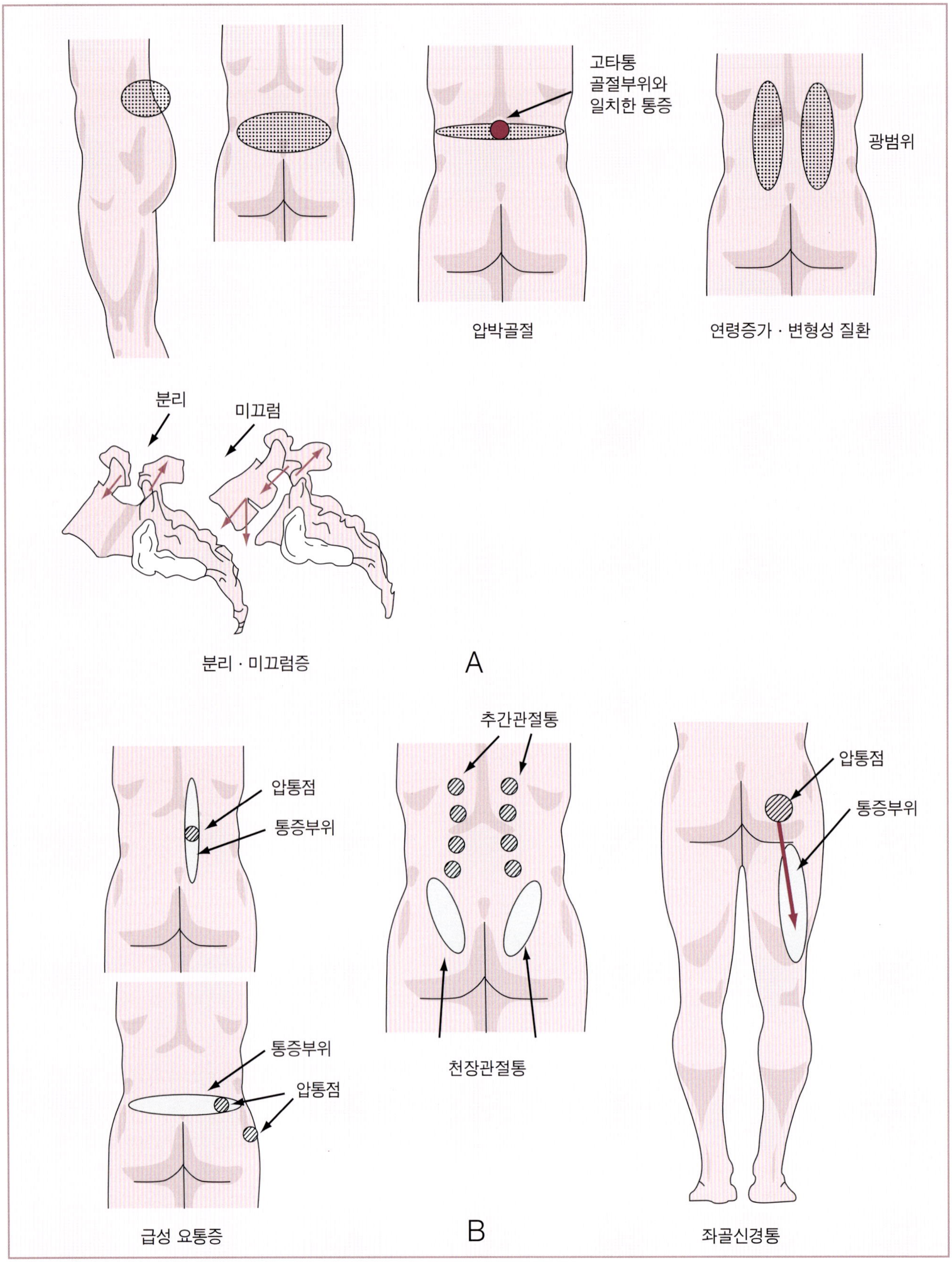

그림 7-5 부위별로 생각되어지는 질환(계속)

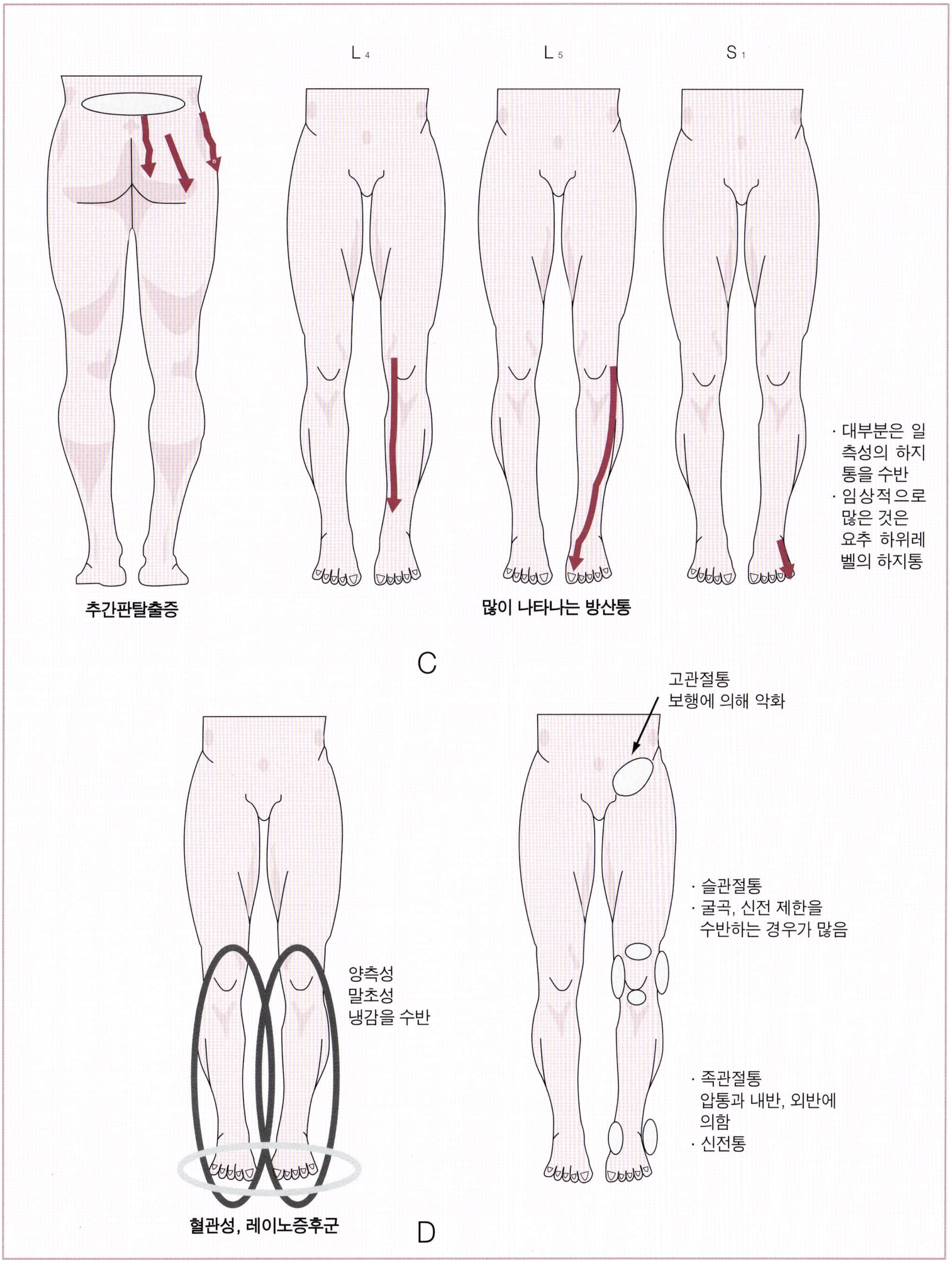
L 4
L 5
S 1
· 대부분은 일측성의 하지통을 수반
· 임상적으로 많은 것은 요추 하위레벨의 하지통
추간판탈출증
많이 나타나는 방산통
C
고관절통
보행에 의해 악화
· 슬관절통
· 굴곡, 신전 제한을 수반하는 경우가 많음
양측성
말초성
냉감을 수반
· 족관절통
압통과 내반, 외반에 의함
· 신전통
혈관성, 레이노증후군
D

(계속)

진단의 flow chart

그림 7-4를 참조한다.

부위별로 생각되어지는 질환

그림 7-5를 참조한다.

각 병태의 특징

추간관절 유래의 통증

요추의 상하 관절면에서 염증을 일으키기 때문에 통증이 생긴다. 추간관절에 일치한 부위에서의 강한 압통이 나타난다. 아침에 눈을 떴을 때 허리가 아파 일어나지 못하고, 움직여 가는 동안에 통증이 누그러져 간다.

근 · 근막 유래의 통증

근육 · 신경 · 관절에의 급격한 부하나 과도한 긴장, 피로에 의한 통증이다. 갑자기 무거운 것을 들어 올리려고 하거나 몸을 비틀거나 하는 것과 동시에 격통이 생겨 움직일 수 없게 된다.

아픈 근육을 신전시키도록 하면 통증이 증강한다. 그 외, 운동부족이나 비만, 전신의 피로에 수반하여 근육의 혈행 장애 때문에 근육 피로를 초래하는 일도 생각할 수 있다. 광범위하게 통증이 있지만, 강한 압통점은 어느 정도 국한된 원인의 근육에서 나타나기 쉽다.

반대로 폐용성의 위축에 의해 강한 통증이 출현하는 경우가 있다. 관절을 지지하는 근위축이 원인이 되어 관절의 통증을 최초로 호소하는 경우가 있다.

천장관절 유래의 통증

요추의 전굴, 후굴 또는 측굴로 유발되어 천장관절면에 일치한 둔한 압통이 특징적이며, 허리 전체가 압박받은 것 같은(눌러진 것 같은) 통증을 호소한다. 깊게 앉거나 같은 자세를 오래 취하면 통증이 서서히 강하게 되어 간다. 천장관절의 외연부에 통증의 영역이 퍼진다.

추간판탈출증에 의한 통증

추간판탈출증에 의한 통증은 대부분은 하지통을 수반하고 있다. 척수신경근에 일치한 부위의 통증, 저림, 근력 저하가 나타나 감각 장애의 부위도 일치한다. 가끔 방광 · 직장 장애가 나타나는 경우는 신경마비가 될 가능성이 높기 때문에 급한 수술요법이 필요하다. 원인으로서는 연령 증가에 의한 것도 있지만, 과중한 부담에 의해 급격하게 발병하는 경우도 있다. 추간판 연골내의 골수핵이 탄력성을 잃어 섬유륜을 찢고 튀어나와, 신경을 압박한 결과 일어나는 것이다. 척주의 쿠션의 역할을 하고 있는 추간판 연골은 연령과 함께 점차 쇠약해져 오기 때문에 비교적 젊은 연령층에도 나타나기 쉽다.

척주관협착증에 의한 통증

척주관의 내경이 다른 지지조직에 의해 압박을 받고 좁아져, 결과적으로 척수나 신경, 혈관을 압박하게 되어 증상이 발현한다. 긴 시간 보행하면 허리로부터 다리의 뒤쪽에 걸쳐 통증이 출현하거나 저리거나 한다. 쉬면 또 보행이 가능하게 된다.

변형성 척추증에 의한 통증

요부에 답답한 둔통과 근육의 경직감이 나타나는 만성적인 요통증을 초래한다. 추간판 연골, 관절, 인대의 연령 증가적인 변화에 의한다. 골극의 형성에 의해 새로운 통증의 발생이나 척수신경근에의 압박에 의해 하지통을 수반하는 일도 있다. 동작 개시시에 통증이 출현하지만, 동작을 지속하면 서서히 통증이 개선되는 것도 특징이다.

척추 분리 · 미끄럼증에 의한 통증

허리 전체의 통증이다. 척추 후방이 부러진 결과로 분리를 일으켜 척추의 구조 자체가 어긋나 미끄러지는 것에 의해 발생한다. 같은 자세를 장시간 취하고 있으면, 허리가 아파진다. 후굴, 좌위, 입위, 보행 등 같은 동작을 계속하면 서서히 통증이 늘어나 참을 수 없게 된다. 때로는 하지 증상을 수반하는 일도 있다.

척추 압박 골절에 의한 통증

대부분은 골다공증에 의해 척추가 약하게 되고 어떠한 원인으로 골절을 일으킨다. 골절부위 추체에 일치해 옆으로 퍼지는 통증과 동추체 극돌기의 고타통이 특징적이다. 대부분은 고령자에게 나타나며 안정을 유지하면 통증은 완화하고, 움직이면 통증이 뚜렷해진다.

그 외의 골절

대부분은 외적 요인에 의해 수상의 상황이 분명한 격렬한 통증이 있다. 골절부를 중심으로 한 종창, 압통, 고타통, 내출혈 등이 특징적이다. 염좌의 경우와 수상 기전이 같고 증상도 유사하기 때문에 감별이 중요하다. 분명한 차이가 있는 경우에는 접골이 필요해진다. 고령자에서는 대퇴골 경부 골절이 발생하기 쉽지만, 통증을 호소하지 않아 그 후에도 보행하는 경우도 있다.

종양에 의한 통증

종양에 기인하는 통증은 요하지통에 한정하지 않고 안정시에도 완화되지 않고, 야간 수면 장애를 초래할 정도의 통증으로 진행해 간다. 발생부위에 따라 증상은 다양하지만, 치료에 저항성으로 서서히 통증이 강해져, 신경 장애가 온다. 척추 전이를 일으키는 암은 남성에서는 폐암, 전립선암, 신장암, 간세포암, 위암, 대장암이 많으며, 여성에서는 유방암, 폐암, 자궁암, 갑상선암, 위암의 순서이다.

염증성 질환에 의한 통증

통증부위에 일치한 열감, 종창, 발적

고관절의 통증

서혜부에 일치한 압통, 보행에 의한 악화

슬관절의 통증

슬개골 주위의 인대에 따른 통증, 굴곡 · 신전 제한과 가동시통증이 발현된다.

족관절의 통증

대부분은 외상성 · 염전, 급성 발증

혈관성 장애의 통증

동맥이 폐색함으로 인해 충분한 혈류가 충분치 못하여 발병한다. 요통을 수반하지 않는 하지통이 있는데, 안정시통은 거의 없고, 보행에 의해 증상이 악화된다. 냉감을 수반하며 피부의 색조 변화, 피부온의 저하, 족배동맥의 촉지가 나쁘다. 하지의 저림감을 호소하는 경우도 있다.

치료방침 · 치료법

일반적인 요통은 자연 경과가 좋고, 안정하게 하면 약 2주일 정도면 회복이 된다고 말해지고 있다. 수개월이 경과해도 완화하지 않는 요하지통에는 주의가 필요하다. 환자의 증상과 생활 활동성, 직업의 종류를 잘 고려하여 적절한 치료법을 선택해야 한다. 환자의 희망에 어느 정도 따라야 하며 계획을 세워 설명을 실시한다.

안정 · 자연경과

급성기의 요하지통은 안정이 제일이다. 이 시기에 무리한 이학요법은 오히려 마이너스의 결과를 가져오므로 증상 악화로 연결된다.

운동 · 이학요법

생활지도와 체조요법. 요통 및 요하지통 환자는 만성적으로 경과하거나 반복하여 증상이 재연하거나 하는 경우가 많다. 따라서 증상이 완화한 후에도 예방적 수단으로서 중요하다.

- 생리적 전만(前彎)의 유지, 올바른 자세
- 복근, 둔근의 유지 · 증강, 관절 지지 조직의 강화
- 관절가동역의 유지 · 개선
- 스트레칭은 근육의 과긴장을 개선

고령자나 골다공증의 환자에서는 무리한 운동은 피로와 골절을 초래하므로 생활 활동도를 고려하여 운동을 실시하게 하는 것이 중요하다.

약물요법

염증성 질환이나 화농성 질환에 대해서는 약물요법이 첫 번째 선택이 될 수 있다. 비스테로이드성 항염증제는 항염증 작용뿐만 아니라 진통 작용도 갖추고 있어 가장 널리 사용되는 약물이다. 급성기에서 적극적으로 사용해야 하며, 효과가 명확하지 않다고 해서 중지하지 말고 계속해야 한다. 효과가 명확하지 않은 경우는 보다 강한 통증이라고 생각되므로 다른 진통보조제의 병용을 생각할 수 있다. 진통보조제로서는 항우울제, 항경련제, 중추성 근이완제, 항불안제, 항부정맥제가 효과를 가져오는 경우가 있다. 이 밖에 비타민제, 혈류개선제에 의한 증상 개선도 기대할 수 있다.

매우 강한 통증에 대해서는 마약성 진통제를 사용하는 경우도 있다.

신경 차단

출혈 · 응고능 이상, 감염증(특히 자극부위)이 있는 환자를 제외하고 대부분의 증상에서 시행 가능하다. 협력을 얻을 수 없는 환자나 정신적인 문제가 강하다고 여겨지는 경우는 반드시 실시해야 하는 것은 아니다.

- 요부 경막외 차단, 천골부 경막외 차단
- 신경근 차단, 추간판 차단, 추간관절 차단
- 요부 교감신경 차단, 요신경 후지 내측 차단
- 관절내 주입, 트리거 포인트(trigger point) 주사, 말초신경 차단

증상의 발생부위나 정신증상을 정확하게 파악하며, 각각의 부위 진단도 겸해서 실시할 수 있다.

장비요법

각종 장비에 의한 보조요법

신경요법

환자를 둘러싼 문제점(통증 때문에 할 수 없는 것, 하지 않으면 안 되는 것)에 귀를 기울여 통증을 극복하는 자세를 지원한다.

8. 암 통증

처음에

일본에서는 연간 30만 명 이상의 사람이 암으로 사망하고 있다. 말기 암 환자의 70% 이상 매년 21만 명 이상의 사람이 암 통증을 경험하게 된다. 암 통증은 암의 진행과정 중 어떤 시기에 나타나며, 적절히 조절되어야 한다. 특히 남은 시간이 6개월 이내인 말기 암 환자에서는 통증이 조절되지 않으면 그 사람의 남은 인생을 마무리하는 것이 불가능하게 된다. 암 통증은 환자뿐만 아니라 주위의 가족에게도 큰 고통을 준다. 모든 의미에서 암 통증은 적극적으로 조절할 필요가 있다.

다행히 암 환자의 통증 조절은 쉬운 경우가 많고 WHO 방식 암 통증 치료지침에 따른 조절을 실시하면 암 통증의 90%는 조절된다. 암 통증의 조절은 약물요법이 기본이 되지만 방사선치료, 신경 차단이 유용한 경우도 있다. 환자의 생활의 질을 가장 유지 · 향상시키는 진통 방법을 선택하는 것이 중요하다.

말기 암 환자

환자는 가족의 일원이며, 사회생활을 영위하고 있는 사람이며, 개개의 역사, 가치관를 갖고 있는 사람이다. 질환에만 관심을 갖지 말고 한 사람의 인간으로서 대하는 것이 중요하다.

암 환자의 통증의 원인

표 8-1을 참조한다.

암 환자가 호소하는 통증이 모두 암에 의한 통증은 아니라는 것을 알아 둔다.

표 8-1 암 환자의 통증의 원인
1) 암 그 자체에 의한 통증 침윤, 전이, 압박 등
2) 암의 치료에 의한 통증 수술 후 통증, 화학요법에 의한 신경 장애, 구내염, 방사선 피부염 등
3) 전신 쇠약에 의한 통증 욕창, 변비 등
4) 암과 직접적인 관련이 없는 통증 대상포진, 요추추간판탈출증, 견관절 주위염 등

암 통증의 분류

표 8-2를 참조한다.

(1) 침해 수용성 통증

(2) 신경병증성 통증

(3) 혼합성 통증

표 8-2 암 통증의 원인에 의한 분류
1) 침해 수용성 통증 침해 자극에 의해 말초신경의 침해 수용기가 흥분하여 통증이 발생 (1) 체성통 : 골전이, 피부의 통증, 통증의 국재는 명확 (2) 내장통 : 내장으로의 침윤, 압박, 색인 등으로 생기는 통증 통증의 국재가 불명료, 구역을 수반하는 경우도 있음 2) 신경병증성 통증 말초 또는 중추신경의 장애로 생긴다. 암 자체의 말초신경, 척수에의 침윤에 의한 것이 많다. 전격통, 타는 듯한 조여오는 듯한 통증 3) 혼합성 통증 1)과 2)의 혼합형

암성 통증의 특징

표 8-3 암성 통증의 특징
1) 암의 진행과 함께 발생 빈도가 상승 2) 지속성으로 50%는 강한 통증, 30%는 참기 어려운 통증 3) 환자의 심리에 영향 4) 통증의 대부분은 오피오이드에 반응 5) 야간통이 많음 6) 자연 완화가 없음

진찰 포인트

암 통증의 조절은 암 통증을 적절히 진단하는 것으로부터 시작된다. 현장 임상에서는 암 통증을 놓치지 않는 것이 중요하다.

암이라고 진단된 경우

표 8-4 암성 통증에 이용하는 화상 진단
1) 단순 X선 사진 통증의 진단에 이용하는 기본적인 화상 진단이다. 골전이, 장폐색, 호흡기병변 등의 진단에 유용 2) CT (computed tomography) 3) MRI (magnetic resonance imaging) CT, MRI 모두 암의 진단, 암의 확대의 진단에 유용 4) 골신티그래피 단순 X선 사진보다 예민하게 전신의 골전이의 진단이 가능 5) PET (positron emission tomography) 암세포가 정상세포보다 포도당 소비율이 높은 것을 이용해, 포도당에 방사성동위원소를 결합시킨 약물을 이용하여 암의 진단, 재발, 전이의 진단에 이용한다.

환자가 호소하는 통증과 화상 진단으로 얻을 수 있는 병태가 일치하는지 어떤지 검토한다.

암의 기왕이 있는 경우

암의 기왕이 있는 환자의 통증은, 우선 암 통증을 생각한다.

암의 진단도 기왕도 없는 경우

야간통, 고타통(특히 척추)이 존재하는 경우에는 암 통증을 의심한다. 치료에도 불구하고 통증이 경감하지 않을 때에는 산만한 치료를 계속하지 말고, 암 통증일 가능성이 있으므로 적극적인 화상 진단(표 8-4)이 필요하다. 그 중에서도 척추의 통증은 척추 마비를 일으킬 가능성이 있는 척추 전이인 경우가 있으므로 MRI 검사는 필수이다. 또, 수족 온도의 좌우차에도 주의한다. 온도가 높은 측의 교감신경 차단이 생길 가능성이 있어, 손의 경우에는 하부 경추나 상부 흉추로의 전이 침윤, 발의 경우는 요추(특히 2 요추를 중심으로 함)에의 전이 침윤의 가능성이 있다.

전인적 통증 (표8-5)

암 환자는 전인적 존재이기 때문에, 신체적 고통뿐만 아니라 다양한 고통을 경험하는 상태에 있다. 이러한 고통은 통증으로서 나타내지거나, 신체적 통증을 증강하는 기능이 있다.

표 8-5 전인적 통증(total pain)의 내용

1) 신체적 통증 : 아프다
2) 정신적 통증 : 외롭다
3) 사회적 통증 : 무너지다
4) 영적 통증 : 무섭다

암 통증의 평가

암 통증의 조절을 위해서는 통증의 정확한 평가(assessment)가 우선 필요하다. 환자는 통증에 대해 충분히 호소하지 않는 경우가 많고, 또 의료자측은 통증을 과소평가하는 경향이 있다. 통증의 평가, 치료 계획, 치료 실시, 재평가, 치료 계획 수정이라고 하는 순서로 계속해 치료를 실시하는 것이 중요하다.

(1) 환자의 통증의 호소를 믿을 것

(2) 환자와 통증에 대해 상세하게 서로 이야기할 것

- 언제부터
- 어디가
- 어떤 식으로(환자의 말로 기록하는 것도 필요)
- 어느 정도(통증의 강도)
- 통증이 가벼워지는 방법은?
- 지금까지의 통증에 대한 치료의 효과는?
- 환자는 통증을 어떻게 받아들이고 있는가?

(3) 통증 강도의 평가

- 주관적인 감각인 통증에 조금이라도 객관성을 갖게 한다.
  스케일(scale)의 사용(「총론」 참조)
- 통증이 환자의 생활에 미치는 영향을 안다.
  통증 때문에 잘 수 없음, 통증으로 걸을 수 없음 등

(4) 심리 상태의 평가

많은 암 환자는 억울한 감정이 생기며 이는 통증을 악화시키는 악순환을 형성한다. 심리 상태의 평가도 필요하다.

(5) 가족으로부터의 정보 획득

암 통증 조절

목표

- 야간의 편안한 수면
- 낮에 안정시통증의 소실
- 체동시통증의 소실

구체적 방법

- 약제(진통제, 진통보조제)
- 수술
- 방사선요법(palliative radiation therapy)
- 화학요법(palliative chemotherapy)
- 신경 차단

WHO 암 통증 치료지침

WHO 방식은 아래에 말하는 진통제 사용의 5원칙(표 8-6)이 그 골자가 되고 있다.

표 8-6 진통제 사용의 5원칙
1) 경구투여를 원칙으로 함(by mouth)
2) 시간을 정해 규칙적으로(by the clock)
3) 제통 ladder에 따라 효력의 순서로(by the ladder)
4) 환자마다의 개별적인 양으로(for the individual)
5) 보다 세세한 배려를(attention to detail)

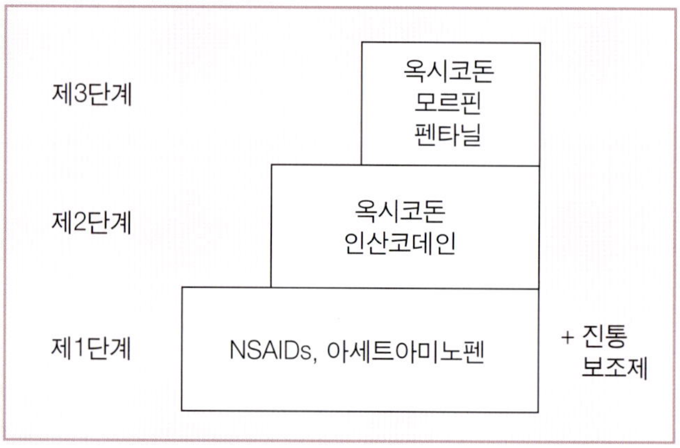

그림 8-1 3단계 제통 ladder

〈WHO 방식에서의 진통제 사용의 5원칙에 대해〉

1. 경구투여를 원칙으로 함(by mouth)

진통제의 투여는 가능한 한 타인의 도움 없이, 또 특별한 기기를 이용하지 않고 환자 스스로 실시해야 하는 것이다. 이 때문에 음식의 경구 섭취가 문제없이 가능한 환자에서는 진통제는 경구투여하는 것을 원칙으로 한다. 그렇지만 완고하게 경구투여에 집착하는 것은 졸음을 참고 있는 환자, 식욕이 없는 환자에게 고통을 더 줄 가능성이 있음을 알아 둔다. 환자의 상태에 따라 투여 경로를 변경하는 것에 주저하지 않는다. 식욕이 없는 환자 등에서는 후술하는 경피흡수제가 유용한 경우가 있다.

2. 시간을 결정해 규칙적으로(by the clock)

약물 동태를 생각해 진통제의 혈중 농도가 항상 진통 유효역으로 유지되도록 규칙적으로 투여한다. 아플 때에 필요에 의한 투여는 피한다. 3회 투여를 실시하는 진통제를 매 식후의 지시로 투여하면, 저녁식사부터 아침식사까지의 시간이 너무 길어 아침에 통증 때문에 잠에서 깨는 상황을 초래하는 경우가 많다. 이 때문에 1일 3회 투여의 진통제에서는 반드시 취침 전에 투여를 하며 8시간마다 투여한다.

3. 제통 ladder에 따른 효력의 순서로(by the ladder)(그림 8-1)

3단계 제통 ladder로서 널리 알려져 있는 원칙이다. 통증이 경도인 경우에는 제1단계의 비오피오이드진통제[비스테로이드성 항염증제(NSAIDs), 아세트아미노펜]을 투여하며, 이것으로 조절이 불충분한 경우에는 제2단계의 진통제로서 약오피오이드인 인산코데인 또는 옥시코돈 10mg/일을 첨가하고, 이것으로도 조절이 불충분한 경우에는 제3단계의 진통제로서 강오피오이드인 모르핀이나 펜타닐, 옥시코돈을 이용한다. 또 각각의 단계에서 필요하면 진통보조제도 사용한다. 이 제통 ladder는 통증의 강도에 따라 진통제를 구사하는 것도 의미 있으며, 약한 통증에는 NSAIDs, 강한 통증에는 개시시부터 모르핀을 NSAIDs와 함께 개시해도 좋은 결과를 보인다.

제통 ladder를 이용하는 경우에 잘못하기 쉬운 점으로서 제1단계로부터 제2, 제3단계의 약제로 옮기는 경우에 제1단계의 약을 중지해 버린다고 하는 것이 있다. 단계를 높이는 것은 보다 강한 단계의 약제를 사용하는 것이라는 믿음으로 제1단계의 NSAIDs를 중지해 버리는 것이다. NSAIDs는 제1단계로부터 제3단계까지 사용된다.

4. 환자마다의 개별적인 양으로(for the individual)

진통제의 효과는 개인차가 있다. 또, 같은 환자라도 병의 진행기에 따라 상태가 다르며, 진통제의 사용량도 달라진다. 환자의 상태를 잘 관찰해 진통제 투여를 실시한다.

5. 보다 세세한 배려를(attention to detail)

진통제 투여 후에도 환자 상태에 대해 충분히 배려하며, 특히 부작용에 충분히 대처한다.

WHO 방식의 약제

여기에서는 WHO 방식에서 실제로 사용되는 약제에 대해 말한다. WHO 방식에서는 기본약이 진술되고 있다. 현재 상태로서는 새로운 진통제가 차례로 개발, 발매되고 있어 새롭게 발매된 약제를 사용할 때에는 WHO 방식 중 어느 단계의 약제인지를 알고 사용하는 것이 중요하다.

비오피오이드 진통제

비스테로이드성 항염증제(NSAIDs)와 아세트아미노펜 NSAIDs의 작용 기전은 염증시에 방출되는 프로스타글란딘(PG : prostagrandin)의 합성 효소인 시크로옥시게나제(COX : cyclooxygenase) 활성 저해에 의해 PG의 합성을 저해하는 것이다. PG 자체는 발통 작용을 갖지 않지만, 발통 물질인 브라디키닌에 의한 지각신경의 통증 역치를 저하시키므로 통증을 일으키게 된다. PG는 위점막 보호, 신혈류 유지 등의 작용을 갖고, 생체의 항상성 유지를 위해서도 중요한 기능을 가지고 있다.

COX에는 COX-1과 COX-2라고 하는 2종류의 아이소자임이 존재하는데, COX-1(구성형 효소)는 생체 항상성 유지를 위한 PG합성, COX-2(유도형 효소)는 염증시에 유도되고 염증, 통증과 관계되는 PG를 합성한다. 진통에는 COX-2의 선택적 활성 저해가 부작용 발생이 적으므로 중요하다. 그렇지만 COX-2도 일부는 생체의 항상성 유지에 작용하고 있어 완전하게 저해하면 여러 가지의 장기 장애를 일으킬 가능성이 있다.

이 때문에 진통제로서의 NSAIDs에는 COX-1과 COX-2를 균형 있게 저해하는 약제가 유용하다. 메록시캄(모빅®)이나 에토드락(하이펜®)은 이 밸런스가 좋은 NSAIDs이며, 부작용인 위장 장애도 적어 사용하기 쉽다. 풀루비프로펜(로피온®)은 정맥주사용의 NSAIDs이며, 혈관 확보가 이루어지고 있는 환자에서는 사용하기 쉽다. 우리는 경구투여가 불가능하게 된 환자에서는 1앰플(50ml)을 생리식염액 50ml에 용해해 1일 2,3회 정해진 시간에 점적 정맥주사를 실시하고 있다.

오피오이드와 다른 작용 기전으로 진통 작용을 나타내는 NSAIDs는 통증의 경과를 보며 오피오이드와 함께 투여한다.

아세트아미노펜은 아스피린과 동일한 정도의 진통, 해열 작용을 가지지만, 소염 작용은 나타나지 않는다. 말초에서의 COX 저해 작용은 나타나지 않기 때문에, NSAIDs의 부작용인 위장 장애, 신장 장애도 나타나지 않는다.

모르핀 제제

모르핀은 WHO 방식 제통 ladder의 제3단계의 강오피오이드이다. 최근 다양한 제형이 개발되어 환자 상태에 모르핀 선택의 폭이 넓어졌다(표 8-7). 모르핀은 어떠한 상태의 환자에게도 투여 가능한 제형을 가지고 있다. 제형에 따라 모르핀의 약물 동태가 크게 다르기 때문에, 사용에 대해 각 모르핀 제제의 특징을 충분히 인식해야 한다. 모르핀 사용에 있어 의료자, 환자 모두 모르핀에 대한 나쁜 이미지(표 8-8)를 먼저 버리는 것이 중요하다.

암성 통증은 항상 같은 정도가 아니고, 갑자기 심해지는 일이 있다(돌출통). 이 때에 이용하는 진통제를 레스큐(rescue)라고 하며, 효과 발현이 빠른 제제를 이용한다. 장시간 작용성의 제제는 효과 발현까지 시간이 걸리기 때문에 이용해서는 안 된다. 24시간 지속성을 호소하는 제제라도 환자에 따라서는 12시간 마다의 투여가 필요한 경우가 있어, 환자 상태를 잘 관찰하는 것이 중요하다. 모르핀은 어떠한 제형이라도 같은 부작용이 나타나기 때문에 구역 · 구토, 변비에 대한 부작용 대책

표 8-7 각종 오피오이드 제제의 비교

모르핀 제제	흡수 개시	최고 혈중 농도	정기 투여 간격
모르핀 분말	약 20분	1시간	4시간
모르핀 정	약 20분	1시간	4시간
모르친 액	약 20분	1시간	4시간
MS 콘틴	1시간	2~4시간	12시간
카디안	1시간	6~8시간	24시간
몰페스 세립	1시간	2~4시간	12시간
안펙 좌제	약 20분	1시간	8시간
옥시콘틴	1시간	2~4시간	12시간
옥시놈	약 12분	2시간	6시간

표 8-8 모르핀에 대한 나쁜 이미지

· 마약 중독 · 내성 · 호흡 억제

을 반드시 실시해 투여를 개시한다.

펜타닐 팻치(듀로텝 팻치[R])

펜타닐 팻치는 강오피오이드의 경피흡수제이다.

(1) 펜타닐

펜타닐은 합성 오피오이드로 모르핀과 같이 중추신경의 μ 수용체에 작용해 효과를 나타낸다. 진통 작용은 모르핀의 75~100배이며 히스타민 유리 작용이 없고, 구역, 장관 운동 억제 작용이 모르핀보다 적은, 즉 변비가 적은 장점이 있다. 간장에서 대사되며 주대사산물인 노르펜타닐은 약리 활성이 없고 신장 배출이 적다.

(2) 경피흡수형 제제

펜타닐은 생체를 보호하고 있는 피부 장벽을 통과, 피하 조직의 지방에 축적하여, 피부 모세혈관으로부터 흡수된다. 경피 흡수는 물리적으로는 온도에 의존한다. 간의 first pass effect(첫회 통과 효과)를 받지 않는다.

(3) 경피흡수형 제제의 장점과 결점

장점으로서는 경구 섭취가 불가능한 환자, 식욕이 없는 환자에게도 사용할 수 있는 것, 사용법이 간단하다는 것을 들 수 있다. 한편, 결점으로서는 벗겨질 가능성, 피부 장애의 가능성, 온도에 의해 흡수율이 달라지는 등의 문제가 있다.

(4) 펜타닐 패치의 사용 개시에 대해

현재로서는 모르핀이나 옥시코돈 사용 환자로부터의 변환이 전제이며, 경구 모르핀으로 환산해 45mg 이상의 모르핀 사용 환자가 대상이다. 모르핀 사용량으로부터 환산표를 이용해 2.5, 5.0, 7.5, 10mg의 제제를 선택할 수 있다. 펜타닐의 혈중 농도가 상승하기까지 12시간 이상을 필요로 한다. 즉 펜타닐 패치를 붙여도 곧바로 진통 효과를 얻을 수 것은 아니다. 펜타닐 패치 변경까지 사용하고 있던 오피오이드 제제의 차이에 의해, 이 12시간의 시간 차이를 극복하는 방법이 필요하다. 빈도는 적지만, 오피오이드를 중지하는 것으로 금단 증상이 출현하는 경우가 있다. 펜타닐 패치는 72시간마다 바꾸어 붙인다.

(5) 펜타닐 패치 사용시 레스큐(rescue)

환산표의 모르핀양의 폭이 넓기 때문에, 펜타닐 패치로 변경했을 경우에 충분한 진통 효과를 얻을 수 없는 경우가 있다. 또, 갑자기 통증이 증강했을 경우에는 속효성의 오피오이드를 레스큐로서 이용해 대처한다. 레스큐양은 경구 모르핀량의 1/6, 모르핀 주사량의 1/12을 기준으로 한다. 1일당 레스큐양이 경구 모르핀으로 환산하여 45mg 이상이 되면, 펜타닐 패치 2.5mg분을 다음번 바꾸어 붙일 때에 증량한다.

(6) 펜타닐 패치의 부작용

빈도는 낮지만, 모르핀 사용시 나타나는 부작용은 모두 생길 수 있다. 펜타닐 패치를 벗겼어도, 혈중 농도의 반감기가 17시간 이상이기 때문에 부작용도 장시간 지속할 가능성이 있다.

실제로 사용했을 경우, 역시 바꾸어 붙일 때의 통증과 레스큐 사용이 문제가 된다. 환산표에서의 모르핀이 적은 양에서의 바꾸어 붙이는 경우에는 진통 효과도 양호하지만, 많은 양에서의 모르핀으로 환산했을 경우에는 그다지 효능이 좋지 않다고 하는 인상이 강하다. 환산표는 안전성을 중시한 내용으로 되어 있어 실제로는 환산표의 적은 모르핀양에서의 바꿔 붙이기에 유의하는 것이 좋을 것이다.

모르핀에 의한 변비를 조절하기 어려웠던 환자에게 사용하여, 변비가 완화했다고 하는 증례도 경험하고 있다. 모르핀 사용으로 심한 변비가 생긴 경우 펜타닐 패치가 좋은 대안이라고 생각된다.

옥시코돈(옥시콘틴®)

아편으로부터 코데인과 모르핀을 제조하는 과정에서 생기는 테파인으로부터 합성되는 오피오이드이다. 경구투여된 옥시코돈은 첫회 통과 효과(first pass effect)를 얻기 어렵고, 대사되지 않고 체순환에 들어가기 때문에, 경구투여에서는 모르핀의 약 1.5배의 진통 효과를 가진다. 경구투여에 의한 생체내 이용률은 모르핀 24%인 것에 반해, 옥시코돈은 60~80%이다. 모르핀과 마찬가지로 유효 한계는 없고, 투여량을 늘린 만큼만의 진통 효과를 얻을 수 있다. 옥시코돈에는 모르핀과 같은 부작용이 나타나기 때문에 부작용 대책이 필요하다. 옥시코돈은 간으로 대사되어 신장으로부터 배설되지만, 약리 활성을 가지는 대사산물이 거의 없기 때문에, 신장 기능 장애 환자에서 모르핀과 같이 활성 대사산물의 축적에 의한 졸음, 섬망 등을 일으키는 것이 적다.

현재 사용 가능한 경구 제제는 1일 2회 투여의 서방성 제제 옥시콘틴 정(1정 5mg, 10mg, 20mg, 40mg)과 속방산제 옥시놈 산(1포, 2.5mg, 5mg)이 있다. 5mg 정은 WHO 방식 암통 치료방침의 제2단계부터 사용 가능하며, 증량하는 것으로 제3단계의 오피오이드로서 계속해서 사용할 수 있다. 레스큐는 옥시코돈 속방산제를 이용하며, 옥시코돈 정의 1일량의 1/6을 기준량으로서 투여한다. 옥시코돈 속방산제는 쉽게 물에 녹일 수 있으므로 경관 투여도 가능하며, 이때에는 6시간 마다 투여한다.

오피오이드 로테이션

오피오이드를, 부작용이나 환자의 생활의 질 유지를 위해 다른 오피오이드로 변경하는 것을 오피오이드 로테이션(opioid rotation)이라고 한다. 주로 모르핀의 부작용에 대해 치료해도 구역, 섬망 등이 있어 모르핀 투여가 불가능한 모르핀 불내성의 환자에서 모르핀을 펜타닐, 옥시코돈으로 변경하는 것을 의미하는 경우가 많다. 식욕이 없는 환자에서 경구 오피오이드로부터 펜타닐 패치로 변경하는 것도 오피오이드 로테이션이다.

진통보조제(표 8-9)

WHO 방식으로는 비오피오이드, 오피오이드의 진통 효과를 높이는 목적으로 진통보조제가 사용되고 있다. 진통보조제 본래의 약리 작용은 진통 작용 이외의 것이지만, 특정의 상황하에서 진통 작용을 나타낸다. 진통보조제는 오피오이드가 효과를 내기 어려운 신경병증성 통증에 사용되는 것이 많아, 암 통증 치료지침에서는 모르핀의 경구투여량이 120mg를 넘었을 때가 사용 개시의 기준이다. 일반적으로 진통보조제는 항울제, 항경련제, 항부정맥제, NMDA(N-메틸-D-아스파라긴산) 수용체 길항제, 부신피질 호르몬 등으로, 골전이통에 대한 비스호스포네이트, 소화관 폐색에 수반하는 통증에 대

표 8-9 대표적 진통보조제
항경련제 : 카바마제핀(테그레톨®)
항울제 : 아미트립티린(트립타놀®)
항부정맥제 : 리도카인, 멕시레틴(멕시틸®)
부신피질 스테로이드 : 베타메타존(린데론®)

한 산도스타틴 등도 포함된다.

진통보조제의 사용구분이지만 「전격통, 달리는 통증」에는 항경련제, 항부정맥제, 「저림, 타는 것 같은 통증」이라고 표현되는 이상 감각을 수반하는 통증에는 항울제, NMDA 길항제 등이 사용된다. 진통보조제에는 부작용을 수반하거나 효과 발현까지 시간을 필요로 하는 약제가 많기 때문에, 환자에 대한 충분한 설명과 신중한 경과 관찰이 필요하다.

약 이외의 통증 조절

방사선 치료

진통 목적의 방사선 치료는 특히 골전이에 의한 통증의 경우에 유효하다. 조사 1개월의 시점에서 25%로 완전 제통, 41%에서 50% 이하의 통증 경감을 얻을 수 있다. 진통 목적의 조사는 지금까지는 1회 3그레이, 10회 조사를 해 왔지만, 8~10그레이의 단회 조사도 골전이의 부위에 따라서는 이용되게 되었다. 암 통증의 조절로 방사선 치료의에게 상담하는 것은 중요하다.

신경 차단

(1) 복강 신경총 차단

췌장암 같은 상복부의 통증에 유효하다. 일반적 방법은 X선 투시하에서 좌우 횡격막각과 제1요추로 둘러싸인 구획내에 차단침을 진행시켜 알코올로 내장신경을 차단하는 것이다.

(2) 지속 지주막하 차단

지주막하강에 지속적으로 모르핀나 국소마취제를 주입하여 통증의 경감을 도모한다. 골반 내장기 암 재발이나 골반 골전이에 수반하는 통증에 유효하다(그림 8-2).

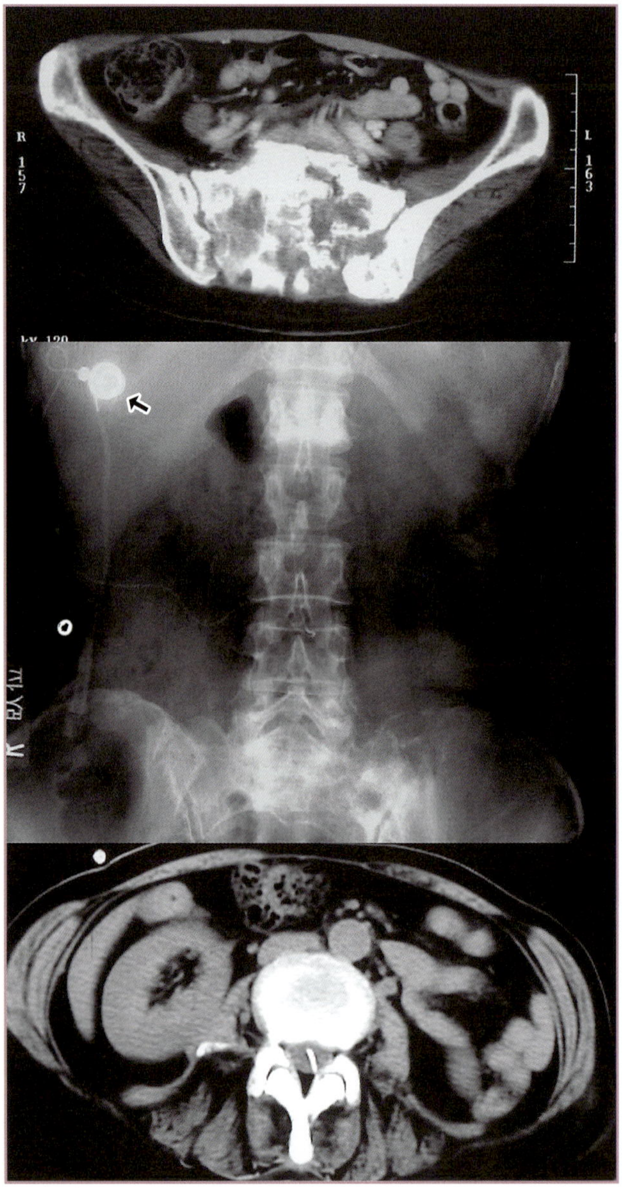

그림 8-2 지속 지주막하 차단
63세 여성, 유방암 천골 전이. 상단 : 골 전이 때문에 파괴된 천골. 중단 체내에 유치한 약액 주입용 port와 지주막하 카테터. 하단 : 지주막하강에 유치한 카테터의 위치를 CT로 확인할 수 있다.

통증의 조절이 잘 되지 않을 때

WHO 방식을 이용하면 80~90%의 환자에서 통증 조절이 가능해진다고 말해지고 있다. 이것은 약 20% 정도의 환자에서는 통증 조절이 불충분할 가능성을 나타내는 것이다. 통증의 조절이 잘 되지 않을 때에는 환자, 가족의 고통은 말할 것도 없고, 치료자측의 정신적 고통도 커진다.

다음은 통증이 잘 조절되지 않는 경우의 대처 방법을 말한다.

(1) 통증의 원인의 재평가를 실시한다

환자의 통증의 호소를 재차 잘 듣는 것으로부터 시작해 진찰, 화상 진단의 재확인을 실시하여, 통증의 원인에 대해 재평가한다. 병의 진행에 의한 통증의 증강이 생각되는 경우에는 화상 검사의 추가가 필요한 경우가 있다. 최초부터 통증이 잘 조절되지 않는 경우나 조절의 성과가 있었지만 불충분했을 때에는 신경병증성 통증이 관여하는 경우가 많다.

(2) 통증의 치료의 재평가를 실시한다

복약이 확실히 되고 있는지 아닌지의 확인을 가장 먼저 실시해야 하는 것이다. 진통제라고 해도 약은 가능한 한 복용하고 싶지 않다고 생각하는 환자는 대부분, 충분히 설명을 해도 오피오이드의 복용에 주저하는 환자도 많이 있다. 복약이 지시대로 이루어지고 있는 환자에서는 오피오이드의 투여량 부족이 조절 불량의 큰 원인이다. 오피오이드가 효과가 있기 어려운 신경병증성 통증에는 적절한 진통보조제의 투여가 필요하다.

(3) 약물 이외에서의 조절법을 검토한다

암 통증의 조절 방법에는 약제 투여 이외 방법이 있는데 통증 조절 개시시에 이것을 고려하여 환자의 QOL(생활의 질)을 유지 · 향상시키는 방법을 선택해야 한다. 그 중에서도 신경 차단이나 방사선 치료는 큰 효과를 기대할 수 있는 방법이다. 췌장암 통증에 대한 복강신경총 차단, 골전이통에 대한 방사선 치료는 그 대표적인 것이라 할 수 있다. 신경 차단은 또 신경병증성 통증에도 유용한 경우가 많다. 마취과의나 방사선 치료의에의 상담을 주저해서는 안 된다.

(4) 전인적 통증(total pain)의 시점에서 통증의 평가를 실시한다

전인적 통증은 환자를 '사회생활을 영위하는 한 사람의 인간'으로서 보는 입장이다. 사회적 통증, 정신적 통증, 영적 통증은 신체적 통증을 증강시키거나 조절을 나쁘게 하는 작용을 갖는다. 이 때문에, 전인적 통증의 시점에서 환자를 보는 것이 통증의 조절에서 중요하다.

완화 케어에서는 의사, 간호사, 약제사, 의료 사회사업가, 영양사, 이학요법사, 자원봉사 등의 팀을 짜, 환자, 가족의 지원에 대응하는 것이 특징이며, 통증의 조절에도 각 팀의 전문적 지식, 기술을 사용한다고 하는 자세로 임한다.

끝으로

여기에서는 약제에 의한 암 통증의 조절 방법의 기본으로서 WHO 방식을 간단히 설명하였다. 암 환자가 호소하는 통증은 단지 신체적인 통증뿐만 아니라, 한 사람의 인간으로서의 다양한 고통이 크게 관여하는 것도 사실이다. 그렇지만 신체적 통증을 우선 조절하는 것이, 암 통증의 조절의 출발점인 것은 틀림없다. WHO 방식을 기초로 암 환자를 한 사람의 인간으로서 보는 시점을 가지면서 암성 통증은 적극적으로 조절할 필요가 있다.

9. 심인성 통증

처음에

【개념】 마음이 원인이 되어 통증이 일어나고 있다.
통증을 설명할 수 있는 신체적 원인은 없지만, 심리적 · 사회적 발증 인자가 있다.

【특징】 통증이 상식을 넘고 있다(표 9-1).

【분포】 신경계의 해부학적 분포와 일치하지 않는다.

【성상】 (강도, 빈도) 생각되는 범위를 훨씬 넘어 종래의 진통요법은 단시간 밖에 효과가 없다.

심인성 통증의 개념이 혼란스러운 이유로 다음과 같은 것을 생각할 수 있다.

- **신체 병변에 기인하지 않는다 ≠ 심인성.**
  「심인성」의 증명이 어려워 정신과나 심료내과에서는 「심인성」이라는 말은 그다지 사용하지 않는다.
- **심인성 통증이라는 말은 애매하다.**
  정신과적 정의에서는 성격이나 환경에서 발증을 일으킬 수 있는 통증을 가리킨다.
- **유사한 전문 용어가 범람하고 있다.**
  심인통, 만성 통증, 심인성 통증 장애, 신체 표현성 통증 장애, 통증성 장애 등
- **「마음」의 영향을 받지 않는 신체 질환은 없다(그림 9-1).**
  통증이 만성화 되면 「마음」의 영향력은 보다 강해진다(그림 9-2).

만성화한 통증은 많든 적든 심인성 통증을 수반하므로 임상에서 만성 통증*으로 포괄하는 경우가 많다.

표 9-1 '심인성 통증'의 특징

1. 이학적 소견과 임상 증상이 일치하지 않아 기질적, 기능적 장애를 제외한 후 진단을 할 수 있다.
2. 자각 증후와 타각 증상이 일치하지 않는다.
3. 통증에 동요성(일내, 일차 변동)이 있다.
4. 통증이 장기간 계속된다.
5. 닥터쇼핑의 경험, 의료 기관에의 불만이 있다.
6. 정동의 변화(억울, 공격성 등)가 격렬하다.
7. 통증의 성립 기전을 잘 알 수 없고, 대인 문제나 환경 문제에의 배려가 부족하다.
8. 주위에 종종 통증의 강화 인자가 존재한다.

(山内祐一 , 1997에서 참조)

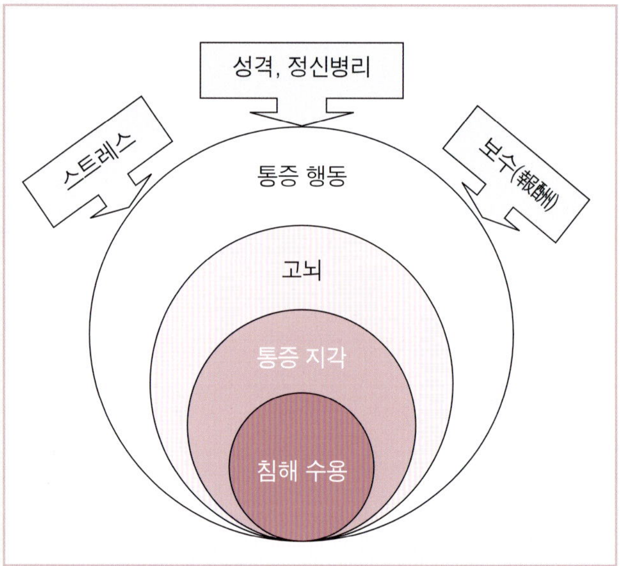

그림 9-1 **통증의 다층 모델** (Loser, J.D., 1982에서 참조)
침해 수용 : 자극에 의해, 침해 수용기에 전기적 임펄스(impulse)가 생기는 것
통증 지각 : 침해 수용이, 대뇌에서 통증으로서 지각되는 것
고뇌 : 통증이 불러 일으킨 '음성 감정' (불안, 공포, 경악)
통증 행동 : 언어적("아프다"고 외침) · 비언어적(얼굴이 굳어짐) 표현이나, 통증을 회피하려고 하는 행동
통증 행동은 심리 사회적 요인[성격, 스트레스, 보수(報酬)]에 의해 수식된다.

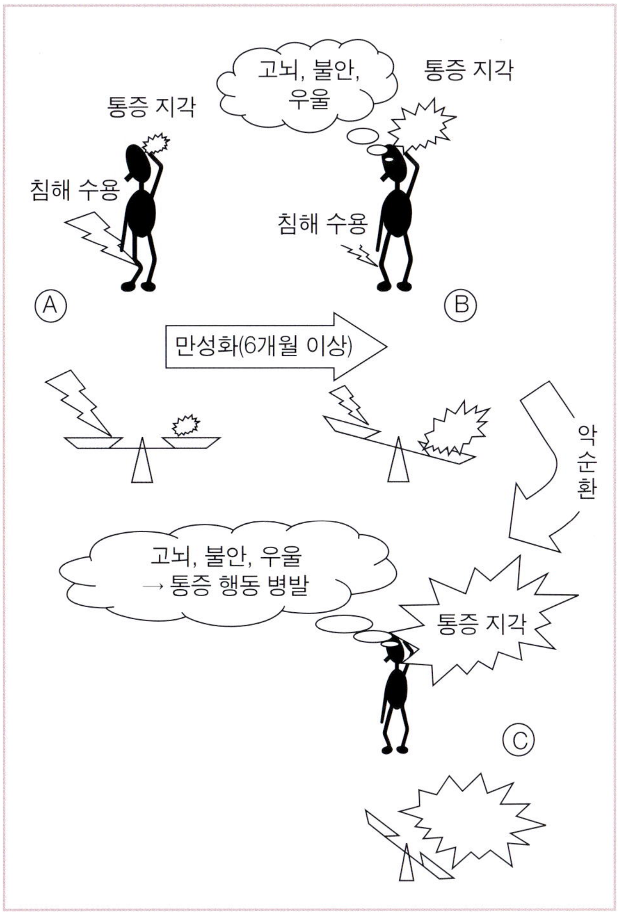

그림 9-2 장기화에 의한 통증의 변화
Ⓐ : 급성기
침해 수용에 상당하는 통증을 지각
Ⓑ : 만성기(6개월 이상 지속)
침해 수용은 경감하고 있지만, 통증 지각은 증강하고 고뇌, 불안, 억울의 출현
Ⓒ : 만성통이기 때문에 환자의 관심은 통증에만 집중되어, 사회 · 가정생활에서의 활동성에 지장이 있다. 집에 틀어박혀 있거나 억울 상태가 강해져, 한층 더 강한 통증을 호소한다(악순환).

***만성 통증(chronic pain)**

【개념】 말초로부터의 자극(침해 수용)이 제거되어도, 장기간(6개월 이상) 지속하는 통증(그림 9-2). 우울증을 합병하는 것이 많다. 심인성 통증은 만성 통증에 포함되어 있다.

【진단기준】
· 6개월 이상, 격렬한 통증이 계속되고 있다.
· 현저한 고통, 사회적 · 직업적 기능 장애를 일으키고 있다.
· 심리적 요인이 통증의 발증 · 중증도 · 악화 · 지속에 강하게 관여하고 있다.

표 9-2 신체 표현성 장애

DSM-IV에서는 아래와 같이 다섯 가지로 분류되고 있다.

분류	특징
1. 통증성 장애	심리적 요인에 의해 용이하게 악화
2. 신체화 장애	다장기의 증상 호소
3. 전환성 장애	신경학적 증상 호소
4. 심기증	'특별한 병에 걸렸다' 는 믿음
5. 신체 추형(醜形) 장애	신체 부위에 대한 잘못한 신념 · 과장된 지각

개　념 : 「기분」의 병
별　명 : 자율신경실조증, 부정적 증상 호소(불면, 이명, 현기증), 심신증, Morita Masatake(森田正馬)가 제창한 「보통 신경질」등
발생율 : 생애를 통하면 일반 인구의 30%
특　징 : ① 충분한 의학적 설명이 곤란한 신체 증상(통증, 구토, 현기증 등)이 있다.
② 신체 증상 호소는 매우 위독. 매우 괴로워하여, 사회적 역할이나 직업적 역할이 저해된다.
③ 꾀병은 아니다.
치　료 : 확립되어 있지 않다.

심인성 통증을 미국 정신의학회가 2000년에 발표한 DSM-IV-TR(Diagnostic and Statistical Manual of Mental Disorders, 4th edition text and revision) 분류의 신체 표현성 장애에 포함되는 질환군(표 9-2)으로서 다음에 해설한다.

분류

분류 · 진단기준은 DSM-IV-TR에 준거한다(표 9-2).

통증성 장애

【개념】 한 군데 이상의 부위에 욱신욱신하는 통증이 항상 느껴지지만, 내과적으로도 외과적으로도 이상은 없어, 분명히 스트레스와 관련되어 있다고 인정된다.

【진단기준】 표 9-3 참조

표 9-3 통증성 장애의 진단기준
1. 한 군데 이상의 부위에 통증이 나타나 치료가 필요할 정도로 심한 상태 2. 통증은 현저한 고통 또는 사회적 · 직업적 기능 장애를 일으키고 있다. 3. 심리적 요인이 통증의 발증 · 중증도 · 악화 · 지속에 중요한 역할을 이루고 있다. 4. 그 증상은 의도적으로 만들어 낸 것은 아니다.
〈분류〉 급성 : 지속 기간이 6개월 미만 만성 : 지속 기간이 6개월 이상

신체화 장애

【개념】 신체 여기저기에 통증이나 신체 조화의 상실이 있다.

머리가 무겁고, 설사가 있는 등, 다양한 신체 증상을 동시에 호소하는 것이 특징

【역학】 유병율 5~10%. 여성에게 많다(남자 : 여자= 1 : 20). 인격 장애, 우울증, 불안 장애 등을 합병하는 것이 많다.

【진단기준】

- 발증은 10대 후반부터 20대
- 네 가지 통증 증상, 두 가지 위장 증상, 한 가지 성적 증상, 한 가지 위(僞)신경학적 증상이 경험되고 있다.

【치료상의 유의점】

- 환자는 신체의 기질적 이상(신체 질환)이라고 진단되는 것을 좋아해, 정신과 또는 심리적 평가를 요구하지 않는다.
- 의료 시설에 의존하거나 약물을 남용
- 치료 관계가 맺어진 시점에서, 유효한 치료 관계를 계속하기 위해서, 아래의 사항을 환자 스스로 납득하게 한다.
  ① 검사 · 수기에는 합병증 · 부작용이 따르므로, 여러 차례 실시할수록 부작용과 합병증의 발생 빈도가 높아진다.
  ② 위험성을 생각해 의사가 필요하지 않다고 판단한 검사, 치료, 상담은 실시하지 않는다.

전환성 장애(구 분류에서는 히스테리)

【개념】 스트레스나 마음속의 갈등이, 신체의 다양한 증상으로 '전환' 되어, 분명한 신체 장애(소리가 나오지 않음, 걸을 수 없음 등)로서 나타난다(그림 9-3).

전환성 장애에는 질병 이득(병에 걸리는 것으로 얻을 수 있는 메리트)이 있다.

질병으로 얻을 수 있는 이득은 무엇인가?

- 자신의 내면과 마주보는 괴로움으로부터 도망간다.
- 사람들의 원조나 애정을 받는다.

【역학】 여성에게 많다.

【증상】 운동 · 지각 기능 장애의 호소는 과장. 과장된 것처럼 느껴지는 반면, 심각하게 고민하고 있는 것 같은 모습은 없다.

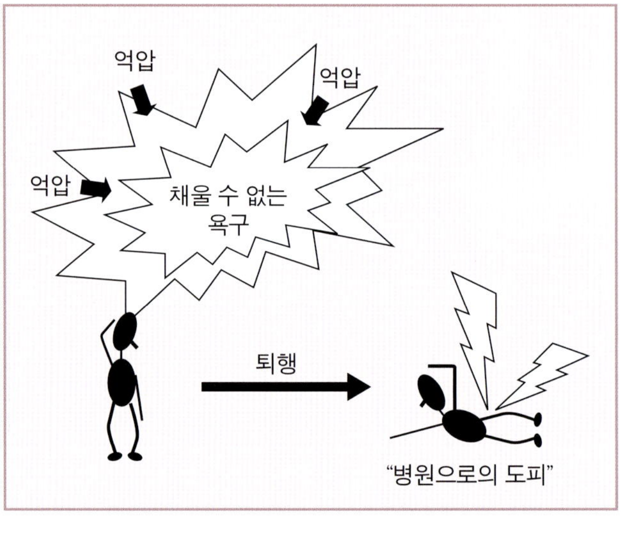

그림 9-3 전환성 장애의 개념
채워지지 않은 욕구가 억압되어 무의식 레벨로 불안 · 갈등의 해소를 실시하기 때문에, 수의계의 운동 기능이나 지각 기능 장애가 표출된다(=퇴행).

- 운동 마비 : 심인에 깊이 관련되어 있는 것이 많다(위 · 하지의 마비, 소리를 낼 수가 없음, 걸을 수 없음, 설 수가 없음).
- 이상 운동 : (경련, 틱, 아테토시스)
- 지각 기능 장애 : 신체의 기능 단위마다(장갑형, 양말형)에 생기는 것이 많다(통증 · 지각 둔마, 지각 과민).

【진단기준】
- 신경 · 신체의 병인 것처럼 보인다.
- 그 증상이 시작하기 전이나 악화되기 전에 스트레스가 있다.
- 강한 고통을 느껴 중요한 상황에서 지장이 생긴다.

심기증

【개념】 어느 특정 병(암, 간경변, 에이즈 등)을 걱정하여 불안해 하고 무서워하는 상태. 스스로도 의문을 느끼고 있지만, 그 생각을 떨쳐 버릴 수가 없다. 사실은 다른 곳에 불안이 있어, 그 불안이 신체의 불안으로 옮겨갈 수 있다.

「심신의 과로」+「사소한 컨디션 변화」→ 발증

【특징】 집착 성격(성실함, 꼼꼼함, 의리 있음, 근면 등 사소한 일에 집착하기 쉬운 성격)의 경향을 보이며 이런 사람은 매우 집요하다. 스트레스(고독, 좌절, 실연 등)나 환경 변화(가족 · 지인의 중병 · 사망 등의 「불안 체험」)를 계기로 발병하기 쉽다.
- 자각 증상을 종이에 극명하게 기입하는 등, 호소에 고집하는 경향이 강하다.
- 다수의 전문의를 방문하고 의학서를 읽어 자기 진단한다.

【증상】 다종 다양
- 신체 증상…피로감, 권태감, 수면 장애, 두통, 현기증, 저림, 떨림, 열감, 몸에 벌레가 기어다니는 느낌, 흉부 압박감, 가슴두근거림, 호흡 곤란, 식욕 부진, 구역질, 위통, 변비, 설사, 빈뇨, 성욕 감퇴, 월경 불순
- 정신 증상…주의력 감퇴, 기억 · 작업 능력의 저하

【진단기준】
- 사소한 심신의 부진을 병으로 해석한다.
- 생각을 바꿀 수 없다.
- 이 상태가 6개월 이상 계속되고 있다.

기타 관련 질환

(1) 우울증(depression, melancholia)

【개념】 감정과 욕동(欲動)의 장애를 주 증상으로 하는 정신 질환
억울한 기분, 흥미 · 기쁨의 상실

【역학】 만성 통증 환자의 16~73%가 대(大)우울증의 진단기준을 채운다.

【특징】 활동 저하 · 제지, 불면, 당혹이 강하고, 죄책감, 자책감, 비애는 적다.
억울 증상과 ① 일상생활에서의 행동 제한, ② 최근 6개월 사이에 통증을 느낀 날짜, ③ 통증 부위의 수 등과의 상관이 나타난다.

(2) 약물 남용 · 약물 의존(물질 사용 장애)

【개념】 남용은 심신에 유해한 증상이 나와도 약물 사용을 그만두지 않는 상태나, 약물을 손에 넣기 위해 사회적 규범으로부터 일탈한다고 하는 이상 행위를 가리키며 의존(자기 제어 불능인 상태)과 구별된다.
만성 통증 환자의 10~20%가 물질 의존, 40%가 물질 남용이 나타나 의존 물질로서는 ① 진통제 ② 알코올 ③ 항불안제가 많다.

【특징】
- 통증 장애, 물질 의존의 가족력이 있다.
- 심기 경향, 충동 경향이 높다.
- 시판약을 포함해 복수의 약물을 병용하는 경우가 많다.

- 부정적 증상 호소(불면, 이명, 현기증), 정동 장애[불안, 억울, 쉽게 화내기, 연기성, 질책, 흥분]를 수반하기 쉽다.
- 남용 · 의존에 의해 사용 목적이 변경(진통 완화로부터 쾌감 획득으로)되는 것이 많다.

(3) 허위성 장애

【개념】 다양한 증상은 「환자인 것처럼 연기하는」 일이 동기가 된다. 자기생활에 대해 거짓말을 하고 이 병원 저병원을 전전한 경력이 있다. 가장 집요하게 대응에 고려하여야 하는 질환

【역학】 여성에게 많다. 성인기 조기에 발증(입원 후에 일어나는 경우가 많다)

【특징】 간헐적인 경과를 겪는다.

- 통증의 정도나 성상이 격렬함에도 불구하고, 통증에 수반하는 반응성 소견(심박 수 증가, 발한 증가)이나 생화학적 · 이학적 소견이 부족하고, 진통제도 효과가 부족하다.
- 본인이 「타인으로부터 관찰되고 있다」라고 의식했을 때 증상이 악화된다.
- 대인관계에서의 조작성이 강렬하다.
- 의료에 대해 자세히 알고 있다.
- 환경에 소아기의 가정 붕괴, 신체적 · 정신적 학대 등의 문제가 있다.
- 심한 인격 장애가 나타난다(경계형 인격 장애가 많다).

【증상】 통증을 포함하여 다양

- 주관적 통증의 조작 : 복통이 전혀 없는데 급성 복통을 호소한다.
- 객관적 소견의 조작 : 체온계를 히터로 따뜻하게 해 유열을 가장한다.
- 병소를 조작…피부에 타액을 주입해 농양을 만든다.
- 질환의 과장 · 악화 : 대퇴를 심하게 묶어 하퇴 · 발꿈치의 종창을 증강시킨다.

【진단기준】

- 증상의 의도적 산출, 조작
- 동기는, 병자의 역할을 연기하는 것

뮌하우젠증후군(Munchausen syndrome : 허위성 장애의 만성 중증형) : 신체 증상의 자기 산출 · 병적 허언 · 병원 방랑이 특징. 독일의 지방 귀족을 모델로 한 소설에 등장하는 허풍쟁이 남작의 이름(Munchausen)에서 연유하여 명명되었다.

진찰 포인트

〈진료시의 기본적 자세〉

- 환자의 괴로움을 잘 이해하고, 환자와의 신뢰 관계를 확립한다.
- 중립적으로 접한다.
- 안이하게 「심인성」, 「스트레스」 등으로 설명하지 않는다.
- 「정신면의 문제로 통증이 강해지는 일도 있다, 그러므로 전문의(정신과나 심료내과)의 진찰을 받아 설명을 들으면 좋겠다」라고 전한다.
- 만성 통증의 경우, 통증을 자기의 일부로서 수용하여, 적극적으로 인생 설계를 세우는 것의 중요성을 인식하도록 재촉한다.

(1) 병력을 취하는 경우

통증의 청취 이외에 성격 · 스트레스 · 정신병리[가족 내에서의 공의존관계(dependencies) 등] · 보수(報酬)에 관한 체크가 중요

(2) 신체 소견을 취하는 경우

통증의 표현형으로서 자율신경 증상 > 행동 > 언어의 순서로 신뢰성을 두고 판단한다.

평가

통증의 평가법과 다축 평가를 표 9-4, 5에 나타낸다.

표 9-4 통증의 평가법

통증의 생물학적 평가
1) 원인 병변의 검색 충분한 병력 청취와 통상의 진찰, 검사 2) 통증의 정도 평가(간접 평가법) 지속통 · 발작통의 성상 · 빈도, 아로디니아의 범위, VAS(visual analog scale), FPS(facial pain scale), 일상생활 동작(ADL), 운동 기능의 평가 3) 자율신경계 기능 평가 국소의 발한 상태, 피부온, 피부혈류측정, 서모그래피, 동공검사, 배뇨 기능, 심전도의 R-R 간격의 움직임 평가 4) 중추신경계 기능 평가 뇌 국소혈류량 측정(SPECT, PET, fMRI), 뇌대사 측정(MR spectroscopy) 5) 약리학적 평가 약리학적 통증 기전 판별 시험 (DCT : drug challenge test, 통증 기전의 추측 · 치료법 선택)
통증의 심리 · 사회적 평가
1) 심리테스트 MMPI(미네소타 다면적 인격 목록) CMI(Cornell Medical Index) 현재성 불안 검사 2) 바이오피드백법

표 9-5 통증의 다축 평가

제 1 축	통증의 부위 · 성상/상해에 관련된 임상질환/약리학적 특성
제 2 축	성격적 특징 + 정신병리
제 3 축	일반 신체 질환
제 4 축	스트레스 인자/질병 이득
제 5 축	기능의 전체적 평가(ADL*)
제 6 축	약물 의존, 약물 남용의 유무

*ADL : 일상생활 동작
ADL 평가법으로서 Katz' s index(6항목, 7단계 평가), Barthel index(10항목, 100점 만점법)가 유명
(土井永史 등, 2003에서 참조)

치료방침 · 치료법(그림 9-4)

- 심리요법의 기본은, 수용(환자를 한 인간으로서 무조건 존중해 긍정적인 관심을 나타내며, 있는 그대로 받아들이는 것), 공감(환자의 감정을 환자의 입장이 되어 느끼고 이해하는 것), 경청, 지지
- 환자의 감정의 언어화를 촉진시킨다(특히 심기증의 경우).
- 심리 · 사회적 인자의 관여에 대해 충분한 설명을 실시한다.
- 통증에 항울제요법을 실시하는 경우는 치료 목적을 명확하게 전한다.
- 진통제의 투여, 습포, 마사지 등의 통증 지각에 대한 치료는 필요하다면 최저한으로 한다.
- 환자에 의한 통증의 셀프콘트롤이 치료에 중요하다.
- 통상의 치료에 반응하지 않는 경우, 통증 행동의 감소를 목표로 한 치료를 실시한다.

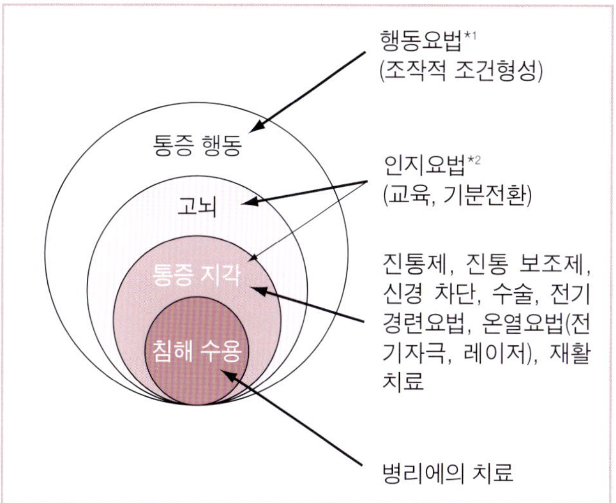

그림 9-4 통증의 다층 모델과 치료의 대응 (本田哲三, 2002에서 참조)

[1] 행동요법 : 부적응인 행동의 수정만을 목표로 한다.
사회 기능 훈련, 문제 해결 훈련, 노출(exposure)법 등

[2] 인지요법 : 비관적인 생각을 현실적인 것으로 바꾸는 것이 목표 · 증상의 셀프콘트롤을 중시해, 환자 스스로가 치료자가 된다.
자율훈련법, 모리타요법, 바이오피드백법 등

10. 기타

신경병증성 통증

다양한 원인에 의해 신경에 장애를 받아 그 결과 일어나는 통증을 신경병증성 통증(neuropathic pain)이라고 한다. 그러나 한마디로 신경병증성 통증이라고 해도 표 10-1에 나타내듯이 신경병증성 통증을 일으키는 질환은 많으며, 각각 다른 발증과 통증을 지속시키는 기전이 존재한다. 이것이 신경병증성 통증의 치료를 어렵게 하고 있다. 신경병증성 통증은 아로디니아[이통증(異痛症) : 통상에서는 통증을 일으키지 않는 것 같은 촉자극(바람을 맞거나 양복이 접하는 등)에서도 유발되는 통증 또 그러한 통증이 유발되는 상태], 통각 과민, 작열통, 부종, 발한의 변화, 온도 변화 등과 같은 특유인 증상을 가지고 있으며 대부분의 경우, 증상이 장기간 지속하기 때문에 그 고통은 상상을 초월한다.

표 10-1 신경병증성 통증을 일으키는 가능성이 있는 질환

외상성(의원성을 포함) 신경 손상
허혈성 신경 장애
압박/교액성 신경 장애
다발성 신경 장애(유전성, 대사성, 중독성, 염증성, 감염성, 종양수반성, 영양성, 아밀로이드시스 등)
신경총 손상
신경근의 압박
환지통
대상포진후신경통
삼차신경통
악성 종양(신경 침윤, 방사선에 의한 신경 장애, 외과 수술에 의한 신경 장애)

중추성
뇌졸중(뇌경색, 뇌내 출혈)
다발성 경화증
척수 손상
척수 공동증/연수 공동증
간질

스트레스시의 교감신경 활동에 수반해 통증이 증강하거나 교감신경 차단에 의해 통증이 억제되는 일이 있다. 그것으로부터 신경병증성 통증에는 교감신경이 깊이 관계되어 있다고 생각되고 있다. 신경의 손상이나 염증 때문에 만성적으로 통증 자극이 더해지면, 통각계와 교감신경계의 사이에 그림 10-1에 나타내듯이 통증의 악순환이 형성된다. 따라서 신경병증성 통증이 발생하고 있는 시기에 중추에 입력하는 비정상인 신호를 제어할 수 있는 교감신경 차단은 유효한 수단이라고 생각된다. 그러나 모든 신경병증성 통증이 교감신경 차단에 양호한 반응을 나타내는 것은 아니고, 반대로 증상이 악화

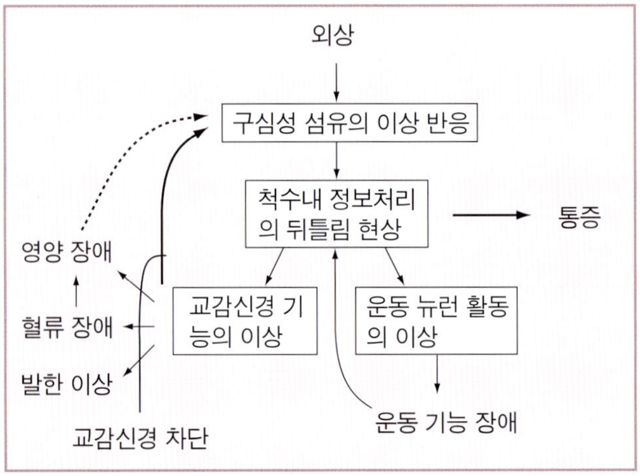

그림 10-1 **통증의 악순환** (橫田敏勝, 1994)

되는 경우도 있다(ABC syndrome : angry back firing C-nociceptor syndrome). 어쨌든 빠른 시기에 신경병증성 통증을 진단해 치료를 개시해, 악순환의 형성을 막지 않으면 안 된다.

반사성 교감신경성 디스트로피 (RSD/CRPS)

반사성 교감신경성 디스트로피(RSD : reflex sympathetic dystrophy)는 complex regional pain syndrome type-1(이하 CRPS-I)이라고 하는 이름으로도 알려져 있다. CRPS-1은 신경이나 연부 조직의 타박 · 염좌 등의 외상을 계기로 발병하는 난치성 신경병증성 통증이다. 또, 주요한 신경의 손상이 분명한 경우에는 작열통/CRPS type II(이하 CRPS-II)라고 한다. 증상은 RSD와 거의 같지만 작열통은 신경 손상이 분명하며, 보다 객관적인 신경 증상을 나타낸다.

CRPS의 진단기준

다른(후술) 신경병증성 통증을 초래하는 질환에서는 그 원인이 분명한 경우가 대부분이지만 RSD/CRPS-I에 관해서는 분명하지 않은 경우 진단기준은 다음과 같다.

① 외상 등의 침해 자극이나 깁스 등으로 고정되어 있던 시기가 있다.

② 원인이 되는 외상 등에서 예상되는 정도를 훨씬 넘는 것 같은 강한 통증, 아로디니아, 통각 과민이 있다.

③ 부종을 수반한 통증, 피부혈류의 변화, 및 발한 기능 이상 중 하나가 나타난다.

④ 위의 증상을 설명할 수 있는 것 외의 질환이 존재하지 않는다.

CRPS에 있어 ②~④는 필수이며, 이것에 분명한 신경 손상을 수반하는 경우에 작열통/CRPS-II가 된다.

표 10-2　RSD/CRPS-I의 병기별 증상

병기 I

1. 외상부위에 국한된 통증의 발생
2. 촉각 과민
3. 국소 종창
4. 근경련
5. 경직, 가동역 제한
6. 발증시, 통상 피부는 따뜻하게 붉은 빛을 띠고 건조하지만, 그 후 외관상 청색증형이 되어 차가워져 땀이 나게 된다.
7. 발한의 증가
8. 경증의 경우, 이 시기가 수 주간 계속되어 그 후 자연스럽게 진정되거나 치료에 양호한 반응을 나타낸다.

병기 II

1. 통증은 보다 강하거나 보다 광범위하게 된다.
2. 종창은 확대되고, 부드러운 느낌에서 딱딱한 타입으로 바뀌는 경향이 있다.
3. 체모는 딱딱해지고 그 후 적게 된다. 손톱은 빠르게 성장하고 그 후 천천히 성장하거나 약하고 금이 가 홈이 생기게 된다.
4. 국소적인 골위축증은 조기에 일어나지만 보다 중증화해 확대되는 경우가 있다.
5. 근위축이 시작된다.

병기 III

1. 조직의 위축이 불가역적으로 된다.
2. 통증은 참기 어려운 것이 되어 환지 전체에 퍼진다.
3. 전신에 퍼지는 경우도 있다.

증상

병기에 따라 증상은 다르다(표 10-2). 통증, 혈관 운동 장애에 의한 피부온 이상, 발한 운동신경 장애에 의한 발한 이상, 종창, 골이영양에 의한 골위축증, 시간의 경과에 수반하는 증상의 확대(연속형, 반대쪽에 증상이 나타나는 형, 독립형)가 나타난다. 그림 10-2는 염좌를 계기로 발병한 오른쪽 다리의 RSD/CRPS-I이다. 그림 10-3은 수상 1개월 후의 X선 사진으로, 뼈의 위축이 매우 분명하다.

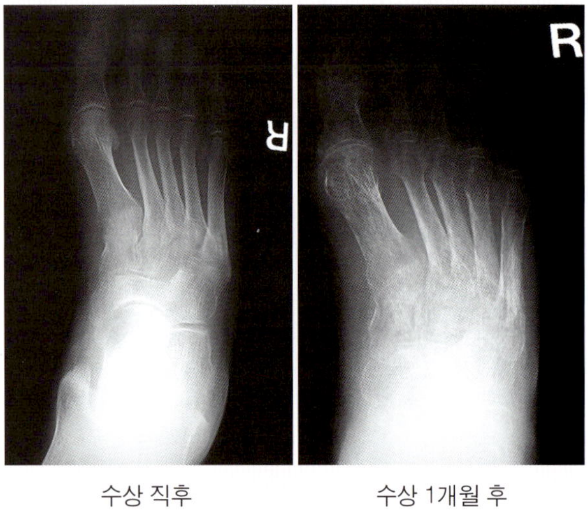

그림 10-2 RSD/CRPS-I에 의한 골변화 (42세, 남자)

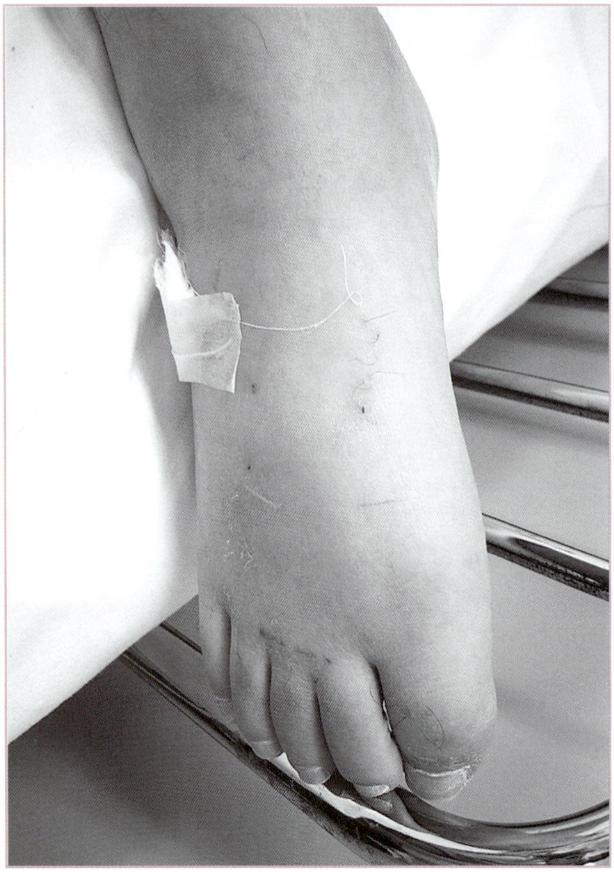

그림 10-3 RSD/CRPS에 의한 다리의 종창 (42세, 남자)
발생 2개월 후, 염좌가 원인이라고 생각되었다.

치료

치료는 이학요법을 중심으로 실시한다. 환지를 가능한 한 자연스럽게 사용할 수 있도록 하는 것을 목표로 한다. 따라서 통증 때문에 재활이 곤란한 경우에 신경차단이나 전기나 레이저에 의한 자극치료 등을 실시하고 통증이 완화되면 재활을 실시한다. 그 외 약물요법, 수술요법 등이 행해지고 있지만(표 10-3), 그 효과는 절대적인 것은 아니다.

환지통

불의의 사고나 질병 등에 의해 사지를 절단한 후에, 절단된 사지가 자신의 몸에 붙어 있는 것 같은 감각을 환지(phantom limb)라고 하며, 그것이 통증을 중심으로 한 이상 감각인 경우를 환지통(phantom limb pain)이라고 한다. 이 환지통은 절단된 환자에게 상당한 확률로 발생하며 유효한 치료가 확립되어 있지 않기 때문에 환자를 비롯하여 치료에 관여하는 모든 사람들이 몹시 고심하고 있다.

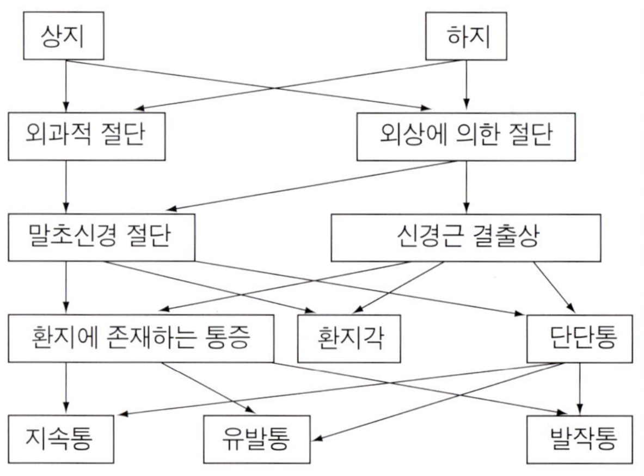

그림 10-4 환지통의 다양성

표 10-3 신경병증성 통증에 대해서 행해지는 대표적 치료

약물요법	신경 차단	전기자극요법
오피오이드	경막외 차단	경피적 말초신경 자극
인산코데인	성상신경절 차단	척수경막외 자극
염산 모르핀	국소 정맥내 차단	뇌심부 자극치료
항경련제	요부 교감신경절 차단	운동영역 자극치료
카바마제핀	흉부 교감신경절 차단	
항울제	완신경총 차단	
아미트립티린	척수 지주막하 차단	
NMDA 수용체 길항제		
케타민 덱스트로메톨판		
항부정맥제		
리도카인 멕시티렌		
트란키라이저		

환지통의 병태

환지통의 발생 기전은 자세하게는 해명되어 있지 않지만 말초성과 중추성의 기전이 있다고 말해지고 있다. 말초신경의 구심로 차단에 수반하는 척수 후각 뉴런의 과잉 흥분이 환지통의 발생에 크게 관여해, 뉴런의 이상 흥분은 시상 및 대뇌피질로부터도 기록된다. 또, 통증의 범위가 말초신경의 지배 영역에 반드시 일치하지 않는 것 등에서 고위 중추의 관여도 크다고 생각되고 있다. 환지통을 생각하는 경우에 그림 10-4에 나타내듯이 절단지가 상지인지 하지인지, 외과적 절단이 외상에 의한 것인지, 통증이 환지에 있는지 단단에 있는지, 또, 통증의 성질은 지속적인지 발작적인지 등 다양한 요소를 고려해 치료에 임하지 않으면 안 된다.

임상 증상

약 90%의 환자는 환지를 자각한다고 말해지고 있다. 그러나 일반적으로 환지각만으로 치료의 대상이 되는 것은 아니다. 한편 환지통을 일과성으로 호소하는 빈도는 많은 사람들에 의해 보고되어 2~80%라고 하고 있다. 일반적으로 박동성의 지속통으로, 그 성상은 타는 것 같은 느낌, 비트는 것 같음, 따끔따끔함이나 도저히 말로는 표현할 수 없는 것 같은 비정상인 통증 등 다양한 증상을 환지에 자각한다. 가끔, 단단부에 발생한 산통성 단단 신경종에 의한 단단부통을 호소하는 환자가 있는데, 이 경우 단단부에 통증을 유발하는 트리거 (trigger)가 존재해 환지통과 구별하지 않으면 안 된다. 그러나 단단부통을 가지는 증례에서는 단단 신경종을 자극하면 환지통을 유발하는 것이 자주 나타난다.

환지통의 범위와 telescoping

환지통은 사지 말단에 호발하며 상지에서는 글로브형, 하지에서는 스타킹형을 나타내는 것이 많고, 또 절단 이전에 있던 통증의 부위에 환지통을 느끼는 경향이 있다고 말해지고 있다. 그러나 통증은 시간의 경과와 함께 서서히 개선되 환지도 말초를 향해 축소해나가 최종적으로는 소실하는 일도 있다. 이 시간의 경과와 함께 축소해 나가는 것을 telescoping이라고 한다.

치료

앞에 말한 것처럼 현재로서는 유효한 치료는 없는 것이 현실이다. 표 10-3에 나타낸 것이 현재 이용되고 있는 대표적인 치료이다. 환지통은 단일의 요소만이 아니라, 말초성, 중추성 나아가 심리적 요소도 크게 관여하고 있다고 생각되고 있기 때문에, 표 10-3에 나타낸 각 치료를 필요에 따라 조합할 필요가 있다.

예방

환지통에 있어서는 치료보다 오히려 예방이 중요하다. 외상 때문에 절단을 피할 수 없게 되었을 경우는 별개로, 다양한 질병이 원인으로 절단이 예정되는 경우에는 혈관성 병변에 의한 허혈통이나 염증통, 종양에 수반하는 신경병증성 통증에 의해 절단 전부터 통증을 수반하고 있는 것이 많다. 그 경우, 절단 예정의 수 주전부터 지속경막외 차단지주막하 차단 등으로 제통을 실

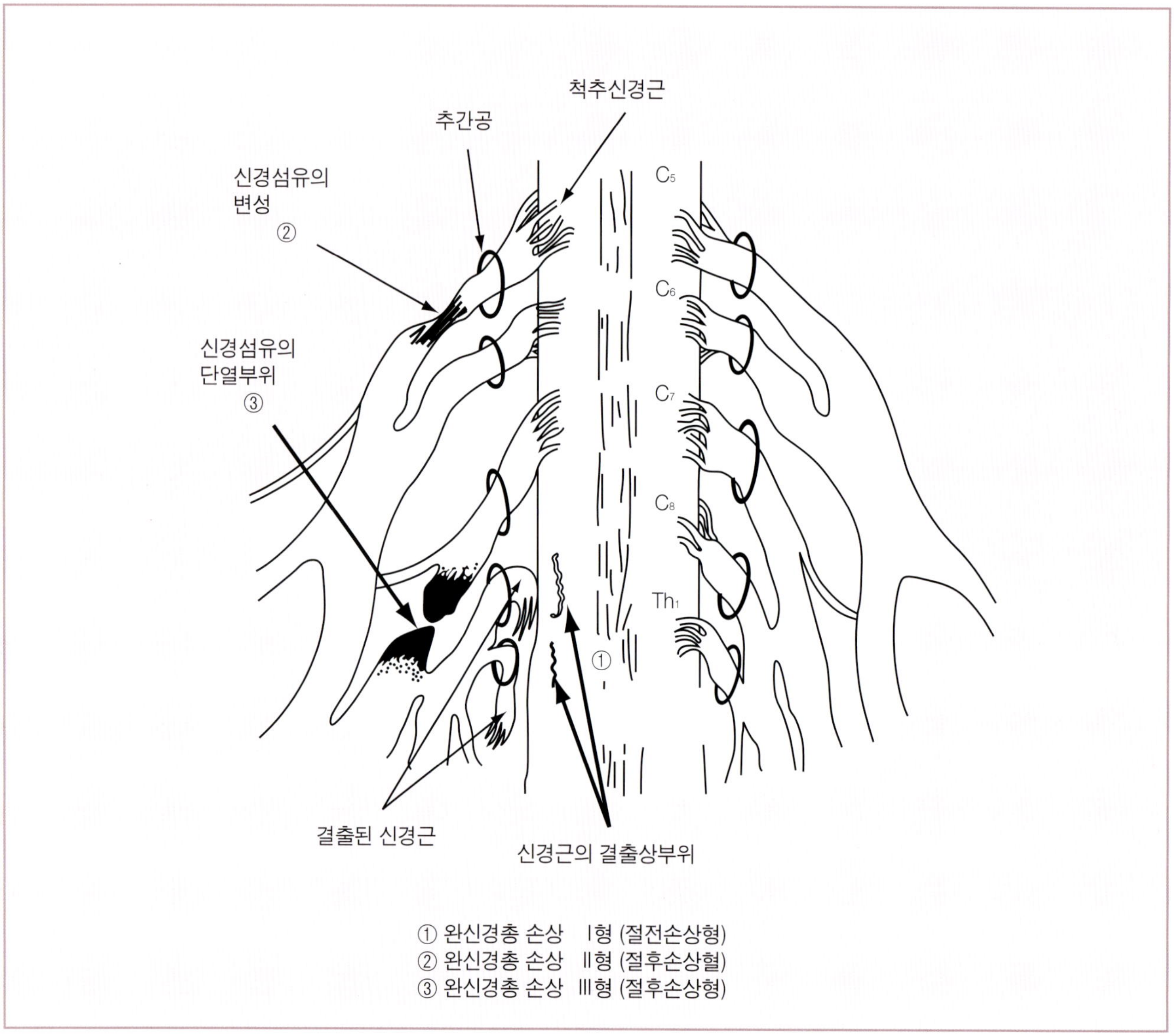

그림 10-5 완신경총 결출상의 분류 (細川豊史, 1999)

시해 수술 후에도 계속하는 것으로 환지통의 발생을 어느 정도 예방할 수 있다고 생각되고 있다.

완신경총 결출상

주로 교통사고 등으로 머리와 목, 팔과 어깨가 역방향으로 강하게 끌려가는 것으로 신경이 과도하게 견인되어 장애를 일으킨다. 신경병증성 통증의 일종이며, 신경파괴가 생기는 것으로부터 환지통 등과 같은 구심로 차단 통증에 포함된다. 또, 완신경 손상은 국제통증학회의 만성 통증분류의 CRPS-II로 분류되는 경우도 있다.

병태

그림 10-5에 나타내듯이 완신경총은 제5경신경으로부터 제1흉신경의 전지로 구성되어 있어 신경 장애의 부위에 따라 상위형, 중위형, 하위형 및 전형으로 분류된다. 또, 그림 10-5에 나타낸 것처럼 손상의 종류에 의해 완신경 손상을 I~III형으로 분류할 수 있다. 그 중에서도 I형은 강렬한 구심로 차단성 통증을 일으키는 확률이 높아, 위중한 경우가 많다.

진단과 임상 증상

사고의 기왕이 있어 신경병증성 통증이나 신경 증상이 있으면 진단은 비교적 용이하지만, 엄밀한 신경 손상부위를 분류하기 위해서는 여러 가지 검사를 필요로 한다. 그러나 실제로는 손상이 혼재하고 있는 경우가 많아 곤란한 경우가 많다. 손상이 어느 레벨에서 일어났는지에 따라 증상은 다르지만, 기본적으로 손상을 받은 레벨의 운동마비, 지각마비, 자율신경 증상이 출현한다.

(1) 손상의 부위에 의한 증상

① **상위형** : 어깨의 거상, 주관절의 굴곡이 불능. 상완근위 외측 및 전완 요측에 지각 장애

② **하위형** : 수지 척측의 지각 장애

③ **전형** : 어깨보다 상위의 운동과 지각의 장애

(2) 손상의 종류에 의한 증상

① **절전손상형(완신경 손상 I형)** : 호넬증후군의 발현, 축삭반사의 잔존, 척수조영술에서 조영제의 누출, 횡격막 · 대흉근 · 광배근의 마비, 발한 장애, 지속되는 격렬한 통증(타는 것 같음, 죕혀지는 것 같음 등)에 격통 발작을 호소하는 일도 많다. 또 대부분의 경우, 아로디니아를 수반하는 CRPS와 같은 증상을 나타낸다.

② **절후손상형(완신경 손상 II 및 III형)** : CRPS와 같은 증상을 나타나지만 절전손상형에 비해 증상은 가볍고, 또 치료에도 비교적 잘 반응하여, 증상이 장기적으로 가는 경우는 적다.

치료

신경병증성 통증에 준한 치료를 실시하지만, 절전손상형에서는 장기에 통증과 증상이 장기적일 가능성이 높다. 또 이 질환은 청년자가 비교적 많기 때문에, 정신적 지원이나 기능 회복 훈련 등 향후 거시적 치료 계획이 특히 중요하며 다방면의 분야를 치료 계획에 넣어 실시할 필요가 있다.

대상포진에 관련된 통증

급성 대상포진통

대상포진은 수두 · 대상 헤르페스바이러스의 회귀 감염에 의해 발병한다. 일정한 신경 지배 영역에 일치해, 붉은 반점, 구진, 수포 등의 피진이 출현한다. 그림 10-6에 나타내듯이 구간에 출현한 피진은 척수신경의 피부분절에 따라 출현하기 때문에 대상(帶狀)으로 보이지

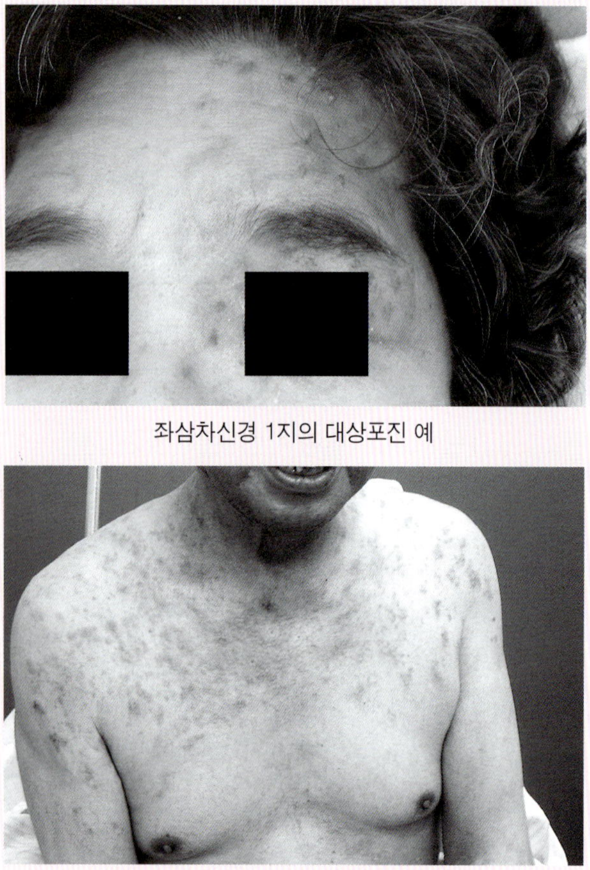
좌삼차신경 1지의 대상포진 예

양측으로 발증한 흉부 대상포진 예

그림 10-6 **대상포진**

만, 삼차신경 영역에 출현한 피진은 대상으로 보이는 것은 아니다.

호발부위

일반적으로는 삼차신경 영역에 자주 발생한다고 하지만, 대상포진은 머리의 끝에서 다리의 끝까지 발병할 가능성이 있다. 삼차신경, 경신경, 흉신경, 요 · 천신경으로 분류하면, 임상에서는 흉신경에 가장 많다.

진단

피진 출현 이전의 통증으로 대상포진을 진단하는 것은 곤란하다. 편측의 신경 지배 영역에 일치한 피진이 출현하면 진단은 용이하지만, 드물게 양측으로 출현하는 일도 있다.

대상포진의 경과(그림 10-7)

(1) 피진

피진 출현의 1주~수일 전에는, 이환부위의 신경통형의 통증이나 지각 장애가 나타난다. 이윽고 붉은 반점이 출현하여 소수포를 형성하고 미란이 되고 가피를 형성해, 2~3주일이면 자연치유한다. 그러나 피진도 불과 몇 개의 포진뿐인 경증의 경우도 있으며, 피부분절 전면에 걸쳐 다수의 또는 유합한 큰 수포를 형성하는 경우도 있다. 피진이 중증이면 대상포진후신경통으로 이행하기 쉽다고 여겨지고 있다.

(2) 통증

대상포진 급성기의 통증은 피진 출현의 수일 전부터 나타나는 경우가 많다. 일반적으로는 따끔따끔하게 아픈 신경통형의 통증을 호소한다. 그러나 그 중에는 근육통과 같은 통증, 신체가 뻐근한 것 같은 느낌을 호소하므로 습포를 붙여(대상포진에 의한 피진을 단순히 습포독이라고 하듯이) 피진이 본격화할 때까지 방치해 두

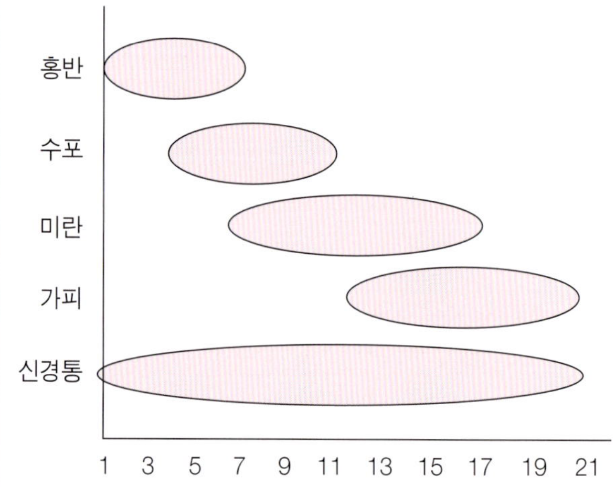

그림 10-7 **대상포진의 일반 경과** (漆畑 修, 2000)

는 사례도 적지 않다. 통증의 피크는 피진 출현 후 7~10일로, 피진의 치유와 함께 쇠퇴한다. 그러나 그 후에도 통증이 지속하는 일이 있다. 이 피진이 치유한 후에도 지속하는 통증을 대상포진후신경통(PHN : post herpetic neuralgia)이라고 한다. 대상포진에 의한 급성기의 통증은 신경통형의 통증도 혼재하지만, 염증성 통증이 주체인 데 비해 PHN는 신경 변성의 결과 생기는 통증으로, 양자는 완전히 다른 발생 기전에 의한다.

치료

급성 대상포진의 치료의 포인트는, 초기 단계부터 피진, 통증, PHN의 예방에 주목적을 둔 치료를 실시하지 않으면 안 된다. 치료의 자세한 사항은 다른 책에 많이 나와있으며, 중증도에 따라 항바이러스제, 스테로이드, 비스테로이드성 항염증제(NSAIDs), 각종 신경 차단 등을 병용하여 치료를 실시한다.

피진이 치유되어도 통증이 잔존하는 것에 불만을 호소하는 사례도 많이 있다. 대상포진이 신경의 병이며, 피부 병변은 이차적으로 일어난 것인 점, 난치성의 신경통으로 발전할 가능성이 있는 점 등을 환자에게 충분히 설명할 필요가 있다.

대상포진후신경통(PHN)

대상포진의 경과 중에 강한 염증 때문에 신경(말초 및 중추신경)에 중증의 변성을 일으킨 결과 발병하는 신경병증성 통증이다.

진단

대상포진 이환부의 피부 또는 그 심부에 지속적으로, 가끔 발작적으로 통증을 일으키며 그 부위의 지각 저하가 나타난다. 통증의 성질은 화상을 입은 것 같음, 부젓가락에 닿은 것 같음, 감전된 것 같음, 단단히 조여지는 것 같음 등으로 표현되어지고 아로디니아를 나타내는 일도 많다. 어느 시점에서 PHN라고 진단할지에 있어서는 의견이 분분하다. 신경병증성 통증이 확립한 시점을 PHN로 해야 하는 것이 일반적이며, 대상포진 발증 6개월 이후를 PHN로 하고 있다.

치료

일반적으로는 표 10-3에 나타낸 것 같은 치료를 한다. 여러 가지의 방법을 조합해 환자의 반응을 주의 깊게 관찰하면서 치료를 실시해 가지 않으면 안 된다. 그러나 확립된 방법은 없고, 치료에 어려움을 겪는 경우가 많다. 그 때문에 급성 대상포진의 단계에서, 조기에 적절한 치료를 실시하는 것으로, 후의 PHN을 예방하는 것이 중요하다.

척수신경 영역에 발병한 PHN 증례에서는 이환척수신경의 척주 주위에 압통, 또는 PHN부에 방산하는 트리거(trigger)가 존재하는 증례가 많이 나타난다. 이러한 증례에 대해서 스테로이드와 국소마취제에 의한 트리거 포인트(trigger point) 차단을 실시하면 극적인 개선을 얻을 수 있다.

전신성 질환에 의한 통증

당뇨병성 말초신경 장애

당뇨병성 신경 장애는 당뇨병 환자에게 가장 많이 나타나는 합병증이며, 중추신경, 말초의 지각 · 운동신경, 자율신경 장애 등 모든 신경에 장애가 일어난다(표 10-4). 당뇨병성 신경 장애의 원인으로서는 지속하는 고혈당에 의한 대사이상이나 혈관 장애 등이 생각된다. 그러나 당뇨병 환자가 호소하는 신경 증상의 모든 것이 당뇨병성 신경 장애에 의하는 것이 아닐 가능성도 있기

표 10-4 당뇨병성 신경 장애의 분류

· **미만성 대칭성 다발신경 장애**
급성 감각신경 장애
치료 후 신경 장애
만성의 감각 · 운동계의 다발신경 장애
이상 감각, 자발통, 감각둔마, 장딴지 경련
자율신경 장애
심혈관계, 발한 이상, 기립성 저혈압, 발기 장애(발기부전, ED)

· **국한성 신경 장애(단일성 · 다발성)**
뇌신경 장애
동안(動眼), 활차, 외전신경 마비나 안면신경, 청신경 마비
구간 · 사지의 신경 장애
척골신경 마비, 배골신경 마비, 구간의 단일성 신경 장애
근위축
만성 염증성 탈수 질환의 합병

(Andrew, J.M., 2005에서 참조)

때문에, 우선 다른 원인에 의한 신경 증상을 제외 진단하고 나서 진단을 실시해야 한다.

증상

당뇨병성 말초신경 장애는 당뇨병 환자의 50% 이상의 환자가 경험하며 대표적인 증상은 타는 것 같은 통증, 찌릿하고 감전된 듯한 느낌, 찌르는 것 같은 느낌 등을 호소하는 경우가 많다. 또, 전형적인 증상으로서는 좌우 대칭으로 이른바 '장갑, 스타킹형' 증상을 나타내며, 하지 특히 발부리로 갈수록 증상이 강하고, 밤에 증상이 악화된다. 게다가 하지에 무통성의 궤양을 형성하고 있는 증례에서는 당뇨병성 괴저(壞疽)로 진행하는 일도 있어 경우에 따라서는 절단을 피할 수 없게 되는 일도 자주 있다.

진단

당뇨병성 말초신경 장애의 진단은 우선 다른 신경 질환을 제외 진단하는 것으로 실시한다(그림 10-7). 그리고 증상, 하지의 진동각, 촉각, 압각 등의 정량적 감각 검사 등을 실시해 종합적으로 한편 신중하게 진단을 실시하지 않으면 안 된다. 실제, 단순한 진동각 검사나 압각 검사로 종아리 궤양의 위험을 추측하는 경우가 자주 있다.

치료와 예방

당뇨병성 신경 장애의 원인은 크게 폴리올 대사이상, 고혈당, 미소 혈관의 폐색이므로, 각각에 대한 개선책과 증상에 대한 대증적 치료를 실시한다. 우선은 엄격한 혈당 조절을 실시한다. 당뇨병성 말초신경 장애에 대해서는 그림 10-8의 알고리즘에 따라 치료를 실시한다. 혈당 조절이 양호하게 행해지면, 증상은 수개월 후에는 대부분의 경우 개선한다. 그러나 급격한 혈당의 조절은 치료 후(치료 유발성) 신경 장애, 이른바 인슐린 신경염을 일으키는 일도 있기 때문에 혈당의 조절은 천천히 하는 것이 좋다. 반대로 혈당 조절 중에 이상 지각이나 통증이 출현한 경우는 치료 후 신경 장애도 고려해야 한다. 또, 모든 2형 당뇨병 환자와, 1형을 발병한 지 5년 이상인 환자에 대해서는 적어도 연 1회 이상의 하지 감각 기능 검사나 아킬레스건반사 등에 의한 감별을 실시하는 편이 좋다.

당뇨병성 신경 장애를 가진 환자에 대해서는 충분한 교육이 필요하다. 하지의 온도 · 통증 감각의 저하에 의해 저온 화상이나 하지의 외상을 알아차리지 못해, 당뇨병성 괴저로 진행하는 경우도 적지 않다. 따라서 감각이 둔해지고 있는 것이나 풋 케어를 지도해, 괴저를 예방하지 않으면 안 된다.

통풍

통풍(痛風)은 고요산혈증의 장기간 지속에 의해, 관

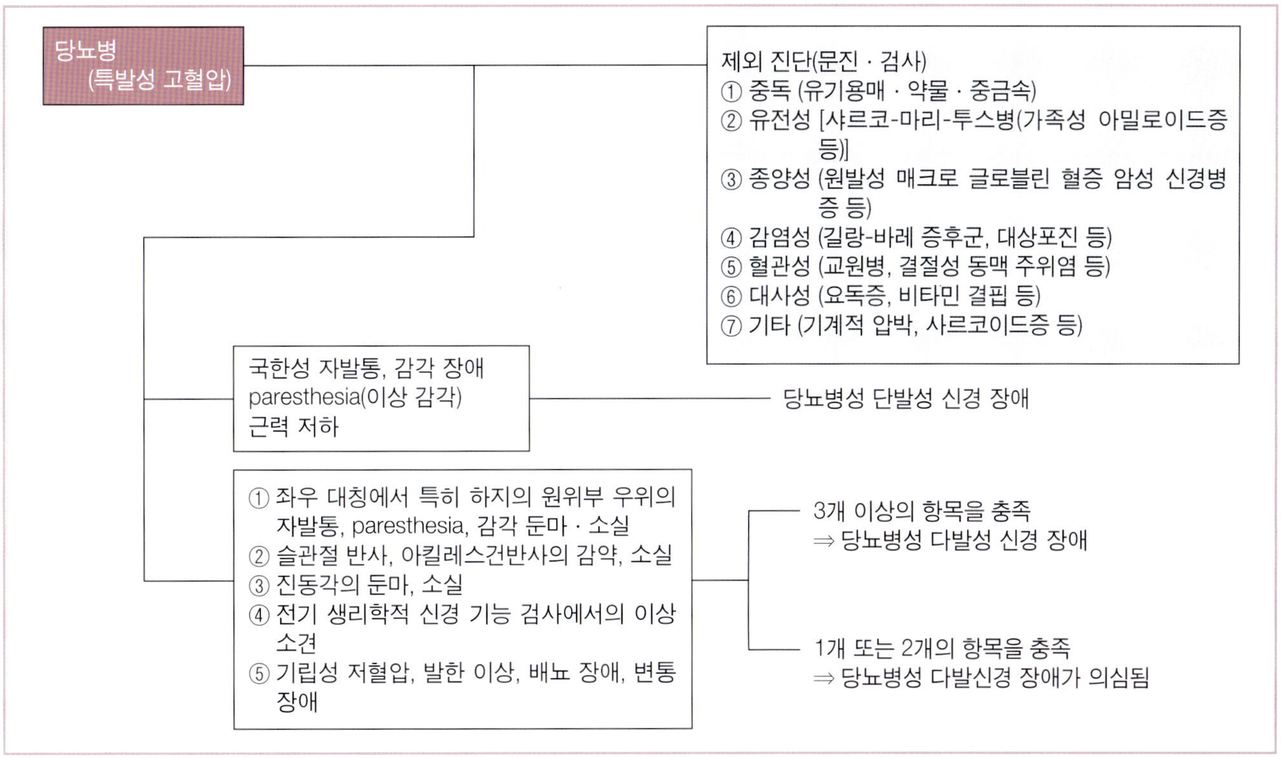

그림 10-7 **당뇨병성 말초신경 장애(단발성 · 다발성)의 진단을 위한 flow chart** (林 洋一 : 의학의 변천, 177(8) : 557~560, 일본. 1996.)

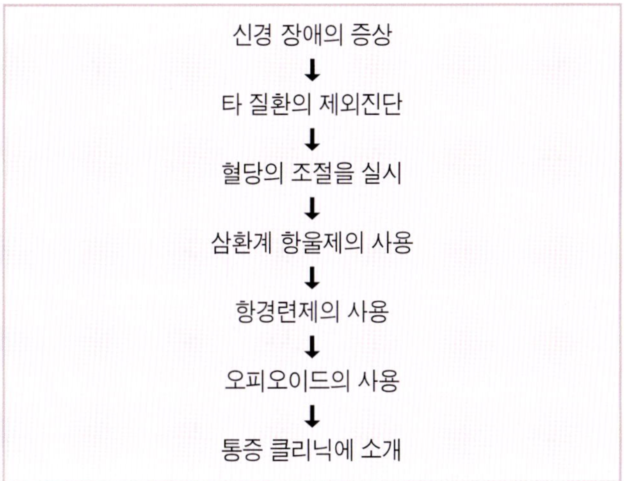

그림 10-8 **당뇨병성 말초신경 장애의 알고리즘**
(Andrew. J.M., 2005에서 참조)

절내에 요산 결정이 석출하는 것에 의해 일어나는 관절염이며, 그 자체가 고요산혈증은 아니다. 음식의 서구화와 함께 1960년대 무렵부터 급증해, 최근에서는 청년 발증(20~30대)도 드물지 않게 되어 왔다.

증상

이른바 통풍 발작이란 통풍에 의한 관절염을 가리키며, 제1중족지관절 등의 하지 관절에 호발한다. 통증이나 종창, 발적이 강해 보행이 곤란하게 되지만, 1주일 정도면 완화한다. 다음 발작까지 무증상이지만 혈장 요산치를 조절하지 않으면 점차 통풍 발작이 빈발하게 되어, 만성 관절염으로 이행한다. 또, 고요산혈증이 장시간 지속하면 통풍 신장이라고 불리는 신장 합병증을 병발하는 일이 있다.

진단

진단기준은 미국 류마티즘 학회의 것이 사용되고 있다(표 10-5). 확정 진단은 급성 관절염의 관절액을 편광

표 10-5 통풍 관절염의 진단기준

1. 요산염 결정이 관절액 중에 존재한다.
2. 통풍 결절의 증명
3. 아래 항목 중 6항목 이상을 채운다.
   1) 2회 이상의 급성 관절염의 기왕이 있다.
   2) 24시간 이내에 염증이 피크로 달한다.
   3) 단관절염이다.
   4) 관절의 발적이 있다.
   5) 제1중족지절 관절의 병변이다.
   6) 편측의 족관절의 병변이다.
   7) 통풍 결절(확진 또는 의진)이 있다.
   8) 혈청 요산치의 상승이 있다.
   9) X선상의 비대칭성 종창이 있다.
   10) 발작의 완전한 관해가 있다.

미국 류마티즘 학회
(고요산 결정 · 통풍의 치료 가이드라인. 일본 통풍 · 핵산대사 학회)

현미경으로 관찰해 호중구에 포식된 요산 나트륨의 침상 결정을 확인하는 것으로 실시한다.

치료

통풍 관절염의 치료는 콜키신, 비스테로이드성 항염증제(NSAID), 스테로이드를 이용해 행해진다. 그러나 통풍의 통증을 억제해도 고요산혈증을 치료하지 않으면 다시 발작을 일으키기 때문에, 가이드라인에 따라 고요산혈증의 치료를 실시할 필요가 있다.

통풍은 과식, 고퓨린, 고지방, 고단백식 기호, 상습 음주, 운동부족, 비만, 고혈압, 당 · 지방질 대사이상 등이 깊이 관여하기 때문에 중요한 것은 생활 습관의 개선을 실시하는 것이다.

관절류마티즘

진단

관절류마티즘(rheumatoid arthritis, RA)의 진단은 미국 류마티즘학회 분류 기준에 의해 확립되어 일반적으로 사용되고 있다(표 10-6). 이 진단기준을 채우지 않기 때문에 RA를 부정할 수 있는 것은 아니며 채워도 다른 교원병의 가능성을 고려해 감별을 필요로 한다. RA는 정형외과에서 진단을 하고 있는 경우가 많지만, 조기진단에는 숙련된 류마티즘 전문의의 종합적 판단이 필요하다.

표 10-6 관절류마티즘의 진단기준

① 아침 강직(1시간 이상)
② 3관절 이상의 관절염
③ 손의 관절염
④ 관절염의 대칭성
⑤ 류마티즘 결절
⑥ 혈청 류마토이드 인자(rheumatoid factor, RF) 양성
⑦ 전형적 X선상

이상의 4항목 이상으로 관절류마티즘으로 분류한다. 단, ①~④는 6주 이상 지속

증상

발증 양식에는 급성, 아급성, 잠입 만성형이 있지만, 특히 잠입 만성형이 많은 경향이 있다. RA의 경과에서는 우선 아침 강직을 전구 증상으로 하고 다음에 관절 증상이 출현한다. 주로 수관절, 족관절, 슬관절 등 큰 관절에 많으며 그 다음에 손가락 관절이 된다. 이환관절에서는 통증을 비롯해 종창, 발적이 나타난다. 일반적으로 좌우 대칭이다. 활동성이 높은 시기나 만성기의 이환관절에서는 관절포의 비후나 관절액의 저류가 나타난다. 좌우 대칭의 근위 지절간 관절에 있어서의 방추상의 종창은 전형적인 소견이다. 관절염이 장기간 지속해 관절 파괴가 진행하면 손가락의 단추구멍 변형, 백조 목 변형, 척측 변위, 오페라 글래스 변형 등이라고 불리는 관절의 변형을 초래하게 된다.

치료

NSAIDs, 스테로이드제, 항류마티즘제(메토트렉세이트, 금 제제, D-페니시라민, 사라조술파피리딘 등)을 이용한 약물요법을 중심으로 치료를 실시한다. 최근에는 관절 파괴의 방지로서 조기부터 항류마티즘제가 사용되고 있다. 수술요법에서는 관절경 수술 등도 행해지지만 통증 제거, 기능 개선이라고 하는 점에서는 주로 인공 관절 치환술을 하고 있다.

감염성 질환에 의한 통증

발생 기구

세균이 혈행성, 외상성으로 체내에 존재했을 경우, 생체는 최초로 이 세균을 인식해, 포식이 이루어진다. 이때 여러 가지의 염증 물질(단백 분해 효소, 활성 산소, 브라디키닌, 히스타민, 프로스타글란딘 등의 화학적 매개체)이 생성되어 국소의 염증 소견을 일으킨다. 이 염증 반응을 침해 수용기가 감지해, 신경을 상행성으로 전해져, 대뇌로 통증으로서 인식된다.

치료

감염에 의한 통증에 대해서는 NSAID에 의한 통증 조절은 적극적으로 실시해야 하는 것이 아니고, 항생 물질에 의한 치료로 감염에 대한 치료를 실시하는 것에 주목적을 두어야 하는 것이며, 필요에 따라 절개 배농을 실시해, 세균의 절대수를 감소시킬 필요가 있다.

스포츠 상해

스포츠 상해는 크게 외상과 장애로 나눌 수 있다. 스포츠 외상은 1회의 급격한 외력이 작용하는 것에 의해 발생한 상해이며, 염좌, 골절(피로 골절은 제외하다), 탈구, 타박 등이 대표적 질환이다. 또, 근육 파열은 급격한 외력에 의하는 것은 아니지만, 외상으로 분류된다.

한편, 스포츠 장애란 만성적인 작은 힘이 반복 작용하며 일어나는 상해로, 이른바 야구주(baseball elbow), 테니스주(tennis elbow), 피로 골절, 아킬레스건염, 점퍼무릎 등이 대표적 질환이다.

스포츠 외상

염좌(捻挫)

급격하게 큰 힘이 가해지는 것에 의해 관절을 구성하는 연부 조직이 손상한 상태로, 주로 인대의 손상을 일으키고 있다. 인대 손상은 I도 : 부전 단열, II도 : 부분 단열, III도 : 완전 단열로 나눌 수 있다. 진단은 수상 기전, 관절의 스트레스 촬영 등을 이용해 실시한다.

근육 파열

강한 순간적인 근수축이 일어날 때 발생하기 쉽다. 대퇴부의 hamstring 근육 파열이 대부분을 차지한다. 스포츠 외상에서는 비교적 많이 나타나며 4월이나 9월에 많다고 여겨지고 있다. 청년자에서는 hamstring 근육 파열이 많고, 중노년자에서는 비복근의 근육 파열이 많은 경향이 있다.

진단은 비교적 용이해, 급격한 힘이 더해졌을 때(단거리 전력 질주 중, 도약시 등), 대퇴 후면에 갑작스런 격통이 생겨 움직일 수 없게 되는 것으로 진단할 수 있다.

치료

외상의 치료의 기본은 「RICE」이다. rest(안정), icing(냉각), compression(압박), elevation(거상)의 약

어로, 구급 처치의 기본이다.

- rest : 상해의 정도에 의하지만 중증의 경우에는 탄력 붕대나, 깁스로 고정한다.
- icing : 차게 하는 것으로 혈관이 수축해, 종창이 경감되어 동시에 통증도 완화된다. 그러나 감각이 없어지는 만큼 차게 하면 동상을 일으키는 일이 있으므로 주의가 필요하다.
- compression : 종창 완화를 위해 탄력 붕대를 이용해 실시한다.
- elevation : 울체한 혈액이나 조직액을 배출하기 위해서 실시한다.

이러한 응급 처치 후에 필요에 따라서 면하(免荷)를 실시해, 통증이 강하면 NSAID를 사용하여 재활을 실시해 간다.

스포츠 장애

야구주

야구뿐 아니라 팔의 관절을 사용해 물건을 던지는 동작에 수반해 생기는 장애의 총칭이다. 진단은 투구 동작시의 주관절의 통증이나 통증부위로부터 비교적 간단하게 실시할 수 있다. 내측의 인대 손상이 많이 나타나지만 외측을 아파하는 경우도 있어, 이 경우 골연골 손상의 가능성도 있다. 본 질환은 소년기에 발병하기 쉽기 때문에 투구 제한 등이 필요하다.

테니스주

외측형(back hand elbow)과 내측형(fore hand elbw)으로 나눌 수 있다. 외측형은 수관절의 배굴이나 신근군의 원심성 수축이 관여하고 있다고 여겨지고 있다. 내측형은 수관절의 위내, 장굴이 관여하고 있다. 진단은 테니스를 실시할 때의 통증은 물론이고, 문의 손잡이를 돌릴 때나 수관절의 배굴 동작만으로도 통증이 유발되는 것이 있다.

치료

스포츠 장애의 치료는

① rest(안정)

② icing(냉각)

③ 근력 트레이닝

④ 이학요법

⑤ 테이핑

⑥ 스트레칭

을 중심으로 실시한다.

침·구·의·학·편

II

총 론

1. 통증 치료에 있어서 침구의 역할

처음에

동양의학의 역사는 아득한 고대로 거슬러 올라간다. 여러 가지 질병에 대한 치료 경험을 집약하여 나름대로의 성과를 체계화 한 침구의학의 원전(原典)이라고 하는 『황제내경(黃帝內經)』(『소문(素問)』, 『영추(靈樞)』) 2부가 저술되어 있다. 이것은 장기간에 걸쳐 의술을 정리하고 거기에 철학을 가미하여 이론화한 것으로, 그 결과 동양의학 독자적인 '기(氣) · 혈(血)' 을 중심으로 당시의 생리학 · 병리학적 지식을 집약하여 경락학설 · 장부학설의 의학을 완성시키는 성과를 볼 수 있었다.[1, 2]

일본에 있어서 백제로부터 침구가 전래한 것은 562년경으로 추정되고 있다. 그 후 관영제의 의료제도 속에 도입되었지만 아마 당시의 대상은 특권계급만의 의료로서 이용되고 있었다고 생각된다. 에도시대가 되어 일반 서민도 그 혜택을 받을 수 있게 되었고, 의학서도 다수 출판된 역사가 있다.

메이지(明治) 신정부에 의한 의료 행정은 서양의학 일변도로 변환하여 한방의학은 소멸할 것처럼 보였지만, 반면에 메이지(明治) · 타이쇼(大正) · 쇼와(昭和)의 시대는 모든 가정에서도 뜸을 하는 모습이 나타나고, 특히 제2차 세계대전 후, 의약품 부족의 시대에 침구가 국민의 건강 유지나 몇몇 질병의 치료에 공헌하여 지지를 받은 사실이 있다.

또한 당시 점령군의 의료 후생 담당국은 동양의학에 대한 인식이 없었기 때문에, 침구를 야만스러운 행위로서 금지하려고 했지만, 일부 식자(識者)의 열성적인 설득 · 진정이나 침구관계자의 운동으로 현행 교육제도 개혁 등을 조건으로 존속이 인정되었다.

침 시술의 진통 효과는 동양에서는 중국은 물론이거니와 일본이나 한국 · 대만 등에서 일찍부터 인정됨과 동시에 침구술은 이전부터 보급되어 있었다. 유럽에서는 전후 얼마간은 프랑스나 독일 등 여러 나라에서 동양의학에 흥미를 갖는 소수의 의사에 의하여 행해지고 있었다.

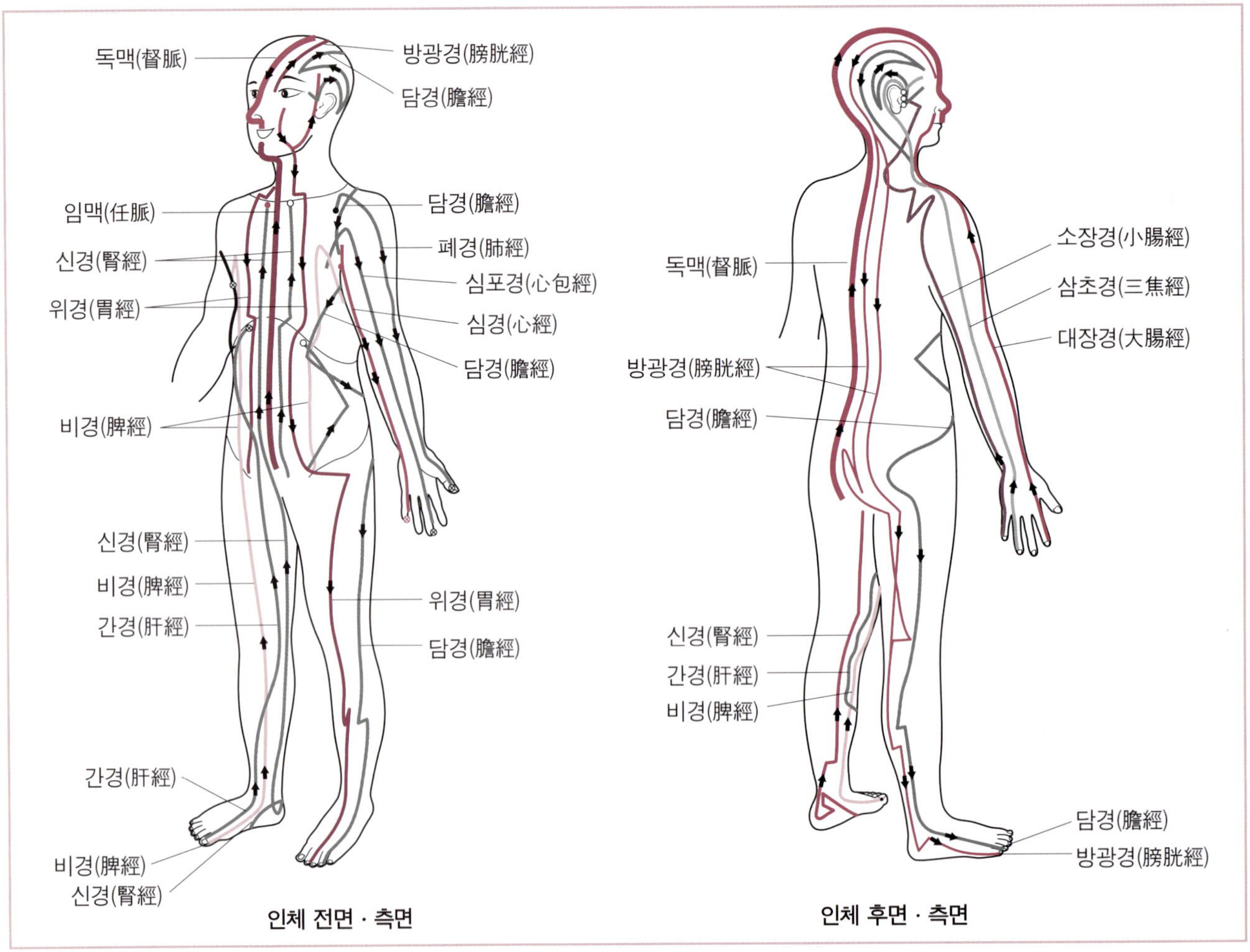

그림 1-1 경락 유주의 개념도
(森 和 감수, 王曉明, 金原正幸, 中澤寬元 저 : 경혈 맵/일러스트로 배우는 십사경혈 · 기혈 · 이혈 · 두침. 일본 : 의치약출판, 2004에서 참조)

일본에서는 1970년대에 중국에서의 침 마취에 의한 수술 성공의 보도 이래, 전국 대학병원 등의 통증클리닉에서 본격적으로 통증 관리의 한 수단으로서 널리 도입되었다. 또 세계 여러 나라에서 관심을 갖고 보급하여, 침의 진통 작용을 포함한 침 효과의 전반적인 연구가 진행되어 오고 있다.

침구의학의 기본적 고찰

침구의학의 생리 · 병리의 생체관은 기(氣) · 혈(血) · 진액(津液) · 장부(臟腑) · 경락(經絡)과 중국철학인 음양론(陰陽論) · 오행설(五行說)이 그 기반이다. 그것은 질병이나 통증 대책에 관한 고대 중국 의가의 발견이며, 뛰어난 지혜이다. 신체의 일정부위를 자극하는 것에 의하여 통증이 누그러지는 것이나 증상이 소실하는 것을 인식하여, 동양의학적 이론 배경을 가지는 치료의학으로서 체계화된 것이다.

기(氣) · 혈(血) · 진액(津液)은 장부(臟腑) · 기관(器官) · 경락(經絡) 등의 생리 활동을 영위하는 근원이 되는 것이다.

(1) 「기(氣)」는 관념적인 것이 아니라 구상(具象)적인 것으로 파악하고 있다. 만물의 생성, 우주, 기, 음양, 천지, 만물의 시작 및 인간의 발생으로부터,

생명 활동의 모든 것을 기(氣)의 기능으로 했다. 인체에서는 기(氣)의 성질을 나누어 ① 원기(原氣) ② 종기(宗氣) ③ 영기(營氣) ④ 충기(衝氣), 그 밖의 많은 기(氣)로 분류하여 여러 가지 명칭을 붙여 그 기능을 인식하고 있다.

(2) 혈(血)은 혈액을 말하며, 영기(營氣)의 기능으로 맥중(혈관)을 흘러 신체 전체를 자양하여 생명의 유지에 관여한다.

(3) 진액(津液)이란 체내 수분을 가리키며, 그 성질에 따라 진(津, 양성 수분)과 액(液 : 음성 수분)으로 나눌 수 있다.

(4) 장부(臟腑), 이른바 내장은 ① 오장(五臟) : 간(肝) · 심(心) · 비(脾) · 폐(肺) · 신(腎) ② 육부(六腑) : 담(膽) · 소장(小腸) · 위(胃) · 대장(大腸) · 방광(膀胱) · 삼초(三焦) ③ 기항(奇恒)의 부(腑) : 골(骨) · 수(髓) · 뇌(腦), 맥(脈), 담(膽), 여자포(女子胞)로 분류되어 경락에 의해 체표와 내장, 내장과 내장, 국소와 전신이 각각 관련하여 반응한다고 하고 있다. 또 장부는 정신적 활동과 밀접한 관계가 있다고 했다. 동양의학이 심신의학적이라고 하는 근거이다.

(5) 경락(經絡)이란 경맥(經脈)과 낙맥(絡脈)을 가리킨다. 기혈이 순환하는 경로로, 인체를 구성하는 모든 조직 · 기관에 그물코와 같이 분포하여 생명을 유지하고 있다. 그 기능은,

① 장부를 비롯하여 그 외의 조직 · 기관 등에 기혈을 순환시켜 자양한다.

② 다양한 요인에 의하여 생기는 생체 반응을 나타낸다.

③ 병태의 진단뿐만 아니라 치료를 하는 중에 침구자극 등을 전도한다.

등을 들 수가 있다.

기본적으로 경맥(經脈)에는 태양경(太陽經) · 소양경(少陽經) · 양명경(陽明經), · 태음경(太陰經) · 소음경(少陰經) · 궐음경(厥陰經)의 6경맥이 있어, 그것을 「육경(六經)」이라고 칭하며 그와 함께 십이경맥(十二經脈)이 있다. 그 밖에 장부와의 속락(屬絡)이나 표리 관계를 갖지 않는 기경이 있어 그 중의 독맥(督脈), 임맥(任脈)과 아울러 14의 경맥을 기혈이 유주한다.

또, 기경팔맥(奇經八脈)이란, 십이경맥(十二經脈)으로부터 나뉜 지맥(支脈)으로 독맥(督脈), 임맥(任脈), 충맥(衝脈), 대맥(帶脈), 음교맥(陰蹻脈), 양교맥(陽蹻脈), 음유맥(陰維脈), 양유맥(陽維脈)이다. 경락의 기혈을 조절하는 작용이 있다.

낙맥(絡脈)에는 주로 십오별락(十五別絡 : 십이낙맥(十二絡脈)과 독맥(督脈), 임맥(任脈), 비(脾)의 대락(大絡))과 낙맥(협의), 손맥(孫脈), 부락(浮絡), 혈락(血絡)이 있다. 낙맥 중 체표에 떠오른 것을 부락(浮絡), 피부의 미소 혈관을 혈락(血絡)이라고 한다.

그 외에 십이경근 · 피부가 있는데, 경맥의 분포부위와 기본적으로 같다.

(6) 음양론(陰陽論)이란 기(氣)를 중심으로 하는 생각으로, 음(陰)과 양(陽)이 존재하여 그것이 대립하고 서로 견제하면서 통일체를 이룬다고 하는 개념이다. 게다가 시간적으로도 끊임없는 연속성을 갖고 있다. 또, 물질은 음(陰)에 속하고, 기능은 양(陽)에 속한다고 하고 있다.

의학상에서는 장(臟)은 음(陰), 부(腑)는 양(陽)으로, 생리 기능으로서는 모두 기(氣)의 기능에 의한다. 기(氣)의 원천은 공기와 음식으로, 음식이 소화되자마자 만들어지는 기는 양기(陽氣)로 위기(衛氣)라고 하며 외사(外邪)의 침입을 방어한다. 음식이 충분히 소화되어 생성하는 기는 음기(陰氣)로 영기(營氣)라고 하며 영양이나 운동 에너지 등이 된다. 병리 변화로서의 음양은 음, 양기의 실조이다. 즉 음기(또는 양기)가 일방적으로 너무 강하거나 또는 너무 약하여 균형이 깨지는 것에 의해 일어난다. 따라서 치료는 음양의 평형을 회복시키는 것을 기본 원칙으로 하고 있다. 임

상에서는 허실(虛實), 한열(寒熱), 표리(表裏) 등이 중요시된다.

(7) 오행설(五行說)의 오행(五行)이란, 목(木), 화(火), 토(土), 금(金), 수(水)의 5종의 물질이다. 생활 속에서 필요로 하는 곳으로부터 발상(發想)하여, 그것을 구상적으로 발전시켜 우주의 모든 사상을 5개의 카테고리로 분류하여, 그 사물의 변화와 평형 회복을 상생(相生) · 상극(相克) 관계라고 하는 생각에까지 전개한 설이다. 그 설로부터 인체의 장부(臟腑)를 오행(五行)에 배당하여 진단이나 치료에 응용하였다.

오행설(五行說)은 현대 과학주의의 시대에서는 가장 이해하기 어려운 설이며, 그 때문에 동양의학이 비과학적 관념론이라고 하는 원인이 되고 있다.[3, 4, 5)]

침구 치료 본래의 목적은 생체의 병태를 이들 독자적인 생체관인 기(氣) · 혈(血) · 진액(津液) · 장부(臟腑) · 경락(經絡)이나, 중국 철학인 음양론 · 오행설 등으로 파악, 분석, 진단하여, 경락의 기혈의 과부족이 생기면 경락상에 존재하는 경혈을 자극하는 기혈의 흐름을 조정하여 심신 상태를 정돈하려고 하는 것에 있다.

이상 침구의학의 생체관과 침구의학의 기본적인 치료 목적에 대하여 말했지만, 실제로는 이 생각에 구애되지 않고, 고전 의학의 해석이나 생체관의 차이, 의학의 진보, 임상상의 효과 등에 의하여 일본 독자적인 경락 치료(『난경(難經)』을 중심으로 뜸을 뜨는 치료법),[6)] 서양의학적인 해부학 · 생리학 · 병리학 이론에 근거하는 이른바 현대 의학파, 피부 전기 저항으로 자극점을 결정하여 통전을 실시하는 양도락(良導絡) 자율신경 조정법, 또 피전점(皮電点)을 탐색하여 시술하는 방법, 피내침요법, 또는 특효혈에 경험적 입장에서 시술하는 방법이나 압통점 치료 등 일본에서는 현재 많은 유파가 존재한다.

침구 치료의 특성과 역할

예로부터 인류는 통증에 시달려 다종다양한 치료법을 개발하여 왔다. 그럼에도 불구하고 완전하게 모든 통증을 완화하거나 또는 제거하는 데에는 이르지 않았다. 특히 만성 통증에 관해서는 근대 의학으로도 그 대책에 어려움을 겪고 있다. 침구 치료는 수많은 치료법 중에서도 그 효과가 탁월하다고 할 수 있다.

침구의학의 원전이라고 하는 『황제내경(黃帝內經)』의 『영추(靈樞)』 구침십이원(九針十二原) 제1에는 침의 종류를 9종으로 나누어 그 특징과 사용 목적과 방법을 상세하게 설명하고 있다. 그 일종인 호침(毫鍼)은 그 사용 목적을 「심부의 만성 통증」의 치료용으로 하여, 대략 길이 1촌 6분(『의석황제내경영추(意釋黃帝內經靈樞)』으로 기술하고 있다. 현재 우리가 통상 사용하고 있는 침은 호침(毫鍼)이 위주가 되며, 통증 치료와 밀접한 관계에 있는 것을 가리키고 있다.

또 『소문(素問)』의 거통론편(擧痛論篇) 제39, 비론편(痺論篇) 제43이나 『영추(靈樞)』의 주비(周痺) 제27, 경근(經筋) 제13에 '통증'에 관계된 저술이 보이고, 또 자법(刺法) 전반에 관해서 『난경(難經)』의 제78 난보사(難補瀉)의 수기, 제79 난영수(難迎隨)의 보사(補瀉)에는 그 치료법이 차례로 기술되어 있어 고대부터 침구에 의한 통증 대책을 상세하게 기술한 고서도 많이 나타난다. 앞서 말한 것처럼 현재 일본의 침구 임상에는 치료법에 대하여 몇 개의 유파가 나타나지만, 오늘날 특히 중국에 있어 다용되고 있는 중의학을 예로 들면 그 특징은 「진단즉치료(診斷卽治療)」이며, 그것은 변증(辨證)과 논치(論治)에 있다.

변증(辨證)이란 사진[망진(望診) · 문진(問診) · 문진(聞診) · 절진(切診)]으로 얻을 수 있던 정보를 중국 의학의 기초 이론에 의하여 팔강[八綱 : 음(陰), 양(陽), 표(表), 리(裏), 한(寒), 열(熱), 허(虛), 실(實)], 병인(病因), 기혈진액(氣血津液), 장부(臟腑), 경락(經絡) 등 종합적으로 분석하여 증(證)을 결정하는 것이다. 논치(論治)란 치칙(治則 : 변증의 결과에 근거한 최적인 치료 순서)과 치법(治法 : 치칙에 적절한 구체적인 치료법)으로, 자법(刺法) · 구법(灸法) 등(치법에 의하여 결정할 수 있는 구체적 수단으로서의 처방)을 의미한다.

특히 통증에 대해서는 그것이 표(表)에 있는지 또는 리(裏)에 있는지, 한(寒)에서 유래하는지 열(熱)에 의한 것인지, 그 성질이 허통(虛痛)인지 실통(實痛)인지를 변증하는 것이 중요하고,[7] 거기서 변증이 정해지면 저절로 치료법[보(補) · 사(瀉)]은 결정된다.

또, 경기(經氣)의 순환에 대하여 체표면의 상하, 좌우, 전후, 정중 및 측방의 사이에서, 일정한 부위에는 특이적 관련이 있는 것, 체내 장부의 사이에 특이적 영향이 있는 것, 또 체표와 장부에도 특이적 관련이 있는 것을 설명하고 있다. 그것을 고려하면 선혈도 폭넓게 될 가능성이 있다.

그 임상 예를 2개 들면, 첫째는 「족태양방광경(足太陽肪胱經)상에 의한 요통은 항배부에서 둔부에 걸쳐 무거우면서 아프면, 위중(委中)을 활용」이나 「만약 낫지 않으면 왼쪽이라면 오른쪽을, 오른쪽이라면 왼쪽을 취혈함」[『소문(素問)』 자요통편(刺腰痛篇) 제41]과 같이, 경기(經氣)의 순환설이나 거자법(巨刺法)을 말하고 있다. 즉, 아픈 곳만이 치료의 부위적 대상이 아니라 전신적으로 관련성을 보아, 상하의 특이적 관련으로부터 상부에 있는 정두통에 대해서 하부의 경혈로 치료하는 일도 있다.

또 한 예는, 작열통(환지통)으로 왼쪽 전완이 절단되었으나 왼쪽 모지의 통증을 호소하는 환자에게 건측인 오른쪽 모지에서 취혈(取穴)하여 치료한다. 이것은 치료 원칙을 준수한 치료라고 할 수 있다.

치료의 특징적 원칙을 들면 ① 병으로부터 환자를 치료 ② 국소와 전체 ③ 표치(標治)와 본치(本治) ④ 허(虛)를 보(補), 실(實)을 사(瀉)하는 것 등이 있다. 또 선혈의 원칙도 ① 근위취혈법 ② 원위취혈법 ③ 수증취혈법 등이 있으며 통증 치료도 이것에 준한다.

「침이 효과가 없으면, 기가 고루 미칠 때까지 찌른다」(『영추(靈樞)』 구침십이원 제1)라고 치료에 있어서의 득기(得氣)를 설명하고 있다. 그러나 통상의 통증 치료에서도 득기는 중요하기는 하지만, 침 마취의 레벨은 아니다. 다양한 정도의 감응이 방산하거나 전도하거나 한다. 동시에 술자가 가지는 침에도 가라앉는 것 같이 무거운 느낌이 있고 또 긴장하여 매끄럽지 못한 감각을 자각할 수 있다. 또 전혀 아무런 통증이 없는 자법에서도 경우에 따라서는 진통이 가능하다. 어쨌든 침 자극은 임상적으로 진통 효과를 충분히 얻을 수 있다.

「침으로 낫지 않는 것에는 뜸이 적응된다」(『영추(靈樞)』 관능 제73)와 같이 특히 만성 통증에 효과가 있으며, 뜸도 특히 한(寒)에 유래하는 허성의 통증에는 활용할 수 있다. 경혈은 대체로 침과 같다.

예로부터 침(鍼)과 구(灸)는 병용하는 것이 일반적인 치료 법칙으로 여겨져 왔지만, 현대에는 침 치료가 바람직하며 구 치료는 반흔 때문에 피하는 경향이 있다. 그러나 직접구인 투열구(透熱灸)의 본질적 효과를 기대할 수는 없어도 격물구(隔物灸, 간접구)라는 방법도 있다. 요즈음은 다양한 방법이 개발되고 이용되고 있다.

이상, 침구의학에서는 이 변증론치에서 나타나듯이 국소의 통증에 대해서도 병태를 전체적, 종합적으로 파악하여, 치료는 전신적으로 각 개인의 병태에 따른 선혈을 이용한다. 이 치료 시스템이 침구 치료법의 특성이며, 원인이 해명되어 있지 않은 병태에도 개별적으로 접근할 수 있어 다른 치료와 유사한 점이 없는 독자적인 효과를 발휘한다.

또, 치료의 본질은 체표의 이른바 경혈부를 침이나 구로 자극하는 동양의학계의 물리요법이며, 생체내의 조정기구에 작용하여 자연치유력을 높일 수가 있다. 그 때문에 부차적 효과를 기대할 수 있어 그 효과에는 다면성이 있는 경우도 있다. 즉 진통 목적으로 자침을 해도 동시에 자율신경의 조정에도 작용하여, 결과적으로 진통뿐만 아니라, 이른바 신경계, 내분비계, 면역계 등에 광범위하게 영향을 미칠 수가 있다.

통증 질환의 경우, 증상은 국소의 통증만으로 이야기하지만 그 영향은 신체 전체의 모든 영역에 파급하고 있는 경우가 많다. 오늘날에는 지각신경을 차단해도 존재하는 만성통이 문제가 되고 있지만, 통증뿐만 아니라 복잡한 증후군에 대한 침구 치료의 역할은 크다. 심인성이나 암성 통증에 대해서도 심신 상관적이어서, 전인적(holistic)으로 작용하는 침구의학의 진통 효과가 기대되고 있다.

또한, 침구 치료는 환자에게 고통을 주지 않는 몸에 좋은 자극으로, 체력이 약해진 수술 후나 고령의 환자에게도 부작용 없이 안심하고 치료를 실시할 수가 있어 QOL(생활의 질)의 개선 효과도 나타난다.

나아가 침구의학은 이른바 미병(未病)에 효과를 발휘하며 임상적으로 통증에 대해서도 예방 효과가 있어 양생의 의의가 있다. 또, 때와 경우(등산 중, 여행 중 등의 통증)에 따라 침 1개 또는 한 줌의 뜸쑥만 있으면 언제 어디에서도 시술할 수 있다고 하는 편리성의 면에서도 침구는 활용할 가치를 가진다.

침 마취에 대해

오늘날, 침의 진통 작용을 말할 때 빼놓을 수 없는 것이 「침 마취」이다. 따라서 침 마취에 대하여 간단하게 말한다.

중국에서 1950년대에 편도염의 진통 치료에 침 치료가 유효하다면, 그 경혈을 수술 전에 자극하여 편도선 적출 수술에 응용할 수 있는지에 대한 연구가 진행되어 침 마취에 의한 수술에 성공하였다. 1970년대에 미국의 당시의 닉슨 대통령이 방중(訪中)했을 때, 수행하고 있던 뉴욕타임즈의 레스톤 기자가 침 마취로 수술을 받아 그 체험을 상세하게 전 세계에 보도하여 관계자를 놀라게 했다. 침 마취라고 하는 용어는 매스컴이 만들어 낸 것으로, 정확하게는 anesthesia(마취)라고 하는 것보다 analgesia(통각 탈출 · 무통각 상태)로 표현해야 하는 상태를 나타내고 있다.

그 후, 침 마취에 의한 수술은 일본뿐 아니라 서양에서도 널리 시도되었지만, 결과적으로 마취제를 이용한 수술과 달리 전 증례에 적응할 수 없고 또 수술 중의 근이완이 충분하지 않은 것이 판명되었다. 그 때문에 모든 수술의 마취에는 부적응이라고 알려져, 현재는 중국에서도 갑상선 등 일부 질환의 수술에 응용되고 있다.

침 마취의 경우, 수술 대상에 따라서 자극 경혈은 부위도 수도 다르지만, 선혈은 경락이나 경혈의 특성, 또 신경학적인 고려하에서 행해져 귀의 혈자리도 잘 사용되고 있었다. 그 중에서도 합곡(合谷)은 필수혈로서 어떤 종류의 침 마취에도 적용할 수 있어 그만큼 진통 작용이 있는 경혈이라고 할 수 있다.

이 경우, 수술을 전제로 하고 있는 만큼, 경혈이나 경락이라고 하는 침구 특유의 사고는 있지만, 그 이외는 현대 의학을 기초로 한 생각에 의거하여 행해지고 있다고 추측할 수 있다.

처음에는 몇 개의 경혈을 연속적으로 수기로 자극하고, 통증 역치가 내리면 자극의 힘이나 빈도를 앞당기거나 늦추거나 자극 방법을 바꾸어 시행하였으며, 그 후 전기 펄스 자극으로 바뀌었다.

침 마취의 경우, 득기(得氣)가 없으면 analgesia 상태를 발현할 수 없다고 말해지고 있다. 목적에 의하여 특정의 부위에 자침하면 산(酸 : 고통스러움) · 창(脹 : 부풀어오름) · 중(重 : 묵직함) · 마(麻 : 저림)의 감각이 앞에서 본 순서로 발현한다. 이 상태를 득기(得氣)를 얻었다고 칭하고 있다.

그 작용 기전에 대한 연구도 동시에 진행되었다. 이미 Melzack과 Wall의 gate control theory로부터 시작하고 있었지만, β-엔돌핀이나 enkephalin 등 내인성 모르핀 물질이 관여하는 설 등이 있어, 더욱 더 연구가 진전되고 있다.

침 마취의 성공은 침 치료가 경우에 따라서는 analgesia를 발현할 수 있을 만큼 강력한 효과를 발휘할 수 있는 것을 증명했다. 침 마취에 의한 수술 성공의 보도는, 한의사는 물론 통증 치료에 종사하는 의사나 생리학자의 사이에서 침 진통의 연구가 세계적으로 진행되는 계기가 되어, 그 결과 침 치료의 진통 효과가 조금씩 밝혀져 침의 유용성이 인지되어 왔다. 또, 환자의 의식이 정상적으로 유지되어 부작용도 적은 등 침 진통 특유의 현상도 많아 침 진통뿐만 아니라 진통기구 전체의 해명에도 도움이 된다고 여겨져 임상면, 기초의학면에서 향후의 연구가 기대되고 있다.

세계의 침구 현황－CAM에의 주목

20세기가 되어 근대 서양의학은 급속한 진보를 이루어 특히 후반에는 감염증을 시작으로 하는 다양한 질환에 대한 과학적 진단 · 치료에 커다란 공헌을 가져왔다. 한편, 만성 질환, 부정적 증상 호소, 정신적 요소가 관련되는 질환 등에는 충분히 대응할 수 없고, 환자를 전인적으로 취급하는 일도 자신있다고는 할 수 없다. 그런 중에 최근 갑자기 주목을 끌고 있는 것이 현대 서양의학 이외의 의료, 이른바 보완 · 대체 의료(complementary and alternative medicine, CAM)이다. 서양에서는 의료보험 제도의 체제나 의료 경제의 면에서 CAM를 주목하는 것 외에도 서양의학의 한계에 대해서 환자가 CAM를 요구하는 등 몇 개의 요인이 지적되고 있다. 나아가 전통 의학을 포함한 보완 · 대체 의료는 현대 서양의학의 약점을 자랑으로 여기는 것도 많고 의료 요구의 다양화도 있어 꽤 관심이 높아지고 있다.

특히 미국에서 NIH(미국 국립위생연구소) 안에 1992년 대체의료사무국(OAM)을 설립하여 200만 달러의 자금을 할당하여 그 효과를 조사하고 평가하는 연구가 진행되었다. 1998년에는 그것이 다른 18개의 기관과 어깨를 나란히 하는 국립보완대체의료연구센터(NCCAM)로 격상되고 해마다 예산도 증가하고 있어 미국의 대체 의료의 연구에 대한 기대와 의욕이 나타난다. 또 침구의학에 있어서도 1997년 전문가 패널에 의하여 「침(鍼)에 관한 합의 성명서」가 나왔는데, 성인의 수술 후 약물요법시의 구역, 구토 및 치과 수술 후 통증에 대해서 유효하다고 말하는 과학적 근거가 있고, 약물 중독, 뇌졸중의 재활, 두통, 월경통, 테니스주, 섬유근통, 근근막성 통증, 변형성 관절염, 요통, 수근관증후군, 천식 등에 대해서는 유효할 가능성이 있다고 되어 있다.[8] 이 중에는 통증 질환이 많이 포함되어 있어 이 영역에 침이 더욱더 활용될 가능성이 높다.

침은 세계 각국에 보급되어 있는데, 각각의 풍토 · 문화에 맞추어 발달되어 왔다. 특히 일본에서는 자침시의 통증 경감을 목적으로 관침법이 개발되었으며, 현재에도 작은 자극으로 큰 효과를 얻는 방법의 연구가 진행 중이다.

침구의학은 1970년대, 침 마취를 계기로 전 세계에서 각광을 받게 되었다. 게다가 최근 보완 · 대체 의료라고 하는 개념 속에서 의료 가치가 재인식되는 것 같게 되었던 것은 대단히 의의가 깊다. 침구의학을 CAM의 범주에 넣을 수 있는 것에 대하여, 다른 보완 · 대체 의료와는 완전히 다른, **'확고하게 독립한 의학'** 이라는 이론(異論)을 주창하는 의사나 한의사도 많다. 그러나 침구의학이 통증 치료에 있어 침 마취로 대표되는 것 같은 탁월한 진통 효과와, 전술한 서양의학에는 없는 많은 특수성을 살릴 수가 있으면 새로운 통증 매니지먼트 체제를 제공할 수 있을 것이다. 향후 임상 · 연구면에서의 발전이 더욱 기대된다.

참고문헌

1) 小曾戸丈夫・浜田善利：意釈黄帝内経素問．築地書店，1971．
2) 小曾戸丈夫：意釈霊枢経．東洋医学研究会九州懇話会，1969．
3) 上海中医学院編，井垣清明，他訳：鍼灸学．刊々堂出版，1977．
4) 東洋療法学校協会編：東洋医学概論．医道の日本社，1993．
5) 趙　基恩・上妻四郎：痛みの中医学．東洋学術出版社，2000．
6) 小曾戸丈夫：意釈八十一難経．東洋医学研究会九州懇話会，1970．
7) 田山文隆・無敵剛介：新しい疼痛治療体系に関する臨床的研究．久留米医学会雑誌，48：12，1985．
8) 全日本鍼灸学会雑誌，48：2，1998．

2. 침 치료의 종류

처음에

현대의 원주선 형상의 생체자입침(호침)은 중국의 『황제내경 영추』의 구침십이원편, 관침편, 구침론편에 기재되어 있는 고대 「구침(九鍼)」에서 유래한다. 고대 「호침(毫鍼)」의 형상은 시대의 변천과 함께 크게 변화한 것도 있지만 구침(九鍼)의 형상은 그다지 변화하지 않고 있다. 일본의 도쿠가와(德川) 8대 장군 요시무네(吉宗)의 시대에 쓰여진 『침구중옥기』의 「구침지도설」[2] (그림 2-1)을 봐도 호침의 형상은(침병 부분이 조금 변화하였지만) 그다지 변화가 없다.

침관은 천피(절피)시의 통증을 줄여 자입을 용이하게 하기 위해서 일본에서 고안된 것으로, 에도시대 초기에 Sugiyama Kazuichi(杉山和一)가 창작했다.[1]

오늘날에는 호침의 규격(JIS T9301)이 정해져 감염방지의 관점에서 호침과 침관이 세트로 된 일회용 호침(그림 2-2)도 시판되고 있다. 일회용 호침의 사용은 침의 기초교육과 안전성에 관한 가이드라인(WHO, 1999)[1, 3]에서도 권장되고 있다.

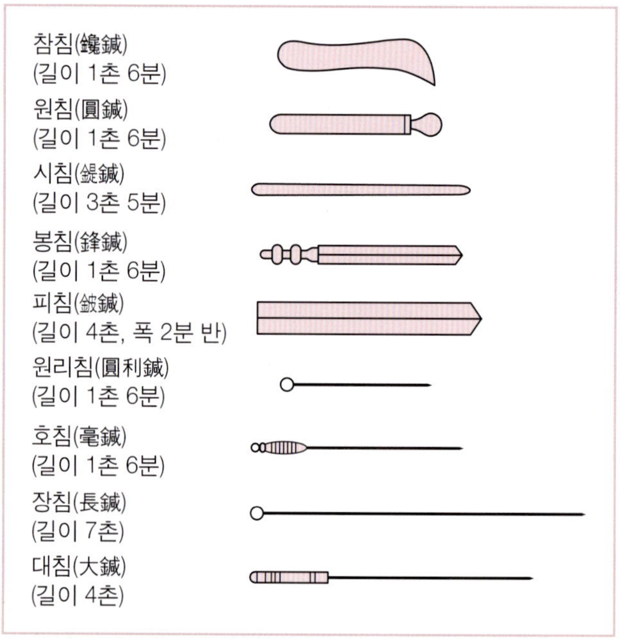

그림 2-1 침구중옥기(針灸重宝記)의 「구침지도설」에 기재된 구침

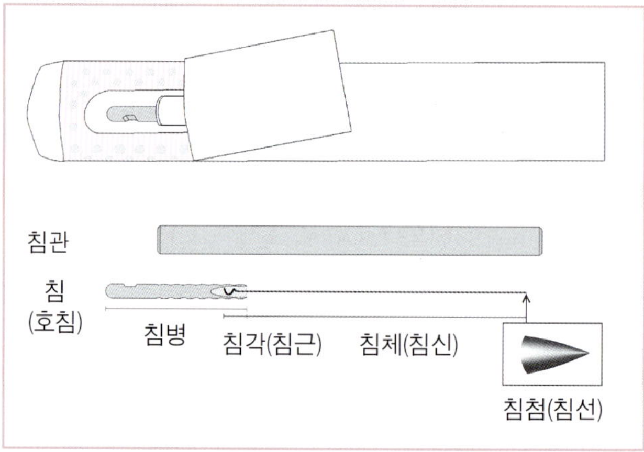

그림 2-2 침(호침)과 침관이 세트가 된 일회용 침

침(鍼)과 침관

호침(毫鍼)

(1) 호침의 구분

호침은 침병과 침체(광의)로 대별된다. 침병은 침체와 결합하는 부분에서 침체의 보관 유지 · 자입을 용이하게

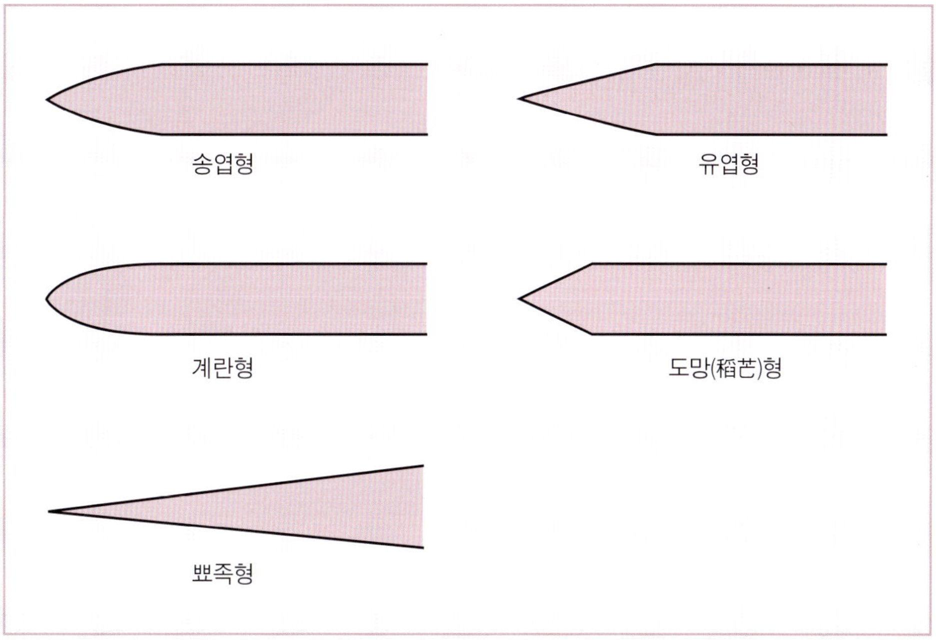

그림 2-3 호침의 침첨(선)의 형상

한다. 침병과 침체의 결합의 방법에는 카시메식 고정(금속 침병에 많음), 권선식 고정(중국침의 침병에 많음), 성형식 고정(일회용 침의 침병에 많음) 등이 있다.[1]

침체(광의)는 나아가 침각(침근), 침체(협의), 침첨(침선)으로 구분한다(그림 2-2). 침각은 침병과 결합하는 부분, 침체(협의)는 생체 조직에 자입하는 주체 부분, 침첨은 천피(절피) 자입을 용이하게 하는 예리한 첨(선)단 부분을 말한다.

침첨(선)의 형상은 예로부터 송엽(松葉)형, 유엽(柳葉)형, 도망(稻芒)형(벼나 보리의 수염 모양), 계란형, 뾰족형 등이 있다(그림 2-3). 그러나 현대의 관침법을 주로 한 일본 호침의 침첨 형상은 송엽형이 대부분이고, 까그라기형, 계란형은 거의 제조되지 않게 되었다. 또, 지금까지 유엽형의 침첨은 연침법, 뾰족형의 침첨은 타침법으로 이용되어 왔지만, 오늘날에는 본법을 실시하는 사람이 적어 그다지 제조되지 않고 있다.

(2) 호침의 재질

스테인리스성 침체의 재질은 Fe(철), Cr(크롬), Ni(니켈)을 주성분으로 하는 스테인리스강선 등이다. 침의 제조사가 JIS(Japanese Industrial Standards : 일본공업규격) T9301로 규정된 스테인리스강선을 구입하여 침체를 만들기 때문에 메이커마다의 재질상의 차이는 작다.

스테인리스강선 이외의 침체의 재질에는 금침, 은침이 있다. 금침은 Au(금)을 주성분으로 하며, Ag(은), Cu(동), Zn(아연)을 적당량 함유한다. 은침은 Ag(은)을 주성분으로 하며, Cu(동), Zn(아연), Ni(니켈)을 적당량 함유한다.

(3) 호침의 길이(침체장)와 굵기(침체경)

침의 길이(침체장)나 굵기(침체경)는 1986년 4월 1일부터 전 일본침구학회에서 정한 미터법에 따르는 신규격 표시가 이용되게 되어,[1,4] 분촌법(分寸法)에 따르는 구래의 호칭이 고쳐졌다.

신규격 표시에 의한 호침의 침체장(침병장을 제외한 길이)은 10~150mm까지 10mm마다 정해지며 예외적으로 15mm와 75mm가 설치되고 있다. 호칭은 침체장

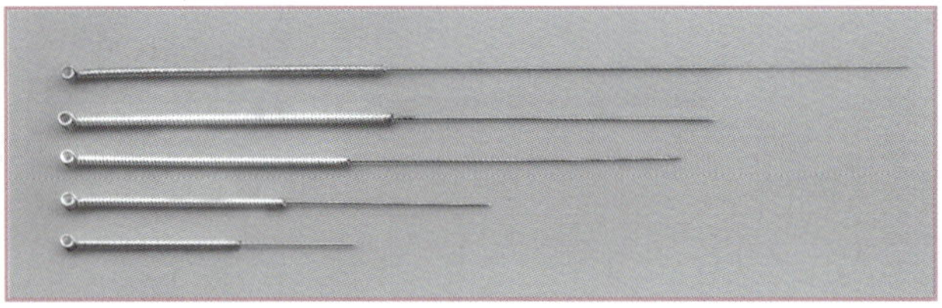

그림 2-4 침체장, 침병장이 다른 중국침의 예

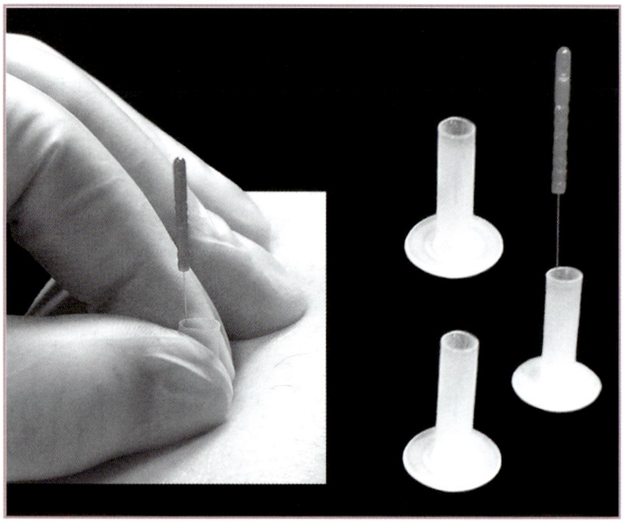

그림 2-5 침체를 직접 만지지 않고 자침 · 발침하기 위해서 개발된 자침 보조기구 [튜버스 : 세이린(주)]

10mm의 경우는 10밀리미터침(10밀리침), 15mm의 경우는 15밀리미터침(15밀리침)과 같이 부른다.

예전 호칭의 5분은 15밀리, 1촌은 30밀리, 1촌 3분은 40밀리, 1촌 6분은 50밀리, 2촌은 60밀리, 2촌 5분은 75밀리, 3촌은 90밀리, 4촌은 120밀리, 5촌은 150밀리에 해당한다.

침병의 길이는 80밀리미터침(80밀리침)까지가 20mm, 그 이상의 침체장에서는 30mm로 하고 있다.

호침의 굵기(침체경)는 0.1~0.5mm까지 0.02mm 간격으로 설치되어 있다. 호칭은 굵기 0.1mm는 10호침, 0.12 mm는 12호침과 같이 불러, 숫자로부터 직경을 쉽게 이해할 수 있도록 되어 있다.

예전 호칭인 극하침(極霞鍼)은 10호침, 하침(霞鍼)은 12호침, 모침(毛鍼)은 14호침, 1번침은 16호침, 2번침은 18호침, 3번침은 20호침, 4번침은 22호침, 5번침은 24호침, 6번침은 26호침, 7번침은 28호침, 8번침은 30호침, 9번침은 32호침, 10번침은 34호침에 해당한다.

따라서 본서에서는 길이와 굵기를 동시에 말하는 경우는 50mm · 20호침(예전의 1촌 6분 · 3번침)과 같이 호칭한다.

중국침도 여러 길이의 침체와 침병의 호침이 제조 · 시판되고 있다(그림 2-4). 침체 길이는 짧은 침의 경우 15mm, 긴 침의 경우 150mm인 것이 있다. 침병장은 20mm, 25mm, 30mm, 35mm, 40mm, 55mm의 것이 있어서 침체 길이와 합하여 각 2~3종류씩 만들어지고 있다.

중국침의 굵기(침체경)는 0.22mm(35호)~0.45mm(26호)까지 0.02~3mm의 간격으로 설치되고 있다. 호칭은 호수(號數)로 부르지만, 일본과는 달리 호수가 작아질수록 침체의 직경이 굵어진다. 또, 침체의 직경과 호수의 숫자가 일치하지 않아, 숫자를 그대로 침의 굵기라고 이해할 수는 없다.

침관(鍼管)

금속제 침관, 합성수지제 침관 등이 있다. 금속제 침관은 예부터 이용되고 있는 것으로 환형(원통) 침관과 각형(육각통) 침관이 있다. 사용할 때에는 그때그때 멸균할 필요가 있다. 합성수지제 침관은 호침과 침관이 세트로 된 일회용 호침(그림 2-2) 등에서 볼 수 있는데, 원통형이며 일회용이다.

침관의 길이는 통상 호침의 전체 길이보다 3~4mm 전후로 짧게 만들어지고 있는 것이 많다.

침관의 외경은 통상 4mm 전후인 것이 많지만, 금속제 침관에서는 가는 것으로 외경 2mm, 굵은 것으로 외경 4.5mm 전후인 것이 시판되고 있다.

호침의 자침 방법

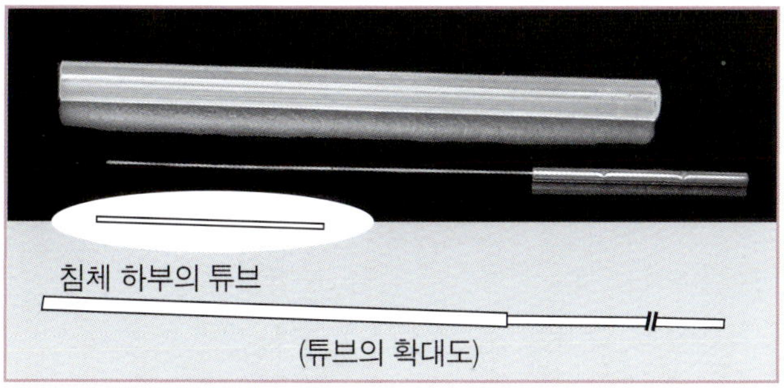

그림 2-6 압수(押手)를 했을 때에, 침체를 손가락으로 직접 만지지 않고 자발(刺拔)할 수 있는 새로운 타입의 일회용 침
(침체 하부에 튜브가 있어, 침체를 직접 만지지 않음 : 今井賢治 특허출원 중)

호침의 자침 방법에는 관침법(管鍼法)과 연침법(撚鍼法)이 있다. 관침법은 침관내에 들어간 호침의 침병 머리의 끝을 손가락으로 고타하여 천피(穿皮, 절피)해 자입하는 기법이다. 연침법은 중국 전래의 기법이며, 침병을 잡고 천피(절피)하여 자입하는 기법이다.

일본에서는 일반적으로 관침법을 하고 있다. 관침법에서는 시침(施鍼) 전에 손 끝으로 자침부를 잘 문지르고[전유법(前揉法)], 그 후에 알코올 면화로 소독을 실시하고 나서, 침과 침관이 세트가 된 일회용 호침의 편측을 피부에 댄다.

사용하는 일회용 호침은 자침 보조기구(튜버스 등 : 그림 2-5)와 함께 이용하거나, 손으로 눌렀을 때 침체를 손가락으로 직접 대지 않는 새로운 타입의 일회용 호침(침체 하부에 튜브가 있어, 침체를 직접 만지지 않음 : 그림 2-6) 등을 이용하는 것이 바람직하다

자침은 일회용 호침의 편측을 피부에 대고 압수 침관 하부를 잡으면, 침관 위에 나와 있는 침병 끝의 바로 위쪽을 손가락으로 3회 정도 고타하여 침관으로부터 나와 있는 침병 부분을 탄입한다. 천피(절피) 후에는 침관을 제거하고 (배관) 목적부위까지 자입한다(그림 2-7).

발침 후는 알코올 면화를 이용하여 자침부를 잠시 압박하거나(그림 2-8), 압박 후에 가볍게 문지른다[(후유법(後揉法)]. 단, 발침 직후에 자침부에 점상의 미량 출혈이 나타나는 경우는 압박만 하고, 문지르지 않는다.

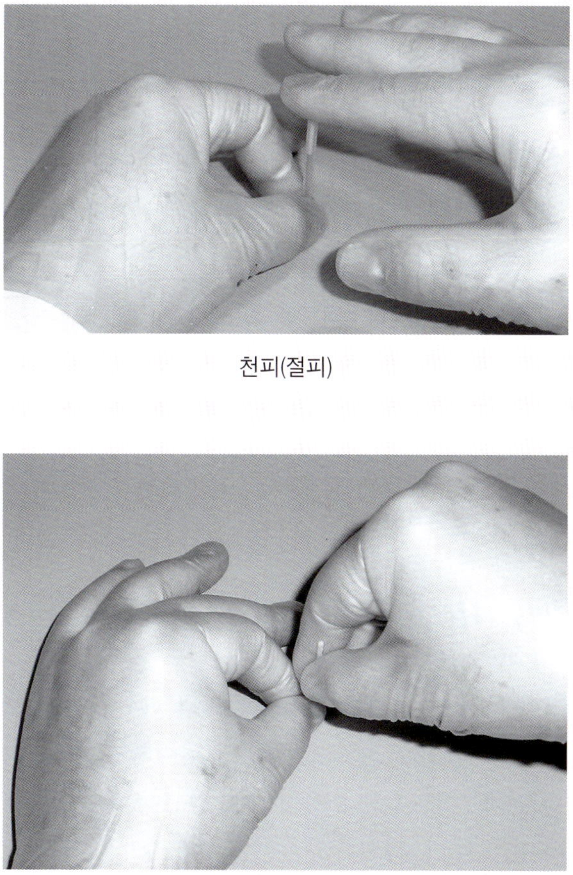

천피(절피)

자입

그림 2-7 천피(절피), 자입의 방법

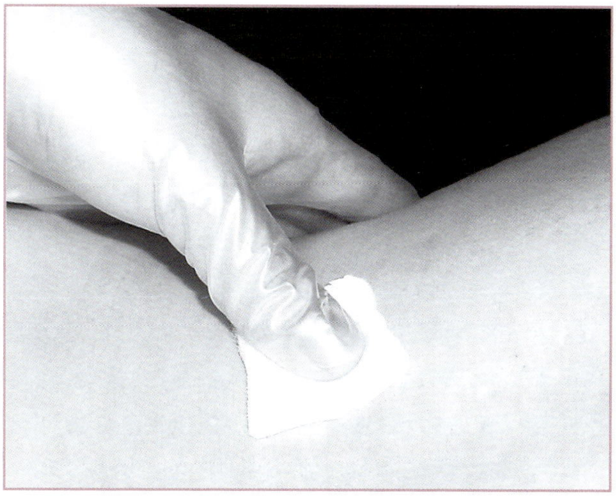

그림 2-8 발침 직후의 알코올 면화를 통한 압박

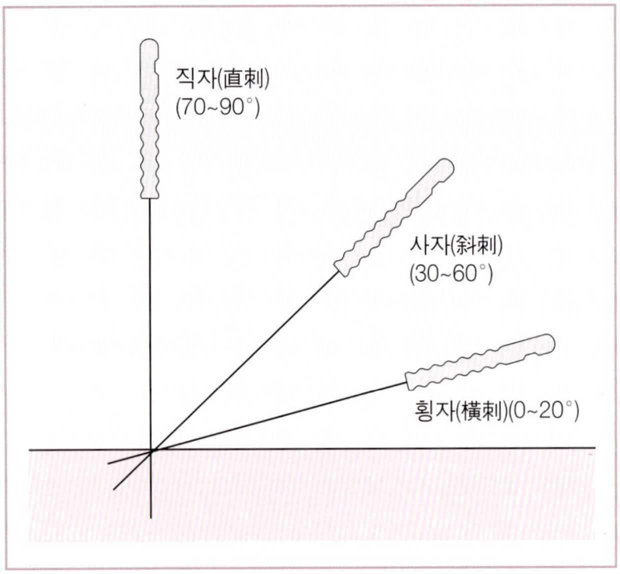

그림 2-9 호침(毫鍼)의 자입 방향(직자, 사자, 횡자)

침의 자입 방향은 피하의 뼈의 존재, 피하의 근육층의 얇음, 두꺼움 등의 형태적 요인, 자침의 목적조직의 위치나 깊이 등의 관점에서 직자(直刺), 사자(斜刺), 횡자(橫刺)(그림 2-9)의 3방향으로 구분된다.

직자(直刺)는 피부면에 대해서 90°의 자입각을 이루는데, 통상 70°~90°의 범위의 것을 직자라고 부르고 있다. 사자(斜刺)는 피부면에 대해서 45°의 자입각을 말하는데, 통상 30°~45°~60°의 범위를 사자라고 부르고 있다. 횡자(橫刺)는 피부면에 대해서 10°의 자입각을 말하는데, 통상 0°~10°~20°의 범위를 횡자라고 부르고 있다.

자침(刺鍼)시의 감각(침향)

자침에 의하여 아무런 감각도 생기지 않는 것도 있지만, 자침부위 또는 원격부에 저림(麻), 묵직함(重), 나른함(酸), 부석부석함(脹) 등을 일으키는 일이 있다. 이러한 특수한 감각은 침향(鍼響, needling sensation) 또는 득기(得氣)라고 부른다.[5]

저림(麻)은 가장 많이 나타나는 자침시의 감각이다. 이 감각은 자침부위에서도 생기지만 멀리 떨어진 원격부에서도 생긴다. 이에 비해 묵직함(重), 나른함(酸), 부석부석함(脹)은 자침부위에 나타나는 경우가 많으며, 원격부에는 그다지 생기지 않는다.

자침시의 감각은 ① 자침부위 주변에만 한정되어 지각되는 경우 ② 자침부위뿐만 아니라 먼 부위에까지 퍼지는 관련통 모양의 방산으로서 지각하는 경우 ③ 경락에 따른 띠 모양의 방산으로서 지각하는 경우의 세 가지로 크게 구별할 수 있다.[5]

자침부위 주변에서의 감각이나, 먼 부위에까지 퍼지는 관련통 모양의 감각은 압통점, 경결, 트리거 포인트 등의 자침시에 나타나 순간적으로 방산하는 저린 것 같은 느낌을 지각하는 경우가 많다.

한편, 경락에 따른 대상의 특수한 감각의 방산은 매우 느린 전도(속도는 평균 10~20cm/초, 폭 약 0.2~2.0cm)로, 순경감전현상(propagated sensation along the channels, PSC)이라고 불리고 있다.[1, 5] 침이나 전기 자극에서는 저린 것 같은 감각이 사지 말단의 자극점(중국의 PSC의 조사에서는 정혈 또는 원혈이 이용되고 있음)으로부터, 천천히 띠 모양으로 전도하는 사례가 많이 나타나고 있다.

PSC는 민감한 사람에게 출현하기 쉽고, 6경락 이상의 순경감전이 체간 또는 두부 종점에까지 완전하게 도달하고, 나머지 경락도 견관절 또는 고관절을 넘는 경우를 민감형(경락 민감인)으로 하고 있다. 게다가 민감형 이외에 PSC의 전달 상황에 따라 교(較)민감형, 초(稍)민감형, 불민감형으로 구분되고 있다.[1]

이러한 것으로부터 압통점 등의 자침에 나타나는, 순간적으로 방산하는 저린 것 같은 느낌의 발현 등과, 경락에 따라 출현하는 순경감전현상에서는 발생 기전이 다르다고 생각되고 있어 PSC는 중추신경내(대뇌피질 감각영역 등)에서 일정한 방향에 따라 흥분하는 뉴런군의 확대가 야기되기 때문에 생긴다고 말해지고 있다.[5]

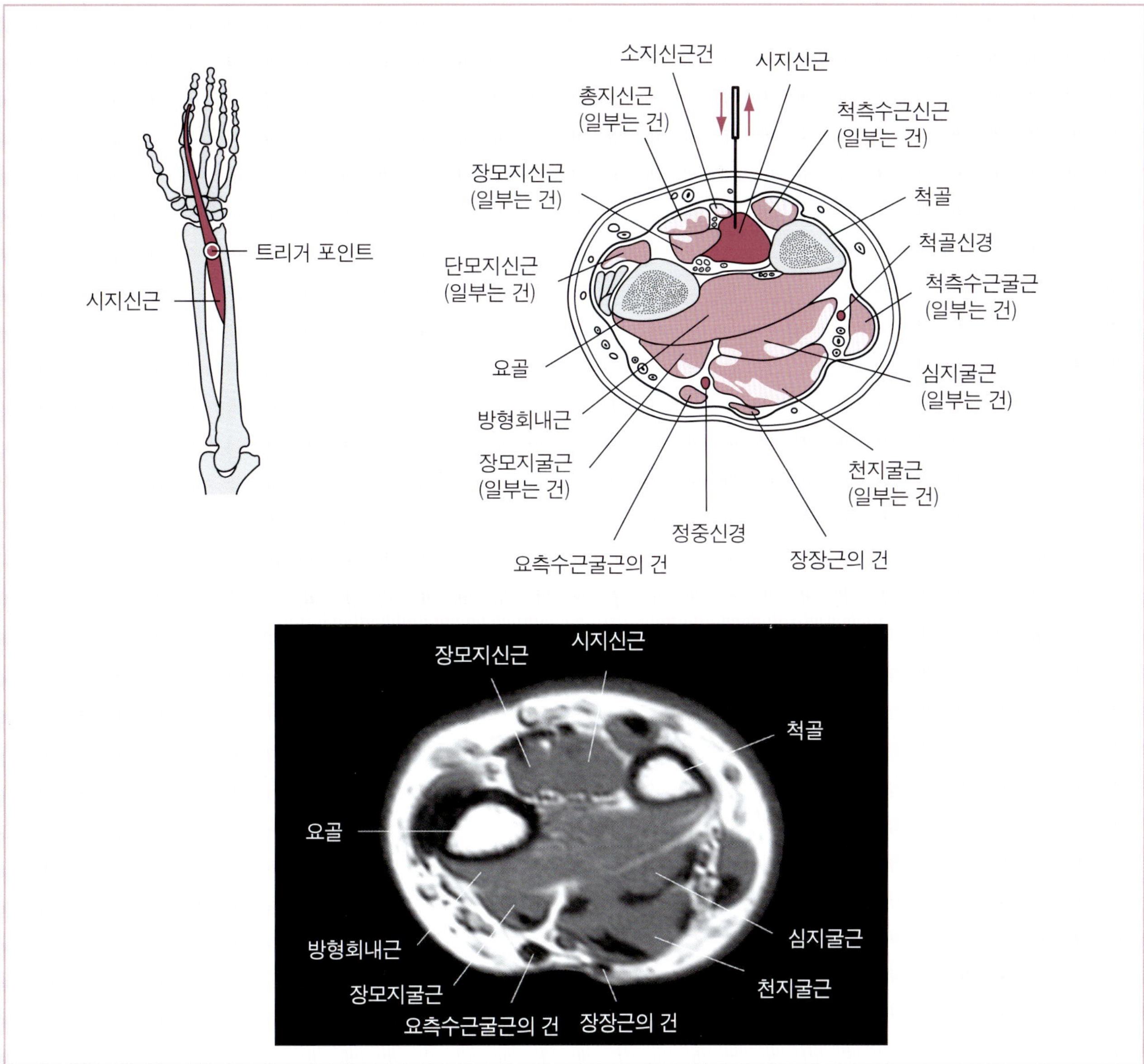

그림 2-10 **근 · 근막통증후군(시지신근의 트리거 포인트)에서 단자술의 예**

통증 치료에 응용되는 침술의 종류

호침(毫鍼)의 침술(자법)

(1) 단자술

호침을 목적 조직의 깊이까지 차분히 자입하여, 그 부위에서 수기를 실시하지 않고 차분히 발침하는 수법을 말한다. 자입하는 목적 조직은 피부, 근육, 건이 주요하다(그 부위에 분포하는 신경, 혈관 등도 당연히 포함한다). 일상의 침구 임상에서는 경혈, 압통점, 트리거 포인트나 경결 등을 촉지하여, 그 부위에 자침하는 경우가 많다(그림 2-10). 이들 이외에서는 골막, 경동맥동, 교감신경간 신경절 등을 목적 조직으로 하는 경우도 있다.

목적으로 하는 조직에 올바르게 침을 자입하기 위해서는 그 깊이에 적절한 길이와 굵기의 호침을 이용하는

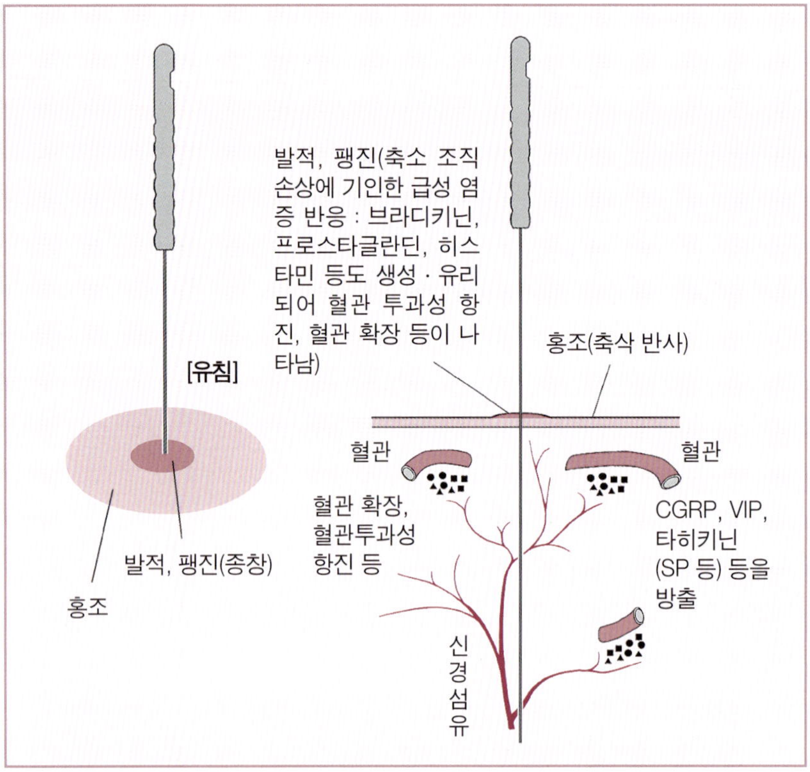

그림 2-11 유침 중 침 주위에 나타나는 피부의 3중 반응 (발적, 팽진, 홍조)

것이 중요하다. 통상, 요부(腰部)나 둔부(臀部)의 단자(單刺)[심자(深刺)]에서는 긴 호침을 이용한다.

단자술의 작용 기전에 대해서는 아직 불명한 점이 많다. 그러나 어떠한 목적 조직에 자입하는 경우도 의도적으로(깊이의 차이) 미세 조직 손상을 야기한다. 이것으로부터 경혈, 압통점이나 경결의 단자술에서는 자침부위의 축삭반사에 의한 혈관 확장 작용(혈류증가), 나아가 진통이나 근긴장의 완화, 생체 방어계의 작동 등이 생각되고 있다. 그러나 그 효과는 유침술(留鍼術), 작탁술(雀啄術)보다 약하다고 생각되고 있다.

(2) 유침(留鍼)

침을 목적 조직의 깊이까지 자입하여, 일정시간 그대로 유침하는 방법을 말한다.[1] 자입 깊이는 병상·체질 등에 따라 침처를 진피나 피하 조직에 두는 경우나, 근막이나 근육 등에 두는 경우가 있다.

자침시에 침향(득기)을 의도적으로 느끼게 하는 경우도 있지만, 무통·무감각으로 자입하여 유침하는 경우도 있다. 일반적으로 유침 중의 침 자극 감각은 거의 없어, 자입되고 있는 것을 전혀 모르는 경우가 많다.

유침 시간은 1~2분에서 5~10~15분 정도로 하는 것이 많지만, 때로는 20~30분 전후로 유치하는 경우도 있다.

유침 중인 침의 주위에는 피부의 3중 반응(또는 3종 반응 : triple response)이라고 하는 발적, 팽진(종창), 홍조(flare)가 나타난다(그림 2-11).

발적이나 팽진은 자침부위를 중심으로 나타나는 직경 2~3mm의 작은 부종을 수반한 현상으로, 급성 염증 반응으로 볼 수 있다. 발적이나 팽진의 발현 기전으로서는 자침으로 생긴 미세조직 손상부위의 혈관 확장이나 혈관투과성 항진(세정맥 내피세포 간격이 벌어져, 물이 알부민 등의 혈장단백질을 수반하여 조직 사이에 새어 나오는 현상이 일어남) 등이 말해지고 있으며, 화학 물질(브라디키닌, 프로스타글란딘, 히스타민 등)이 국소

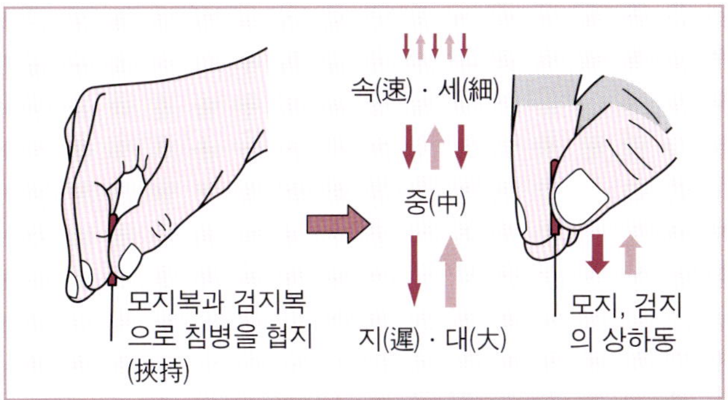

그림 2-12 **작탁술에서의 모지, 시지의 상하동(속도 · 진폭)의 방법**

에 생성되기 때문이라고 생각되고 있다.

홍조(flare)는 발적을 중심으로 직경 수 cm 이내의 범위에 나타나는 현상이다. 이 현상은 축삭반사(axon reflex)에 의한 혈관 확장 등이 발현 기전이라고 생각되고 있다. 축삭 반사에 의한 혈관 확장 작용으로는 신경섬유 말단으로부터 방출되는 칼시토닌 유전자 관련 펩티드(calcitonin gene-related peptide, CGRP), 혈관 작용성 소장 펩티드(vasoactive intestinal polypeptide, VIP)의 관여가 말해지고 있다. 또, 신경섬유 말단으로부터 방출되는 서브스탠스 P(substance P, SP)나 뉴로키닌 A, 뉴로키닌 B 등의 타히키닌 패밀리(tachykinin family)는 혈관 확장 작용에도 관계되지만, 주로 혈관투과성 항진에 작용하고 있다고 말해지고 있다.

유침의 작용 기전에 대해서는 아직 불명한 점이 많지만, 최근에는 유침과 생체방어기구의 관계나, 사이토카인, 면역담당세포에 존재하는 오피오이드(opioid) 펩티드 등이 관계되는 말초성 진통 등이 말해지고 있다. 유침이나 작탁에 의한 근혈유량의 증가는 축삭 반사 등의 기전이 말해지고 있다. 또, 유침이나 단자는 근긴장의 완화에도 작용하지만 그 효과는 작탁(雀啄)보다 약하다.

(3) 작탁술(雀啄術)

호침을 목적 조직의 깊이까지 자입하고 나서, 상하로 침을 세세하고 빠르게 움직이거나 진폭을 크게 하여 천천히 움직이거나 하는 수법을 말한다(그림 2-12). 작탁

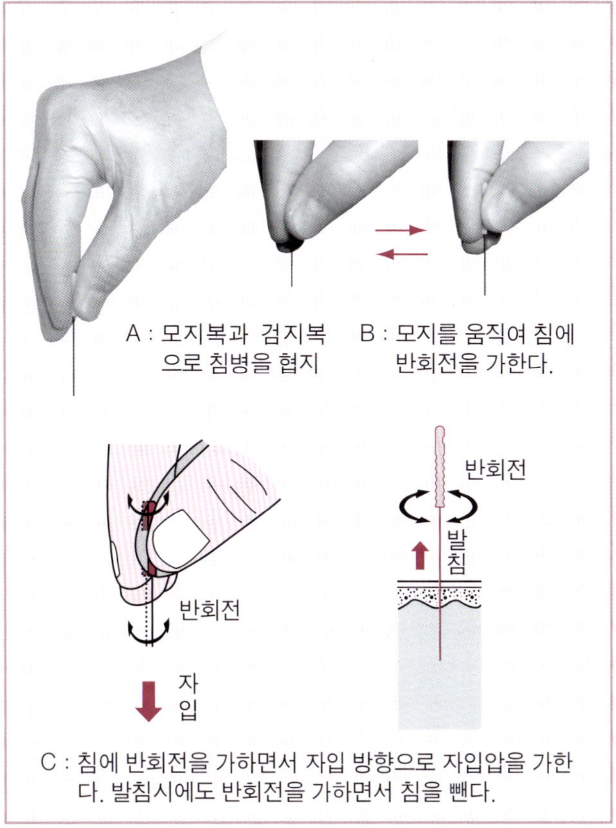

그림 2-13 **선연술(旋撚術)에 있어서 반회전과 자입 · 발침의 방법**

의 상하동의 폭이나 속도를 바꾸는 것으로, 자극의 양(힘)이나 질이 다른 입력을 자유자재로 실시할 수 있는 것이 특징이다. 자침의 기본 조작의 하나로, 참새가 먹이를 쪼는 것과 비슷하다고 하여 이 이름이 붙여졌다.

통상, 작탁술에서의 호침 상하동의 폭은 1~3mm가 많다. 그러나 천천히 상하동 시키는 경우에는 진폭을 5mm 이상으로 하는 일도 있다.

본법은 침향(득기)의 발현을 재촉할 때도 활용된다. 작탁술에 의하여 아무것도 느끼지 않는 경우도 있지만, 자침부위에 저린 것 같은 느낌을 일으키거나, 원격부에 방산저림감을 일으키거나, 때로는 자침부위를 무겁게 누르고 있는 같은 나른한 느낌을 일으키기도 한다.

통상, 동일한 자극 시간의 비교에서는 유침술보다 작탁술이 강한 자극이 된다고 생각되고 있다.

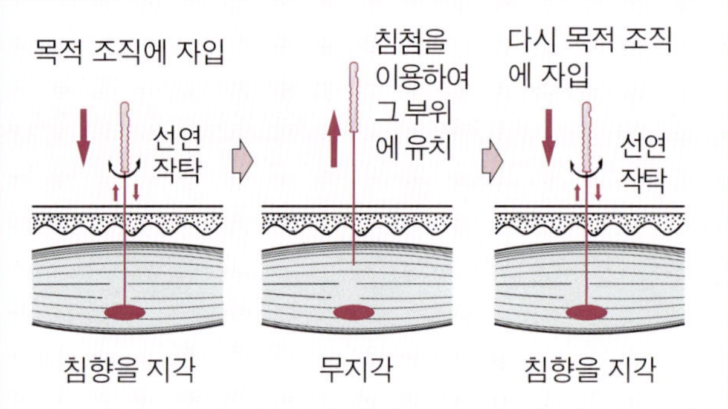

그림 2-14 간헐술(침향을 전하는 경우)의 방법

(4) 선연술(旋撚術)[염전술(捻轉術)]과 회선술(回旋術)

선연술(그림 2-13)과 회선술은 모두 침을 회전시키면서 자입·발침하는 수법을 말하는데, 그것을 회전시키는 방법의 차이로부터 양자를 구별한다.

선연술(旋撚術)은 침을 좌우로 반회전시키면서 목적 조직에 자입하여 발침하는 수법을 말한다. 통상 모지복과 시지복으로 침병을 잡아, 모지를 좌우로 세세하게 움직여 침병을 반회전시키면서 자입한다. 자침의 기본 조작 중 하나이다.

회선술(回旋術)은 두 가지의 수법이 말해지고 있다. 하나는, 침을 오른쪽 또는 왼쪽의 한 방향으로 회전시키면서 목적 조직에 자입하고, 발침시는 그 반대 방향으로 회전하면서 뽑는 수법이다. 또 하나는, 목적 조직까지 선연법으로 자입하여 목적 조직의 위치에서 오른쪽 또는 왼쪽의 한 방향으로 회전시키는 수법이다. 발침시는 반대 방향으로 회전하여, 선연법 또는 아무런 수기도 실시하지 않고 발침한다.

회선술은 조직의 일부가 침체에 감겨, 발침이 곤란해질 수 있으므로 주의 깊게 실시할 필요가 있다.

(5) 간헐술(間歇術)

호침을 목적 조직의 깊이에 자입하여 그 부위에서 그 후에 침첨을 적절한 깊이로 조직으로 이동하여 잠시 두고, 다시 원래의 깊이에 자입하는 것을 반복하는 수법이다. 침향(득기)을 중시할 때는 침을 목적 조직에 자입하고 나서 선연술(旋撚術)이나 작탁술을 실시하여 침향을 주고, 그 후 침첨을 다른 조직으로 이동하여 다시 원래의 깊이에 자입하여 침향을 주는 것을 반복한다(그림 2-14).

(6) 옥루술(屋漏術)

호침을 3단계로 나누어 자입하여, 각 단계에서 유치·작탁을 실시하는 수법을 말한다. 『杉山眞傳流 18술』의 「옥루수술지법(屋漏手術之法)」에는, 1촌 6분 길이의 침을 자입하는 경우의 자입의 방법을 적고 있다. 「피모주리(皮毛腠理)에 5분, 기육(肌肉)에 5분, 근맥(筋脉)에 5분」 자입하고, 나머지 1분을 남기라고 하고 있다.

또, 침을 자입하고 나서 실시하는 각 단계에서의 유치·작탁은 호흡을 하여 1,2숨을 멈춘 후에 세세한 진폭의 작탁을 실시한다고 하고 있다.

발침시는 자입시와 반대로 각 단계에서 유치·작탁을 실시하면서 발거한다.

(7) 진전술(振顫術)

호침을 목적 조직의 깊이로 자입하고 나서, 자침(침병을 가지고 있는 손)을 세세하게 움직여 진동을 더하는 수법을 말한다. 또한, 진동은 자침을 세세하게 움직여 더하는 것 외에, 모지나 시지, 침관 등에서 침을 고타하는 경우도 포함된다.

(8) 난침술(亂鍼術)

선연술(旋撚術), 작탁술(雀啄術) 등의 기본 조작을 주체로 각종 수기를 조합하여 실시하는 수법을 말한다. 기술적으로는 호침을 빠르게 회전하거나 천천히 회전하거나, 진폭을 세세하고 빠르게 작탁하거나 진폭을 크고 천천히 작탁하거나, 빠르게 자발하거나 천천히 자발하거나, 얕게 찌르거나 깊게 찌르거나, 자극 시간을 길게 하거나 짧게 하거나, 길게 유치하거나 짧게 유치하거나 자입 방향을 변경(자침 전향)하거나 하는 것 같은 수기를 적당히 조합하여 실시한다.

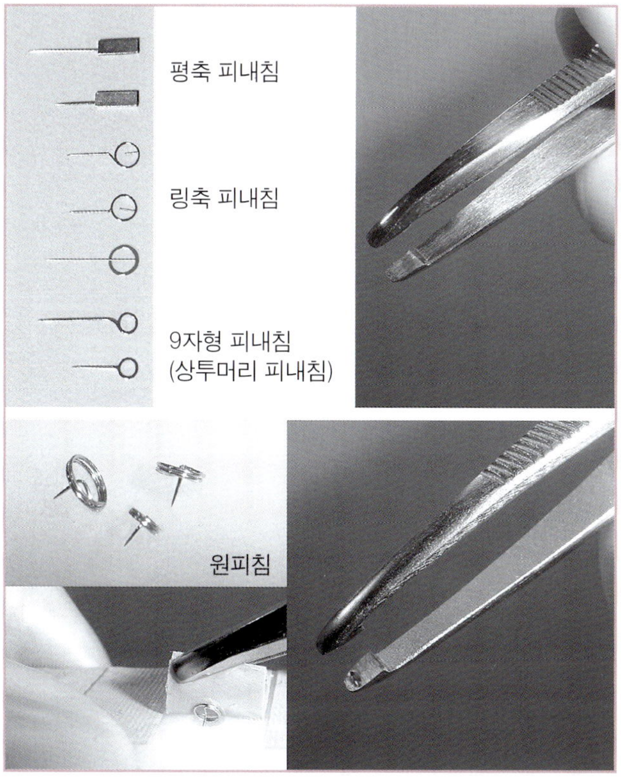

그림 2-15 피내침, 원피침의 형상과 전용 핀셋

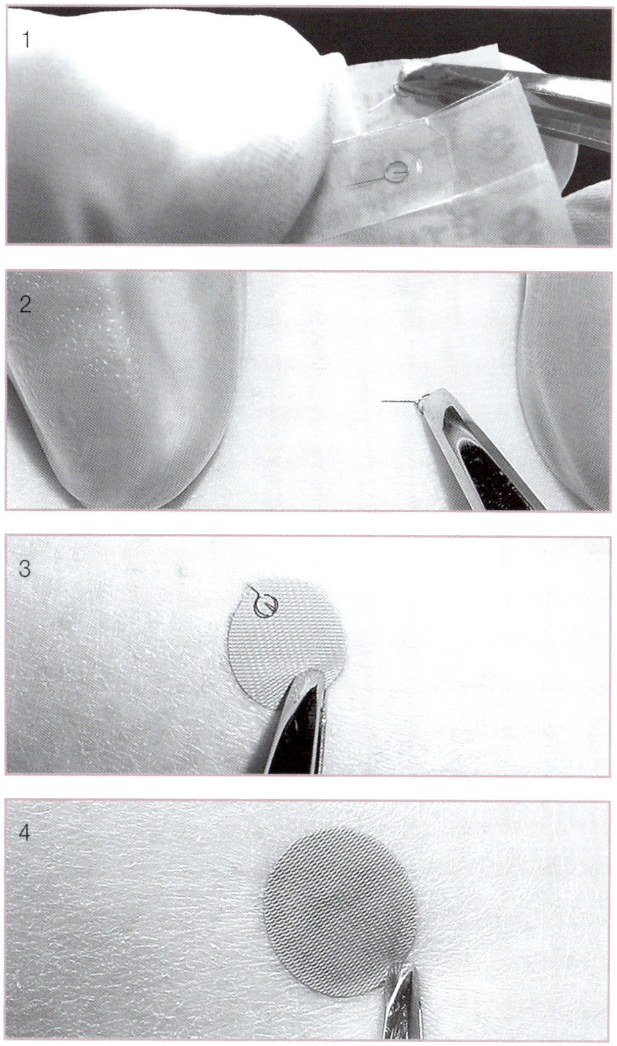

그림 2-16 피내침의 자입 · 고정 방법

1. 피내침을 전용 핀셋으로 끼운다.
2. 모지와 시지로 회입부의 피부를 펴, 핀셋에 끼운 피내침을 자입한다.
3. 자입한 피내침 아래에 작은 반창고를 붙인다.
4. 피내침 위에서부터 큰 반창고를 붙여 고정한다.

본법은 침의 기본 조작은 물론, 각종 수기가 일정 수준 이상에 이르지 않으면 단순한 「난잡한 침의 시술」밖에 되지 않고, 올바른 난침술(亂鍼術)이 되지 않으므로 주의를 필요로 한다.

피내침(皮內鍼), 원피침(圓皮鍼)

피내(표피, 진피)에 침을 자입하여, 오래 두는 수법을 말한다. 피하 조직이나 근육에는 자입하지 않는다.[1)]

피내침은 침병에 해당하는 부분의 형상의 차이로부터 평축 피내침, 링축 피내침, 상투머리 피내침(9자 피내침) 등이 있다(그림 2-15 좌상). 침의 굵기는 0.12mm, 0.14mm, 0.16mm, 0.18mm의 것이 시판되고 있다. 침의 길이는 3mm, 4mm, 5mm, 6mm, 7mm, 8mm, 9mm의 것이 시판되고 있다.

원피침은 압정과 같은 형상을 한 침을 말한다. 반창고와 침이 세트로 된 원피침도 시판되고 있다(그림 2-15 좌하). 링의 지름은 다양한 종류가 시판되고 있는데, 작은 것이 2mm, 큰 것이 3.8mm이다. 침의 굵기는 0.22mm, 0.24mm, 0.26mm의 것이 시판되고 있다. 침의 길이는 짧은 것이 1.1mm, 긴 것이 1.8mm의 것까지 시판되고 있다.

피내침, 원피침의 자입에서는 전용 핀셋을 사용한다.

피내침용의 핀셋은 첨단 내면이 평평하게 되어 있어 원피침을 끼우기 쉽게 되어 있다(그림 2-15 우상). 원피침용 핀셋은 그 끝부분 안쪽이 함몰되어 있어, 원피침을 끼우기 쉽게 만들어져 있다(그림 2-15 우하).

피내침은 침체장이 긴 것이 많기 때문에 직자로 자입하면 침첨(선)이 피하 조직이나 근육에 이르러, 통증을 일으키는 원인이 된다. 통상, 횡자로 피부에 생기는 살과 평행이 되도록 피내(표피, 진피)에 자입하여, 반창고로 고정한다(그림 2-16). 고정 후에는 피내침의 반창고위 또는 부근의 피부에 손가락을 두어 전후좌우로 움직여 본다. 그 때, 통증을 호소하는 경우는 침첨(선)이 피하 조직이나 근육에 이르고 있는 경우가 많기 때문에 다시 자입한다.

원피침은 침체장이 짧으므로 직자로 자입한다. 반창고가 부착되지 않은 원피침은 전용 핀셋에 끼워 자입하여 반창고로 고정한다(그림 2-17).

피내침, 원피침은 주로 통증과, 특히 관련통(또는 연관통 : referred pain)의 경감 · 제거에 이용된다. Takaoka(高岡)는 「통증을 호소하는 부위의 압통점에 피내침을 하였을 때, 즉시 사라지는 통증은 관련통, 사라지지 않는 통증은 내장통(또는 심부통)이다」라고 하고 있다.[6]

따라서 피내침이나 원피침을 실시하는 경우는 압통점을 올바르게 검출하는 것이 매우 중요하게 된다. 통상, 압통점을 검출할 때에는 환자에게 가장 아픈 부위를 지시하게 하고, 그 부근을 더욱 꼼꼼하게 조사하고 나서 결정하여 그 중심점에 정확하게 자침한다. 근 · 근막통증후군에서는 경결에 트리거 포인트(trigger point)가 나타나므로 이 부위를 검출한다.

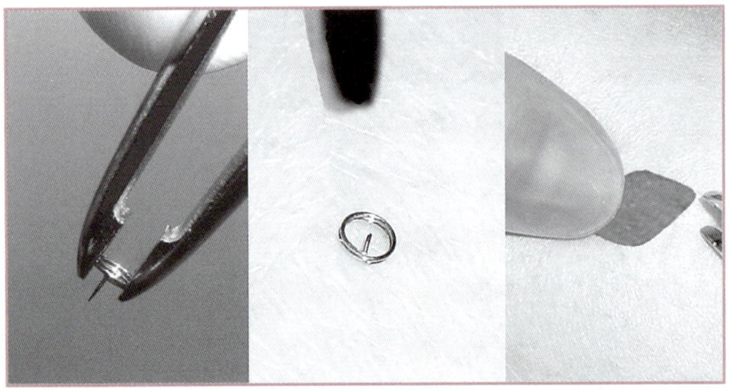

원피침을 끼운다　　원피침을 자입　　반창고로 고정

그림 2-17　반창고가 첨부되지 않은 원피침의 자입 · 고정의 방법

피내침이나 원피침의 고정 후에는, 처음과 같이 아픈 장소를 지시하게 하거나 아픈 자세를 취하게 하여 통증이 변화하는지, 경감하는지 등을 확인한다. 이 때, 최초의 통증부위와 다른 장소를 지시할 때는 새로운 통증의 부위에도 피내침 또는 원피침을 실시한다.

전침

전침(electroacupuncture, EA)은 자입한 침에 전기를 흐르게 하는 치료법을 말한다. 별명 전기침(electrical acupuncture, EA)이라고도 한다. 일본에서는 전술의 전침이나 전기침 이외에 저주파를 이용하는 경우의 호칭으로서 저주파전침법(electroacupuncture therapy, EAT), 전기적 저주파 유침요법(low frequency electrical acupuncture treatment, LFEA), 침전극 팔레스요법(acupuncture electrotherapy), 전기적 저주파 펄스 침자극치료(electrical stimulation of acupuncture, ESA) 등이 있어, 호칭의 통일이 이루어지지 않았다. 그러나 최근에는 medline의 등록 용어나 영문 잡지의 키워드 등으로 일반적으로 electroacupuncture가 사용되고 있어 통일된 용어의 사용이 요구된다.

(1) 전침에 이용하는 호침과 전극(침-침전극, 침-불관전극)

전침에는 스테인리스 호침(이하, 스테인리스침)을 이용한다. 스테인리스침은 멸균하여 재사용하면 전기 분해에 의한 침체의 손상이나 절침의 위험성을 일으키므로 일회용 호침을 이용하여 1회만 사용하고 버린다. 은침은 전기 분해에 의한 절침을 일으키기 쉬우므로 전침에는 이용하지 않는다.

침의 굵기(침체경)는 20호침(직경 0.2mm : 구칭 3호침) 이상이 바람직하다

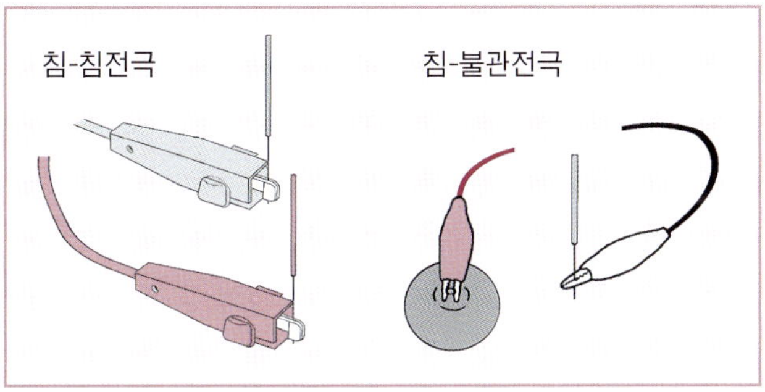

그림 2-18 **전침의 방법**(침-침전극, 침-불관전극)

전침에서는 통상 자입한 2개의 침을 전극으로 한다(침-침전극 : 그림 2-18). 이 경우는 2부위의 동시 전침 자극이 된다. 통전용의 코드(메기입 코드 또는 클립 코드)는 주된 치료점에 자입한 침에 음극(-), 보조적인 치료점에 자입한 침에 양극(+)을 접속한다.

한 부위만의 전침 자극에서는 스테인리스침(-)과 불관전극(+)을 접속한다(침-불관전극 : 그림 2-18). 이 전침 방법에서는 경혈이나 압통점등의 주된 치료점에 스테인리스침(-)을 자입하여, 고무 전극이나 원판(혈) 전극 등을 수 cm 멀어진 부위에 붙여 불관 전극(+)으로 한다.

(2) 전침의 주파수

1970년대의 중국의 침 마취 · 침 진통의 보도 이후, 일본에서도 진통에 저빈도의 주파수 1~3Hz를 이용하는 경우가 많아졌다. 그러나 최근 저빈도의 주파수뿐만 아니라 고빈도의 100Hz가 진통을 가져오는 것이 보고되어 저빈도-저빈도의 주파수의 교호전침, 저빈도-고빈도의 주파수의 교호축통전에 의한 진통 등도 보고되게 되었다.[7,8]

오늘날에는 전침 기기의 주파수가 0.5~100Hz, 기종에 따라서는 최대 500~1,000Hz까지 선택할 수 있고 출력도 연속파, 간격(간헐 또는 단속)파, 소밀파의 3파를 선택할 수 있게 되어 있다.

연속파는 설정한 주파수의 파동이 규칙적 · 지속적으로 출력되는 것을 말하며, 진통을 목적으로 한 치료에서는 1~3 Hz가 많이 이용되고 있다.

간격파는 연속파와 무자극이 교대로 반복되는 것을 말한다. 통상 0.5~1~5초의 무자극 기간을 두는 것이 많다. 무자극 기간은 연속파의 통전으로 나타나는 습관 등을 막는 데 도움이 되고 있다고 말해지고 있다.

소밀파는 다른 2종류의 주파수를 교대로 출력하는 것을 말한다. 주파수의 편성에는, 저빈도-저빈도, 저빈도-고빈도가 있다. 전침 기기 중에는 저빈도(0.5~ 10Hz)와 저빈도~고빈도(5~100Hz)의 조합이 생기는 타입이나 3Hz와 20Hz의 고정 타입 등 여러 가지의 것이 시판되고 있다.

(3) 전침의 강도(전압 · 전류)

전압 또는 전류의 힘을 침-침전극으로 하는지, 침-침관전극으로 하는지에 따라 다르지만, 일반적으로 전자는 후자보다 작다. 저빈도의 침-침 전극의 경우는 통전 감각을 일으키는 자극 강도로 설정하거나 가볍게 근수축을 보는 자극 강도로 설정하는 것이 많다. 통상, 이때의 전압, 전류는 1~10V, 1~5mA의 범위에 있는 것이 많다.

전침의 도중에 습관 등에 의하여 통전 감각이나 가벼운 근수축이 약해지거나 소실했을 경우는 출력 손잡이를 돌려 조금 자극을 강하게 한다.

(4) 전침의 시간

일상의 침 치료에서는 10~15~20분간의 전침이 많고, 침 마취 보도 후에 나타난 30분간 이상의 전침은 거의 행해지지 않았다. 이것은 정상 피부의 통각 역치를 상승시키기 위해서는 30분 이상의 전침 시간을 필요로 한다고 말해진 침 마취의 경우와, 병태(만성통 등)의 국소 진통 등을 도모하는 경우에서는 유효한 도달 시간이나 작용 기전(최근에는 중추성 진통 기전 이외에 말초성 진통 기전 등도 말해지고 있음)이 다르기 때문이라고 생각되고 있다.

(5) 전침의 기기

최근 일본에서 시판되고 있는 전침의 기기에는 전지

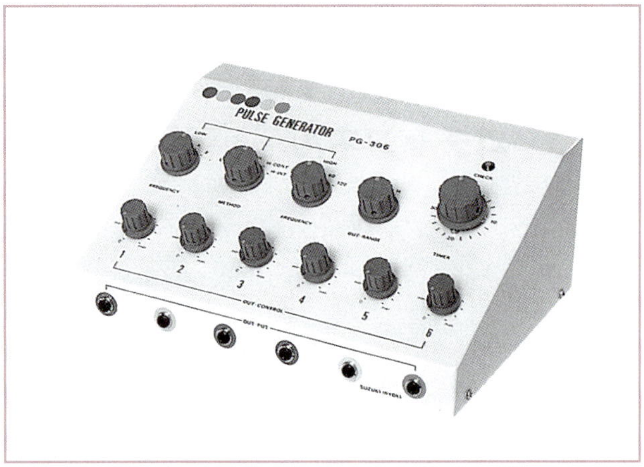

그림 2-19 **전지 전원에 의한 전침 기기**[스즈키 의료기(주)]

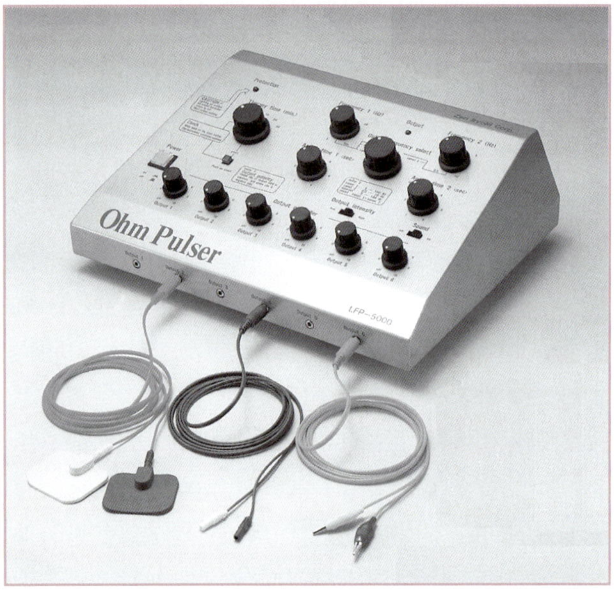

그림 2-20 **전침과 TENS의 기능을 모두 갖춘 교류 전원의 기기**[(주) 전의료기]

를 전원으로 한 것과 교류(AC 100V)를 전원으로 한 것이 있다(그림 2-19, 20). 전지에 의한 전침 기기의 출력 채널은 4~8(침-침전극의 경우는 최대로 8~16점의 자극이 가능)이 많다.

파형의 출력(통전 방식)은 연속파, 간격파, 소밀파의 3파를 선택할 수 있게 되어 있지만, 간격파나 소밀파의 설정은 제조사에 따라서 다르다. 또, 전침 전용인 것도 여러 종류 있지만, 전침과 TENS(transcutaneous electrical nerve stimulation : 경피적 신경 전기 자극)의 양쪽 모두의 기능을 갖춘 기기 등도 있다(그림 2-20).

(6) 전침의 금기

세계 보건기구(WHO)의 침 기초 교육과 안전성에 관한 가이드라인(1999)[1,3]에서는 임산부, 인공심박조율기를 사용하고 있는 경우, 지각 탈실(脫失)이 있는 경우, 순환 장애가 있는 경우, 위독한 동맥 질환이 있는 경우, 원인 불명의 발열, 강한 피부 병변이 있는 경우를 전기자극(electrical stimulation)의 금기로 하고 있다.

위중한 심장병, 전침에 대한 극도의 공포감이나 불안감이 있는 경우, 극도의 피로, 극도의 체력 저하가 나타나는 경우도 전침을 피한다.

(7) 전침의 일반적 주의사항

① 처음 전침을 받는 환자에게는 사전에 충분한 설명을 실시하여 불안감을 없앤다.

② 환자의 체위는 (뇌빈혈을 방지하는 의미로부터도) 가능한 한 와위로 실시한다.

③ 자침에 의하여 위험을 일으킬 우려가 있는 경혈[아문(瘂門), 풍부(風府), 정명(睛明), 승읍(承泣), 천돌(天突), 인영(人迎), 기문(箕門), 충문(衝門), 태연(太淵) : WHO, 1999][1,3]은 피한다.

④ 침의 자입에 의하여 통증을 느끼고 있는 경우는 다시 자침한다. 통증을 수반한 상태에서는 전침을 실시하지 않는다.

⑤ 심장을 사이에 둔 전극 배치, 예를 들어 좌우의 상지의 자극점의 접속, 좌상지와 우배요부의 자극점의 접속과 같은 전극 잇는 방법을 하지 않는다.

⑥ 코드를 자입침에 접속할 때는, 사전에 전침 기기의 출력 손잡이가 0(제로)가 되어 있는 것을 확인한다.

⑦ 출력 손잡이는 0(제로)로부터 서서히 올려 통전 감각을 일으키는 자극 강도 또는 가벼운 근수축을 보는 자극 강도로 설정한다. 결코, 급격하게 출력 손잡이를 올려서는 안 된다

⑧ 통전 도중에 주파수 등의 자극 조건을 갑자기 바꾸지 않는다. 자극 조건을 변경할 때는 반드시 출력 손잡이를 0(제로)로 되돌리고 나서 바꾼다.

⑨ 전침을 종료했을 때는 출력 손잡이를 0(제로)로 되돌리고 나서 전원 스위치를 끈다. 자입침에 접속한 코드는 그 후에 제거한다.

⑩ 전침에 이용한 일회용 호침은 전용 침 폐기 용기에 폐기한다.

(8) 전침 기기의 점검 · 수리

점검에서는 전지 잔량의 점검을 정기적으로 실시하여 적절한 시기에 교환한다. 이외에 코드 단선의 유무, 코드 첨단의 메기입 또는 클립의 변형 · 열화의 유무나 끼운 상태, 출력 손잡이를 돌렸을 때의 신속한 출력 상황(갑자기 강한 자극이 되거나 약해지는 것은 이상)의 유무, 주파수 손잡이로 설정한 주파수로 동작하고 있는지 어떤지의 유무, 연속파 · 간격파 · 소밀파의 설정에 따라 동작하고 있는지 어떤지의 유무, 전지 케이스의 접속 금구에 액 누출 등에 기인한 녹의 발생이 있는지 없는지의 유무 등을 점검한다.

수리 의뢰에 있어서는 기기의 출력 이상인가, 출력 손잡이의 이상인가, 코드의 단선인가, 코드 첨단의 메기입 또는 클립의 이상인가 등을 명확하게 전한다. 전침 중에 생긴 고장의 수리 의뢰에서는 어떠한 상황에서 트러블이 발생했는지를 명확하게 전한다.

레이저침

레이저(LASER)는 light amplification by stimulated emission of radiation(방사의 유도 방출에 의한 빛의 증폭)의 머리글자를 조합한 복합어이다.[9)]

임상적으로는, 레이저 작용의 관점에서는 저반응 레벨 레이저 치료(low reactive level laser treatment, LLLT)와 고반응 레벨 레이저 치료(high reactive level laser treatment, HLLT)로 나눌 수 있고 있다. LLLT는 저출력의 미약 에너지로 열작용을 수반하지 않는다. HLLT에서는 고출력 레이저가 되면 발열생에 의한 단백 응고나, 조직의 수분의 증발 · 기화 · 탄화에 의한 세포 파괴를 일으킨다. 임상에서는 이 특징을 살려 레이저 메스에 의한 수술이나 반점의 치료 등에도 이용하고 있다.

레이저침(laser acupuncture)은 침 치료에서 사용되는 표현이며, 저출력 레이저광을 이용하여 경혈이나 압통점 등을 자극하는 치료법을 말한다. 레이저침은 상처가 없고, 무감각이기 때문에 침 치료에 불안이나 공포

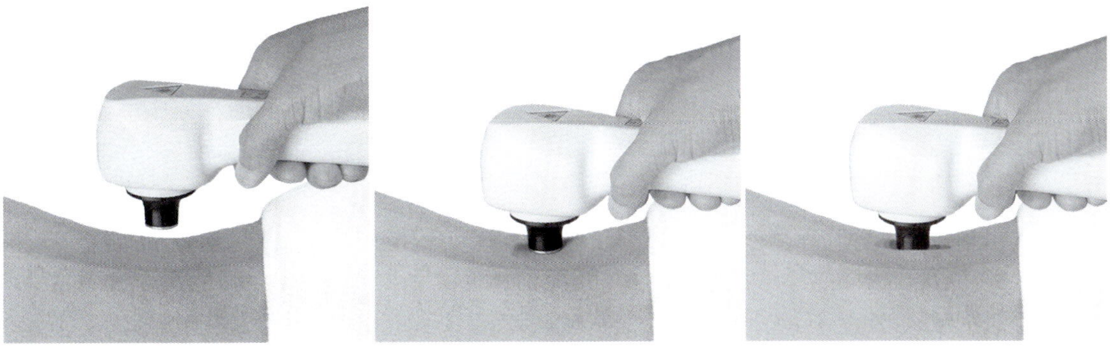

비접촉법 　 접촉법 　 압박법

그림 2-21 레이저광의 조사 방법

감을 갖고 있는 환자 등에서도 활용된다.

레이저침에서는 주로 Ga-AI-As 반도체 레이저가 이용된다. 이외에서는, He-Ne 가스 레이저 등이 이용된다.

(1) 레이저침의 조사 부위와 조사 방법

진통 · 소염을 목적으로 하는 경우는 경혈, 압통점, 통증을 호소하는 부위 등에 레이저광을 조사한다. 창상 치유를 목적으로 하는 경우는 창상부의 가장자리 주위 또는 창상의 중심부에 조사한다.

레이저광의 조사 방법에는 비접촉법, 접촉법, 압박법이 있다(그림 2-21). 비접촉법은 피부에 조사 프로브를 접촉시키지 않고 조사하는 방법을 말한다. 접촉법, 압박법에 비해 레이저 빛의 심달성은 약하다. 접촉 조사를 할 수 없는 경우 등에 이용된다. 접촉법은 피부상에 조사 프로브를 접촉시켜 조사하는 방법을 말한다. 압박법은 피부 위에 둔 조사 프로브를 가볍게 눌러 조사하는 방법을 말한다. 접촉법보다 레이저광의 심달성이 높다.

진통 · 소염을 목적으로 한 조사에서는 심달성이 높은 접촉법 또는 압박법이 권장되고 있다.

(2) 레이저침의 조사 시간

조사 시간은 저출력 레이저 기기의 출력에 따라서 다르다. 반도체 소자형(Ga-AI-As 반도체 레이저)은, 출력 높은 것이 시판되고 있지만, He-Ne형(CHe-Ne 가스 레이저)은 출력이 낮다.

출력 1,000mW(파장 830nm)의 반도체 소자형을 이용하여 경혈, 압통점, 통증을 호소하는 부위 등을 조사하는 경우는 1부위에 대하여 5~30초간 조사, 출력 150mW(파장 830nm)의 경우는 1부위에 대하여 5~60초간 조사한다. 출력 8.5mW(파장 632.8nm)의 He-Ne형을 이용하는 경우는 1부위에 대하여 3분간 조사한다. 모두 1회의 치료 시간은 10~20분으로, 1주일에 2회 이상 치료한다.

창상이나 욕창의 조사는 창상 주위 가장자리의 조사와 창상부의 조사가 있다. 창상 주위의 가장자리의 조사에서는 가장자리로부터 1~2cm 떨어진 부위에 1부위당 15~30초간 조사한다. 이때의 창 주위의 조사는, 1~2cm의 간격을 벌리면서 실시한다. 창상부에 조사할 때는 창상부를 멸균한 파라핀지나 식품 보존용 랩 필름

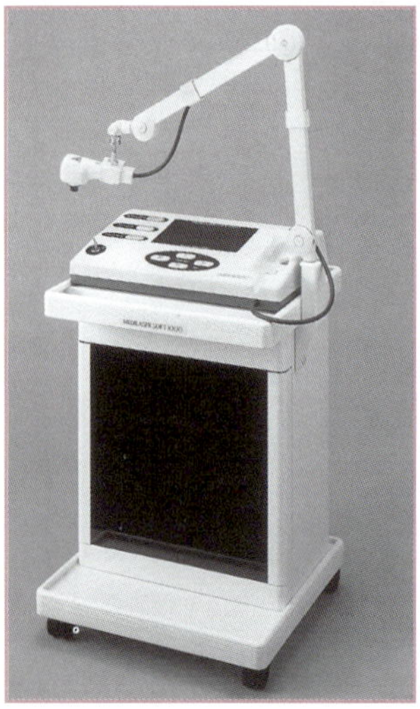

그림 2-22 최대 출력 1,000mW의 반도체 레이저 치료기 [持田시멘스메디컬시스템(주)]

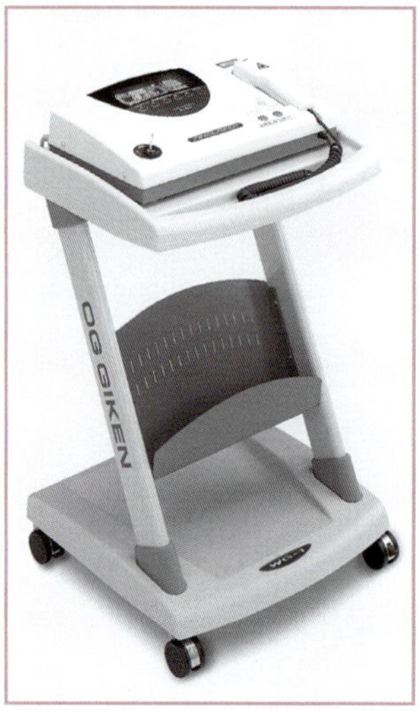

그림 2-23 최대 출력 150mW의 반도체 레이저 치료기 [OG기술연구소 (주)]

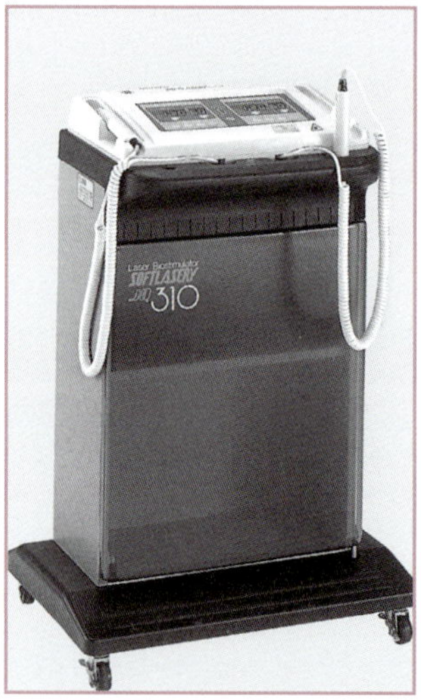

그림 2-24 최대 출력 180mW의 반도체 레이저 치료기 [미나토 의료화학(주)]

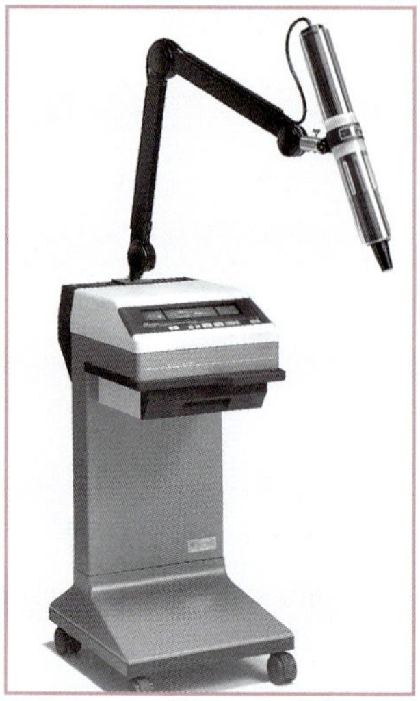

그림 2-25 파장 632.8nm로 최대 출력 8.5mW의 He-Ne 가스 레이저 치료기 [泉工의과공업(주)]

등으로 덮거나, 조사 프로브 자체를 감싸 1부위에 대하여 10초간 조사한다.

(3) 레이저침의 기기

레이저침에는 저출력 레이저 기기가 이용된다. 저출력 레이저 기기에서는 반도체를 소자에 이용한 Ga-AI-As 반도체 레이저가 대표적 기기이다. 최근에는 심부에의 도달도가 보다 높은 기기(파장 830nm로 최대 출력 1,000mW의 기기나, 파장 830nm로 최대 출력 150mW의 기기, 파장 810nm로 최대 출력 180mW의 기기 등)가 시판되고 있다(그림 2-22, 23, 24).

Ga-AI-As 반도체 레이저 이외에서는 제조사가 적지만 파장 632.8nm로 최대 출력 8.5mW의 He-Ne 가스 레이저 기기(그림 2-25) 등이 시판되고 있다.

(4) 레이저침의 작용

주된 작용으로서 진통 · 소염 작용, 창상 치유의 촉진이 있다. 이밖에 혈류의 개선 작용, 면역 억제 작용, 살균 작용 등이 있다.

진통 · 소염의 기전에는 발통 물질의 생성 억제, 미세순환 개선, 염증성 사이토카인의 생성 억제, 중추성 진통 기전이나 말초성 진통 기전의 작동 등이 있다.

창상 치유의 촉진에는 혈관의 신생 촉진, 단백 합성의 촉진, 효소 활성의 상승, 콜라겐의 활성화 등이 있다.

(5) 레이저침의 일반적 주의

① 치료시에 환자 및 시술자는 보호 안경을 착용한다. 레이저광은 눈에 닿지 않게 충분히 주의하여 시술한다. 세계 보건기구(WHO)의 침(鍼)의 기초 교육과 안전성에 관한 가이드라인(1999)[1, 3]에 따르면 저출력 레이저 치료는 눈을 아프게 할 가능성이 있으므로, 환자와 시술자 모두 방호 안경을 착용해야 한다고 하고 있다.

② 장식품(목걸이, 시계, 팔찌, 귀걸이 등)이 조사 부위에 있는 경우는 빼고 나서 실시한다.

③ 조사 중에 구역이나 현기증, 극도의 피로감 등을 호소했을 경우는 즉시 중지한다.

(6) 레이저 침의 금기

부위에 있어서는 눈, 갑상선, 성선부, 색소 침착부, 점에의 조사는 금기이다. 질환 등으로는 악성 종양이나 심장 질환이 있는 경우(특히 인공심박조율기의 사용자) 임산부 또는 임산부일 가능성이 있는 경우, 체력이 현저하게 저하하고 있는 경우, 출혈 소인의 높은 사람, 신생아 · 영아는 금기이다.

참고문헌

1) 尾崎昭弘：図解鍼灸臨床手技マニュアル．医歯薬出版，2003.
2) (財) 日本古医学資料センター監修：鍼灸重宝記 (鍼灸医学典籍体系・第 17 巻)．出版科学総合研究所，1978.
3) World Health Organization (WHO)：Guidelines on basic training and safety in acupuncture. World Health Organization, 1999.
4) (社) 全日本鍼灸学会 山村秀夫, 他：医療用鍼の品質規格—毫鍼の鍼体径と鍼体長．全日本鍼灸学会雑誌，36 (4)：305-307，1986.
5) 尾崎昭弘：鍼のひびき (得気) の重要性．鍼灸OSAKA，19 (4)：31-34，2003.
6) 高岡松雄：医家のための痛みのハリ治療—皮内鍼治療の秘訣—．医道の日本社，1981.
7) Jaung-Geng Lin, Tong Hao, Xiao-Hong Chen, Ji-Sheng Han：Intermittent-alternating mode of administering electroacupuncture stimulation postpones the development of electroacupuncture tolerance. *Am. J. Acupuncture*, 21 (1)：51-57, 1993.
8) Chen Xiao-Hong, Guo Su-Fong, Chang Chung-Gwo, Han Ji-Sheng：Optimal conditions for eliciting maximal electroacupuncture analgesia with dense-and-disperse mode stimulation. *Am. J. Acupuncture*, 22 (1)：47-53, 1994.
9) 廖 登稔：電気鍼・TENS・レーザー鍼療法の実際．医歯薬出版，1999.

3. 구(灸) 치료의 종류

처음에

중국에서 뜸쑥을 이용하는 구(灸) 치료를 하게 된 것은 춘추 · 전국시대 무렵이라고 생각되고 있다. 전국시대에 쓰여진 『맹자』 권7 이루장구(離婁章句)에는 「유(猶)칠년지병구삼년지애야(7년의 병에 3년의 애를 구한다)」고 되어 있다. 또, 전국시대에 기술된 서적(원본)의 사본이라고 하는 『족비십일맥구경(足臂十一脈灸經)』[마왕퇴의 삼호한묘(三戸漢墓)로부터 출토][1]에는 경맥의 주행, (경맥의) 병상이 쓰여 있고, 그 치료에 뜸을 이용한다고 하고 있다.

일본에서는 태고 시대(신저시대)의 고문서에 구(灸)의 기술(記述)이 없어, 언제부터 구(灸) 치료를 했는지에 대해서는 확실하지 않다. 그러나 대보령(大寶令)(701년)의 의질령(醫疾令) 이후의 고문서에는 구(灸)에 대해 기재되어 있는 것을 볼 수 있다. 이것으로부터 뜸쑥을 이용한 구 치료는 한의학이나 당의학의 수입에 수반하여 전래한 것이 아닐까라고 생각되어 있으며[2] 백제로부터 지총(智聰)이 약의 처방서 · 명당도 등 164권을 가지고 일본을 방문한 562년에 침(鍼)과 함께 일본에 전해진 것은 아닐까 생각되고 있다.

에도시대가 되어 서민들 사이에 구(灸) 치료가 정식으로 정착 · 보급되었다. 에도시대 전기의 하이쿠 작가인 마츠오바쇼는 『오쿠노호소미치(奥の細道)』의 서장에서 「삿갓의 끈 새로 달고 삼리혈에 뜸을 뜨니 마츠시마의 달풍경이 마음속에 떠오르네」라고 적고 있다.

구(灸)에 사용하는 뜸쑥의 원료

뜸쑥의 원료는 국화과의 쑥(*Artemisia princeps pamp.*), 산쑥(*Artemisia montana pamp.*)이다.

뜸에 이용하는 뜸쑥은 쑥, 산쑥의 애엽 이면에 밀생하는 T자형의 모용(T자모 또는 T자형 모용)을 정제하여 모은 것이다. 산쑥의 애엽은 쑥보다 대형이며, 1매의 애엽으로부터 얻는 모용의 양은 쑥보다 많다.

T자모[T자형 모용(毛茸)]

쑥 잎의 뒤에 밀집되어 있는 독특한 형상의 모용(식물의 털)으로, 몇 개의 병(柄) 세포의 끝으로부터 좌우로 털이 성장한 것처럼 보여 T자모로 불린다. 굵기 2㎛ 정도, 길이는 긴 것이 2mm 정도이다.

뜸쑥은 이 T자모가 주성분이다. 그러나 뜸쑥 제품을 현미경으로 관찰해 보면, 병(柄) 세포가 결핍되어 두부(頭部)만 있는 것, 병(柄) 세포가 있는 T자모와 병(柄) 세포가 결여되어 있는 것의 혼재 등이 나타난다. 뜸쑥 특유의 향은 T자모의 병(柄) 세포에 포함되는 정유(精油)에서 유래하는 것으로 알려져 있다.[3]

선모(腺毛)

쑥의 애엽(艾葉)으로 관찰되는 선모는 방향성(芳香性)의 정유를 포함한 모용이다. 애엽의 향은 이 선모나 T자모의 병(柄) 세포에 포함되는 정유 성분에서 유래한다고 말해지고 있다.

지금까지 시구(施灸)에 의한 열상이 다른 열상에 비

하여 열감각이 온화하여, 조직의 회복이 빠른 것은 선모 중의 유지 성분의 기능이므로 상급 뜸쑥은 선모를 많이 포함하기 때문에 향기도 좋다고 여겨져 왔지만, 이 견해에 대해서 최근의 보고[3, 4]는 부정적이다. 선모는 쑥의 애엽에서는 관찰되지만 제품 뜸쑥 중에서는 거의 관찰되지 않기 때문이다.

이러한 것으로 볼때 오늘날에는 뜸쑥의 열감각이 다른 것에 비하여 온화한 것은 선모 중의 유지 성분의 기능이 아니라 T자모의 병(柄) 세포에 포함되는 유지 성분의 기능 때문이라고 생각되고 있다.

뜸쑥의 제법과 품질

뜸쑥의 제조는 ① 여름(7~8월 무렵)에 쑥 또는 산쑥을 베어내, 애엽만을 모음 → ② 2~4일간, 햇볕에서 애엽을 자연 건조 → ③ 애엽을 화력 건조 → ④ 재단기로 애엽을 분쇄 → ⑤ 맷돌로 갊 → ⑥ 장당기(長唐箕)로 거름 → ⑦ 당기로 정제의 공정을 행한다.[1]

정제된 뜸쑥은 품질의 차이로 인하여, 양질의 상급 뜸쑥으로부터 온구용의 저급 뜸쑥까지 5~8~10수 종류로 구분된다. 외관적인 품질상의 차이는 색조, 협잡물의 양, 모용(毛茸)의 집혼(集魂)의 크기 등에 의한 것으로,[4] 양질의 상급 뜸쑥은 담황백색으로 감촉이 좋고, 협잡물의 혼입도 적으며 모용(毛茸)이 많다. 이에 비해서 온구용의 저급 뜸쑥은 녹색을 띠며 감촉도 나쁘고, 엽병(葉柄), 엽맥(葉脈), 엽육(葉肉) 등의 협잡물(挾雜物)의 혼입이 나타난다.

현미경 소견상으로는 상급 뜸쑥이 될수록 협잡물이 소량이며, 모용의 굴곡, 편평화 등도 적고, 모용이 균일화하고 있다. 그러나 중 · 하급품에서는 협잡물도 많고, 모용도 불균일한 것이 많다.[4]

정제된 뜸쑥은 산(散) 뜸쑥이라고 한다. 뜸쑥을 종이로 가늘고 긴상으로 만 것을 절(切) 뜸쑥이라고 하며, 대절(大切) 뜸쑥(완두콩 크기), 중절(中絕) 뜸쑥(보리 크기), 소절(小切) 뜸쑥(쌀알 크기)의 세 종류가 있다.

구(灸)의 종류

일본의 구(灸)의 종류는 시구 후의 반흔 형성의 유무나 피부 위에 뜸쑥을 두어 완전 연소 시키는지 아닌지 등의 관점으로부터 반흔구(瘢痕灸 : 유반흔구, 직접구)와 무흔구(無痕灸 : 무반흔구, 간접구, 온구)로 대별된다. 반흔구는 투열구(透熱灸), 초작구(焦灼灸), 타농구(打濃灸)로 구분된다. 무흔구는 뜸쑥을 사용하는 격물구(隔物灸)나 애조구[艾條灸 : 애(艾) 등을 원주봉 모양으로 말아서 사용], 애(艾)를 그다지 사용하지 않는 약물구(藥物灸)(주 : 일부 약물구에서는 뜸쑥을 이용함), 그 외[지열구(知熱灸), 온통구(溫筒灸), 기계구(器械灸) 등]으로 구별된다.[1]

한편, 중국의 뜸의 종류는 화열을 이용하는지 아닌지의 관점에서 나누고 있다.[1] 이 시점에서 일본의 뜸의 분류를 열원이나 작용인자 등에 주목하여, 최근의 일렉트로닉스의 발달에 의해 만들어진 기기를 포함하여 다시 정리하면 표 3-1과 같이 정리할 수 있다.

또한, 전술의 분류에는 포함되지 않는 특수한 것으로 구두침(灸頭鍼)이 있다. 이것은 자침한 침의 침병에 구상(球狀)의 뜸쑥을 놓고 연소시키는 것으로, 1931년에 Sasagawa Tomooki(笹川智興)에 의하여 시작된 것으로 여겨지고 있다. 최근에는 뜸쑥과 같이 연기나 냄새도 나지 않고, 온열자가 뜸쑥의 복사열을 충실히 재현하는 구두침(灸頭鍼)의 기기도 시판(상품명 : 전자 온구기 등)되고 있다.

반흔구(瘢痕灸)

반흔구(瘢痕灸)는 뜸쑥을 피부 위에서 연소시켜 크고 작은 열상을 만들어 생체 반응을 일으키는 방법이다. 열상을 일으켜 그 정도에 따라서는 구흔(灸痕)이 남는 일이 있으므로 사전에 충분한 설명을 실시하여 본인의

표 3-1 열원에 의한 뜸의 분류

열원		명칭	작용 인자			기타
			온열 작용	진의 작용	열상에 의한 이종 단백	
뜸쑥	뜸쑥이 피부에 닿아, 연소로 생긴 진이 피부에 직접 닿음	투열구(透熱灸)	있음	있음	있음	
		지열구(知熱灸)	있음	없음	없음	
		초작구(焦灼灸)	있음	적음	있지만 주 목적은 아님	조직 파괴가 목적
		타농구(打濃灸)	있음	적음	있지만 주 목적은 아님	화농에 의한 면역의 항진
	연기에 포함한 진이 피부에 닿음	온통구(溫筒灸), 태좌구(台座灸), 상구(箱灸)	있음	적음	없음	*
	뜸 쑥의 연소로 생긴 진은 피부에 닿지 않음	격물구(隔物灸)(주로 습열)	있음	없음	없음	* 개재물은 마늘, 생강 등
		격물구(隔物灸)(주로 건열)	있음	없음	없음	* 개재물은 종이, 옷감 등
		애조구(艾條灸)	있음	없음	없음	*
뜸쑥이외의 가연물	향을 사용		있음	없음	없음	*
	탄화 뜸쑥		있음	없음	없음	*
화학반응			있음	없음	없음	*
전기	전기에 의한 가온	기계구(器械灸) (별명 : 전기구)	있음	없음	없음	*
광선	적외선(원적외선, 중간 적외선, 근적외선)	기계구(器械灸) (별명 : 광선구)	있음	없음	없음	*
	가시광선		있음	없음	없음	*
	레이저(저출력)		없음	없음	없음	*
	레이저(고출력)		있음	없음	있지만 주 목적은 아님	열상, 조직 파괴 (외과용으로, 일본의 침구에서는 이용하지 않음)
약물	약물의 자극을 이용	약물구(藥物灸)	없음	없음	없음	약물의 자극 작용

이 분류는 열원에 주목하여 분류한 것이다.
*은 통상의 사용법에서는 열상을 목적으로 하지 않는다.
향의 작용도 생각할 수 있지만 이 표에서는 생략했다.

이해 · 동의를 얻고 나서 실시하는 것이 중요하다.

(1) 투열구(透熱灸)

뜸쑥을 반미립대~미립대의 원추상으로 비틀어 사용하는 방법이다. 투열구(透熱灸)에 의한 열상은 작으며, 그 정도도 제1도 열상(붉은 반점성 열상)~제2도 열상(수포성 열상)에 머무르는 것이 많다. 통상 1~2주일이면 치유되며 구흔을 남기지 않는다. 그러나 동일한 부위에 다장구(多壯灸)를 하거나, 연일 또는 격일에 장기간의 시구를 실시하는 경우는 제3도 열상(소가성 열상)이 되어 반흔이 형성된다.

통증 질환, 내과계 질환 등의 치료 이외에 병의 예방에도 활용된다.

(2) 초작구(焦灼灸)

사마귀, 티눈 등을 초작 파괴하여 피부를 재생시키는 목적으로 행해진다. 비교적 큰 애주(艾炷 : 뜸쑥을 원추형으로 비튼 것)를 이용하여 조직을 파괴하기 때문에, 반흔을 남기고 치유된다.

(3) 타농구(打濃灸)

소지두(小指頭) 크기로부터 모지두(母指頭) 크기의 애주(艾炷)를 이용하여 열상을 일으키게 하여, 그 위에 전용의 고약을 붙여 무균성의 염증(혈관의 투과성을 항진하여, 장액성 삼출물의 배출을 촉진)을 시킨다. 생체 방어능 등의 향상을 목적으로 행해진다. 국소의 개방창의 치유에 2개월 정도 걸리며 구흔(灸痕)을 남긴다.

무흔구(無痕灸)

무흔구는 구흔을 남기는 열상을 일으키지 않고 온열 자극을 주는 방법이다.

(1) 격물구(隔物灸)

피부와 애주(艾炷)의 사이에 생강, 마늘, 된장, 소금 등을 개재시키는 방법이다. 습열 또는 건열에 의한 온열 작용(국소의 혈류 증대, 진통, 조직 대사의 항진 등), 개재물의 함유 성분에 의한 작용 등을 기대한다.

(2) 애조구(艾條灸)

뜸쑥 또는 뜸쑥과 생약의 분말을 혼합한 것을, 종이로 원주 막대 모양으로 감아[애조(艾條) 또는 애권(艾券)] 한쪽 끝에 점화하여 환부를 뜨겁게 하는 방법이다. 열원(熱源)을 환부에 접근하거나, 멀리하거나, 기분 좋은 온감을 일으키는 위치에서 선회 · 이동시키거나 고정하거나 한다.

주로 온열 작용(국소의 혈류의 증대, 진통, 조직 대사의 항진 등)을 기대한다. 통증이나 냉증, 관절염 등에 활용될 수 있다.

(3) 약물구(藥物灸)

주로 약물을 피부에 바르거나 붙이는 방법이다. 국소의 발침, 충혈, 소염, 진통, 각질 연화, 박리, 소독, 살균 등을 기대한다. 조합 단계에서 뜸쑥을 이용하는 경우도 있지만, 뜸쑥을 이용하지 않는 구법(灸法)이 많다. 천구(天灸), 칠구(漆灸), 수구(水灸), 묵구(墨灸), 홍구(紅灸) 등의 종류가 있다.

(4) 그 외

앞에서 말한 어느 것으로도 분류되지 않는 뜸법으로, 주로 온열 작용이나 진통 등을 기대하는 지열구(知熱灸), 온통구(溫筒灸 : 태좌구를 포함), 기계구(器械灸) 등이 있다. 기계구(器械灸)에는 전기를 이용하는 기계구, 광선(주로 가시광선이나 적외선)을 이용하는 기계구 등이 있다.

① 전기를 이용하는 기계구(器械灸)

구 치료에서 전기로 생기는 온열을 이용하는 것을 일명 전기구라고도 부른다. 기기의 열원의 자극부를 경혈이나 아픈 부위에 대고 통전한다. 온열 작용이나 진통 등을 기대한다. 뜸쑥의 연소에 의한 연기나 냄새를 꺼리는 경우, 열상을 꺼리는 환자 등에게 활용된다. 취급이 간편하고 안전성은 높지만 초기 투자비가 든다.

② 광선을 이용하는 기계구(器械灸)

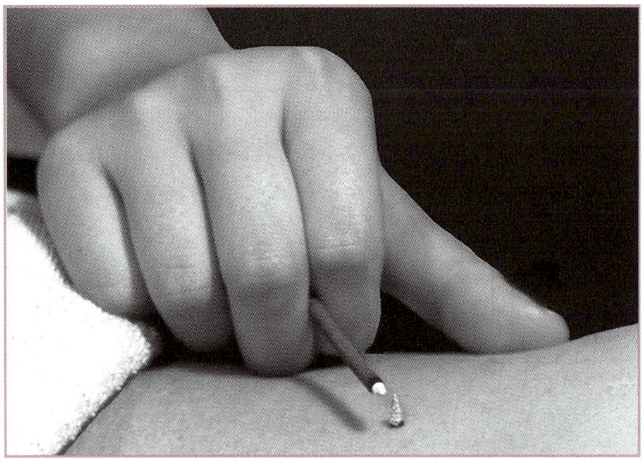

그림 3-1 투열구(透熱灸)의 방법

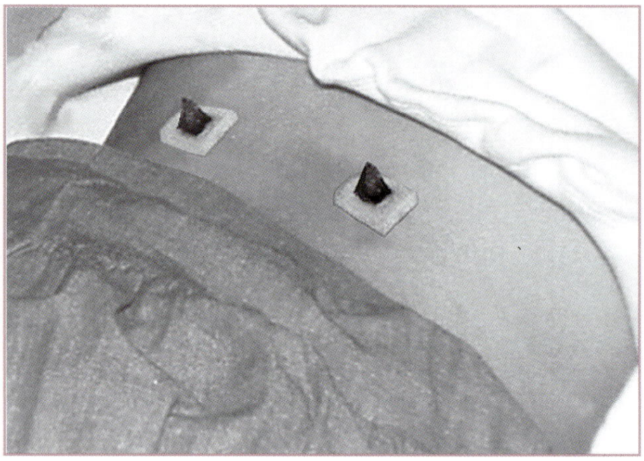

그림 3-2 전통적인 생강구(요부)의 예

구 치료에서 가시광선이나 적외선(원적외선, 중간 적외선, 근적외선)을 이용하는 것을 일명 광선구라고도 부른다. 가시광선이나 적외선은 조사하면 생체의 온도 상승을 가져와, 온감을 일으킨다. 최근에는 보다 피하에의 심달성이 높은 근적외선을 조사할 수 있는 기기도 시판(상품명 : 슈퍼라이자 등)되고 있다. 전기구와 같이 뜸쑥의 연소에 의한 연기나 냄새를 꺼리는 경우, 열상을 꺼리는 환자 등에게 활용된다. 온열 작용이나 진통 등을 기대한다.

통증 치료에 응용되는 구술(灸術)의 종류

투열구(透熱灸)

어깨결림이나 요통, 슬관절통 등의 통증에서는 경혈 이외에 통증부위 부근의 압통점, 트리거 포인트(trigger point)에도 시구를 실시한다(그림 3-1). 애주(艾炷)의 크기는 반미립대가 많이 이용되지만, 깨알만한 크기나 실과 같이 가늘게 비튼 사상대(사상구)도 이용된다. 장수(연소시키는 애주의 수)는 3, 5, 7장의 홀수가 많지만, 때로는 연장(年壯 : 연령의 수)보다 많이 피우기도 한다.

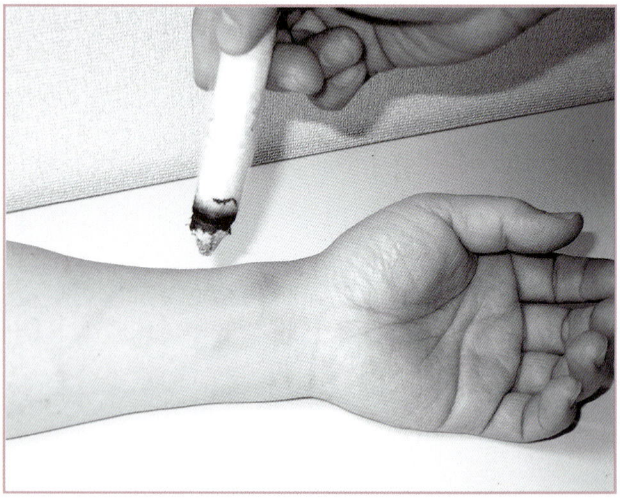

그림 3-3 애조구(艾條灸) 방법의 예

격물구(隔物灸)

생강구, 마늘구, 된장구 등은 전신의 경혈이나 아픈 부위에 행해지지만, 염구(鹽灸)는 배꼽[신궐(神闕)]에 행해진다. 고서에는 복통, 설사, 만성 장염, 허탈시의 냉기 등이 있을 때에 염구를 배꼽에 실시한다고 하였다.

전통적인 생강구(그림 3-2), 마늘구에서는 생강의 뿌리나 마늘의 소린경(小鱗莖)을 2~3~5mm 전후의 두께로 둥글게 잘라 경혈이나 아픈 부위의 피부 위에 두고,

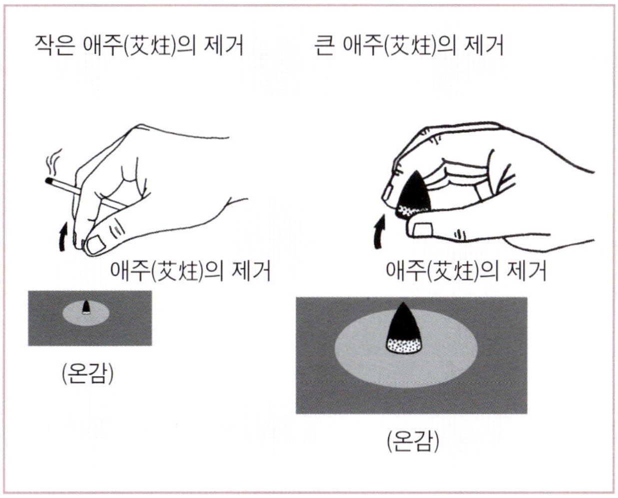

그림 3-4 **지열구(知熱灸)의 방법의 예**

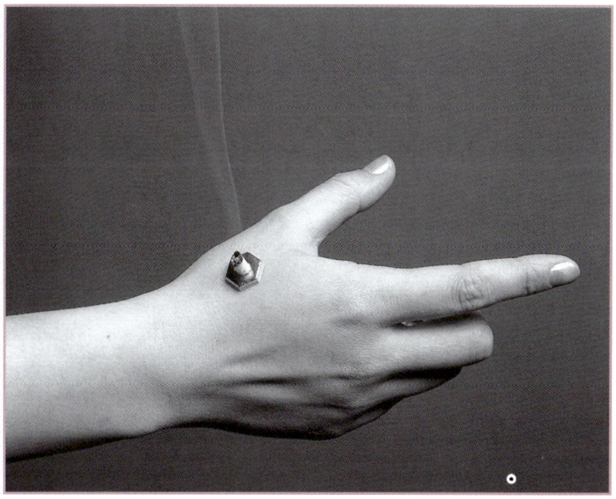

그림 3-6 **온통구(溫筒灸)(태좌구)의 예(2)**

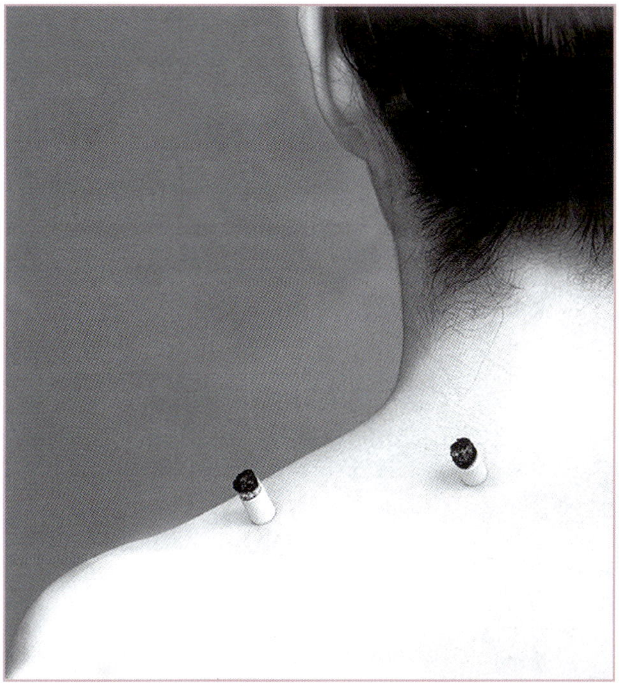

그림 3-5 **온통구(溫筒灸)의 예(1)**

큰 애주(艾炷)를 그 위에 두어 점화한다.

수분의 급격한 온도 상승에 의하여 온감으로부터 갑자기 열통으로 변해, 참으면 큰 열상을 일으킬 수 있으므로 사전의 충분한 설명과 시구 중의 주의가 필요하다.

애조구(艾條灸)

오른손(오른손잡이의 경우)으로 연필 쥐듯이 애조(애권)를 잡고, 아픈 부위의 피부에 접근하여 기분 좋은 온감을 일으키는 위치에서 이동하거나 고정하거나 하면서 2~5~10분 전후로 실시한다(그림 3-3). 중국에서는 애조구(艾條灸)를 더욱 세분하여 기분이 좋은 온도 감각의 위치에서 발적이 생길 때까지 고정하는 방법을 온화구(溫和灸), 기분이 좋은 온도 감각의 위치에서 원형 또는 타원형에 돌리면서 천천히 이동하거나, 일정부위에서 돌리거나 하는 것을 회선구(回旋灸), 상하로 움직이는 것을 작탁구(雀啄灸)라고 부르고 있다.

피부로부터의 애조의 거리나 접근하는 시간의 변화에 의하여 다양한 온열 자극이 된다.

지열구(知熱灸)[온구(溫灸)]

기술적으로는 애주(艾炷)를 이용하는 반흔구의 수법과 같지만 피부에 온감(지열)만을 주는 것으로 완전 연소하기 직전에 애주(艾炷)를 없앤다(그림 3-4). 애주(艾炷)의 사이즈는 작은 것으로는 반미립대~미립대, 큰 것

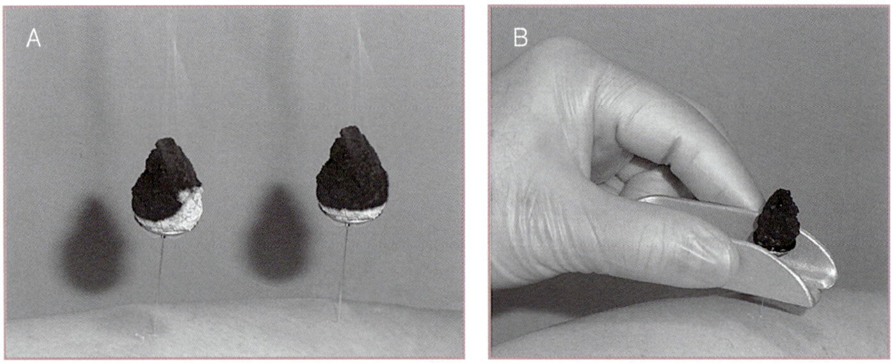

그림 3-7 구두침(灸頭鍼)(A)과 구두(灸頭) 캡 받침 접시에 의한 재의 제거(B)

으로는 소두대~대두대를 이용한다. 최근에는 투열구(透熱灸)에 의한 강한 열기나 열상을 싫어하는 환자에게 다용되는 경향이 있다.

통증 질환에서는 투열구(透熱灸)와 같이 경혈 이외에 통증부위 부근의 압통점, 트리거 포인트에도 시구한다.

온통구(溫筒灸)

뜸쑥의 연소에 의하여 원통 안의 공기의 온도를 상승시켜 피부에 온열 자극을 주는 방법이다. 개재하는 공기층은 길고 둥근 지통(紙筒) 안에 마련한 것이나(그림 3-5), 짧고 작은 원통형의 태좌(台座) 안에 마련한 것(태좌구라고도 함, 그림 3-6) 등이 있다. 최근에는 구흔이 남지 않고 간편하기 때문에 (한의원 이외에) 일반 가정에서도 사용되고 있다.

통증 질환에서는 경혈 이외에 통증부위 부근의 압통점, 트리거 포인트 등에 시구한다. 한 부위에의 장수는 1장 또는 3장의 소장(少壯) 시구로 하는 것이 많다.

구두침(灸頭鍼)

자입한 호침(毫鍼)과 그 침병에 붙인 뜸쑥의 연소로 생기는 복사열의 양자의 효과를 이용하는 방법(그림 3-7-A)으로 진통이나 온열 작용 등을 기대한다. 침병에 뜸쑥을 붙이는 방법에는 둘로 나눈 반애구(半艾灸)를 좌우로부터 침병에 대어 애구(艾灸)로 하는 방법, 구두침용의 캡을 침병에 붙여 그 받침 모양 또는 십자장 부분에 애구를 두는 방법 등이 있다. 최근에는 열원으로 뜸쑥을 이용하지 않고, 연기나 냄새가 거의 나지 않는 탄화애(炭火艾)를 사용하는 방법도 행해지고 있다. 연소 후의 재는 부서지기 쉽기 때문에, 구두 캡 받침 접시 등으로 제거한다(그림 3-7-B).

근육이 얇아서 얕게 자입할 수밖에 없는 부위는 침병에 애구를 붙였을 때 침이 쓰러질 우려가 있으므로 부적당하다. 이 때문에 구두침은 근육이 두꺼운 경부, 견배부, 요부, 둔부 등에서 행해지는 경우가 많다.

그러나 최근에는 근육층이 얇은 곳에서도 실시할 수 있는 기기도 시판(상품명 : 전자 온구기, 그림 3-8)되고 있다. 이 기기는 뜸쑥을 사용하지 않기 때문에 체위나 부위의 제한 없이 안심하고 어디든지 실시할 수 있다. 연기나 냄새나 애구의 낙하에 의한 화상 등의 걱정도 없다. 또, 도자의 발열부는 뜸쑥의 연소로 생기는 복사열과 같은 열량을 재현할 수 있어 환자에 맞는 열량 조절도 가능하다.[5]

광선구(光線灸)

원적외선은 피부 투과력이 작고, 피부 심층에서의 온도 상승은 나타나지 않는다. 그러나 근적외선은 투과력이 강하고, 피하에서의 온도 상승이 나타나고 있다. 최

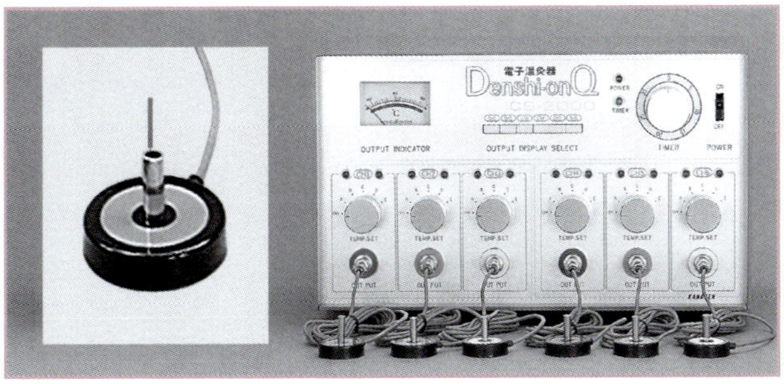

그림 3-8 **전자 온구기**[(주) 카나켄]

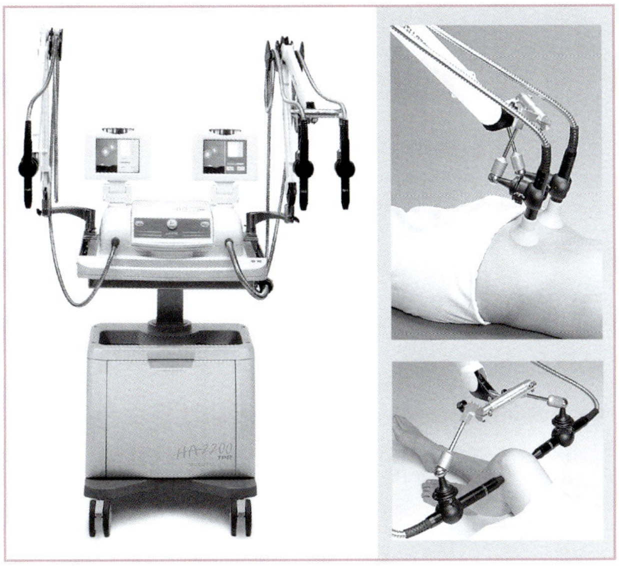

그림 3-9 **직선 편광근 적외선 치료기**[상품명 : 스노파라이저, 동경의연(주)]

근, 물 · 혈액에 흡수되기 어렵고 생체 심달성이 높은 파장대(0.6~1.6㎛ : 가시광선의 적색~중간 적외선의 일부까지의 범위)를 가지는 직선 편광근적외선 치료기가 시판(상품명 : 스노파라이저, 그림 3-9)되어 구 치료에서도 활용되고 있다. 이 직선 편광근 적외선 치료기는 무감각한 저출력 레이저 치료기와는 달리 기분 좋은 온감을 줄 수 있는 것이 특징이다.

구 치료에서의 직선 편광근 적외선의 조사부위는 주로 경혈, 압통점이나 트리거 포인트 등이다. 이외에는 관절부, 성상신경절, 요부교감신경절, 말초신경의 주행로 등에 행해진다. 조사에 의하여 국소의 혈류 증가나 세포 기능의 활력화 등이 일어나 진통 · 소염, 창상 치유의 촉진 등이 나타난다.

참고문헌

1) 尾崎昭弘：図解鍼灸臨床手技マニュアル. 医歯薬出版, 2003.
2) 日本学士院日本科学史刊行会編：明治前日本治療学史. 明治前日本医学史, 第3巻, (財)日本古医学資料センター, 1978.
3) 下村　孟, 他：艾葉の生薬的研究(第1報). 生薬学雑誌, 20(2)：84～91, 1966.
4) 會澤重勝, 他：艾に関する基礎的研究（第2報）ー艾の製造過程における形態変化および艾の品質による形態的差異. 全日本鍼灸学会雑誌, 32(3)：242～249, 1983.
5) 石丸圭荘, 他：温灸鍼（電子温灸器）の臨床効果に関する研究（第2報）ー温灸鍼の温熱特性ー. 東洋医学とペインクリニック, 20(4)：139～144, 1990.

4. 침구 치료의 안전성

처음에

침구의 세계적인 확대에 수반하여 침의 유용성, 침의 안전성, 침의 유해현상에 대한 감시 시스템, 침의 교육, 의료 시스템 속에의 침 치료의 도입 등이 거론되면서 의료 실수의 근절이 강하게 요구되어 옴으로써 침 치료의 안전성에 관한 지침작성이 각국에서 행해지고 있다.

일본에서도 1992년에 「침구 치료에 있어서의 감염 방지의 지침」이 작성되어 1993년에는 일부 내용을 추가한 이 지침이 의치약출판(주)으로부터 발행되고 있다.[1)]

한편, 세계보건기구(World Health Organization : WHO)에서도 「안전한 침 치료」나 「침 치료의 기초 트레이닝」에 관한 회의를 하여 1999년에 「침의 기초 교육과 안전성에 관한 가이드라인」이 발행되고 있다.[2, 3)]

본고에서는 이 새롭게 작성된 국제적인 지침에 따라서 침구 치료의 안전 대책을 개괄하고자 한다. 이 지침에 따른 대처에 의하여 침구 치료에 있어서의 감염이나 사고, 유해현상 등의 발생을 미연에 방지하여 환자가 안심하고 진찰받을 수 있게 되기를 바란다.

감염의 방지

청결한 원내 환경의 유지

원내를 청결하게 유지하려면 일상의 청결 유지가 중요하다. 마루 등의 환경 표면은 최소한 1일 1회 청소하여 먼지나 쓰레기, 더러움 등을 제거한다. 걸레질은 대기실 주변의 손이 닿기 쉬운 장소(접수창구 카운터 부근, 문의 손잡이, 난간, 의자 등)나 치료실 주변의 손이 닿기 쉬운 장소(진료 책상, 의자, 운반차, 치료 기기 등)를 중심으로 실시한다.

공기 조절은 온도 · 습도 · 공기의 청정도를 일정하게 유지할 수 있는 기기를 설치한다. 개업 한의사를 대상으로 한 최근의 조사[4)]에 따르면 공중 부유 세균이나 부유 진애(塵埃)를 제거하기 위한 공기청정기(또는 공기 살균기)의 설치율이 특히 낮다는 것을 알 수 있다. 공중 부유 세균이나 부유 진애는 사람의 움직임에 수반하여 공중에 급속히 증가한다는 것과 앞으로의 고령화 사회에서는 기회 감염증 등을 일으키기 쉬운 저항력 약한 환자나 노령 환자의 내원도 많아진다고 예측할 수 있는 것 등에서 향후의 의 필요성은 보다 높아질 것으로 생각된다.

WHO의 지침에는 시술 장소는 더러움이나 먼지가 없을 것, 치료대나 침구는 사용할 때까지 멸균한 옷감으로 덮을 것(낙하 세균으로 오염시키지 않기 위하여), 시술실 전체에 충분한 조명과 환기가 빈틈없이 되고 있을 것 등을 기록하고 있다.[2, 3)]

손세척과 손가락 소독

손세척은 흐르는 물이나 비누에 의하여 손가락의 세정을 실시하는 것을 말한다. 손가락 소독은 손세척 소독(세정 소독) 또는 마찰식 손가락 소독을 말한다. 손가락을 통한 교차 감염을 방지하는 가장 유효한 수단의 하나이다.

손세척(일상적 손 씻기 이외에 손가락 소독을 포함한다)은, 식사 전이나 화장실에 갔다 온 뒤에 실시하는 일상적 손세척(social hand washing), 한의원이나 의원, 병원의 외래나 병동에서 실시하는 위생적 손세척

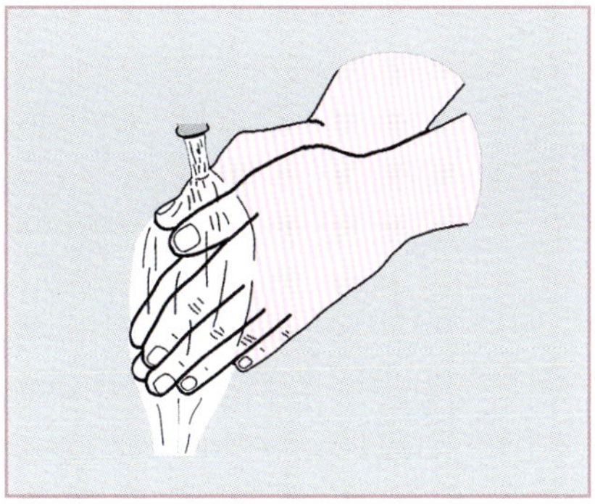

① 흐르는 물(온수)로 손 전체를 적신다.

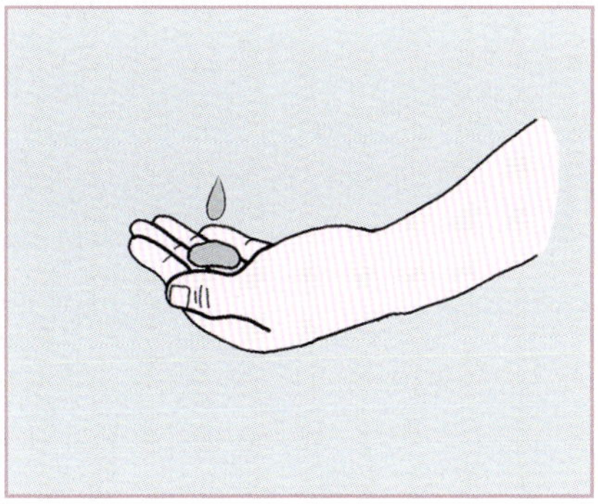

② 액체 비누를 적당량 손바닥에 놓는다.

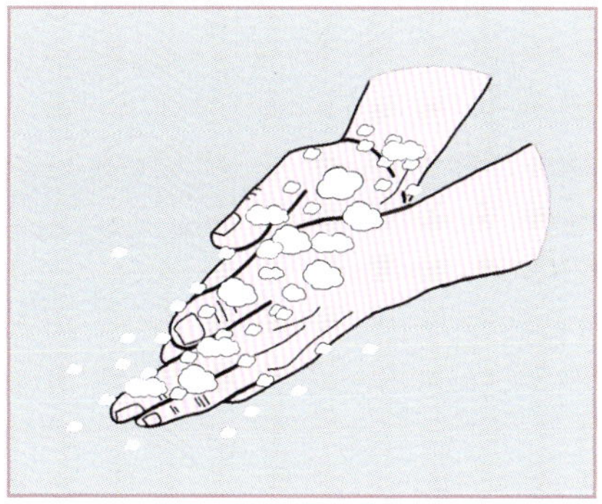

③ 손바닥을 비벼 거품이 잘 일게 한다.

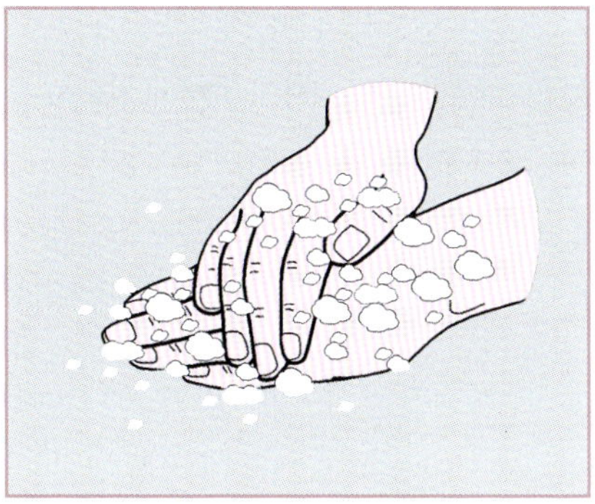

④ 한쪽 손으로 손등을 잘 비빈다.

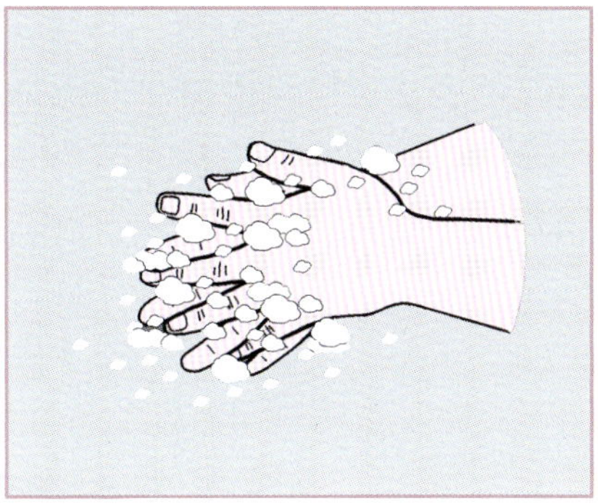

⑤ 양손의 손가락 사이를 잘 비빈다.

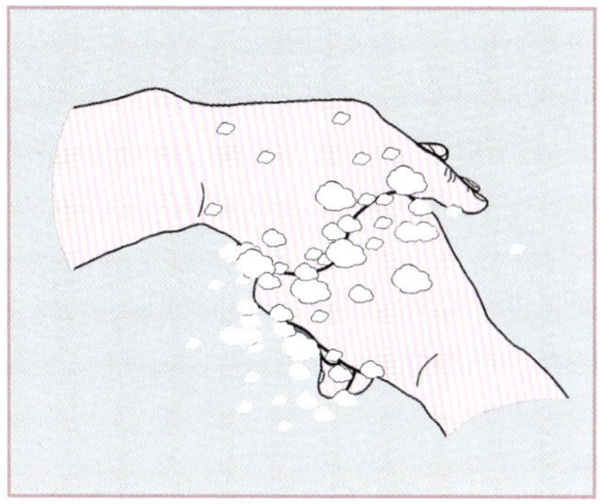

⑥ 한쪽 손으로 엄지를 잘 비빈다.

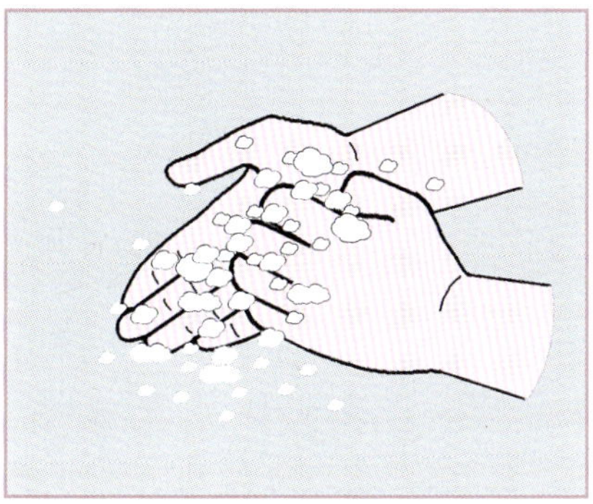

⑦ 한쪽 손으로 손가락 끝을 잘 비빈다.

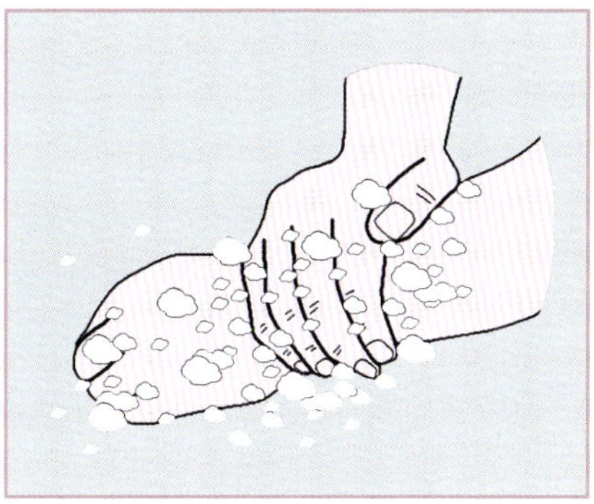

⑧ 한쪽 손으로 손목을 잘 비빈다.

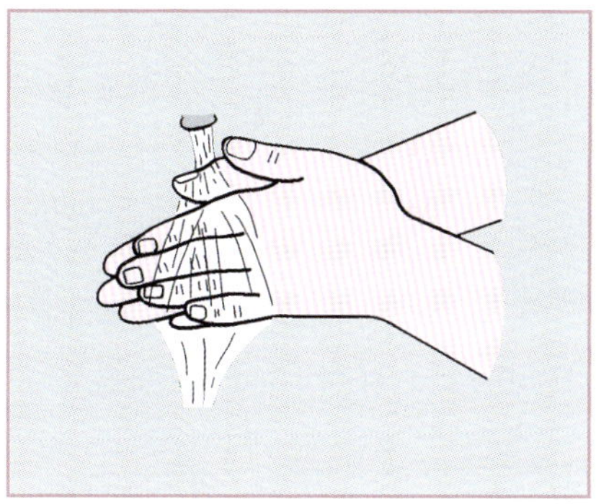

⑨ 손 전체를 흐르는 물(온수)로 헹군다.

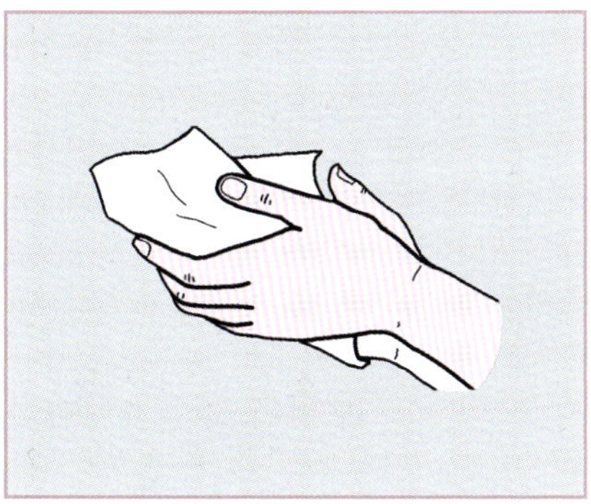

⑩ 페이퍼 타월로 물을 닦고 건조시킨다.

그림 4-1 손세척의 방법(순서)[3]

(hygienic handwashing), 수술 전에 실시하는 수술시 손세척(surgical hand washing)의 삼자로 구분된다.

위생적 손세척은 우선 흐르는 물(따뜻한 물이 좋음)로 손을 적셔, 액체 비누를 손바닥에 놓고 전체에 거품이 일게 하여, 손바닥, 손등, 손가락의 사이, 엄지, 손가락 끝, 손목을 30초 이상(최소한 10초 이상) 잘 비벼 흐르는 물로 씻어 흘린다(그림 4-1). 손세척의 실수는 엄지의 밑, 손가락 끝이나 손가락의 사이에 많이 보여지므로 충분히 주의한다.

손세척 소독(세정 소독)에서는 글루콘산 크롤헥시딘 -4w/v%-(상품명 : 히비스클럽 등), 포비돈 요오드-7.5w/v%-(상품명 : 이소딘 스크럽 등) 등의 소독약을 이용하여 손 전체를 잘 비벼 흐르는 물에 씻어 흘린다. 흐르는 물로 씻어 흘린 후에는 페이퍼 타월로 손의 수분을 닦아 충분히 건조시킨다.

흐르는 물을 사용할 수 없는 경우에는 마찰식 손가락 소독을 실시한다.

마찰식 손가락 소독을 실시하는 경우는 소독약에 소독용 에탄올을 배합한 약제(상품명 : 웰 패스, 히비소프트 등) 적당량(약 3/ml)을 손에 덜어, 양손을 비비면서 손 전체에 소독약을 바르고 건조할 때까지 마찰한다. 마찰식 손가락 소독은 최근 일본 병의원의 외래나 병동에서 급속히 보급된 손가락 소독법으로, 침구계에서도 베드사이드 등에서의 사용이 권장되고 있다.

WHO의 지침에는 「환자를 치료하기 전에는 항상 손가락을 세정해야 하고, 시술 직전에 재차 손가락을 세정하는 것이 감염 방지에 중요하며 세정에 있어서는 비누 거품이 나게 하면서 손가락이나 손톱을 충분히 비벼 흐르는 물로 15초간 씻어 흘린 후, 청결한 페이퍼 타월로 수분을 제거한다」로 되어 있다.[2, 3]

또, 시술부위의 소독 후 그 부위를 촉진했을 경우는 손가락 끝을 재차 충분히 알코올 면화로 닦아 청결하게 한다고 되어 있다.[2, 3]

시술부위의 소독

소독용 에탄올(에탄올 76.9~81.4v/v%), 70v/v% 이소프로필 알코올 또는 이소딘(포비돈 요오드)에 담근 면화(면구)로 시술부위를 소독한다.

시술부위는 충분히 소독약을 포함한 면화(면구)로 자침부(또는 시구부)의 중심으로부터 밖으로 향하여, 원을 그리듯이 소용돌이 형으로 닦는다. 이 때 소독약이 건조할 때까지 자침(또는 시구)를 해서는 안 된다(소독용 에탄올의 살균 스피드는 다른 소독약에 비하여 현저히 빠르지만 그런데도 살균 효과가 출현하기까지는 일정한 시간을 필요로 한다. 소독약이 마를 때까지 기다리는 것은 확실히 효과가 있을 때까지 기다리기 위해서이다).

침, 기구의 멸균

침(호침, 피내침, 원피침 등)이나 침관은 원칙으로서 일회용의 제품을 사용한다. 재사용하는 특수한 침이나 침관, 샬레, 핀셋, 가위 등은 2% 글루타랄액에 1시간 이상 침지하여, 그 후에 초음파 세정을 실시해 부착물을 제거한다. 그 후, 멸균 백에 봉입하여 일자를 기입하고 나서 고압 증기 멸균기(autoclave) 등으로 멸균한다.

멸균을 끝낸 기멸균물은 자외선 살균등을 설치한 무균 보관 찬장 등에 분류 · 보관한다.

WHO의 지침에서는 「멸균은 모든 종류의 침(호침, 매화침, 칠성침, 피내침, 원피침 등) 및 사용 후의 흡각용 컵이나 그 외의 기구(샬레, 핀셋, 침관, 면구, 면봉 등)에 필요하다」로서 「재사용하는 침이나 다른 기구는, 사용 직후에 적절한 화학 소독약에 담그고, 그 후 세제를 넣은 물에 담근 후, 물로 씻어 포장하여 멸균한다」라고 되어 있다.[2, 3]

또, 「모든 경우에 대하여, 일회용 침 및 침관을 사용하는 것이 바람직하다」라고 하여 「1개의 호침은 1회의 자입에 그쳐야 하는 것이다」라고 하고 있다.[2, 3]

침(鍼)의 무균적인 자침 수법(침의 클린 테크닉)

침(鍼)은 일회용 침(또는 멸균제포)을 이용한다. 자입이나 발침시에는 맨손인 손가락이 침체에 직접 닿지 않게 실시한다. 압수(押手)를 실시할 때는 알코올 면화, 멸균 가제, 자침의 보조기구 등을 통하여 침체를 잡거나 침체를 압수(押手)의 손가락으로 직접 닿지 않게 개발된 새로운 타입의 일회용 호침 등을 사용한다.

WHO의 지침에는 「침체는 자입 전에는 멸균 상태가 아니면 안 된다. 그리고 침체는 시술자의 손가락이 닿지 않게 취급할 필요가 있다. 침체에 닿지 않게 자입하는 것이 곤란한 긴 침을 사용하는 경우는 침체를 면구 또는 알코올 면화를 올려놓고 잡는다. 수술용 글러브, 손가락 고무를 이용하면 침(鍼)의 오염을 보다 회피하기 쉽다」라고 되어 있다.

또, 「발침시에는 소독 면화를 이용하여 자침부위를 누른다. 이것에 의해 자입부위에 병원체가 침입하는 것을 방지하고, 시술자 자신이 사용된 침이나 환자의 체액에 닿지 않게 된다」라고 하고 있다.

중요 장기의 통증 방지

침(鍼)은 신생아의 대천문, 외생식기, 유두, 제부, 안구, 급성 염증의 환부에의 자침을 피한다. 자침부의 체벽 직하 부근에 흉막, 폐, 심장, 간장, 비장, 신장, 중추신경, 기관, 대혈관이 있는 경우는 체격(마름 등의 상태), 자입 각도나 심도에 세심한 주의를 기울인다.

구(灸)에서는 안면부, 건, 천층에 대혈관이 있는 부위, 피부병의 환부, 화농성 피부염에의 반흔구(직접구)를 피한다.

WHO의 지침에서는 자침을 피해야 할 부위와 예방조치(중요 장기 부근에서의 자침의 주의, 중요 장기의 통증의 방지)에 대하여 기록되어 있다.[2, 3]

자침에 의한 사고, 유해현상 방지

최근에 의료 사고 소송이 급증하여, 위험 매니지먼트(risk management : 사고의 방지 대책)나, 의료 종사자의 위험 행위(에러와 위반)의 방지 대책이 강하게 요구되어 사고를 미리 막기 위한 대처(incident report 등의 집적이나 분석)를 하고 있다.[3]

침구계에서도 최근 사고나 유해현상이 많이 발생하고 있다. 국내외적으로 감소하는 기색은 전혀 없다. 이하에서는 WHO의 지침[2, 3]에 기록되는 항목 · 내용을 중심으로 개괄한다.

자침(刺鍼)에 의한 사고의 방지

(1) 절침(折鍼)

불량한 침의 사용, 환자의 갑작스런 체동, 체침이나 구부러진 침을 무리하게 빼내거나, 장시간의 전침에 의한 침체의 손상 등의 경우에 절침이 일어난다.

절침(切鍼)을 찰지(察知)하면 피부에 침체의 일부가 나와 있지 않은지 잘 살펴보고, 발견했을 때는 핀셋으로 확실히 잡아서 뽑는다. 침체가 피내 천층에 매몰되어 있을 때는 주위의 피부를 세심하게 눌러 침체의 일부를 피부 표면에 꺼내 핀셋으로 뽑는다. 체동에 의한 경우는 원래의 체위로 되돌리면 침체의 일부가 피부 위에 나타나는 경우가 있다.

이러한 처치가 잘 되지 않는 경우는 수술에 의한 적출이 필요하다.

(2) 기흉(氣胸)

침(鍼)이 흉막, 폐를 천공해 흉막강내에 공기가 들어가 흉통, 호흡 곤란 등을 일으키는 것을 말한다. 일본에서는 견배부의 자침으로 기흉을 일으키는 경우가 많다. 임상적으로는 고황(膏肓)도 잘 이용되는데, 이 경혈의 직자(直刺)의 안전 자입 깊이는 대개 20mm로 되어 있다.[5] MRI 영상으로 보면 격관(膈關) 근처는 고황(膏肓)보다 위험도가 높으므로 주의가 필요하다(그림 4-2). 따라서 견갑간부 · 견갑하부, 전흉부, 측흉부 부근의 자침에서는 원칙으로서 사자 또는 횡자로 하여 깊이 찌른다.

기흉(氣胸)을 찰지하면 당분간 안정을 지시하여 침대에서 쉬게 한다. 기흉 증상은 수 시간 이상 경과하고 나

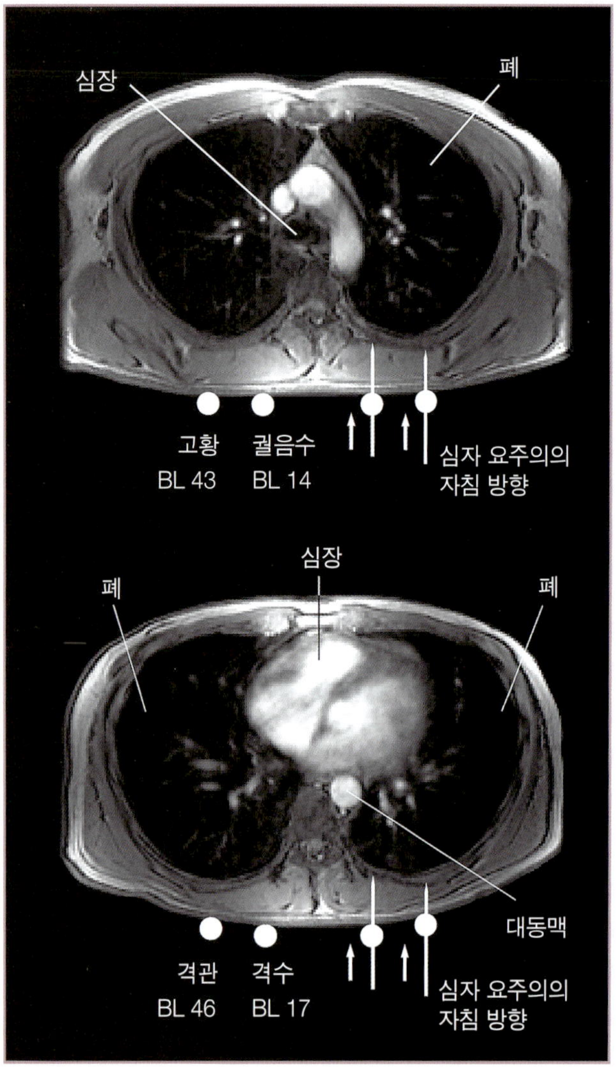

그림 4-2 견갑간부(궐음수, 고황), 견갑하부(격수, 격관)의 경혈의 심자에 의한 흉막, 폐 상해의 위험성(MRI 화상)

서 증강하는 일도 있다. 증상이 완화하지 않는 경우는 의료 기관에 소개하여 적절한 처치를 의뢰한다.

유해현상의 발생 방지

(1) 실신(뇌빈혈)

실신은 초진시나 전신 상태가 좋지 않을 때, 좌위로 후경부나 견배부 등에 자침하고 있을 때 일어나기 쉽다. 초진시나 전신 상태가 좋지 않을 때는 와위로 실시하고 온화한 수기를 한다.

자침 중에는 환자의 안색, 맥 등을 주의 깊게 관찰하여 이상의 발생을 가능한 한 빨리 찰지한다. 이상을 찰지하면 즉시 침을 뽑아 환자를 앙와위로 하여 두부를 낮게 하고, 하지를 들어올려 안정 상태로 쉬게 한다. 일반적으로 실신은 잠시 쉬면 개선된다. 증상에 변화가 없는 경우는 구급 의료를 의뢰한다.

(2) 체침(발침 곤란)

체침(滯鍼)은 침의 자입 후에 선연(旋撚) · 선회(旋回), 작탁(雀啄) 등의 수기를 할 수 없게 되거나 발침 마저도 곤란하게 되는 상태를 말한다. 국소의 근 수축에 의하여, 침이 빠지지 않게 되어 있는 경우는 당분간 그대로 방치한다. 자입부의 주위를 가볍게 고타 · 압박하거나 주변에 몇 개의 침을 자입해도 좋다. 체동에 의해 체침이 일어났을 경우는 체동 전의 자세로 되돌려 침을 빼내도록 한다.

(3) 시구시의 열상과 구흔의 화농

반흔구(직접구)에서는 수포 형성이나 비세균성 화농 등을 일으키므로, 시구 전에 환자에게 충분한 설명을 실시하여 양해를 구한다. 무흔구(간접구)에서도 열상을 일으키는 일이 있으므로 충분히 주의한다.

구흔의 수포가 터지거나 가피가 벗겨지거나 한 것으로부터 화농균이 침입하면 구흔의 화농이 일어난다. 화농한 구흔의 시구는 중지하여 소독 · 건조시킨 후 시판 중인 연고를 도포한다.

참고문헌

1) 小林寛伊監修，鍼灸治療における安全性ガイドライン委員会編：鍼灸治療における感染防止の指針．医歯薬出版，1993.
2) World Health Organization (WHO)：Guidelines on basic training and safety in acupuncture. World Health Organization, 1999.
3) 尾崎昭弘：図解鍼灸臨床手技マニュアル．医歯薬出版，2003.
4) 新原寿志，他：鍼灸における感染防止対策の現状－主に開業鍼灸師を対象としたアンケート調査－．全日本鍼灸学会雑誌，53 (5)：646-657，2003.
5) 尾崎朋文，他：膏肓穴刺鍼の安全深度の検討－遺体解剖，および生体での臨床所見とCT 画像における検討－．全日本鍼灸学会雑誌，52 (4)：413-420，2002.

각 론

1. 두통

처음에

두통은 두부에 느끼는 통증의 총칭으로 그 대부분은 심부통이다.

2004년에 정식 발표된 국제두통학회 분류 제2판(ICHD-II)[1]에 의하여, 일차성 두통과 이차성 두통으로 크게 분류되고 있다.

일차성 두통은 종래의 기능성 두통으로, 편두통, 긴장성 두통, 군발 두통과 삼차신경 · 자율신경성 두통 등이 포함된다. 이차성 두통은 뇌 또는 전신성 질환에 수반하는 증후성 두통이다. 임상에서는 이러한 침구 치료 적응 · 부적응의 감별 판단을 실시하는 것이 필요하다.

임상상의 주의사항

두통의 원인에는 긴급을 필요로 하는 두엽내의 중대한 기질적 질환(뇌종양, 뇌막염, 지주막하 출혈, 만성 경막하 혈종 등)이 존재하는 경우가 있다.

위험한 두통의 징후로서 다음과 같은 것이 알려져 있다.

- 환자가 지금까지 경험한 적 없는 통증
- 갑자기 일어나는 격렬한 통증
- 항부 경직을 수반
- 신경 증상(경련, 의식 장애, 현기증, 구토, 손발의 저림 · 마비, 복시 등)을 수반
- 진행성으로 점차 악화되어 감
- 고령자의 초발 두통
- 간질을 수반
- 정신 증상을 수반

이러한 두통은 즉시 전문의에 소개한다.

적응이 되는 병태

국제두통학회 분류에 있어서의 일차성 두통이 침구 치료의 적응증이다. 이차성 두통이더라도, 긴급한 것 이외에는 정도에 따라 침구 치료로 대응 가능할 수 있다.

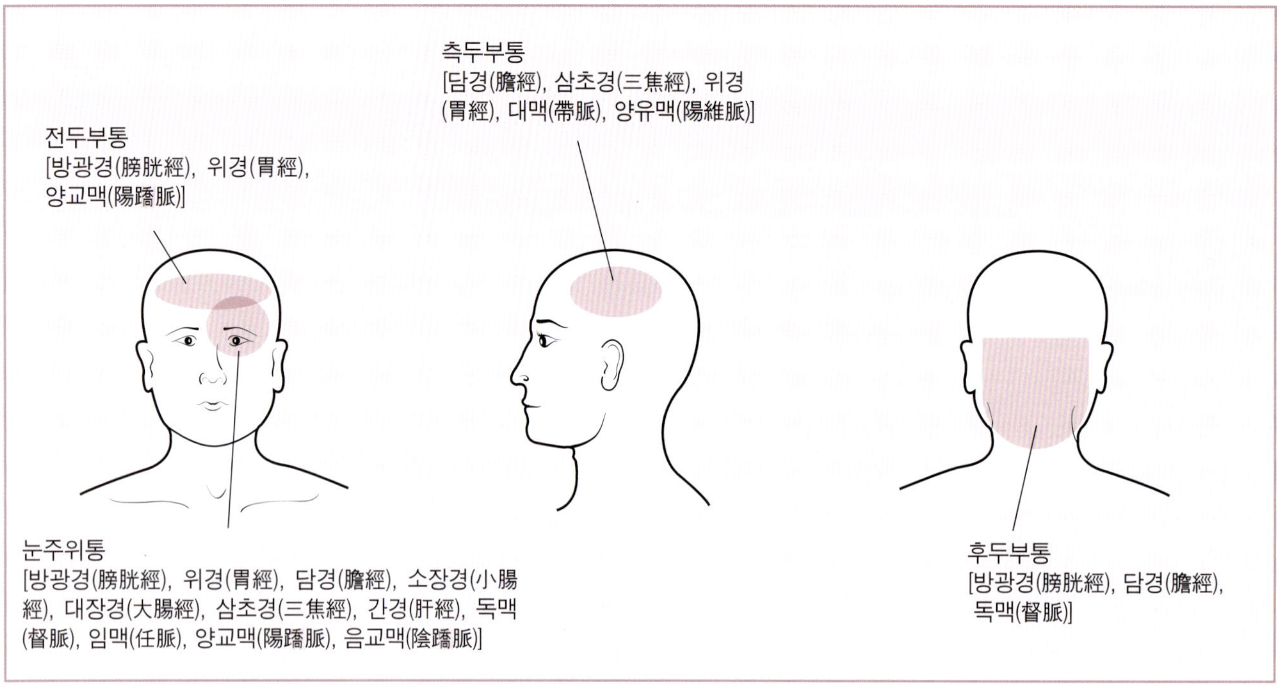

그림 1-1 통증의 부위와 지배 경락

침구 임상에서 특히 잘 볼 수 있는 것은 긴장성 두통과 편두통이다.

긴장성 두통

두엽, 경부의 근의 긴장이 원인인 것

편두통

두엽 내외의 혈관의 이상 반응이 원인의 것(최근은 「삼차신경 혈관설」[2]로 대표되듯이 신경 질환으로서 파악하는 개념이 일반적으로 되고 있다).

치료 방침

두통의 원인이 되고 있는 이상 경락을 변동경락검색법(VAMFIT : verifying affected meridians for immediate treatment)[3]으로 검색하여 그 경락 조정을 실시한다.

두통과 그 관계 경락

침구 치료를 실시하려면, 두통을 일으키고 있는 원인이 어느 경락의 변동(이상)에 의한 것인지를 검색하는 것이 필요하다.

현대 의학에서는 두통의 부위가 병명 진단의 기준[4]이 되고 있는데(서양의학편 - 각론 1. 두통), 동양의학적으로는 병태에 관계없이 통증의 부위에 따라 이상 경락을 추측한다. 측두부통이면 소양경(少陽經)이, 전두부통은 태양경(太陽經)과 양명경(陽明經)이, 후두부통은 태양경(太陽經)이 주라고 할 수 있다. 그러나 아픈 부위가 확실치 않을 때나 복수경에 이르는 경우도 많다(그림 1-1). 이러한 경우에는 변동경락검색법(VAMFIT)을 이용한다.

변동경락검색법(VAMFIT)

『소문(素問)』 조경론(調經論) 등에서는 병의 근본이

표 1-1 변동 경락에 대한 자침의 순서

경입혈(頸入穴)	양경(陽經)	하합혈(下合穴)	입혈(入穴) [낙혈(絡穴)]	근혈(根穴) [정혈(井穴)]	류혈(溜穴)	주혈(注穴)	결혈(結穴)	본혈(本穴)	표혈(標穴)	음경(陰經)	근혈(根穴) [정혈(井穴)]	결혈(結穴)	본혈(本穴)	표혈(標穴)
천돌(天突)	임맥(任脈)		구미(鳩尾)											
인영(人迎)	위경(胃經)	족삼리(足三里)	풍륭(豊隆)	여태(厲兌)	충양(衝陽)	해계(解谿)	두유(頭維)	여태(厲兌)	인영(人迎)	비경(脾經)	은백(隱白)	중완(中脘)	삼음교(三陰交)	비수(脾兪)
부돌(扶突)	대장경(大腸經)	상거허(上巨虛)	편력(偏歷)	상양(商陽)	합곡(合谷)	양계(陽谿)		곡지(曲池)	부돌(扶突)	폐경(肺經)			태연(太淵)	천부(天府)
천창(天窓)	소장경(小腸經)	하거허(下巨虛)	지정(支正)	소택(少澤)	양곡(陽谷)	소해(小海)		양로(陽老)	찬죽(攢竹)	심경(心經)			신문(神門)	심수(心兪)
천용(天容)	담경(膽經)	양릉천 陽陵泉	광명(光明)	규음(竅陰)	구허(丘墟)	양보(陽輔)	청궁(聽宮)	규음(竅陰)	청궁(聽宮)	간경(肝經)	대돈(大敦)	옥당(玉堂)	중봉(中封)	간수(肝兪)
천유(天牖)	삼초경(三焦經)	위양(委陽)	외관(外關)	관충(關衝)	양지(陽池)	지구(支溝)		액문(液門)	사죽공(絲竹空)	심포경(心包經)			내관(內關)	천지(天池)
천주(天柱)	방광경(膀胱經)	위중(委中)	비양(飛陽)	지음(至陰)	경골(京骨)	곤륜(崑崙)	정명(睛明)	부양(跗陽)	정명(睛明)	신경(腎經)	용천(涌泉)	염천(廉泉)	부류(復溜)	신수(腎兪)
풍부(風府)	독맥(督脈)		장강(長强)											

[『영추(靈樞)』 근결편(단, 하합혈은 사기장부병형편, 임맥, 독맥의 낙혈은 경맥편, 본혈, 표혈은 위기편)으로부터]

장(臟)의 정기(正氣)의 허(虛)에 있다고 한다. 이른바 간허증(혈의 부족)·비허증(기·혈·진액의 부족)·폐허증(기의 부족)·신허증(진액의 부족)이다. 그러나 이 정기(正氣)의 허(虛)만으로는 증상으로서 나타나는 것은 적다. 이것에 내인·외인·불내외인이 더해져 생긴 한열이 「경락 계통(경맥·경별·낙맥·경근·기경)」에 파급하여 증상이 나타난다.

VAMFIT에서는 이 「경락 계통」의 모든 진단과 치료를 간단하게 할 수 있도록 시스템화 되어 있다. 구체적으로는 경부의 근긴장의 변화 및 『영추(靈樞)』 근결편(根結編)의 '경입혈(頸入穴)'(표 1-1)을 지표로 진단과 치료를 실시한다.

(1) 두통에 있어서의 변동 경락의 검색법

① **두통부위가 명확한 경우** : 그 통증의 부위를 지배하는 경락으로부터 변동 경락을 검색한다(그림 1-1).

② **두통부위가 확실치 않을 때나 복수경에 이르고 있는 경우** : '경입혈(頸入穴)'을 지표로 한다. 회선(回旋) 등의 경부 운동시에 통증이나 당김 등이 어디에 출현하는지 확인한다. 인영(人迎) 부근에 이상이 출현하고 있으면 위경(胃經), 부돌(扶突)이라면 대장경(大腸經), 천창(天窓)이면 소장경(小腸經), 천용(天容)에서는 담경(膽經), 천유(天牖)는 삼초경(三焦經), 천주(天柱)의 경우는 방광경(膀胱經)이 변동을 일으키게 된다(그림 1-2).

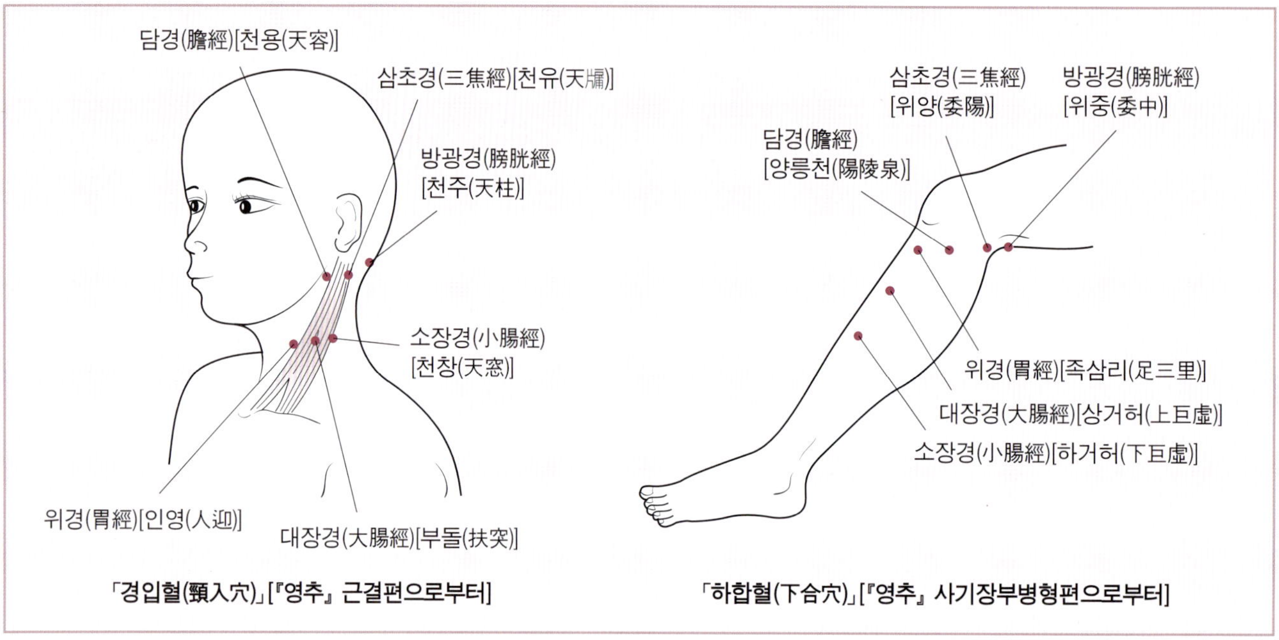

그림 1-2 「경입혈(頸入穴)」과 「하합혈(下合穴)」[(木戸正雄 : 변동경락검색법(VAMFIT). 의치약 출판, 2003)]

풍지(風池)에 대응하는 경우는 기경(寄經)을 의심한다.

③ **그 외** : '경입혈(頸入穴)' 촉진이나 통증의 경감을 지표로 한, '경입혈(頸入穴)'에의 압박에 의하여 검색을 실시한다.

(2) 치료 방식

① 검색된 변동 경락의 동측 하합혈(그림 1-2), 입혈(낙혈)에 절피 유침을 하여, 두부 증상 호소나 두통의 경감을 확인한다.

② 증상의 경감이 인정되면, 그 경(經)의 경입혈(頸入穴), 근혈(根穴), 류혈(溜穴), 주혈(注穴), 결혈(結穴), 본혈(本穴), 표혈(標穴), 그 밖의 요혈(要穴)(표 1-1)의 순서로 차례차례로 절피 유침한다. 다만 도중에 증상의 소실이 나타나면, 그 경(經)에의 자침은 종료한다.

③ 복수 경(經)에 동시에 존재할 때는, 증상 호소가 최대인 경(經)으로부터 순서대로 시술하여 나간다.

(3) 유의점

① 치료의 순서는 원칙으로서 「본치법」 → 「변동 경락에의 시술」 → 「국소에의 시술」로 한다.

② 최초의 자침으로 증상 호소의 경감이 나타나지 않았으면, 두부에서의 증상 호소 부위를 재확인한다. 필요하면 처음부터 검색을 다시 한다.

③ 증상 호소가 심부에 있을 때나 완고한 경우는 표리 관계에 있는 음경을 의심한다. 또는 좌우의 경락이 반대인 경우도 있다.

④ 완고한 두통에는 해당 경맥의 입혈(낙혈)로부터 환부를 향한 수평 자침을 시도한다. 이것은 얕게 찌를수록 효과가 있다.

국소에 대한 생각

두통은 삼재(三才)의 분계에서는 「천(天, 상부)」의 이상, 사가(四街)에서는 「뇌」이다(그림 1-3). 두부를 [기가(氣街)]로서의 주머니라고 생각하여 전후, 좌우, 상하로부터의 시술에 의하여 이 안의 기(氣)를 조절시킬 수 있다.[3)]

「천(상부)」은 쇄골로부터 위를 말하지만, 나아가 이

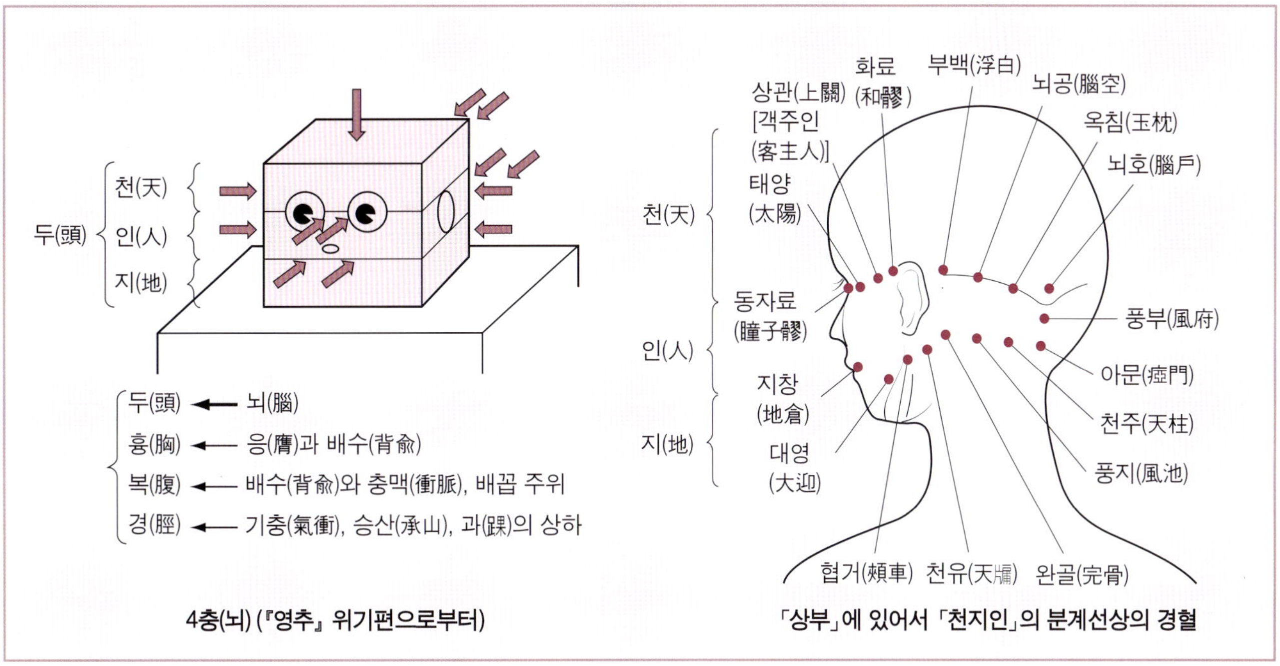

그림 1-3 두부의 삼재 분계

부위는 「천(天) · 지(地) · 인(人)」의 3부로 분계된다. 이 분계선은 중요한 시술부위이다. 눈으로부터 동자료(瞳子髎), 태양(太陽), 상관(上關)[객주인(客主人)], 화료(和髎), 부백(浮白), 뇌공(腦空), 옥침(玉枕), 뇌호(腦戶)을 지나는 라인과 구각으로부터 지창(地倉), 대영(大迎), 협거(頰車), 천유(天牖), 완골(完骨), 풍지(風池), 천주(天柱), 아문(瘂門)을 통과하는 라인이 각 분계선이다. 풍부(風府)는 중앙에 위치한다(그림 1-3).

두통부위에 있어서의 허실의 판정이 국소 치료의 기본이 된다.

허통(虛痛)의 경우는 아픈 부위를 누르면 기분이 좋다고 호소한다. 대부분은 두피가 부드럽게 뜬 것 같이 된다. 특히 말랑말랑한 반응점이 다수 출현하고 있다. 이러한 부위에는 보법(補法)으로서 절피 유침이나, 반미립대의 투열구(透熱灸)를 실시한다.

실통(實痛)은 머리카락이 닿는 것만으로도 아프고, 만지면 통증이 늘어난다. 이 경우는 천자로 속자속발(速刺速拔) 등의 사법(瀉法)을 이용한다.

구체적인 치료 방법

(1) 긴장성 두통

긴장성 두통은 양측의 후두부 또는 항부에 호발하여, 두부를 단단히 조이는 것 같은 통증으로, 수 시간에서 며칠간 지속한다. 정신적 스트레스나 과로가 원인으로, 머리 주변의 근, 항경부, 어깨의 근에 이상 긴장이 일어나 두통에 걸린다. 그 발생 기전(그림 1-4)[5]을 생각하여 치료방침을 세울 수 있다.

침구 치료는 근긴장의 완화, 혈류순환의 개선, 정신 안정, 진통을 목적으로 실시한다. 국소를 따뜻하게 하거나 풀거나 하는 것도 통증을 완화시키지만, 경락을 정돈하면 더욱 뚜렷한 효과를 얻을 수 있다. 근육압박시험(muscle compression test, MCT)*이나 신경압박시험(nerve compression test, NCT)*2에서 두통에 관여하는 근육이나 신경을 조사하면 적합한 치료를 할 수 있다.

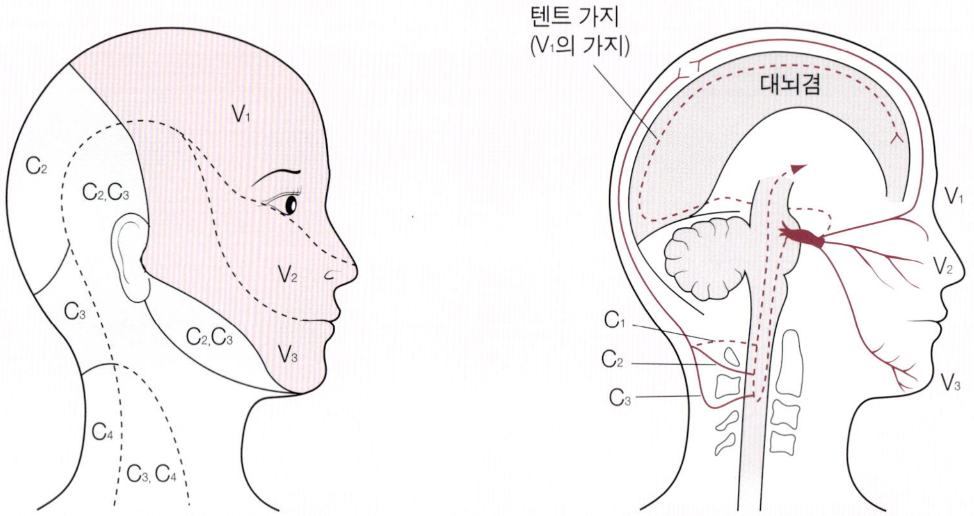

두부의 신경 지배

두통에 관여하는 신경

두통의 발생에 관여하는 신경은 삼차신경 제1가지(V_1)와 제1,제2,제3경 신경(C_1, C_2, C_3)이다.
V_1에서 들어간 자극은 하강하여 상부 경수의 삼차신경 척수로핵의 뉴런에 이르지만, C_1, C_2, C_3으로부터의 통증 자극도 동일한 뉴런에 이른다. 이 상호 방산이 두통의 범위를 넓히고 있다.

그림 1-4 두통과 신경 (Lance 1973[5)]에서 참조)

* 근육압박시험(MCT)[6)] : 긴장성 두통에 관여하는 전두근, 측두근, 후두근, 후경근, 승모근을 압박하여 근의 압통과 경결의 유무를 체크한다(그림 1-5). 손가락으로 근섬유에 직각으로 하여 매우 갈게 한다고 확인하기 쉽다.

*2 신경압박시험(NCT)[6)] : 두통에 관여하는 대후두신경, 소후두신경, 후이개 신경, 전두신경을 압박하여, 압통, 통증의 방산의 유무를 체크한다(그림 1-5).

두반극근에 의한 대후두신경의 교액(絞扼)으로 대표되듯이, 두경부의 근을 관통하는 신경은 주위의 근의 지속적 긴장에 의한 억압에 의하여 통증이 생기는 것이 알려져 있다. 특히 대후두신경통이나 소후두신경통은 긴장성 두통에 연발 또는 합병한다. 외후두 융기의 옆 2.5cm가 대후두신경의 주위 2.5cm가 소후두신경의 압통점이다. 통증클리닉 영역에서의 신경 차단점[7)]이기도 하다. 경혈에서는 옥침(玉枕), 뇌공(腦空)에 일치하고 있다.

〈본치법〉

긴장성 두통의 치료방침으로서 환자의 경부의 과긴장을 완화시키고, 전신을 이완시키는 것이 중요하다. 그 때문에 효과를 발휘하는 것이 본치법과 VAMFIT이다.

「증(證)」에 따른 본치법에 의한 절피 유침[간허증에는 곡천(曲泉), 비허증에는 대도(大都), 폐허증에는 태연(太淵), 신허증에는 부류(復溜)에 실시한다. 또한, 좌우의 허실을 봐 치료측을 결정]이, 전신 조정으로써 작용하여 심신의 긴장을 없애 준다. 증(證)이 맞으면, 증상 호소의 경감뿐만 아니라, 두부를 비롯하여 전신의 근 긴장이 없어지고 손발도 따뜻해진다. 환자는 심신의 긴장도 풀리고 편안해지며, 또는 졸려진다. 맥상이 온화하게 되어, 육부정위의 맥차가 평균화된다. 이러한 변화가 환자를 치유로 이끌어, 진통 효과뿐만이 아니라 예방 효과도 기대할 수 있다.

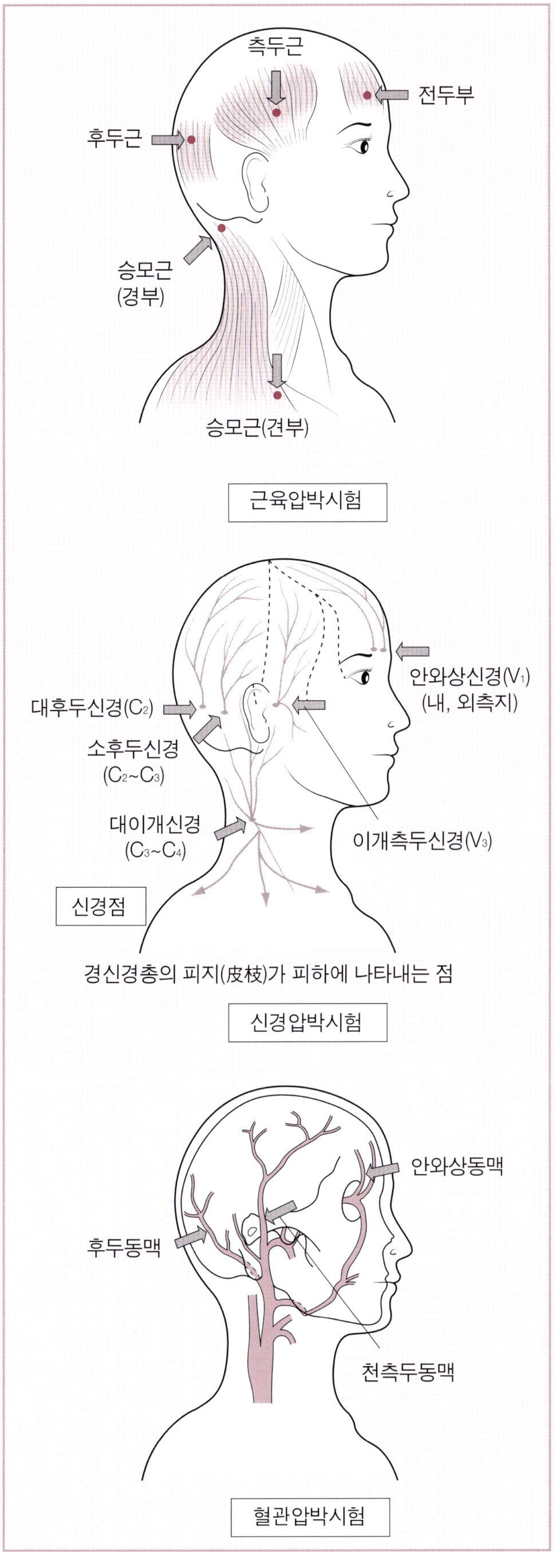

증(證)을 잘못했을 경우는 증상이 악화되거나 환자의 긴장이 강해진다. 이것들은 경입혈에 있어서의 증상 변화로 확인할 수 있다.[3)]

또, 자침을 요구하고 있는 배부 수혈이나 복부모혈에 시술을 더하는 것으로써, 본치법의 효과를 높일 수가 있다.

증(證)을 세우는 것이 어려운 경우는 본치법을 실시하는 대신에 대증적인 치료(표치법)로서 경부의 긴장을 완화시키고, 백회(百會), 실면(失眠 : 족저종부의 정중앙), 사신총[四神聰 : 백회(百會)의 전후 좌우 외측 1촌에 있는 4혈]에 절피 유침이나 투열구(透熱灸)를 실시하는 것도 정신적인 안정을 도모하는 것이 가능하다.

〈변동 경락에의 시술〉

치료 경락은 VAMFIT에 의하여 결정한다. 대부분은 후두부통(그림 1-1)이지만, 변동이 복수경에 파급되는 일도 있다.

여기서 가장 많은 전형적인 예로써 방광경(膀胱經), 담경(膽經), 독맥(督脈)의 3경이 동시에 변동을 일으키고 있는 경우를 들어 둔다.

경부의 선회시나 전굴시에, 경입혈인 천주[天柱 : 방광경(膀胱經)의 경입혈], 천용[天容 : 담경(膽經)의 경입혈], 풍부[風府 : 독맥(督脈)의 경입혈]에 통증이나 당김이 출현한다. 또는 이러한 혈을 누르는 것으로, 두통이 경감한다. 독맥의 낙혈(絡穴)인 장강(長强)으로부터 50mm, 16호 스테인리스침을, 미골을 빠져 나가게 하듯이 3cm 자입 유침한 후, 위중(委中), 비양(飛陽), 양릉천(陽陵泉), 광명(光明)에의 절피 자침을 실시하여, 경입혈의 신체 조화의 상실이나 두통 호소의 경감이 일어나는 것을 확인한고 나서 천주(天柱), 천용(天容), 풍부(風府)에도 절피 자침을 실시한다. 만약, 증상이 남아있는 것 같으면 방광경(膀胱經)은 지음(至陰), 경골(京骨), 곤륜(崑崙), 정명(睛明)에, 담경(膽經)은 족규음(足

그림 1-5 **압박 시험** (間中信也 : 도설두통[6)]에서 참조)

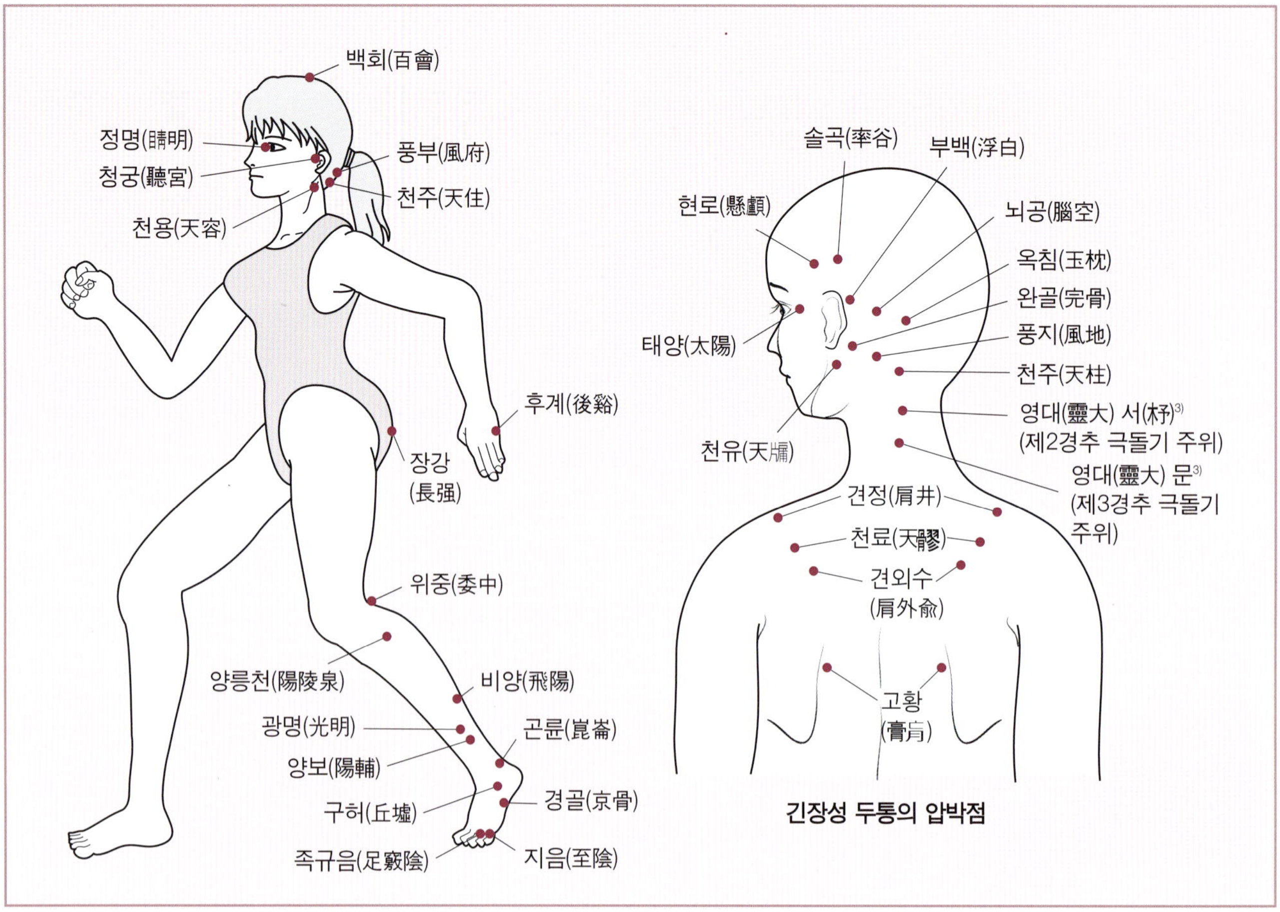

그림 1-6 긴장성 두통의 중요 치료혈

竅陰), 구허(丘墟), 양보(陽輔), 청궁(聽宮)에 증상 호소가 소실할 때까지 자침하여 나간다(표 1-1, 그림 1-6). 실제의 임상에서는 확인혈에의 자침만으로 소실하는 것이 많다.

또한, 장강(長强)으로부터의 시술이 어려운 경우, 후계(後谿 : 독맥의 교회혈)에 1cm 정도 자입 유침하여도 괜찮다.

〈국소에의 시술〉

지금까지의 시술로 두통이 소실하고 있지 않는 경우는 압통점 중 반응이 강한 혈을 선택하여 직접 그 경혈에 시술한다.

긴장성 두통의 압통점은 측두부에서는 태양(太陽), 현로(懸顱), 솔곡(率谷)에, 후두부에서는 부백(浮白), 뇌공(腦空), 옥침(玉枕)에, 경부에서는 천주(天柱), 풍지(風池), 완골(完骨), 영대서(靈大抒)[3](제2경추극돌기 주위), 영풍문(靈風門)[3](제3경추극돌기 주위)에, 견부에서는 견정(肩井), 천료(天髎), 견외수(肩外兪)에, 견갑간부에서는 고황(膏肓) 등에 출현하는 것이 많다(그림 1-6). 게다가 풍부(風府)의 옆에서, 천주(天柱)의 상방과 풍지(風池)의 상방에도 압통점이 있는 경우가 많다. 각 경혈에의 시술은 압통 제거를 의식하여 세심하게 작탁술을 실시하는 것이 일반적이지만 절피 유침하는 것만으로도 충분히 효과가 있다.

견정(肩井)에 대해서 환자가 기분 좋은 울림을 요구할 때는 기흉(氣胸)에 주의하지 않으면 안 된다. 승모근으로 향하여 사자(斜刺)로 하여, 흉막을 피해야 한다.

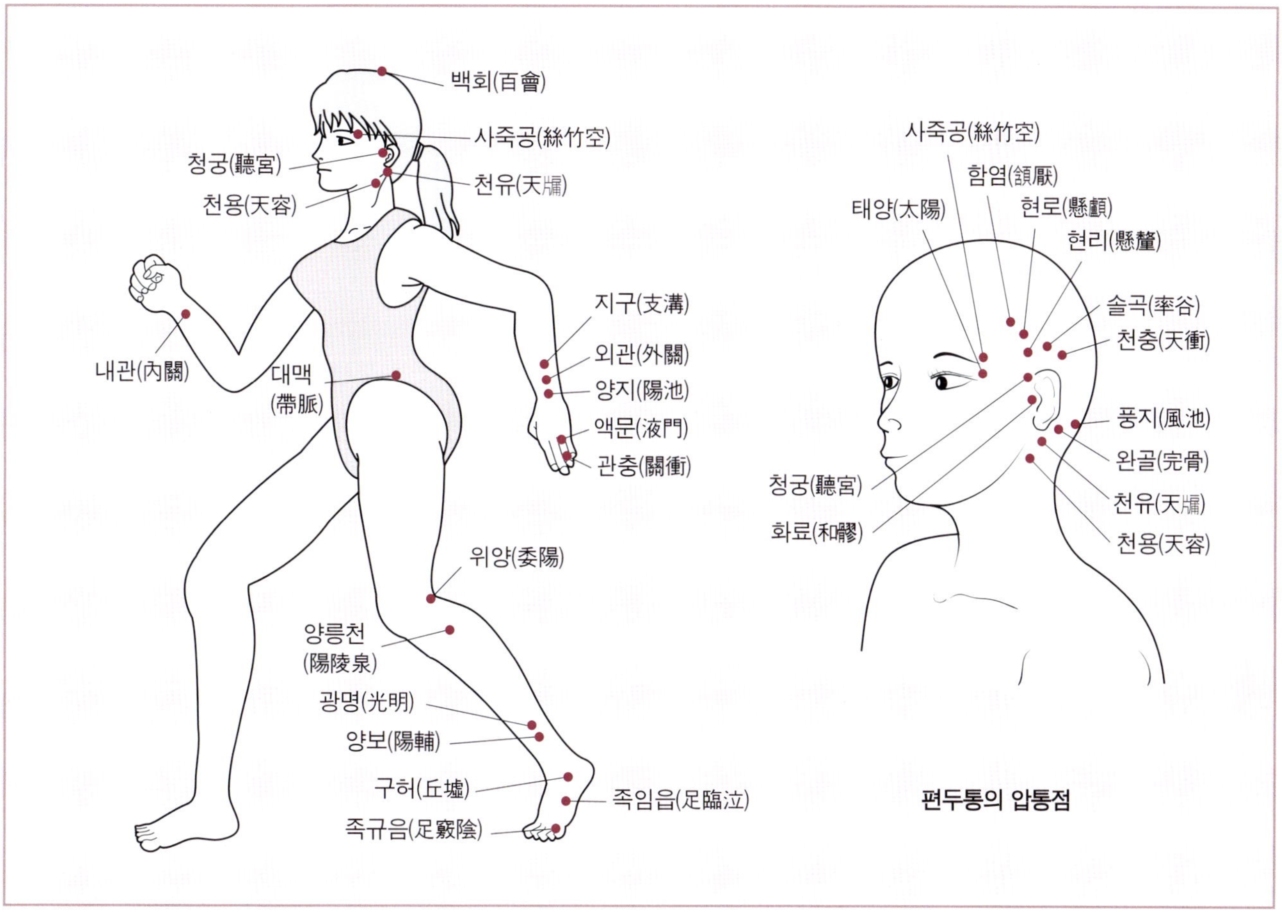

그림 1-7 **편두통의 중요 치료혈**

어깨를 압수(押手)로 집어올리듯이 하고 승모근 전연에서, 또는 뒤쪽의 천료(天髎)로부터 관통시켜도 좋다. 완고한 어깨결림에는 경부, 견부, 견갑간부의 압통점에 피내침이나 원피침을 유침한다.

(2) 편두통

반복성으로 일어나는 혈관성 두통으로, 욱신욱신 맥박치는 박동주의 통증이 통상 편측에서 시작하며 운동하면 악화된다. 구역 · 구토, 빛 과민, 소리 과민, 어깨결림 등을 수반하는 것이 많으며, 피로, 정신 스트레스, 생리, 음주 등으로 유발된다. 징조가 있는 것과 없는 것으로 분류된다.

두통이 일어나고 있을 때는, 혈관압박시험(vascular compression test, VCT)*으로 혈관성 두통에 관여하는 동맥을 확인한다.

> * 혈관압박시험(VCT)[6] : 천측두동맥, 후두동맥, 안와상동맥, 경동맥 등을 압박하여, 두통이 완화하는지 어떤지를 체크한다(그림 1-5). 완화할 때는, 그 혈관의 관여하는 혈관성 두통이라고 진단된다. 이 압박을 해제하면 몇 초만에 글자원와 통증의 재개가 일어난다.

침구 치료는 자율신경(혈관운동신경)과 순환혈류의 조정을 목적으로 한다. 게다가 발작을 일으키지 않는 신체로 체질을 개선시켜 가는 것이 중요하다.

〈본치법〉

전신 조정이나 정신적 안정에는 본치법이 효과 있다. 대증적 방법도 긴장성 두통의 항에서 말했다. 또, 좌내관[左內關 : 심포경의 낙혈(絡穴)]은 혈관 운동신경을 조절하여, 편두통 예방에 효과적이다.

〈변동 경락에의 시술〉

변동 경락은 발의 소양담경(少陽膽經), 손의 소양삼초경(少陽三焦經), 발의 양명위경(陽明胃經), 대맥(帶脈), 양유맥(陽維脈) 중에서 특정한다(그림 1-1). 만일, 대맥의 변동이면 대맥(帶脈 : 대맥의 기혈), 족임읍(足臨泣 : 대맥의 종혈) - 외관(外關 : 양유맥의 종혈)에의 한 번 시술이 뚜렷한 효과를 나타낸다.

가장 많이 볼 수 있는 것은 발의 소양담경(少陽膽經), 손의 소양삼초경(少陽三焦經)의 2경, 또는 어느 1경이 변동을 일으키고 있는 경우이다. 이 경우, 진단혈은 경입혈인 천용(天容)[담경(膽經)], 천유(天牖)[삼초경(三焦經)], 확인혈은 하합혈인 양릉천(陽陵泉)[담경(膽經)], 위양(委陽)[삼초경(三焦經)]이나, 입혈(낙혈)인 광명(光明經)[담경(膽經)], 외관(外關)[삼초경(三焦經)]이다. 확인혈에의 절피 유침으로부터 증상의 개선을 확인할 수 있으면, 그 경의 증상 호소가 소실할 때까지 경입혈, 근혈, 류혈, 주혈, 결혈(표 1-1)의 순서로 차례대로 절피 유침하여 나가는 것은 긴장성 두통과 같다. 담경(膽經)은 천용(天容), 규음(竅陰), 구허(丘墟), 양보(陽補), 청궁(聽宮), 삼초경(三焦經)은 관충(關衝), 양지(陽池), 지구(池溝), 액문(液門), 사죽공(絲竹空)이다(그림 1-7). 이 경우도 변동을 일으키고 있는 경(經)에만 시술하여 나간다.

〈국소에의 시술〉

국소에의 시술은 변동 경락을 조절한 후에도 통증이 남아 있는 경우에만 실시한다. 발작 중의 압통점은 측두부에서는 태양(太陽), 사죽공(絲竹空), 영염(頷厭), 현로(懸顱), 현리(懸釐), 천충(天衝), 솔곡(率谷), 화료(和髎), 청궁(聽宮) 등, 경부에서는 천용(天容), 천유(天牖), 풍지(風池), 완골(完骨) 등이다(그림 1-7). 이러한 경혈로부터 반응이 있는 것을 선택하여 절피 유침한다.

완고한 두통의 경우는 혈관 압박 시험으로 통증이 완화하는 팽창된 혈관의 주행에 따라 수평 자침을 실시하여, 천천히 작탁하면 순간적으로 통증이 가신다. 측두동맥의 예에서는, 함염(頷厭)로부터 현로(懸顱), 현리(懸釐)를 통과하도록 자침한다.

그 외의 시술은 긴장성 두통에 준한다. 단, 두부는 따뜻해지지 않도록 주의한다.

참고문헌

1) Headache Classification Subcommittee of the International Headache Society : The international classification of headache disorders. 2nd edition. Cephalalgia, 24 (Suppl 1) : 1-160, 2004.
2) Moskowiz, M.A.: The neurobiology of vascular head pain. Ann Neurol, 16 : 157-168, 1984.
3) 木戸正雄：変動経絡検索法 (VAMFIT). 医歯薬出版, 2003.
4) 作田　学：頭痛患者への問診と診断の進め方. 日医雑誌, 113 (8) : ZS 9-12, 1995.
5) Lance, J.W. : Mechanism and management of headache. Butterworth-Heinemann Ltd. Oxford, 1973.
6) 間中信也：図説頭痛/診療の手引き. 篠原出版, 1986.
7) 若杉文吉, 監修：ペインクリニック一神経ブロック法. 第2版, 医学書院, 2000.

2. 안면통

처음에

거울로 자신의 얼굴을 확실히 봤다고 해도 그것은 좌우 반대의 얼굴이다. 진짜 얼굴은 사진으로 밖에 볼 수 없다. 이처럼 통증은 본인 밖에 알 수 없으며 타인은 통증의 정도는 알지 못한다. 특히 안면의 통증은 본인에게 있어 매우 괴로운 것이다.

그 때문에 문진(問診), 망진(望診) 및 섬세한 관찰을 강조하고 싶다.

임상에서 안면부에 이상이 있어 내원한 환자를 볼 때는 크게 파악해야 한다. 즉, 얼굴이 아픈 것인지, 마비되어 얼굴이 뒤틀리고 있는 것인지, 또는 얼굴에 실룩실룩 경련이 일어나는지 또 치통에 의하여 협부가 아픈 것인지, 턱이 아파서 입을 벌릴 수 없는 것인지, 잘 관찰해야 한다(그림 2-1).

본고에서는 안면신경 마비를 제외하고, 안면의 통증 질환으로서 특발성(진성) 삼차신경통, 대상포진후삼차신경통, 비정형 안면통, 악관절증, 치통 및 발치 후 통증에 대한 침구 치료에 대하여 기술한다.

임상상의 주의사항

안면통

안면통이란 안면부에 일어나는 통증을 총칭하는 것이다. 얼굴이 아프다고 해도, 환자에게 자세하게 문진하여, 전액(이마)이 아픈 것인지, 상악(뺨)이 아픈 것인지, 하악(아랫니) 부분이 아픈 것인지 상세히 진찰하며, 진료부위에 색연필로 도시(圖示)한다.

얼굴이 아프기 때문이라고 해서 단정적으로 삼차신경통이라고 판단해서는 안 된다. 침구 치료의 대응이 완전히 달라지기 때문이다. 침구의 효과도 다르다.

삼차신경통에 대해서 침구 치료가 비적응증이라고 하는 것은 아니지만, 효과를 보는 것은 매우 어렵다. 그러나 삼차신경 영역의 대상포진후신경통이라고 진단된 증례는, 비록 마취과에 있어서의 신경 차단요법의 적응증이어도, 침구로 치료하는 의의는 있다. 왜냐하면 치료를 지지하는 통계 자료가 있기 때문이다.[1, 2)]

같은 안면통이라 해도 비정형 안면통이라고 진단되는 안면통은 침구 치료의 적응증이다.

악관절증

악관절에 관련하여 턱이 아플 때에도 환자는 안면통이라고 하며 내원할지도 모른다. 마취과에서는 본증을 하악관절통이라고 진단하고 있지만, 치과에서는 악관절증(TMJ, TMD)이라고 한다. 치과 외래의 진단으로는 꽤 이전에는 중의학 용어인 「아관긴급(牙關緊急)」을 이용하고 있던 기록이 있다. TMJ는 침의 효과가 좋은 질환이다.

치통

치통은 충치(우치)가 원인이라고 알고 있으면, 우치의 처치나 내복약으로 통증이 소실하면 좋지만, 만약 치과 진찰을 할 수 없는 긴급시에 침이 거기에 대응할 수 있는 것을 알아야 한다. 또, 치과 처치를 한 후, 치통이 사라지지 않았을 때, 침 치료로 통증을 멈출 수 있다.

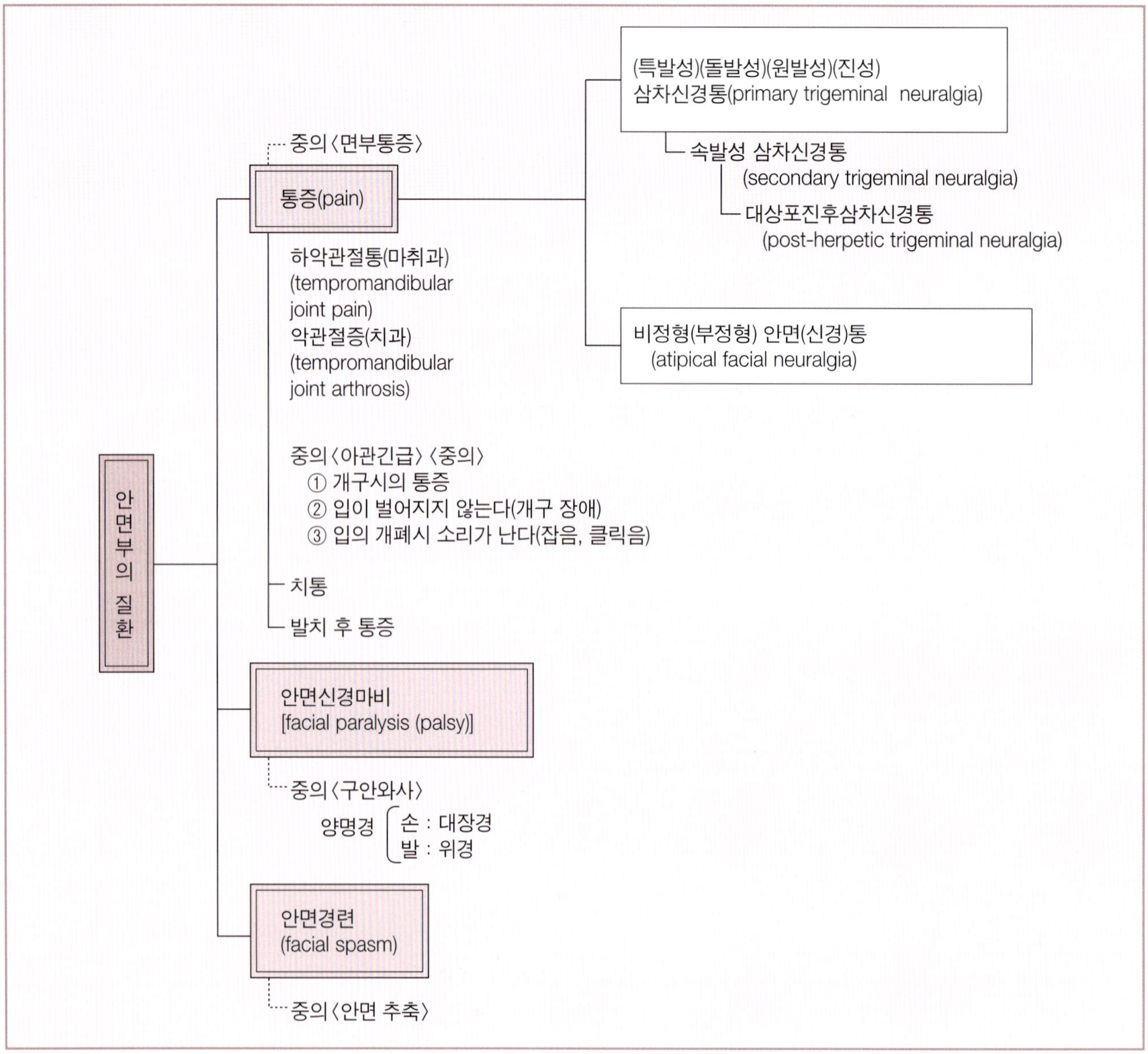

그림 2-1 안면부의 질환

발치 후에 통증이 있을 때는 침이 좋은 적응증이다. 저자들도 침의 유효성에 대하여 보고하고 있지만, NIH에서도 동일한 보고가 있다.[3)]

환자들은 '치아의 문제라면 치과'라고 생각하여 침구가 유효한 것을 모르는 경우가 많은데, 악관절증이나 치통에서 침구 치료는 그 기술에 관계없이 좋은 효과를 줄 수 있다.

중국에서 고안된 침 마취에 의한 발치시의 진통에 대한 유효율은 다른 신체의 부위의 수술에 비하여 높고, 유효하다는 것을 안다. 또, 중국의 중의병원에서 견학했을 때, 치과 의사가 안면부의 경혈에 지압을 2~3분간 실시하여 그 직후에 발치를 통증 없이 훌륭하게 성공시킬 정도로, 진통 효과는 매우 분명했다.

안면부 질환으로 통증이 전혀 없는 것에 안면신경마비가 있다. 본증은 통증이 없기 때문에 본항에서는 다루지 않았지만 침구의 유효율이 높다.

적응이 되는 병태

삼차신경통과 대상포진후삼차신경통

종양이나 대상포진 등이라고 하는 원인이 나타나지 않고 발작적으로 삼차신경의 분포에 따라 신경통이 일어나는 병태를 특발성 삼차신경통이라고 부르고 있다. 본고에서는 단지 삼차신경통이라고 기술한다.

통증이 장기간, 반복적으로 강하게 일어나는 증례에서는 침구 치료의 적응이 되지 않는다. 또, 종양이나 염증 등의 질환에 연발하여 일어나는 속발성 삼차신경통도 침구 치료의 효과는 기대할 수 없다.

대상포진후신경통으로 이행한 병태에서는 침구 치료의 적응이 될 수 있다. 반대로 침구 치료를 실시하여 효과가 나타나지 않을 때는 전문의와 제휴하여 병태 파악을 충분히 실시할 필요가 있다.

비정형 안면통

본증은 침구 치료가 유효하다. 젊은 연령층에서도 많이 나타난다. 자율신경계에 기인하는 통증도 있지만, 무엇보다도 안면통 이외에 자율신경 증상을 수반하는 것이 특색으로, 눈물이 흐르거나 콧물이 나오거나 또는 부종을 초래한다. 둔한 통증이 지속적으로 계속되는 일도 있다. 안면통이 삼차신경의 주행에 따르지 않은 것이 특징으로 감별을 신중하게 한다.[4]

악관절증

악관절의 변성에 유래하는 병태에는 침 치료의 효과를 기대하기 어렵지만, 근골격계에 기인하는 악관절증은 침 치료의 적응증이다. 또한 부정교합에 의하여 발병하는 경우도 있으므로 치과 의사에 의한 처치를 충분히 고려한다.

치통

우치가 원인으로 치통이 발병한 경우는 치과 처치를 우선한다. 그러나 치과 진단에 대하여 치통의 원인이 눈에 띄지 않으면 침 치료의 적응이 충분히 있다.

치료방침

삼차신경통과 대상포진후삼차신경통

삼차신경통에서는 환부인 안면에 시침(施鍼)하는 것이 곤란하다. 따라서 환자가 아프다고 하는 부위가 어느 경맥에 속하고 있는지를 판단하여 손발의 요혈에 치료점을 찾는다. 이것은 확실히 동양의학적 개념을 활용한 침의 장점이라고 할 수 있다.

삼차신경통이 의심되는 경우에 침구 치료를 실시해도 효과가 없으면 마취과 통증클리닉에서의 신경 차단이나 신경 · 혈관감압술을 포함한 대응을 고려하여, 뇌신경 외과에의 소개가 필요하다.

대상포진후신경통이라고 진단된 증례라면 안면통에 자침이 가능하다. 단, 현대 의료에 대해서도 저항하는 일이 있어 침구 치료에서도 난치성임에 틀림없다.

안면에는 유침을, 견배부에는 저주파 유침요법(1~3Hz, 10~15분간)을 하는 것도 좋다.

또, 이환부에 저출력 레이저 조사도 권장되는 치료법이며, 전국의 병원에서도 활발히 실시되고 있다.

비정형 안면통

본증에서는 환부에 자침할 수 있지만 유침이나 저주파 유침요법도 좋다. 또 저출력 레이저 조사도 시도하면 좋다. 비교적 치료 기간이 길어질 수도 있으므로, 그 취지에서 환자에게 어드바이스를 게을리하지 않기 바란다.

본증은 안면 이외에 어깨결림 등 증상 호소를 놓치지 않고, 침구 치료의 장점을 살려 전신적으로 치료점을 선택하는 것이다.

악관절증

본증에 있어서는 환자가 치과 분야의 질환으로 인식하고 있는 것에 우선 유의해야 한다. 갑자기 안면에 「자, 침을 놓겠습니다」라고 하면 환자는 놀라 버린다. 그 점에서, SSP 요법이나 저출력 레이저 조사라면 환자의 저항감은 줄어든다.

* SSP 요법 : 특수한 역삼각 원추형을 한 SSP 전극을 통하여 혈의 피부에 붙인다. 그 전극에 저주파를 흐르게 하는 것으로 침에 가까운 효과를 기대할 수 있다.

SSP 요법*은 치과 임상에서도 도입하기 쉬워 매우 유효성이 높다. 또 레이저 조사보다 시간이 걸리지 않는다.

각각의 치료법에 있어서 치료점은 같은 선혈이 좋다. 또, 현대 의료와 침구 치료와의 병용을 더욱 촉진해도 괜찮은 질환이다.

치통

치과 진료 중에 이전부터 동양의학적 치료를 도입하고 있는 후쿠오카 치과 종합의료연구소에서는, 치통에 대하여, 합곡(合谷)의 지압을 강하고 권장하고 있다. 또, 일상적으로 침 치료를 응용하고 있다.

발치 후 통증에 대해서는 침 치료가 유효하지만, 환자가 침을 받아들이지 않을 때는 SSP 요법이 좋다. 레이저 조사는 그 정도의 효과를 기대할 수가 없다.

표 2-1 삼차신경통, 대상포진후신경통, 비정형 안면통의 치료점

삼차신경	삼차신경통 이환경맥을 알기 위한 감별점	대상포진후신경통 치료점	비정형 안면통 치료점
삼차신경 제1가지 (안신경)	양백(陽白)(담경) 찬죽(攅竹)(방광경) 어요(魚腰)(기혈)	양백(陽白)(담경) 아시혈(阿是穴)	양백(陽白)(담경) 찬죽(攅竹)(방광경) 어요(魚腰)(기혈)
삼차신경 제2가지 (상악신경)	사백(四白)(위경) 동자료(瞳子髎)(담경) 거료(巨髎)(위경)	사백(四白)(위경) 아시혈(阿是穴)	사백(四白)(위경) 관료(觀髎)(소장경) 영향(迎香)(대장경)
삼차신경 제3지 (하악신경)	하관(下關)(위경) 협거(頰車)(위경) 대영(大迎)(위경) 청회(聽會)(담경) 턱끝점(신혈(新穴))	대영(大迎)(위경) 턱끝점[(신혈(新穴)] 아시혈(阿是穴)	하관(下關)(위경) 협거(頰車)(위경) 승장(承漿)(임맥) 턱끝점[신혈(新穴)]
안면부 이외의 치료점	위경 : 충양(衝陽), 족삼리(足三里) 담경 : 구허(丘墟), 양릉천(陽陵泉) 방광경 : 경골(京骨), 곤륜(崑崙)	[전신 조정점] 두부 : 백회(百會) 복부 : 중완(中脘), 기해(氣海) 후경부 : 천주(天柱), 풍지(風池) 견배부 : 견정(肩井), 신주(身柱), 간수(肝兪), 비수(脾兪), 신수(腎兪) 성상신경절 근방(레이저 조사)		

주 : 하관(下關)은 삼차신경 제3지와 제2지의 분기점에 해당한다.

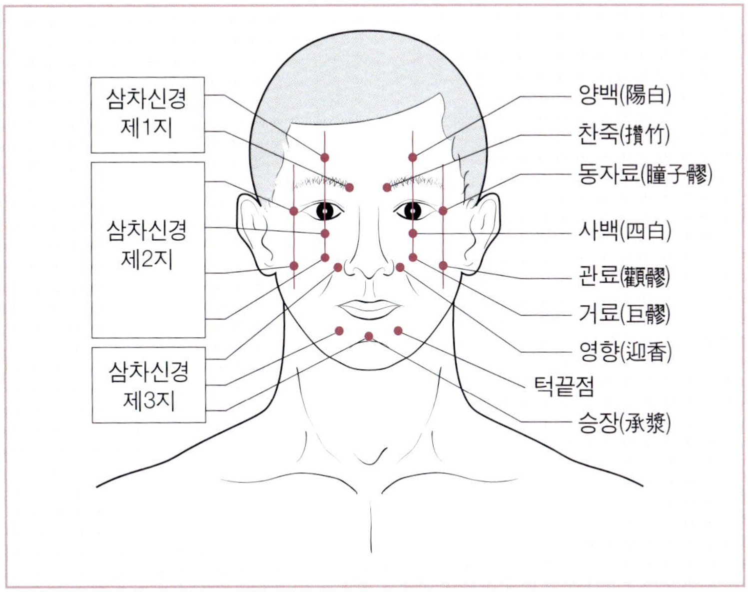

그림 2-2 **안면통의 치료점(1)**

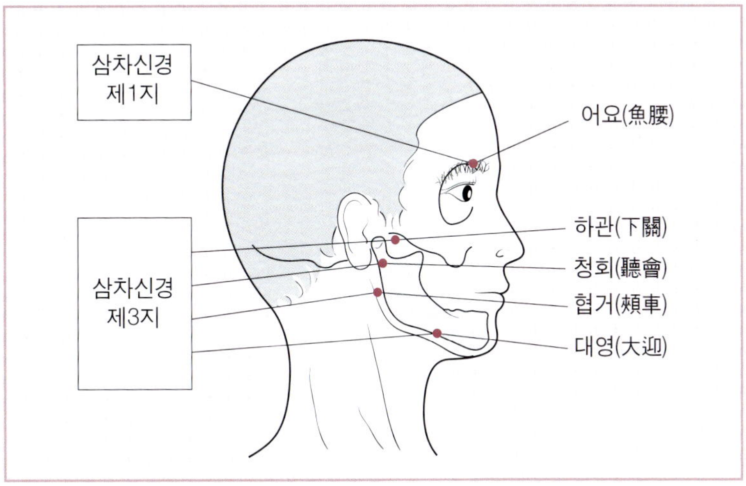

그림 2-3 **안면통의 치료점(2)**

구체적인 치료법

삼차신경통과 대상포진후삼차신경통

(1) 삼차신경통

삼차신경은 3개의 가지로 나누어져 있으므로, 삼차신경통의 경혈은 가지별로 선혈할 수 있다. 그러나 감별진단에 의한 진성(특발성) 삼차신경통의 환부를 국소적으로 자침하는 것은 통증이 있기 때문에 불가능하다.

거기서, 삼차신경통의 이환지의 감별을 위해서, 또 선경(選經)을 위해서 경혈에 대하여 기술한다. 즉, 경혈이라고 하는 포인트를 이용하여 삼차신경통의 이환지를 판단하는 것이다(표 2-1).

치료점은 각 경맥의 손발에 있는 원혈 등을 선택한다. 안면에 있는 경혈을 보면, 담경(膽經)과 위경(胃經)이다. 거기서 양백(陽白), 동자료(瞳子髎)가 아픈 점이라면, 담경(膽經)의 구허(丘墟)을 선혈한다. 사백(四白), 하관(下關), 협거(頰車)이라면, 위경의 충양(衝陽)을 선혈할 수 있다(표 2-1, 그림 2-2, 3).

(2) 대상포진후삼차신경통

대상포진의 발진이 치유된 후 언제까지나 완고하게 남는 신경통이다. 대상포진은 신체의 어디에라도 발병하지만, 안면에 남겨진 대상포진후삼차신경통은 성가시다. 고령자에게 많고 지속성의 작열통으로, 가끔 격렬한 통증이 발작적으로 일어난다. 환자는 밤낮 통증으로 골치를 썩인다.

본증의 대표적인 선혈은 다음과 같다(표 2-1, 그림 2-2, 3).

- 제1지 영역 : 양백(陽白)
- 제2지 영역 : 사백(四白)
- 제3지 영역 : 대영(大迎)

그러나 환부의 경혈에 집착하지 말고 통증이 강한 아시혈(阿是穴)이나 압통점에서 효과가 나타난다.

후유증에 걸리지 않기 위한 예방 대책에 각 과(이비인후과, 뇌신경과, 치과, 마취과, 내과)에서 힘을 쓸 수 있다. 침구 치료도 후유증으로 이행하지 않게 하는 효과가 있다.

비정형 안면통

비정형 안면통도 대상포진후삼차신경통과 같은 선혈을 하지만, 크게 다른 점은 비정형 안면통의 경우 안면의 선혈에 머무르지 않고, 이른바 전신의 조정혈을 이용하여 치료하는 것이다. 오사카 의과대학 통증클리닉에서 시행되고 있는 여러 경혈은 다음과 같다(그림 2-4).

〈전신 조정 치료혈〉

- 두부 : 백회(百會 : 진정 효과)
- 복부 : 중완[中脘 : 위경(胃經)의 모혈, 부회(腑會)], 기해(氣海)[제하단전(臍下丹田)]
- 배부 : 천주(天柱 : 최중요혈), 간수(肝俞), 비수(脾俞), 신수(腎俞)
- 후경부 : 천주(天柱 : 후경부 결림, 신경 질환, 눈 · 코의 증상), 풍지(風池 : 두통, 눈 증상, 감기)
- 견부 : 견정(肩井 : 자침의 깊이는 5mm 이내에서, 희미한 침향을 얻도록 한다. 심자를 하면 기흉을 초래할 우려가 있음)

안면부에서의 선혈은 다음 중 반응점을 얻는다.

- 제1지 영역 : 양백(陽白), 찬죽(攢竹), 어요(魚腰) 등으로 전액(前額)으로부터 전두부의 부위
- 제2지 영역 : 사백(四白), 관료(觀髎), 영향(迎香)
- 제3지 영역 : 하관(下關), 협거(頰車), 승장(承漿), 턱끝점
- 경부 : 인영(人迎), 수돌(水突) 외에 성상신경절 근방점에 저출력 레이저 조사를 하면 성상신경절 차단을 한 것처럼 안면부의 혈행이 좋아졌다고 하는 보고가 있다.

악관절증

통증클리닉에서는 본증과 삼차신경통으로 나눌 수 있으므로, 문진으로 올바르게 감별하는 것이 중요하다.

입의 부정교합에 의하여 발병하는 경우가 많다. 통증의 특징은 하품을 했을 때나, 단단한 것을 물거나 했을 때에 발병한다. 개구시에 협부가 아프고, 경혈의 하관(下關)에 강한 압통이나 반응이 나타난다. 입을 개폐하면 잡음이 생긴다.

침구 치료나 SSP 요법의 적응증이다.

선혈의 제일은 하관(下關), 그 다음에 협거(頰車)이다. 진통(鎭痛)과 근이완의 효과를 얻을 수 있다. 상지에서는 합곡(合谷)에 의하여 전신의 통각 역치를 상승시킨다. 대장경(大腸經)의 유주(流注)는 인중(人中)에서 교

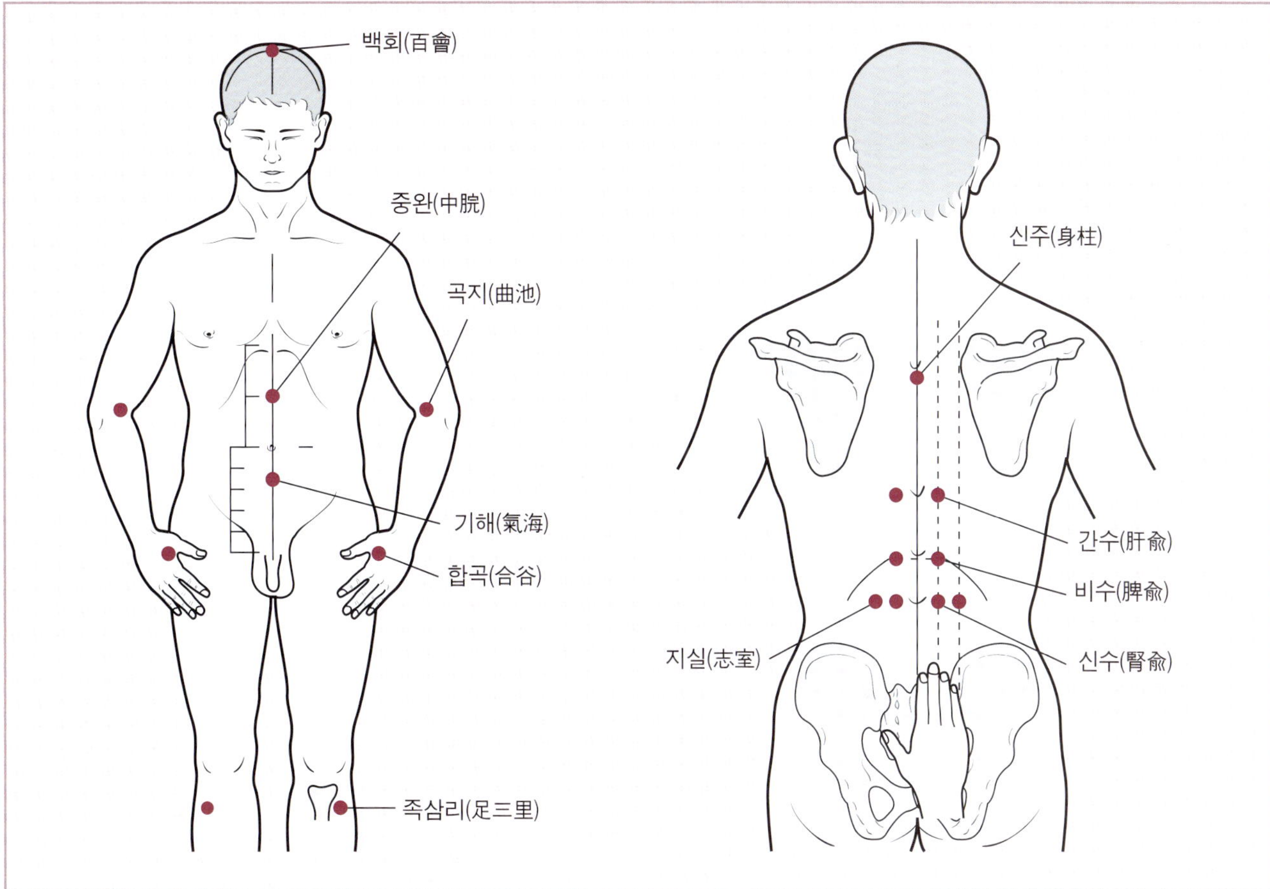

그림 2-4 **안면통에 대한 전신 조정 치료점** [兵頭正義 : 통증의 새로운 치료법. 일본 : 중외의학사, 1969에서 참조]

차하고 있으므로, 대측의 합곡(合谷)에 반응의 유무를 잘 본다. 양 합곡(合谷)에서도 괜찮다. 후경부에서는 풍지(風池)를 선혈한다.

안면부에 자침을 피하고 싶은 경우는 하관(下關), 협거(頰車)에 저출력 레이저 조사가 좋다. 또, 이침혈(耳鍼穴)인 신문(神門 : 진통 효과), 상악점(上顎点), 하악점(下顎点)을 더하는 것이 좋다.

한의사로서 악부에만 눈을 빼앗겨서는 안 된다. 귀(이명)나 눈(눈 피로)의 증상은 없는지, 또는 목, 어깨에 통증이나 결리는 증상이 없는지 등 환자의 호소가 없어도 자주 관찰해야하는 것이다. 증상이 있으면 그에 대한 침구 치료를 실시하여 악관절증의 증상을 빨리 완화하게 한다.

악관절증 환자의 기분을 우선 안정시키고 싶을 때는 백회(百會), 완골(完骨)을 더한다.

치통과 발치 후 통증

일반의 사람이 치통 때문에 침구 치료를 받을 기회는 그렇게 많지는 않을지도 모르지만, 치통에 대해서 침은 유효하다. 물론 우치가 원인이라면 치과 처치를 우선한다.

치과에 대하여 치통의 원인이 눈에 띄지 않을 때에 침 치료를 시도할 가치가 있다. 발치 후 통증은 전제한 것처럼 침 치료의 적응증이다.

(1) 치통의 선혈

치통의 선혈은 통증이 있는 치아에 대응하는 경혈을 그림중에서 선택한다(그림 2-5). 나아가 좌우의 합곡(合谷)을 동시에 선혈한다. 침 마취의 경험에 의하면 합곡

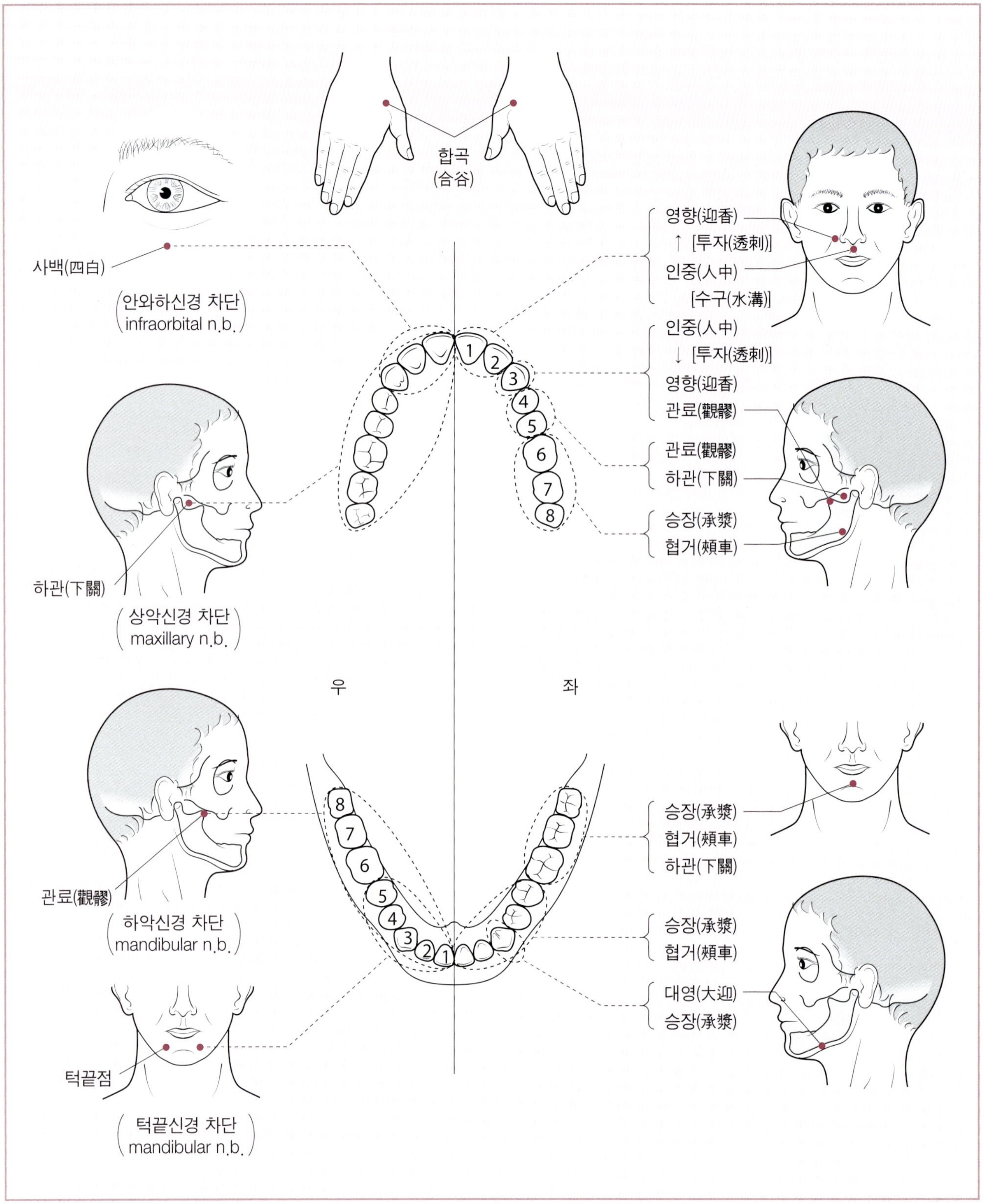

그림 2-5 치통에 대한 치료점(경혈)[5]
왼쪽 그림의 괄호 안의 신경 차단명은 경혈과 동일하다.

(合谷)은 전신의 통각역치를 상승시켜 진통 효과를 얻을 수 있는 제일의 경혈이다. 합곡(合谷) 이외는 환치측의 국소 선혈이 좋다. 예를 들어, 하악우지치가 아플 때는 좌우 합곡(合谷) 및 우 협거(頰車)나 우 하관(下關)에서 반응이 있는 경혈로 1혈이나 2혈을 선혈한다.

그림 2-5는 발치시에 실시하는 침 마취의 경혈이며, 중국의 방법에 준거하여 배열한 것이다. 치통의 치료점으로서 유용하다.

(2) 발치 후 통증의 선혈

침 마취에 의한 발치의 경험으로부터 다음의 경혈로 한정된다. 좌우의 합곡(合谷)은 반드시 선혈한다. 나아가 발치측의 하관(下關)과 협거(頰車)의 2혈을 선혈한다.

저주파 통전(저주파 유침요법)을 할 때는 합곡(合谷)의 좌우를 묶어, 동측의 하관(下關)과 협거(頰車)에 대해서 ⊕⊖극을 묶는다. SSP 전극을 붙이는 SSP 요법이라도 좋다.

자극 개시는 발치술의 15분 전부터 실시하는 것이 좋고, 발치 직후부터 침 치료를 개시한다. 수술 후에 소염진통제의 내복은 침의 효과를 방해하지 않는다.

고전 의학서에서 말해지고 있듯이 상악치는 위경(胃經)과 관련이 있고 하악치는 대장경(大腸經)과 관련이 있는 것은 임상적으로 인정된다. Bi-Digital O-Ring Test에서도 같은 결과를 얻을 수 있다.

참고문헌

1) 石原　武, 寺崎一利, 今泉　護, 小山　基, 柳澤　紘, 石野尚吾：帯状疱疹後神経痛の鍼灸治療. 第6回国際東洋医学会, 抄録：308, 634, 1990.
2) 三浦一恵ほか：三叉神経領域の帯状疱疹痛及び帯状疱疹後神経痛に対する治療について. 鶴見歯学. 25(2), 195-200, 1999.
3) Bill Hall, Anita Greene : NIH Panel issues consensus statement on acupuncture. NIH News Release, 1997.
4) 北出利勝, 兵頭正義：顔面痛と鍼灸ーとくに非定型顔面痛についてー. 耳鼻咽喉科・頭部外科, 61：1085-1090, 1989.
5) 兵頭正義, 北出利勝：SSP療法. SSP療法研究会, 1984.

3. 경부통

처음에

경부통에 대한 침구 임상에서는 현대 의학적인 관점에서의 병태와 동양의학적인 병태를 판단할 필요가 있다. 전자에 대해서는 증상이나 증상 호소가 어떤 조직의 이상에 의해 발현하고 있는지를 가능한 한 분명히 밝혀, 침구 치료의 적응증인지 아닌지를 판단할 필요가 있다.

임상상의 주의사항

어떠한 증상 호소에서도 침구 치료를 실시하는 경우에는 적응 · 부적응의 감별이 첫 번째이다. 경부의 통증을 호소하는 경우에 주의해야 할 것으로서는 다음과 같은 것을 들 수 있다.

- 야간통, 자발통, 안정시통 등이 서서히 라도 확실히 진행하는 경우
- 상지에의 방산통이나 지각 이상, 식은땀 등의 신경계나 순환 장애가 서서히 진행하는 경우
- 발한 이상이나 입모근 반사, 피부의 색소 침착 등의 자율신경계의 이상이 나타나는 경우
- 경부로부터 견관절부에 걸친 부스럼이 있는 경우
- 국부의 지속적인 열감 등이 있는 경우

이러한 경우는 신속하게 의사의 진찰을 받아야 하는 것이다.

적응이 되는 병태

① 상기의 부적응 증상 이외는 원칙적으로 적응증이라고 생각된다.

② 경부 결림은 가장 적응증이다.

③ 경부 동작시의 통증이나 당김, 견인감도 침구 치료의 효과가 좋다.

치료 방침

동양의학의 관점으로부터 보면 정동의 과부족(정신적 증상 호소)을 포함하여, 모든 증상은 장부나 경락, 기관(국부) 등 기혈의 이상으로 귀납되게 된다. 이러한 이상의 유무를 사진법(四診法)에 따라 분명히 할 필요가 있다.[1)]

그리고 병태에 따른 치료가 필요하다. 특히 분명하게 해야 할 항목으로서는 다음과 같은 것을 들 수 있다.

① 장부의 이상은 있는가?

② 경맥의 이상은 있는가?

③ 경근의 이상(경부를 움직였을 때에 당김, 경련, 통증, 마비 등)이 있는가?

④ 풍한 등의 외감병은 있는가?

⑤ 타박 · 염좌 · 탈구 등의 외상병은 있는가?

단순하게 통증부위의 압통점에 치료점을 구하는 것만으로는 정말로 치료를 했다고는 말하기 어렵다. 국소를 중심으로 한 압통점에의 치료는 ③의 경근병 및 ⑤의 외상병에 대해서는 유효하지만, ①의 장부병에서 발전하여 생긴 국소적인 증상 호소, ②의 경맥병으로서의 경맥 유주상의 증상 호소, ④의 외감병의 한 증상으로서 합병했을 경우에는 일시적인 효과에 머무르거나 효

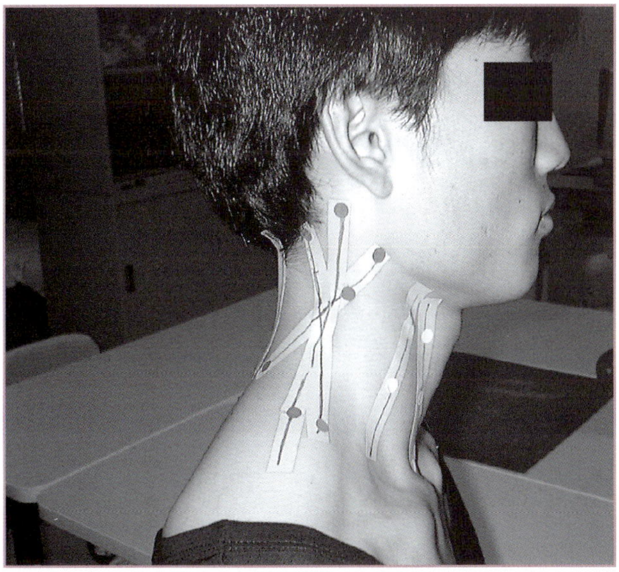

그림 3-1 **경부의 경맥 유주**
특히, 담경(膽經), 삼초경(三焦經), 소장경(小腸經)은 측경부에 대하여 교차하고 있는 것으로부터 어느 경맥의 비정상인가를 명확하게 할 필요가 있다.

과를 기대할 수 없는 것이 많다.[2~4)]

구체적인 치료법

장부병증의 진단과 치료

경부통이라고 해도 예외가 아니고, 단순한 경근병(經筋病)인가, 그렇지 않으면 경맥병증, 장부병증을 합병하고 있는지 아닌지를 분명히 할 필요가 있다.

장부병의 경우는 장부(臟腑) 고유의 병증을 반드시 가지고 있다. 즉, 비(脾)이면 식욕 부진, 연변, 복부창만이라고 하는 소화기 증상을 문진에 의하여 듣게 되고 게다가 절진에 의한 맥진(활맥, 완맥, 비허의 맥증 등), 배꼽 주위의 동계, 경결, 냉감, 같은 부위의 압박에 의한 불쾌감이나 통증 등을 복진에 의하여 확인할 수 있다. 또, 배부 수혈을 보면, 비수(脾俞)나 위수(胃俞), 나아가 그 외방에 있는 의사(意舍)나 위창(胃倉)의 특징적인 반응(경결 · 압통 등)을 촉지할 수 있다. 또, 기후나 스트레스에 의하여 증상이 악화되는 것도 그 특징의 하나라고 할 수 있다. 이러한 증상이 있으면, 비록 운동시통증을 호소하고 있어도, 그 배후에 장부(臟腑)의 이상이 숨겨져 있는 것을 인식할 필요가 있다.

장부병이 직접 경부통을 일으키는 것은 거의 없고, 비허(脾虛)로부터 습담(濕痰)을 일으켜 이차적으로 경직, 묵직함을 일으키거나 신장의 양기 부족으로부터 상기하여 상반신의 경직을 일으키거나 하는 일이 있다. 또, 간울기체로부터 기의 소설 작용이 실조하여 경부의 경맥 · 경근의 이상을 초래하는 일도 생각할 수 있다.

어쨌든 직접적인 작용이라고 하기보다도, 악화 요인으로써 또는 경맥의 이상을 일으키는 것에 의하여 생기는 것이 많은 듯하다(그림 3-1).

진찰에 있어서는 장부 고유 증후의 문진, 맥상진, 설진, 배부 수혈, 모혈, 사지의 합혈, 낙혈의 반응 등으로 판단할 수가 있다.

치료에 있어서는 배부 수혈, 복부 모혈, 관련된 경맥상의 낙혈(絡穴), 합혈(合穴) 등이 유용하다. 경혈의 반응에 따라, 실혈에는 사법(瀉法)을 허혈에는 보법(補法)을 실시하는 것을 원칙으로 한다.

경맥병증의 진단과 치료(그림 3-2)

경맥병증에 대해서 보면, 경맥 유주상의 조직 · 기관의 증상 호소를 가지고 있는 것이 큰 특징이다. 경부통을 초래하는 경맥으로는 방광경(膀胱經), 소장경(小腸經), 삼초경(三焦經), 담경(膽經), 위경(胃經), 대장경(大腸經), 신경(腎經), 나아가 기경팔맥(奇經八脈)에 속하는 독맥(督脈), 임맥(任脈)도 관련이 있다. 단, 경부의 통증을 일으키는 경맥으로는 대부분이 양경(陽經)이며, 방광경(膀胱經), 소장경(小腸經), 삼초경(三焦經), 담경(膽經), 위경(胃經), 대장경(大腸經) 나아가 기경(寄經)의 독맥(督脈)이 밀접하게 관련한다.

또한, 경맥은 나아가 경별(經別), 경근(經筋), 피부(皮部), 기경팔맥(奇經八脈) 등으로 구분하는 것이 가능하

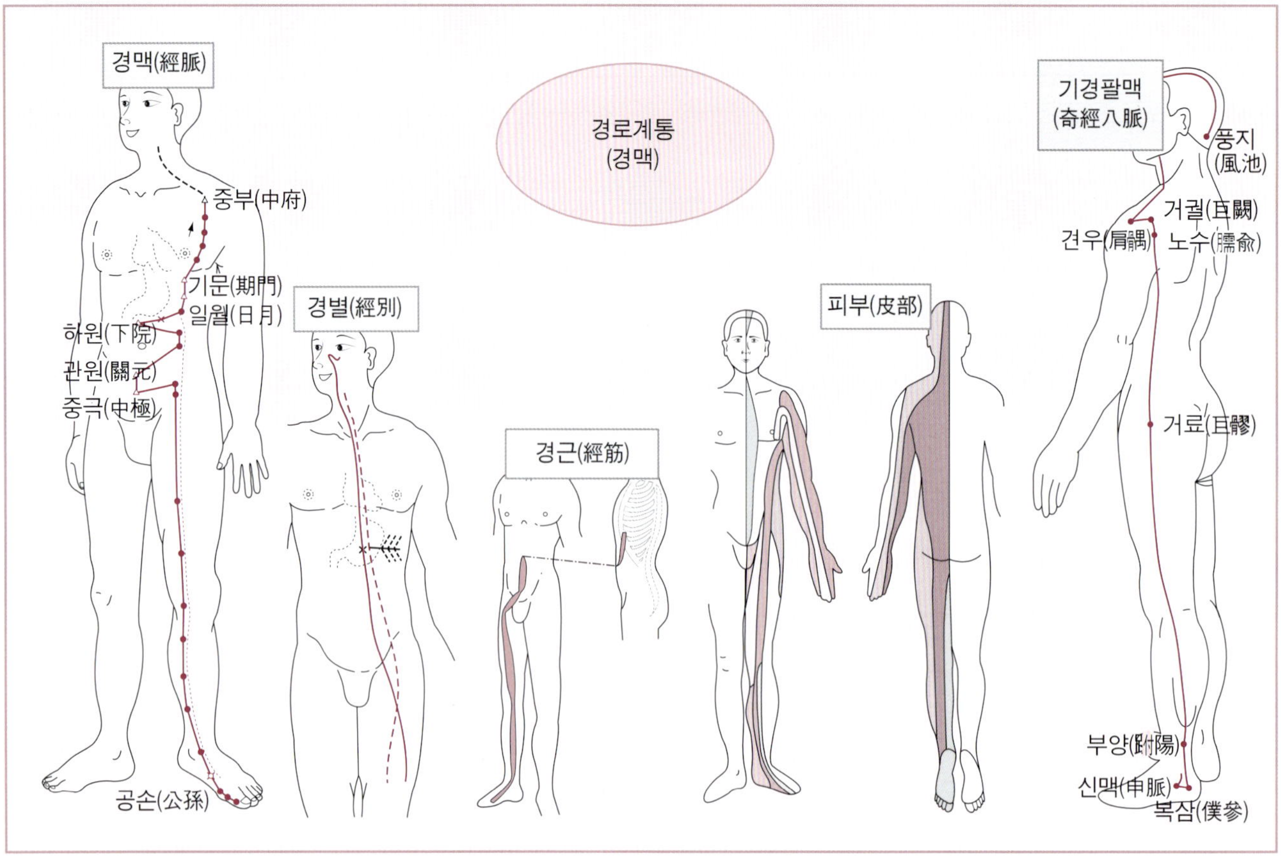

그림 3-2 경락 계통 속의 경맥(계간 동양의학, 6(4) : 1, 일본, 2000)

고, 이러한 기능면에서의 고찰도 향후 필요하다.

(1) 수 · 족태양경맥병(手 · 足太陽經脈病)

예를 들어, 교통사고에 의하여 머리가 앞뒤 방향으로 흔들리는 강한 충격에 의해 손상을 초래한 증례에서는 족태양경맥 · 경근 및 수태양경맥 · 경근병을 초래하는 것이 많다. 환자의 호소로서는 후경부통이 많지만, 후두부통, 두중, 견갑상부로부터 견갑간부가 결림 · 통증, 허리 하지의 묵직함, 손의 묵직함이나 저림 등 다양한 증상을 합병하고 있는 것이 많다. 이러한 증상을 잘 관찰하면 족태양방광경과 수태양소장경에 따라 출현하고 있는 것이 의외로 많다. 또, 증상이 심한 경우에는 안정시통, 야간통이나 계속 같은 자세를 하고 있으면 서서히 후경부로부터 상지에 걸친 묵직함을 자각하는 것이 많고, 묵직함이 있을 때나 우천시에 악화된다고 하는 것이면, 방광경(膀胱經), 소장경(小腸經)의 기(氣)의 허손 또는 정체로부터 습담(濕痰)이 영향을 주고 있을 가능성을 고려할 필요가 있다. 게다가 가만히 있어도 욱신욱신 아픈 것 등은 기허(氣虛) 또는 기체(氣滯)로부터 일으켜진 경맥상의 어혈(瘀血)을 의심하는 소견이라고 할 수 있다.

게다가 동작시의 통증, 당김, 경련 등을 자각하는 경우에는 경맥뿐만이 아니라 경근병(經筋病)도 합병하고 있는 것이 시사되는 소견이다(경근병에 대해서는 후술한다).

진찰에 있어서는, 후경부가 단단하게 긴장하여 경결 · 압통을 나타내는 것과 동시에 맥차진(脈差診)하고, 나아가 방광경(膀胱經), 소장경(小腸經)의 형혈(滎穴), 수혈(兪穴), 원혈(原穴) 및 경맥상의 경혈의 반응을 보면, 다른 경맥에 비하여 현저한 경결 · 압통, 반대로 발한 · 연약 · 압통 등을 초래하고 있는 경우가 많다.

잭슨 테스트를 하면 후두부에 둔통을 자각하거나 상지에의 방산통을 나타내는 경우가 있다. 또, 경부를 전굴하면 후두부의 경련감을 자각하는 경우도 있다.

치료에 있어서는 경맥상에 출현한 경혈 반응이 현저한 혈(穴)을 선택하여, 실(實)한 혈에는 사법(瀉法)을, 허(虛)한 혈에는 보법(補法)을 실시하면 좋다. 또한, 자입심도로서는 그다지 심자(深刺)할 필요는 없고, 혈의 반응이 얕은 경우에는 천자(淺刺)만으로 충분하다고 생각해야 하는 것이다.

방광경(膀胱經)에서는 제5중족골의 외측면에 연약 · 압통이 출현하는 것이 많다. 또, 하퇴로부터 족부에 걸친 경맥상에 표면이 연약하고, 심부에 경결, 압통 등의 반응이 나타나기 쉽다.

소장경(小腸經)에서는 똑같이 후계(後谿) 부근(제5중수골 외측면)에 표면이 연약하여 발한하고, 심부에 삭상의 긴장 · 경결 · 압통을 촉지하는 경우가 많다. 완고한 경부통의 경우에는 지정혈로부터 소해(小海) 부근의 척골 배측면상에 완고한 경결(어혈성 반응)이 나타나는 경우가 많다.

후경부에 완고한 경결 · 압통이 국한되어 나타나는 경우는 직접 자침해도 좋지만, 너무 지속적으로 강한 자극은 주지 않는 편이 좋다.

후두부에서는 정중앙에 독맥이 주행하고 있다. 양기부족 및 양경(陽經)의 이상이 길게 지속되면 독맥의 이상을 초래하는 경우가 있다. 독맥(督脈)의 대표혈이 후계(後谿)이며, 후계(後谿)를 사용하는 것에 의하여 소장경(小腸經), 방광경(膀胱經), 독맥(督脈)의 경기(經氣)를 소통시킬 수 있다.

(2) 수 · 족소양경맥병(手 · 足少陽經脈病)

두부가 좌우 방향으로 격렬하게 동요하여 생겼을 경우에는 수소양경맥(手少陽經脈) · 경근병(經筋病) 또는 족소양경맥(足少陽硬脈) · 경근병(經筋病)이 의심된다. 특히 측두부의 안정시통증, 자발통, 묵직함 등을 특징으로 한다(동작시 통증은 경근병).

진찰에 있어서는 맥진 및 담경(膽經), 삼초경(三焦經) 상의 오행혈, 그 중에서도 형혈(滎穴), 수혈(兪穴), 원혈(原穴) 등에 반응이 나타나기 쉽다. 장부(臟腑)에까지 미치고 있다고 생각될 때는 낙혈(絡穴)이나 합혈(合穴)의 반응을 보는 일도 유용하다.

도수검사법 중 스파링 테스트에 의하여, 머리를 측굴한 측 경부의 둔중감, 둔통 또는 상지에의 방산통 등을 나타내는 경우가 많다. 반대로, 머리를 측굴한 반대측에 경부의 경련감, 통증을 호소하는 경우는 경근병을 고려할 필요가 있다.

어깨 상부에 있어 승모근 전연은 담경(膽經)의 주행 루트이지만, 그 바로 뒤를 삼초경(三焦經)이 주행하고 있다. 측경부의 통증이 없는 증례에서는 어깨 상부에 있는 담경과 삼초경 중 하나로, 보다 통증이 강하게 출현하고 있는지를 확인함으로써 어느 쪽 경맥의 이상이 강한지를 쉽게 판단할 수 있다. 그러나 시간이 경과함에 따라 양자 모두 긴장 · 압통을 호소하는 경향이 있다.

치료에 있어서는 경맥상에 출현한 경혈 반응이 현저한 혈을 선택하여, 실혈에는 사법을, 허혈에는 보법을 실시하는 것이 좋다. 또한, 자입 심도로서는 그다지 심자(深刺)할 필요는 없고, 혈의 반응이 얕은 경우에는 천자(淺刺)만으로 충분하다고 생각해야 하는 것이다.

담경(膽經)에서는 구허(丘墟)로부터 협계(俠谿) 부근에 걸쳐 반응이 출현하기 쉽다. 또 양릉천(陽陵泉)으로부터 현종(懸種)에 걸친 하퇴 외측면의 긴장, 압통 등이 출현하기 쉽다. 게다가 측복부의 대맥(帶脈)의 좌우 차이가 강한 경우도 자주 관찰되어, 이러한 경우에는 직접 대맥(帶脈)에 자침해도 좋다.

삼초경(三焦經)에서는 액문(液門)로부터 지구(支溝) 부근에 걸쳐 반응이 나오기 쉽다. 특히, 외관(外關) 부근에 경결 · 압통이 출현하기 쉽다.

(3) 수 · 족양명경맥병(手 · 足陽明經脈病)

양명경맥이 장애되는 것은 자동차가 뒤에서 받아 생

긴 강한 충격에 의한 장애 등의 외상에 의하는 것보다, 음식의 무절제나 스트레스로부터 생긴 간위불화(肝胃不和) 등에서 경맥에 파급하여 생기는 것이 압도적으로 많다. 특히 족양명경맥이 병들면, 안검 이상(안검 마비, 경련 : 일부는 경근병), 악관절통, 상하치의 통증, 편도선염, 유방부의 응어리나 창통, 복부 신체 조화의 상실, 고관절 전면의 이상, 슬관절 전면의 이상, 족관절 전면의 이상이라고 하는 경맥 유주상을 따라 통증이나 묵직함, 냉기, 열감, 부종 등을 일으키는 일이 있다.

경맥의 병증은 경맥 유주상을 따라 어떠한 증상이 출현하는 것이 특징이다. 환자는 가장 큰 고통인 증상을 강조하는 경향이 있어, 반드시 경맥에 따른 증상을 모두 호소하는 것은 아니다. 또, 치통은 치과로, 유방의 이상은 외과 또는 부인과로, 고관절통이나 슬관절통은 정형외과로 등 구분하여 치료를 받는 경우가 많다. 합목적적으로 문진해야 일련의 경맥 이상을 인식할 수 있으므로 특히 주의가 필요하다.

진찰에 있어서는 맥진 및 위경(胃經), 대장경(大腸經)상의 오행혈, 그 중에서도 형혈(滎穴), 수혈(兪穴), 원혈(原穴) 등에 반응이 출현하기 쉽다. 장부(臟腑)에까지 미쳐있다고 생각될 때는 낙혈(絡穴)이나 합혈(合穴)의 반응을 확인할 필요가 있다. 또, 위경(胃經)에서는 하퇴전면 및 전외측의 위경상의 긴장, 압통이 출현하기 쉽다. 게다가 해계(解谿)로부터 제2 · 3 · 4지에 걸쳐 중족골간의 경결 · 압통을 촉지하는 경우가 많아, 이 부위의 압통 유무가 위경(胃經)의 이상을 반영하기 쉽다.

또, 위경(胃經)에 열이 있는 경우에는 족배부의 제2~제4지에 걸쳐 다른 손가락에 비하여 분명한 열감이 촉지되는 것이 많은 것도 특징적인 소견의 하나이다.

위경(胃經)은 전경부에서 흉쇄유돌근의 내측을, 대장경(大腸經)은 흉쇄유돌근부를 주행하고 있다. 따라서 양명경(陽明經)에 이상이 있는지 아닌지를 아는 방법의 하나로서 흉쇄유돌근을 집는 것에 의하여 좌우의 압통의 차이를 비교하면, 이상이 있는 측에서는 분명한 통증을 자각하는 경우가 많다. 게다가 위경(胃經)과 대장경(大腸經)을 감별하면 비교적 용이하게 이상 경맥을 알 수 있다.

치료에 있어서는 경맥상에 출현한 경혈 반응의 현저한 혈을 선택하여, 실혈에는 사법을, 허혈에는 보법을 실시하는 것이 좋다. 또한, 자입 심도로서는 그다지 심자(深刺)할 필요는 없고, 혈의 반응이 얕은 경우에는 천자만으로 충분하다고 생각해야 하는 것이다.

위경(胃經)의 열에 대해서는 형혈(滎穴)이 효과적이다. 우천시나 묵직함을 호소하는 경우에는 수혈(兪穴)이 좋은 것 같다.

대장경(大腸經)도 위경(胃經)과 같지만, 합곡(合谷)은 폭넓게 세로, 가로, 깊이와 혈의 반응이 증상에 의해 이동하는 경향이 있어, 매우 흥미로운 혈이라고 할 수 있다.

경근병의 진단과 치료

동작시의 당김, 경련, 통증은 경근병이다. 통증 등의 증상 호소 부위를 통과하는 경근의 말초의 형혈(滎穴)이나 수혈(兪穴)에의 삼릉침, 피내침, 지두(指頭)로의 접촉 자극에 의하여 국소의 증상 호소가 변화하는지 어떤지를 확인하는 것에 의해, 경근치료가 가능한지 어떤지, 어느 경혈이 효과적인지 등을 알 수 있다. 특히 통상의 치료에 의하여 장부나 경맥의 조정을 한 다음에, 마지막에 남은 운동시의 통증은 대부분이 경근병이므로 치료의 마무리로서 어깨나 허리나 무릎이라고 하는 국소의 산침(散鍼) 치료 대신에, 수족 말단 요혈에의 피내침 자극은 생각지 못한 효과를 일으킨다. 또한, 경근치료에서는 피내침이 아니어도, 절피 유침, 단자, 사상구(絲狀灸) 등도 효과적이다.

수족 말단의 형혈(滎穴)이나 수혈(兪穴)에서의 극적인 증상의 변화는 환자에게 경락의 불가사의를 체감시키는 절호의 기회라고도 할 수 있다.[5)]

〈경부와 관련된 경근〉(그림 3-3, 4)

두부의 경련감이나 운동시의 통증은 경근병의 범주에

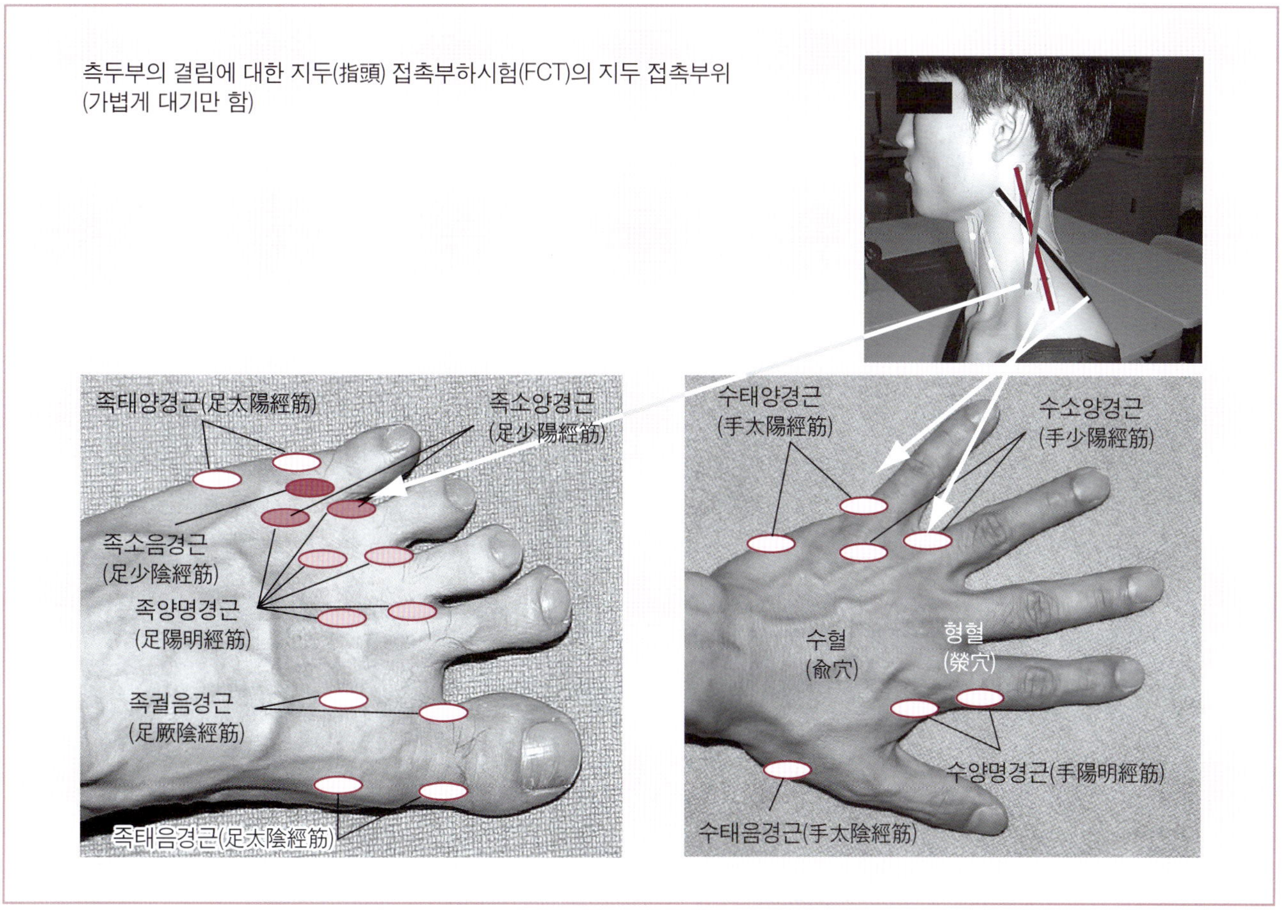

그림 3-3 **수족소양경근병(手足少陽經筋病)과 반응점**

들어가지만, 경근의 유주는 반드시 명확하지 않다. 경맥의 유주를 고려하여 말초의 형혈(滎穴)에 치료하면 좋은 효과를 얻을 수 있기 때문에, 경맥과 경근은 일치한다고 생각된다.

한편, 측경부에서는 담경(膽經), 삼초경(三焦經), 소장경(小腸經)이 교차하여 주행하고 있다. 따라서 측경부의 증상 호소를 가지는 증례에서는 「경부의 운동 동작시에 어디에 신체 조화의 상실을 일으키는지」를 명확하게 할 필요가 있다.

동작시에 견외수(肩外兪)로부터 견중수(肩中兪) 부근의 신체 조화의 상실을 자각하는 증례에서는 하악각의 뒤로 흉쇄유돌근 전면의 천창(天窓), 천용(天容) 부근의 반응을 보면 압통의 검출되는 것이 많다. 이 경우는 수태양경근병(手太陽經筋病)이라고 판단할 수 있다.

이와 같이, 견료(肩髎)로부터 천료(天髎) 부근의 통증에서는 천용(天容)을 확인하여, 반응이 있으면 수소양경근병(手少陽經筋病)이라고 판단한다.

또, 견정(肩井) 부근의 통증이 있으면 풍지(風池)로부터 완골(完骨)의 반응을 보아, 반응이 있으면 족소양경근병(足少陽經筋病)이라고 판단한다(표 3-1).

외감병(外感病)에 의한 경부통(頸部痛)의 진단과 치료

후두부통을 주로 호소하는 증례에는 외감병에 의한 경우가 있다. 풍한표증(風寒表證 : 풍한의 사기의 침입)은 자주 태양경(太陽經)을 아프게 하는 것으로부터, 후

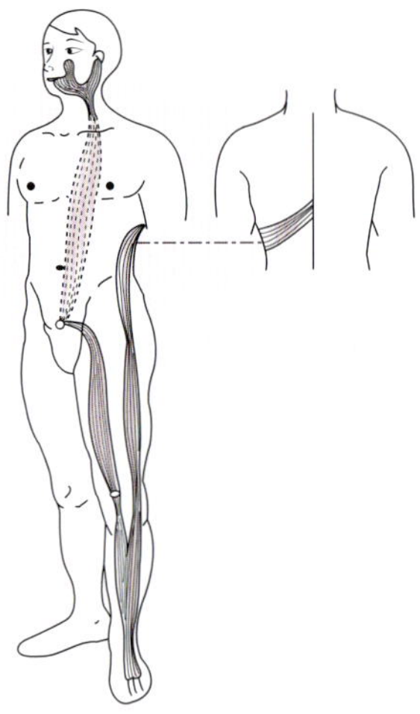

족양명경근

족양명(足陽明)의 근은 ① 중3족(제2, 제3, 제4지)에서 시작하여 발등에 맺히고(충양혈, 사계혈), ② 바깥쪽으로 비스듬히 올라가서 보골(輔骨)에 분포되고(하거허혈, 조구혈, 상거허혈), ③ 위로 무릎 바깥쪽에 맺히며[족삼리(足三里)], ④ 곧게 올라가 비추(脾樞, 대전자 부근)에 맺히고, ⑤ 옆구리를 따라 올라가 등줄기에 이어진다. ⑥ 곧게 가는 것은 경골(脛骨)을 따라 올라가 무릎에 맺히고, ⑦ 가지는 복토를 따라 위로 외보골(外輔骨)에 맺히고[양릉천(陽陵泉)] 소양(少陽)에 모인다. ⑧ 위로 올라가 복토(伏兎)을 돌아 위로 올라가 비(脾)에 맺혀, ⑨ 음기(陰器) 모인다. ⑩ 배로 올라가 분포한다(횡골혈, 천추혈, 관문혈). ⑪ 결분혈(缺盆穴)에 이르러 맺히고, ⑫ 목에 이르고(인영혈, 人迎穴), 위로 입을 끼고 코옆에 합한다(관료혈, 觀髎穴), ⑬ 아래로 코에 맺히며, ⑭ 올라가 태양(太陽)과 합쳐(정명혈) 태양(太陽)은 눈의 상망이 되고 양명(陽明)은 눈의 하망이 된다. ⑮ 가지는 뺨에서 귀앞으로 가서 맺힌다(상관혈, 함염혈, 두유혈).

병증 : 그 병은 중지(中指)의 당김, 정강이의 경련, 발이 실룩실룩하고 딱딱함, 복토(伏兎)의 경련, 상전장골극부의 종창, 음낭종대, 복근 경련, 결분혈로부터 뺨으로 당기면 갑자기 입이 뒤틀리며, 경련이 일어날 때는 눈이 감기지 않는다. 열(사)이 있을 때는 근이 이완되어, 눈이 떠지지 않는다. 뺨의 근에 한(사)이 있으면 뺨에 경련이 일어나 입이 뒤틀리고, 열이 있을 때는 근이 이완하여 진정되지 않는다(마비가 일어남).

그림 3-4 **족양명경근도(足陽明經筋圖)**
[李鼎씨의 그림(兵頭 明 감역 : 침구학, 기초편. 청진중의학원, 학교법인 고토학원편, 일본 : 동양학술 출판사, 1996)에서 참조]

표 3-1 경부의 경근 치료혈의 일람

통증부위	이상 경근	진단 · 치료혈
경부 전면	수양명경근(手陽明經筋)	이간(二間), 삼간(三間), 합곡(合谷)
경부 외측	수태양경근(手太陽經筋)	통곡(通谷), 속골(束骨)
경부 후면	수태양경근(手太陽經筋)	전곡(前谷), 후계(後谿)

두부에서 후경부, 배부에 이르는 경직감이나 경련감을 호소하는 일이 있다. 또, 평소에 스트레스가 많은 경우에는 소양경(少陽經)을 아프게 하는 일이 있고 측두부통을 호소하는 일도 있다.

결국, 오한, 발열 등의 외감 증상을 수반하고 있는 것이 많기 때문에 문진시에 주의할 필요가 있다. 또, 맥증이 부맥을 나타내고, 혀에는 큰 변화가 나타나지 않는 것이 많다.

치료로서는 표한실증에 대해서는 후계(後谿), 신맥(申脈), 합곡(合谷) 등의 천자에서의 사법(瀉法), 표한허증에 대해서는 태연(太淵), 합곡(合谷), 삼음교(三陰交) 등에의 천자에서의 보법이 적합하다. 견갑간부에의 뜸 시술도 유용하다. 또, 소양경(少陽經)의 이상을 수반하고 있는 경우에는, 외관(外關), 족임읍(足臨泣) 등을 병용하는 것이 좋다.

〈급성 항부강직에 대한 치료 요령〉

짐작 가는 원인도 없고, 어느 아침 갑자기 경부의 통증을 호소하는 것 같은 경우에는 풍한의 사(邪)에 의하는 것과 경근병에 의하는 것이 많다. 전자는 경견부를 차게 하는 것에 의하여 경맥 및 경근의 기혈불통으로부터 일어나는 것이고, 후자는 수면시의 두경부 모습의 이상(편측의 경부를 과도하게 신전하여 자는 등)에 의하여 생기는 것이다.

양자 모두 국소의 근긴장, 압통 또는 트리거 포인트에 직접 자침해도 효과가 있다. 그러나 과도하게 긴장한 근육을 정확하게 탐색하여, 최압통점에 대해서 자침하는 것이 필요하고, 자침부위가 어긋나거나 자침의 깊이를 잘못하면(목적부위보다 천자 또는 과도한 심자) 효과를 그다지 기대할 수 없는 것이 많다. 또, 강한 자극이나, 많이 자침하면 오히려 발열이나 통증을 유발하는 경우가 많으므로, 과잉 자극은 매우 조심해야 하는 것이다.

※급성 항부강직에 대한 경근치료

「경부와 관련된 경근」(그림 3-3,4)에서도 설명한 것처럼, 경부와 관련된 경근은 수족의 6양경의 경근이다. 그중에서도 급성 항부강직에서는 측경부통이 많으므로, 수태양경근(手太陽經筋), 수소양경근(手少陽經筋), 족소양경근(足少陽經筋)의 3경근이 중요하다.

① 수태양경근병(手太陽經筋病)의 급성 항부강직

통증은 목을 움직였을 때에 견외수(肩外兪) 부근에서 측경부 중앙에 걸쳐 통증을 호소하는 것이 많다. 소장경(小腸經)의 전곡(前谷) 또는 후계(後谿)의 압통을 탐색하여, 압통이 강한 편에 피내침을 자침(0.5mm 정도의 횡자)하고, 두부의 운동을 실시하게 하여 통증의 변화를 확인한다. 이 단계에서 동작시 통증이 소실 또는 분명하게 감소하면, 이 정도로 치료를 종료해도 괜찮다. 가끔, 견외수(肩外兪) 부근의 통증은 소실했지만, 견외수혈보다 앞쪽의 천료(天髎) 또는 견정(肩井) 부근의 통증을 호소하는 경우가 있다. 이것은 수태양경근병(手太陽經筋病)에 수소양경근병(手少陽經筋病) 또는 족소양경근병(足少陽經筋病)을 합병했을 경우에 일어나는 증상이다. 이와 같이 수소양경근병[천료(天髎) 부근의 동작시 통증]에 대해서는 액문(液門) 또는 중저(中渚), 족소양경근병[견정(肩井) 부근의 동작시 통증]에는 협계(俠谿) 또는 족임읍(足臨泣)에 피내침(0.5mm 정도)으로 증상이 소실하는 경우가 많다.

② 수소양경근병(手少陽經筋病)의 급성 항부강직

통증은 경부를 움직였을 때에 천료(天髎) 부근에서 천용(天容)에 걸친 호소가 많다. 이 경우에는 수소양경근병(手少陽經筋病)을 의심한다. 액문(液門) 또는 중저(中渚), 경우에 따라서는 외관(外關)에 강한 압통이 관찰된다. 가장 압통이 강한 경혈에 대해서 피내침을 자침(횡자)하여 증상의 변화를 확인한다. 증상이 소실 혹은 분명하게 감소하면 치료를 종료한다(그대로 방치해도 소실하는 경우가 많다). 한편, 수소양경근병은 족소양경근병을 합병하는 것이 많아, 두부의 운동 동작을 지시하면 견정(肩井) 부근의 통증을 호소하는 것이 많다. 족소양경근병의 합병이라고 생각하여, 협계(俠谿) 또는 족임읍(足臨泣)에의 피내자침을 추가하면 소실하는 경우가 많다.[6]

③ 족소양경근병(足少陽經筋病)의 급성 항부강직

통증은 경부를 움직였을 때에 견정(肩井) 부근으로부터 풍지(風池) 또는 완골(完骨)에 걸친 호소가 많다. 이 경우에는 족소양경근병을 의심한다. 협계(俠谿) 또는 지오회(地五會), 족임읍(足臨泣) 부근의 최압통점을 선택하여 중추 방향(경근은 모두 중추로 향함)으로 0.5mm 정도 횡자하여 증상의 변화를 확인한다. 소실 또는 분명한 감소가 나타나면 치료를 종료한다. 가끔 수소양경근병을 합병하는 것이 많아[천료(天髎) 부근의 동작시 통증을 호소하는 일이 있다], 이 경우는 액문(液門) 또는 중저(中渚), 완고한 경우에는 외관(外關)에 피내침을 추가하면 소실하는 것이 많다.

④ 경근병(經筋病)에 습담(濕痰)·어혈(瘀血)을 합병하는 경우

단순한 경근병이면 상기 치료에 의하여 증상은 충분히 조절할 수 있는 경우가 대부분이다. 그러나 완고한 경우나 체질적으로 비허습담(脾虛濕痰)이 배경에 있는 경우에는 어혈(瘀血)이나 담(痰)에 의한 증상을 동반할 수 있다. 안정시통, 야간통, 자발통을 수반하는 일이 있고, 국소에는 분명한 경결을 촉지하는 것이 많다. 이러한 경우에는 우선 국소의 경결에 정확하게 자침하여 침향을 확인한 다음 바로 발침하고, 그 다음에 동작시 통증에 대해서 상술의 경근치료를 병용하면 좋다. 습담이나 어혈의 증상을 동반하고 있는 경우에는, 경근치료 단독으로는 충분한 효과를 기대하기 어려운 것이 많다. 반대로 경근치료를 실시해도 충분한 효과를 기대할 수 없는 경우에는 습담이나 어혈의 반응(안정시통, 야간통, 자발통과 함께 국소의 완고한 경결 · 압통)이 있는지 없는지를 확인할 필요가 있다.

〈외상성 경부증후군에 대한 치료의 요령〉

외상성 경부증후군은 강력한 외력에 의하여 경부 조직의 손상이 일어나, 그것이 충분히 치유되지 않아 증상이 출현하는 것이다. 독맥(督脈), 방광경(膀胱經), 소장경(小腸經)의 경맥 · 경근의 어혈성의 병태가 주로 관여하고 있다. 따라서 우선 어혈을 제거하는 것이 중요하다. 삼음교(三陰交)이나 혈해(血海), 격수(隔俞)라고 하는 어혈과 관련된 경혈 중에, 완고한 삭상의 경결 · 압통(어혈 반응)이 있는지 어떤지를 확인하여, 그것이 있으면 그 경결에 대해서 자침하여 사법(瀉法)의 수기를 실시한다.

그 다음에 방광경(膀胱經)이면 후계(後谿)에, 소장경(小腸經)이면 후계(後谿)나 완골(完骨)에 자침하고, 또는 전완상 1/3 부근의 소장경(小腸經)의 경결 · 압통부위에 대해서 자침한다. 방광경(膀胱經)이면, 속골(束骨)로부터 경골(京骨), 신맥(申脈), 곤륜(崑崙) 등의 압통이 현저한 부위에 자침한다. 각각의 경맥을 소통하는 것이 목적이므로, 경도의 침향을 기준으로 하여 10~15분 정도의 유침을 실시한다. 게다가 운동 동작시 통증이 있으면 경근치료를 병용하는 것이 좋다.

족태양경근병(足太陽經筋病)이 의심되는 경우에는 족통곡(足通谷), 속골(束骨) 등의 압통점에 피내침을 하는 것이 좋다.

① 우천시에 악화되는 경우

기본적인 치료는 위에서 말한 것과 같지만 우천시에 악화되는 것이 많다고 호소하는 일이 있는데, 이것은 비(脾)의 이상이 배경으로 관계하고 있는 것을 시사하는 소견이다. 따라서 비(脾)와 관련된 합혈(合穴), 수모혈(俞募穴), 낙혈(絡穴) 등의 중으로부터 반응점을 선택하여 추가하는 것이 좋다.

② 냉각기나 한랭(날씨)으로 악화되는 경우

신장의 이상이 관련하고 있는 것을 시사하는 소견이다. 신장과 관련된 수모혈(俞募穴), 합혈(合穴), 낙혈(絡穴) 등의 반응점으로부터 반응이 현저한 혈에 대한 치료를 실시하고, 경근치료를 병용하면 좋다. 또한 냉기는 기혈의 흐름을 정체시키므로, 냉각기나 선풍기라고 하는 공기조절에 대해서는 충분한 배려가 필요하다.

③ 초조함으로 악화되는 경우

원래 초조, 이로(易怒), 불면 등 간울기체(肝鬱氣滯) · 간양(肝陽)의 항진이 있는 경우에는 기혈이 유창하게 흐르지 않기 때문에 후두부통, 측경부통 등이 악화되는 것이 많다. 간의 수모혈(俞募穴), 낙혈(絡穴), 합혈(合穴) 중에서 반응이 현저한 혈을 선택하여 자침하고 경근의 치료를 병용하면 좋다. 장부(臟腑)의 이상이 있는 경우에는 국소 치료(경근치료를 포함)는 일시적인 효과이거나 그다지 효과를 기대할 수 없는 것이 많다. 반대로 국소 치료나 경근 치료로 충분한 효과를 기대할 수 없을 때에는 장부의 이상이 있는지 없는지를 재차 확인할 필요가 있다.

참고문헌

1) 篠原昭二，北出利勝，丹沢章八：東洋医学独自の治療体系，治療法を考える一運動器疾患に経筋の概念を応用した治療．季刊東洋医学，17：19～22，1999．
2) 篠原昭二：運動器疾患に対する栄穴・兪穴の臨床応用とその効果（経筋治療の症例）．季刊東洋医学，18：15～18，1999．
3) 篠原昭二：鍼灸臨床の方法論と経絡学説一運動器疾患に対する経筋の概念を応用した治療を中心として．臨床鍼灸，14(2)：17～24，1999．
4) 篠原昭二：鍼灸臨床と経絡学説一鍼灸臨床にしめる経絡の意義に関する考察とその応用．日本東洋医学会雑誌，51(4)：563～589．
5) 篠原昭二：誰でもできる経筋治療．医道の日本社，2004．
6) 篠原昭二，水沼国男，関　真亮：側頚部痛(経筋病)に対して皮内鍼治療を併用して効果的であった1例．医道の日本，726号，32～34，2004．

4-1. 상지통-견관절

처음에

견관절 주위 통증의 모든 원인이 견관절에 있는 것은 아니고, 견관절에 원인이 있다고 여겨지는 통증이어도 실제는 견관절에 원인이 없는 예가 많다. 그러한 통증의 원인은 관절(강) 외의 조직에 있어, 침 치료의 적응이 될 가능성이 있다. 견관절에 원인이 있어도, 종양과 염증, 말초신경 장애(의 일부)를 제외하면 침 치료의 적응이 있다. 감별이 필요하다.

임상상의 주의사항

견관절, 견관절 근방의 통증으로 의식되는 통증의 근원, 발통 구조는 견갑대, 흉곽에 넓게 형성되고 있어 그것들의 자침은 기흉의 위험을 수반한다. 또 오십견에서는 견관절포가 발통하고 있는 경우가 있어, 관절포의 자침은 천자의 위험을 수반한다. 관절강에의 침 자입은 감염의 가능성이 있어서 피해야 한다.

적응이 되는 병태

현대 의학적 진단명에 구애되지 말고, ① 운동통이 있음 ② 통증측 견관절의 위치와 건측의 위치가 다름(자세에 좌우차이가 있음) ③ 자발통이 있음, 에 가세하여, 검색에 의하여 인지각 발현부 = 책임 트리거 포인트(이하, 책임 TP) = 아시혈(阿是穴)이 발견되면 적응이라고 판단한다. 체험적으로 책임 TP가 발견된다. 즉 침 치료의 적응이 되는 질환명으로는 ① 경추증 ② 건판 손상 ③ 변형성 견관절증 ④ 견관절 주위염 ⑤ 관절류마티즘 ⑥ 흉곽출구증후군 ⑦ 스포츠 장애견을 들 수 있다.

치료방침

통증을 일으키는 감작과 내인성 자극 중 하나 또는 양쪽 모두를 제거한다. 즉 치료방침은 탈감작과 자극제거이다. 가장 진통 효과가 높은 것은 탈감작, 즉 책임 TP의 검출과 자침이다. 초심자라도 할 수 있는 것은 책임 TP 형성근의 TP, 경결에의 자침, 자극 제거이다. 책임 TP[아시혈(阿是穴)]을 검출 · 자침하려면 지식 이외에 기술(훈련)을 필요로 한다.

구체적인 치료법

TP 치료의 과정

TP에는 고유의 관련통 방산 패턴이 있어, 관련통 발현부위로부터 TP의 추측이 가능하다는 것을 일반적으로는 믿을 수 있지만, 실제로 관련통 방산 패턴은 신체 조건에 따라 변화하므로 이것으로부터는 TP를 추측할 수 없다. 필자가 확립한 확실한 방법을 아래에 나타낸다.

우선, 이환근을 검출한다. 근(막)의 발통 구조는 수축 혹은 단축시키면 자극되고 통증이 악화된다. 그 통증을 운동통으로서 환자가 호소하므로, 어느 관절 운동에서

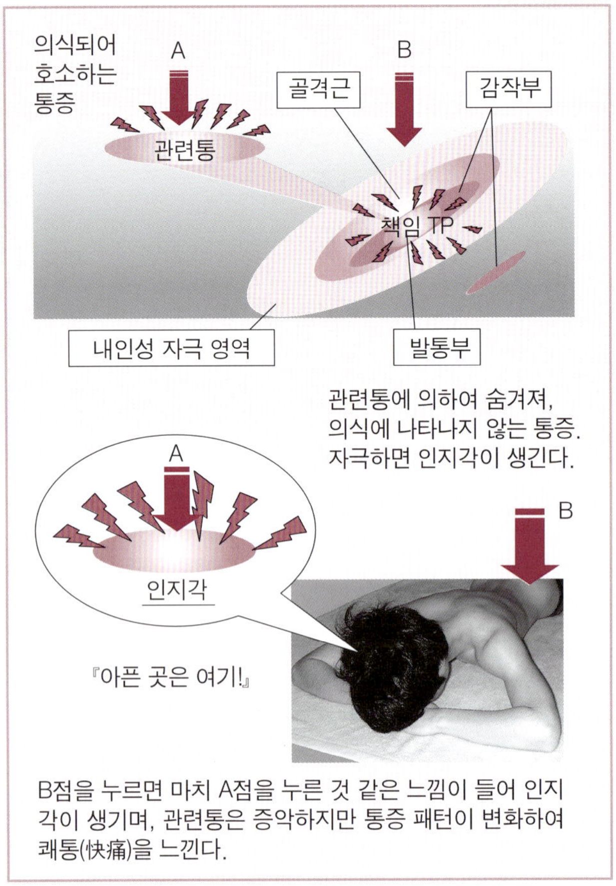

그림 4-1-1 **책임 TP와 발통 구조는 같음**

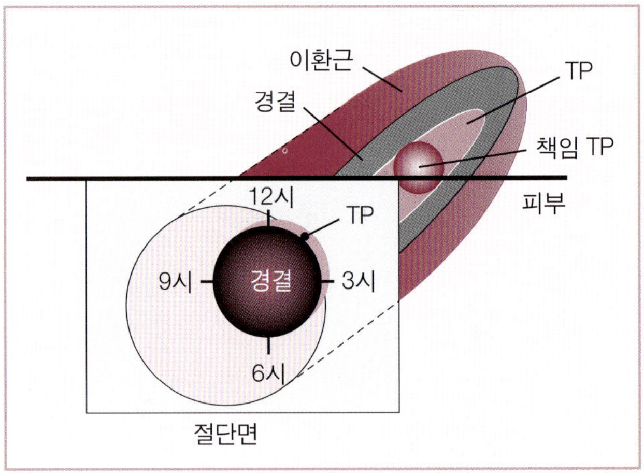

그림 4-1-2 **TP는 경결단면의 10시, 2시에, 책임 TP는 TP의 일부에 있음**

아픈지를 확인할 수 있으면, 그 운동으로 수축하는 근이 이환근이 된다. 운동으로 통증이 악화된 부위의 근이 아닌 것에 유의하기 바란다. 운동기에서는 의식되는 통증의 대부분은 관련통이며, 발통국소(=책임 TP)의 통증은 의식에 나타나지 않기 때문이다(그림 4-1-1).

다음에, 이환근을 근섬유 주행과 수직에 촉진을 하여 경결을 검출한다. 근의 발통 구조는 경결화한 근섬유를 감싸는 근막의 특정 영역에 형성되어 있다.[1)]

검색의 최종 단계는 앞의 과정에서 찾아낸 몇 개인가의 근경결로부터 TP · 책임 TP를 찾는 것이다. 삭상경결단면의 피부에 가장 가까운 부위를 시계의 문자판의 12시로 가정했을 때의 10시, 2시 방향을 가압하여 찾으면 검출된다(그림 4-1-2). 책임 TP, TP가 검출되면 다음은 자침이다.

침을 TP에 명중시키기 위해서는 침의 자입각은 인지각을 얻은 가압각과 같게 해야 하지만, 이것이 상당히 어려워 훈련을 필요로 한다.

자입한 침이 경결에 닿는 순간, 관련통이 생기는 부위가 TP이며, 인지각('아, 거기, 거기')이 생기는 부위가 책임 TP이다. TP와 책임 TP는 구조를 수반하는 실체이며 포인트(점)는 아니다. 따라서 TP의 범위를 확정하고 나서 그 크기에 비례하여 자침 수를 늘린다. 또 이환근이나 TP는 통증이 만성화하면 비례해서 수와 용량도 증가한다. 찾아낸 전 책임 TP에 자침해야 한다. 책임 TP는 발통부와 다름없기 때문에, 그 모든 것을 없애는 것으로 완전한 진통을 달성되기 때문이다. 모든 TP에 자침하면 과량 투여는 아닐까 걱정하는 수도 있다고 생각하지만, 자극 과잉이 반드시 리바운드의 원인은 아니다. 리바운드에는 많은 타입이 있어, TP 다수 시침으로 생기는 것은 부교감 신경의 반사성 활동 항진에 의한 리바운드이며, 일반적으로 상상되는 통증이 악화되는 타입의 리바운드는 아니다. 오히려 작탁, 자침 전향법과 같이 1점의 자극 과잉이 통증을 악화시키기 쉽다. 결론적으로 리바운드를 일으킬지 어떨지는 한의사의 종합적 역량에 걸려 있어 초심자에게 리바운드는 반드시 따라오는 것이라고 생각하는 편이 좋다. 리바운드를 분류하여 회피하려면 수련이 필요하다.

안정된 진통 효과를 얻기 위해서 15~20분의 유침이 필요하다. 또 발통 메커니즘에 관련하여, 자침한 TP나, TP가 형성된 경결, 가능하면 이환근 전체를 몇 분간 주무르는 편이 효과적이고 리바운드가 억제된다. 그 때, 모지복(母指腹)에 대상 구조가 평면으로 느껴지는 정도까지 가압하지 않으면 효과는 적다.

TP에 침이 적중하지 않는 초심자는 발통 메커니즘을 근거로 한 보조적 기술을 병용하여 진통 효과를 끌어올리는 것을 도모하는 것이 좋다. 구체적으로는 이환근, 그 협동근의 경결에 자침하여 주무르고, TP 형성 삭상 경결의 피부상 혹은 이환근상에 탄성 테이프(이른바 키네시오 테이프)를 붙이고, 주 2회 42℃의 목욕물에 5분간은 있도록 지시하는 것 등이다.[2]

구(灸)에 의한 TP 접근법의 기본은 자침시와 마찬가지로 「인지각」「관련열(시구부위와 다른 영역에의 열감의 방산)」이 생길 때까지, TP 바로 위쪽의 피부에 연속 시구하는 것이다. 그러나 연속 시구는 고도의 기술이므로, 초심자에게는 생강구를 권장하고 싶다. 일반적 격물구(隔物灸)법을 이용하여 책임 TP 전체를 커버하도록 시구하면, 걸린 시간에 맞는 높은 효과를 얻을 수 있기 때문이다.

중노년의 목이나 어깨 결림, 견관절이나 상지의 통증이 측와위로 취침하는 데서 유래하는 예가 의외로 많다. 중노년이 측와위로 취침하는 것은 대부분이 요통에 의한 것이다. 그것을 설명하고 나서, 아울러 요통 치료를 실시하면 안정된 효과를 얻을 수 있다. 이상의 치료 과정 후에 견관절통에 적용한다.

이환근의 분류

치험례로부터, 견관절의 발통/통증 악화 운동에 대응하는 이환근 후보를 빈도가 높은 순서대로 아래에 든다.

- 굴곡하면 발통한다/통증이 악화된다 → 삼각근 전부섬유, 대흉근
- 내선(일반적으로 내전을 수반)하면 발통/통증이 악화된다 → 대흉근, 삼각근 전부섬유, 대원근, 견갑하근
- 외전하면 발통/통증이 악화된다 → 사각근, 극상근, 삼각근 중부 섬유
- 신전하면 발통/통증이 악화된다 → 삼각근 후부섬유, 상완삼두근 장두, 대원근
- 외선하면 발통/통증이 악화된다 → 극하근, 소원근
- 수평내전하면 발통/통증이 악화된다 → 삼각근 전부섬유, 대흉근 쇄골부
- 수평외전하면 발통/통증이 악화된다 → 삼각근 후부섬유, 슬하근(상부)

다음에 견관절통의 대표적 이환근의 경결 · TP의 촉지법과 자침법을 설명한다.

대표적 이환근의 경결, TP의 촉지법과 자침법

(1) 삼각근(三角筋)

견관절통과 관련이 가장 큰 근이다. 본근에 책임 TP가 형성되면(발통) 견관절을 굴곡 · 내선하거나 외전 · 외선할 때 어깨로부터 상완에 걸친 통증을 호소한다.

삼각근, 대흉근과 같이 복수의 운동에 관여하는 대근(大筋)에서는 책임 TP가 1개 발견되면 다른 운동 기능을 가지는 것 외의 부위에도 책임 TP가 잠재하는 예가 압도적으로 많다(끌어 들이기 현상). 즉 하나의 운동에 관련하여 대응할 책임 TP를 찾아내면, 다른 운동 요소도 부분에도 탐색적으로 자침하여 운동 검사에서는 숨어 있던 책임 TP를 찾을 필요가 있다.

① **전부(前部) 섬유 :** 근의 전연이 가장 경결화, TP화하기 쉽다. 전연 삭상 경결을 건져올리듯이 압수(押手)를 만들어(그림 4-1-3-②) 사자(斜刺)한다. 그 때 모지두 요측 측면, 시지두 척측 측면이 함께 전연 삭상 경결에 닿도록 압수(押手)를 만드는 것이, 침을 경결에 놓는 요령이다. 전연 이외의 전부섬유는 기시로부터 정지를 향하여 평행하게 주행

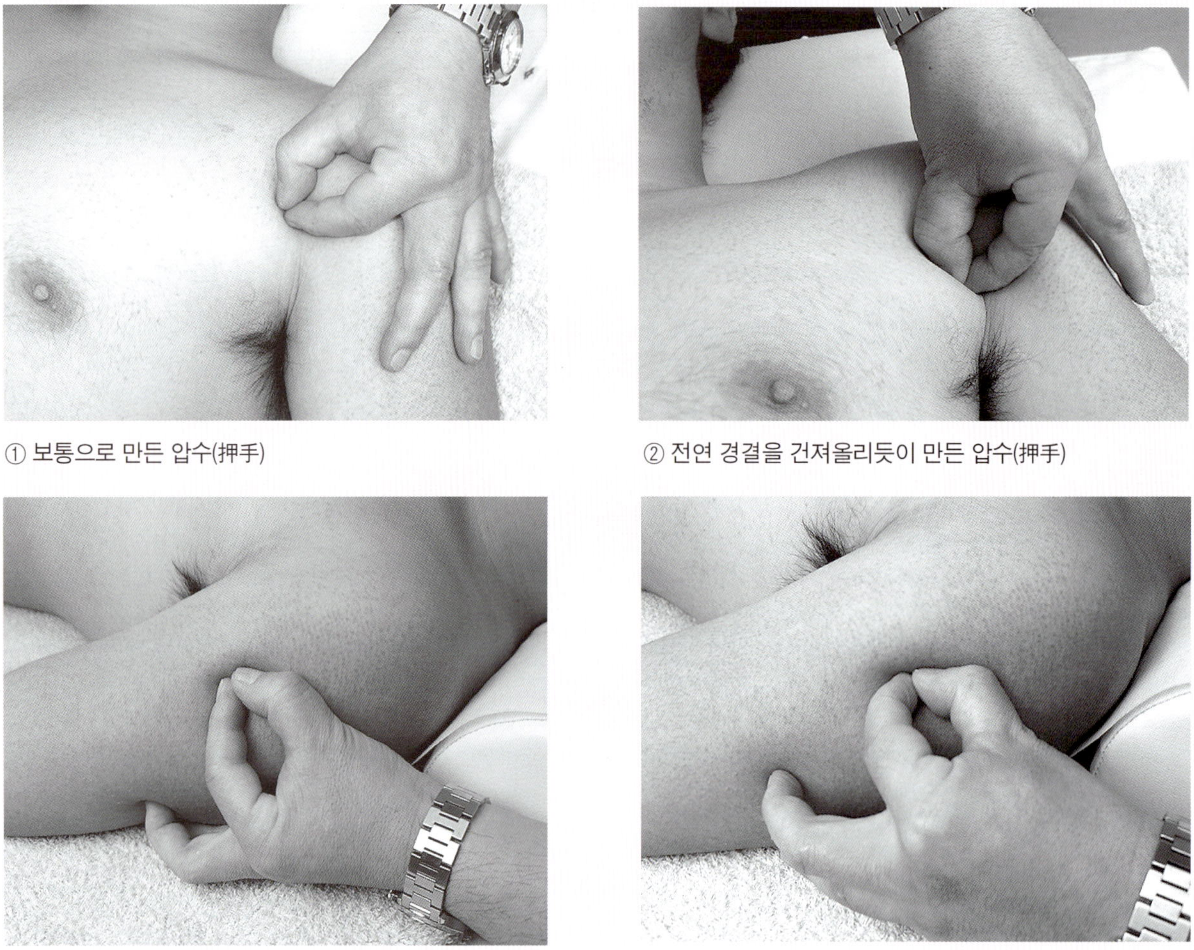

① 보통으로 만든 압수(押手)

② 전연 경결을 건져올리듯이 만든 압수(押手)

③ 보통으로 만든 압수(押手)

④ 경결과 경결의 사이에 손가락을 넣어 만든 압수(押手)

그림 4-1-3 삼각근 자침시의 압수(押手)를 만드는 방법

하고 있어, 삭상 경결도 이와 같이 주행한다. 그 경결상의 TP에 침을 명중시키기 위해서는 경결간의 균열에 압수(押手)를 넣어 사자(斜刺)하는 것이 가장 성공율이 높다(그림 4-1-3-④). 심층 경결에 자침하는 경우, 12시 방향에의 자침(12시 자침)에서는 TP 명중율은 낮다. 오히려 외측으로부터 중부 섬유를 관통하여 상완골 전면을 빠르게 지나가 자침하는 편이 명중할 가능성이 높다.

발침 후, 오구완근을 함께 주무르면 치료의 효과가 한층 안정된다.

② **중부 섬유 :** 표층의 삭상 경결과 심층의 삭상 경결 양쪽 모두에 자침한다. 중부 섬유에는 근복 속에 기시건 4개와 정지건 5개가 있다고 여겨져 심층의 삭상 경결에는 그러한 건과 건 주위의 근섬유가 경화하여 형성된 것이 있다. 또 상완골에 쥐어뜯은 고기토막과 같이 느껴지는 경결도 있다.

천층경결에 12시 자침을 하면 불쾌감을 수반하기 쉽기 때문에, 그것을 피하여 경결의 갈라진 곳에 압수(押手)를 넣어 경결측면을 겨냥하여 사자(斜刺)한다(그림 4-1-3-④). 심층 경결은 압수(押

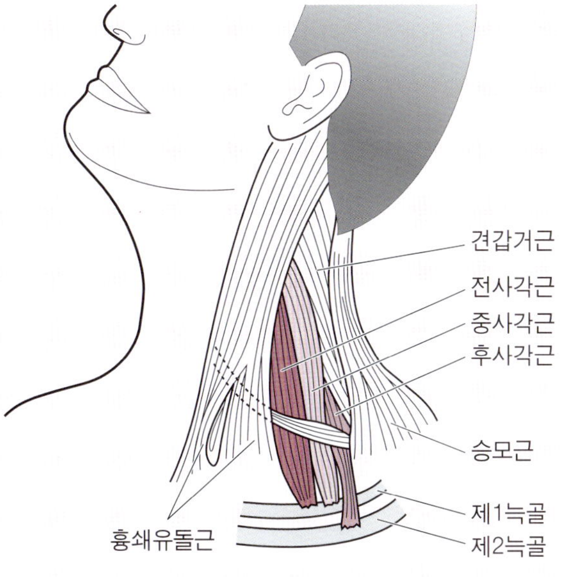

① 사각근

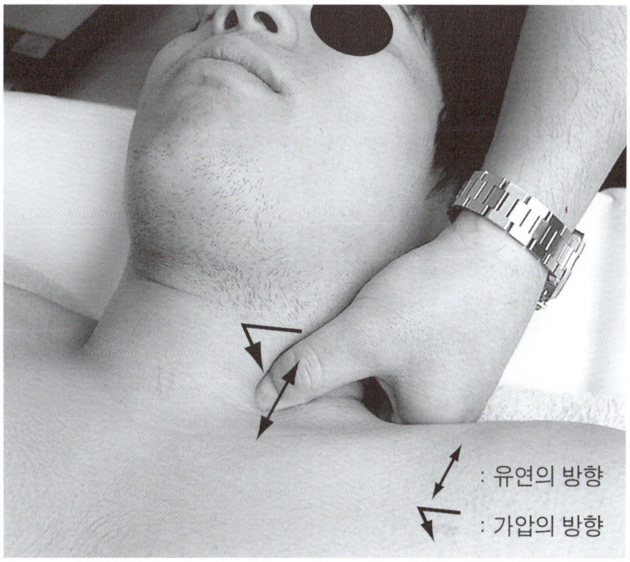

② 주무르는 방법

그림 4-1-4 사각근

手)에서 일단 상완골에 꽉 눌러 다음에 압수(押手)를 늦추어 사자(斜刺)한다.

발침 후, 천층 경결은 12시 가압으로 제대로 상완골을 꽉 누르고, 경결 장축에 따르게 하여 유연(揉撚)한다. 심층 경결은 천층 경결, 건의 균열에 일단 손가락을 밀어 넣어 그 손가락을 경결의 측면까지 늦추어 가압해, 그대로 장축에 따르게 하여 유연(揉撚)한다. 강한 통증을 수반하는 것 같으면 가압 강도는 가감한다.

③ **후부(後部) 섬유 :** 근의 후연은 전연과 같이 가장 경결화, TP화하기 쉽다. ①의 전부 섬유 전연과 거의 같은 테크닉으로 자침한다. 전연과 달리, 기시부근이 막 모양의 건뿐이기 때문에 상완골두 부근의 자침은 필요없다.

삼각근 전체에 자침한다면 15~20개, 삼각근의 일부분에서도 10개의 자침은 필요하다.

④ **조면(粗面) 정지부 :** 전중후부의 어디가 발통해도 조면 정지부에 자침이 필요한 경우가 많다(즉 함께 발통하고 있다). 전방에서 후방으로 삼각근 조면을 스칠 수 있도록, 혹은 조면 정지부에 형성된 경결을 상완골로부터 퍼올리는 느낌으로 자침한다. 이 부분의 경결은 매우 딱딱하여, 유침은 15분 이상 필요하다.

(2)사각근(四角筋)(그림 4-1-4-①)

사각근이 발통하면, 견관절을 외전하거나 경부를 측굴 · 선회하면 통증이 강하게 느껴진다. 오토바이를 타거나, 차의 핸들을 잡으면(견외전 · 굴곡) 어깨로부터 상완에 걸쳐 나른하고 저리는 경우나, 취침시에 누워서 몇 분~수십분 지나면 목으로부터 어깨, 팔에 걸쳐 저리고 아프다고 호소하는 경우가 그렇다. 파격이 많은 근이므로 3개의 근복도 1개의 사각근으로 파악하여 치료하면 좋다. 기흉의 위험이 높으므로 자침은 권장되지 않는다. 5~10분간 주무른다. 환자를 배와위로 하여, 우선 흉쇄유돌근을 집어 유연(揉撚)한다. 그 다음에 사각근의 전연, 근복중의 균열(열극)에 손가락을 깊게 넣어 그 다음에

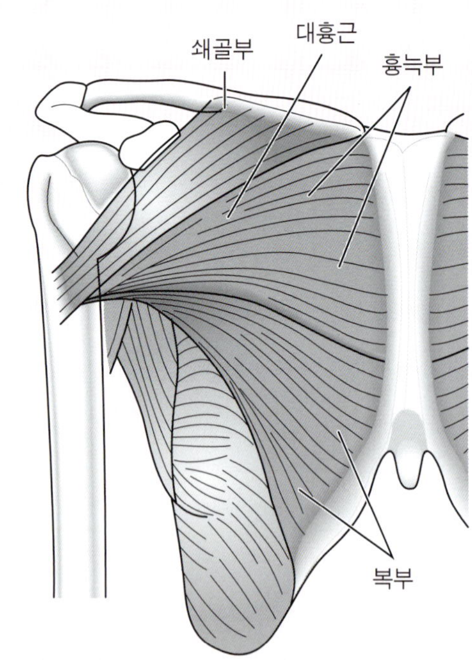

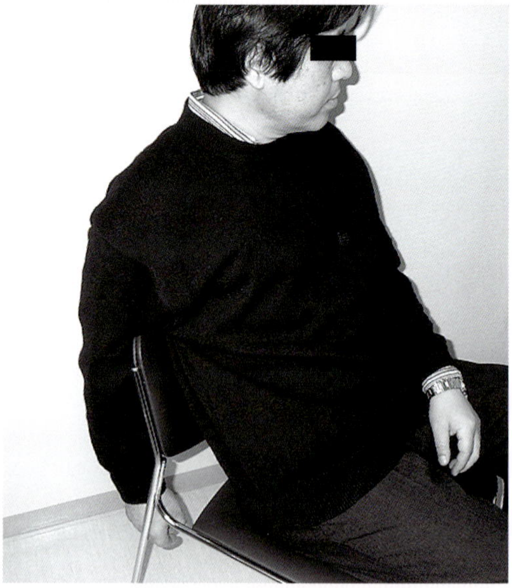

① 대흉근이 발통했을 때의 특징적인 자세의 하나. 오른쪽 대흉근을 무의식중에 펴고 있다.

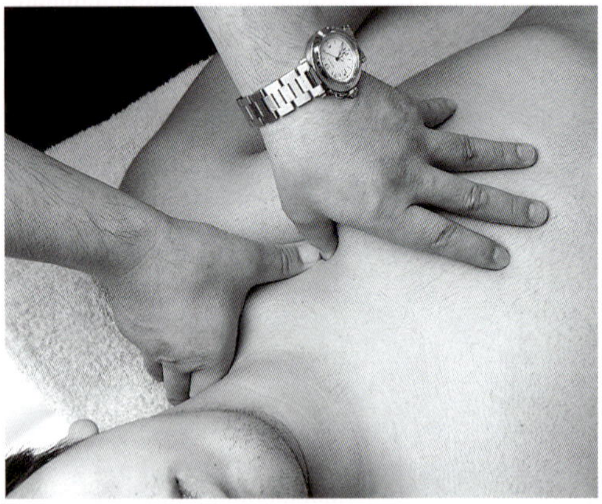

② 쇄골부와 흉늑부 상연의 유연(揉撚)

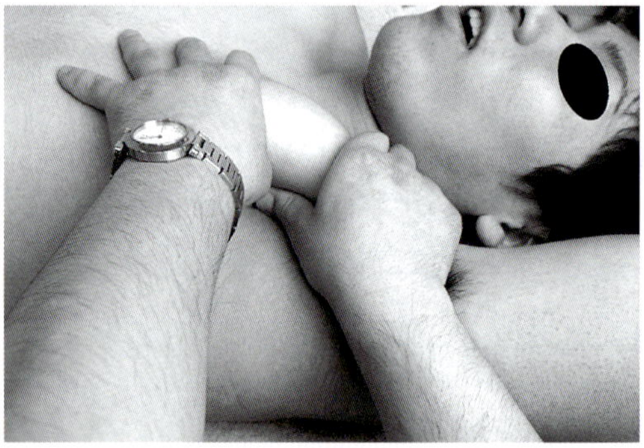

③ 복부 섬유가 흉늑부 아래에도 잠입한 부위의 유연(揉撚)

그림 4-1-5 대흉근

넣은 손가락으로 후방으로 가압하여 유연(揉撚)한다(그림 4-1-4-②). 균열이 좁으면 손가락을 넣는 것만으로 TP에 해당되어 관련통이 유발되는 일도 자주 있다.

(3) 대흉근(大胸筋)

대흉근에 책임 TP가 형성되면, 어깨를 움츠리거나 내선하면 통증을 호소한다. 취침시에 '만세' 하고 자는 것을 좋아하여, 양견 외전 90°, 주관절 굴곡 90° 로 가슴을 펴는 동작(스트레치)을 무의식 중에 실시한다. 의자에 앉으면, 팔걸이 뒤나 근처 의자에 기대어 전완, 주관절을 걸쳐 올려 어깨를 수평외전한 자세를 취한다(그림 4-1-5-①). TP 형성부위는 쇄골부와 흉늑부의 상연, 복부 섬유가 흉늑부 아래에 잠입한 근처(유두보다 상방) 모두 기흉의 위험이 높은 부위이다. 초심자에게는 유연(揉撚)을 권장한다(그림 4-1-5-②,③). 대결절릉 정지부에는 기흉의 위험이 없다. 부착부를 빠르게 스쳐 지나가듯이,

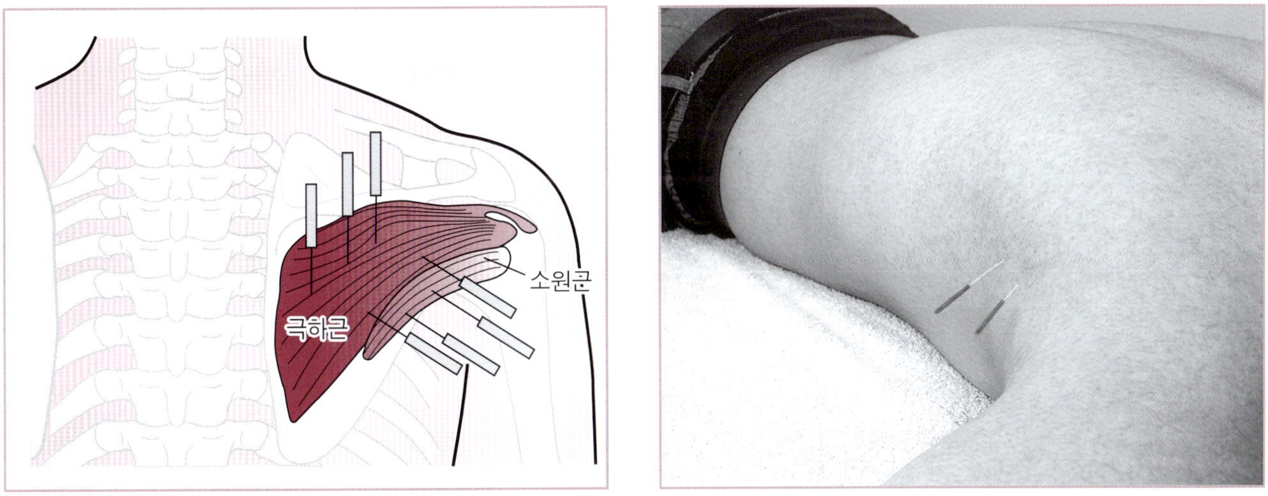

① 극하근와 소원근　　② 소원근에의 자침

그림 4-1-6 극하근과 소원침

즉 상완골의 접선이 되는 방향으로 몇 개 자침한다.

(4) 극하근(棘下筋)(그림 4-1-6-①)

발통하면, 어깨를 외선할 때 통증을 호소하여 어깨를 약간 외전 · 내선(전돌)해, 목을 쑥 내밀어 고릴라 같은 자세를 취하는 경우가 많다. TP가 상부에 있으면 내전 방향으로 견갑극을 찌르듯이 자침한다. TP가 중부에 있으면 극하와에 타원형의 경결을 눌러 자침한다. 하부는 외연에 형성된 삭상(索狀) 경결에 대해서 내측두 방향으로 자침하여 인지각의 발현부를 찾는다. 모두 4, 5개의 자침이 필요하다.

(5) 소원근(小圓筋)(그림 4-1-6-①)

견갑골 외측연의 상방(기시부)을 가압하여, 인지각이 생긴 범위에 자침한다. 2개 전후의 자침이 필요하다. 견갑골에 닿을 때까지 자입하여 유침하는데(그림 4-1-6-②), 뼈가 어긋나지 않도록 주의한다.

TP 자침 후의 처치에 대해서는 본항 「구체적인 치료법 : TP 치료의 과정」의 기술에 따라 시술한다.

참고문헌

1) 黒岩共一：トリガーポイント，責任トリガーポイントの探し方と治療戦略．医道の日本，第730号，2004．
2) 田澤賢次　他：生体外部刺激による熱ショックタンパク質の生体防御．
大森豊明「生体物理刺激と生体反応」フジ・テクノシステム，2004．

4-2. 상지통-상완~주부

처음에

견갑상완 관절의 전면으로부터 주관절 범위에 나타나는 통증의 반응에 대하여 말한다.

상완이두근 장두건에서는 상완골의 결절간구부에서의 염증에 의한 통증, 근육이 뼈에 부착하는 주관절 내 · 외측 상과부의 통증, 골극과 같은 뼈의 변형에 의한 통증, 상완부의 신경 분기부의 압박에 의한 통증, 근육에 출입하는 부위나 신경구를 지나는 부위에서의 교액에 의한 통증 등이다

임상상의 주의사항

발통부위를 정확하게 파악하기 위해서는 적절한 도수검사를 실시할 필요가 있다. 그 때문에 우선, 그 부위의 근육의 기시 · 정지나 정상시의 관절 가동역(건측과의 비교 등)을 파악한다. 또 통증 원격부위에 관련통으로서 발병하는 일도 많아, 신경의 주행을 정확하게 파악하는 것이 필요하다.

침 치료에 있어, 통증 · 종창 · 경결 등 병변 국소에의 정확한 자침은 효과적이며, 조직의 소염, 진통, 근긴장

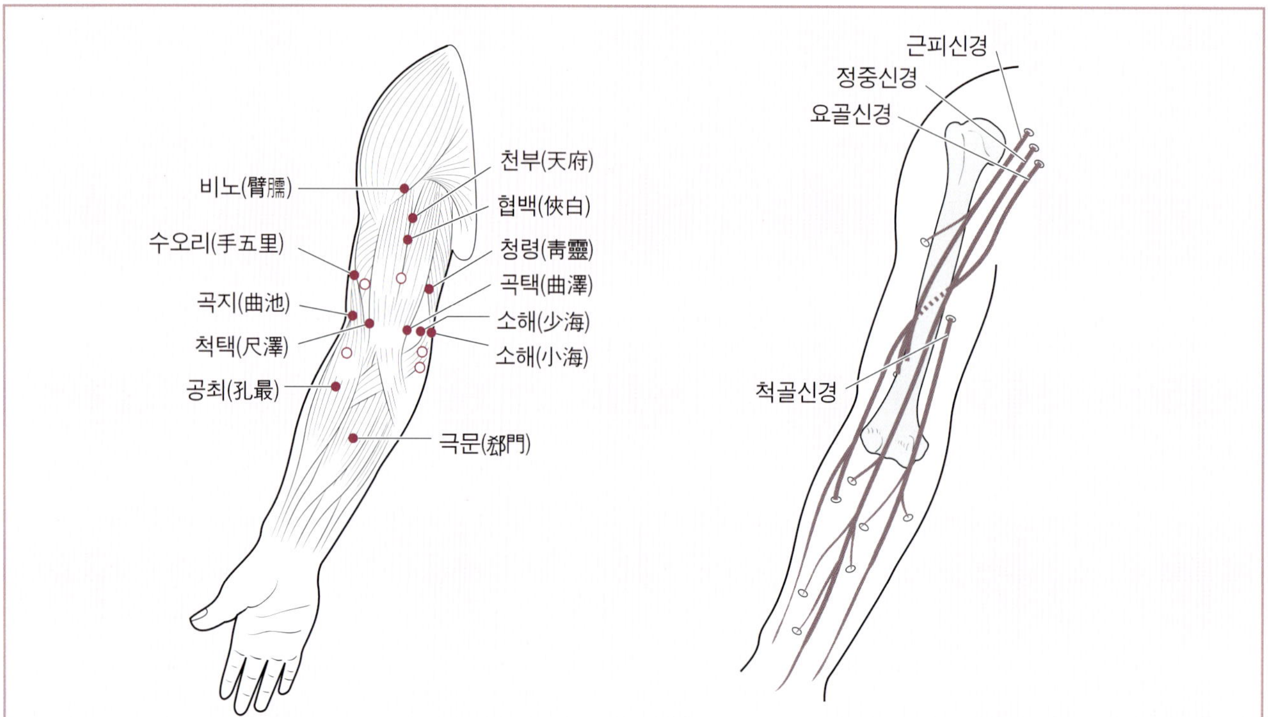

그림 4-2-1 상완~주부의 경혈

의 완화 등의 효과를 얻을 수 있다. 그러나 국소의 염증 증상(발적, 열감, 종창, 통증)이 강한 경우나 몇 차례의 시술로 개선이 나타나지 않을 때는 전문의에게 진찰을 외래하는 것이 중요하다.

시술시에는 다음에 유의한다.

① 관절에는 깊게 자침하지 말 것

② 신경에 따른 자침에서는 신경 자체를 손상시키지 않도록, 그 옆에 자침하도록 유의하는 것이 중요하다.

적응이 되는 병태

① 상완이두근 장두건염

② 테니스주(상완골 외측상과염 · 내측상과염)

③ 야구주

④ 주부관증후군

⑤ 변형성 주관절증

⑥ 관절류마티즘

상완~주부의 경혈을 그림 4-2-1에 나타낸다.

치료방침

국소 치료를 중심으로 소개한다.

통증(자발통)부위, 압통 · 경결부나 긴장부에 우선 단자, 작탁술을 실시한다. 15~20분간 정도 유침하거나, 15분 정도의 저주파 통전(3Hz)을 한다. 또 근 · 건부의 통증은 운동침*이 효과적이다.

구 치료 시구의 기본은 반응점(압통이나 경결부위)에 미립대의 애주(艾炷) 5~7장으로 하지만, 통증이 강한 경우나 7장으로 발적하지 않는 경우는 10~15장으로 늘어난다.

* 운동침 : 근 · 건의 압통부에 자침하여, 그 부위를 긴장시키면서 적당 작탁 자극을 한 후, 긴장을 완화시키고 발침하는 수법이다.

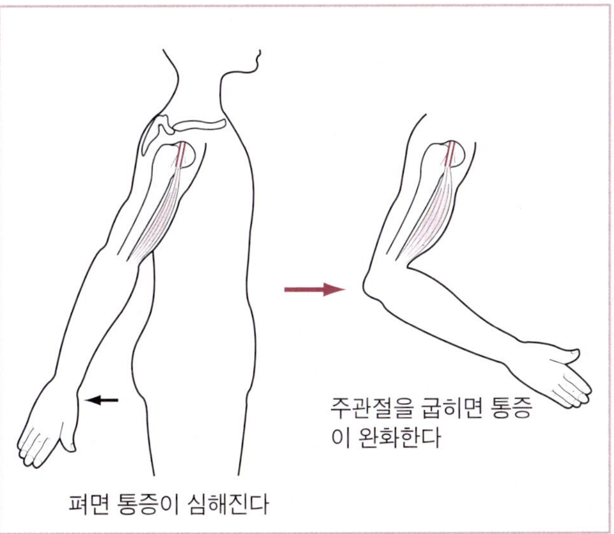

그림 4-2-2 **스트레치 테스트**
[어깨를 신전하면 어깨 전면(결절간구부)에 통증이 나오는지 어떤지를 검사하는 테스트]

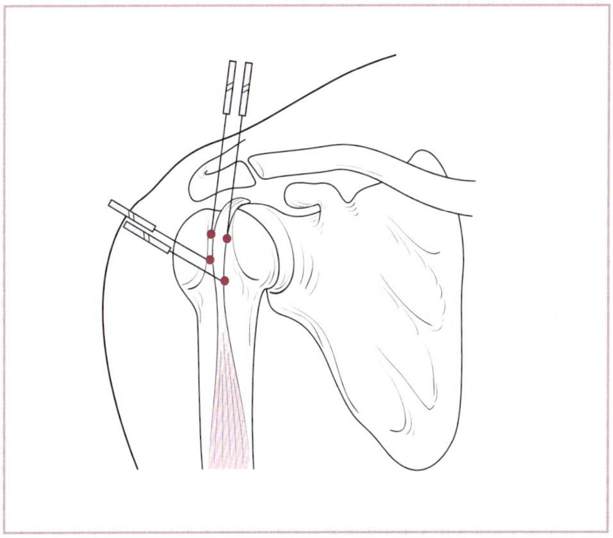

그림 4-2-3 **상완이두근 장두건에의 자침**

구체적인 치료법

상완이두근 장두건염

장두건은 상완골 두부에서 갑자기 구부러지고 있는 것이나 상지의 운동에 수반하여 결절간구부의 활액초 안을 미끄러지듯이 움직여, 운동시에는 강한 압박이나 마찰이 생기기 쉬운 형상을 하고 있다. 게다가 상완이두근은 주관절의 운동뿐만 아니라 견관절의 운동시에도 견인되는 것과, 연령과 함께 이 부위의 퇴행성 변화가 진행되어 건초염을 일으켜 장애를 초래하는 점을 충분히 이해해 두는 것이 중요하다(그림 4-2-2).

국소 치료로는 결절간구부에 평행하도록 위에서 밑으로 사자(斜刺)하거나, 또는 피부면에 수직으로 몇 군데에 자침한다(그림 4-2-3). 또 압통부[천부(天府), 협백(狹白), 상완이두근구의 반응점]에도 유침한다(그림 4-2). 유침으로 효과가 나타나지 않을 때에는 움직임에 의한 압통의 출현부위에 운동침*을 실시한다. 원격부위로서 수삼리(手三里), 내수삼리[內手三里 : 공최(孔最) 위 1촌]에 관련통이 있는 것이 많다(그림 4-2-4). 또 상완근의 외측으로 수오리(手五里) 부근에 압통 · 둔통이 많이 나오므로, 근육이 단단한 부위에 40mm · 18~20호침을 이용하여 약 15분간 유침하면 좋다. 또 시구의 병용도 효과적이다.

* 작탁이나 유침 후에 새로운 개선을 희망하는 경우에 자주 이용된다.

테니스주(tennis elbow)

(1) 상완골 외측상과염(외측형)

테니스주(외측형)로 통증을 호소하는 경우는 Back hand stroke시에 많다. 외측 상과의 근기시부는 수축을 유지하기 위해서 견인 부하가 걸려, 이 반복에 의하여 염증을 일으킨다.

운동시는 전완 근의 수축 상태에서의 회외 운동에 의하여 외측 상과부에 통증을 일으킨다.

(2) 상완골 내측상과염(내측형)

Forehand에서는 상완의 내선, 전완의 회내, 수관절의 요굴 · 장굴 운동이 위주가 되며, 전완 굴근군 부착부인 내측상과부가 급격하게 견인되어 이러한 반복에 의하여 염증을 일으킨다. 근육의 강축(强縮)과 과용에 의한 근육 파열 상태가 된 것이라 생각된다.

〈테니스주 테스트(그림 4-2-5)〉

환자에게 주먹을 쥐게 하고 수관절을 배굴하도록 지시한다. 술자는 환자의 전완을 고정하여 장굴 방향으로

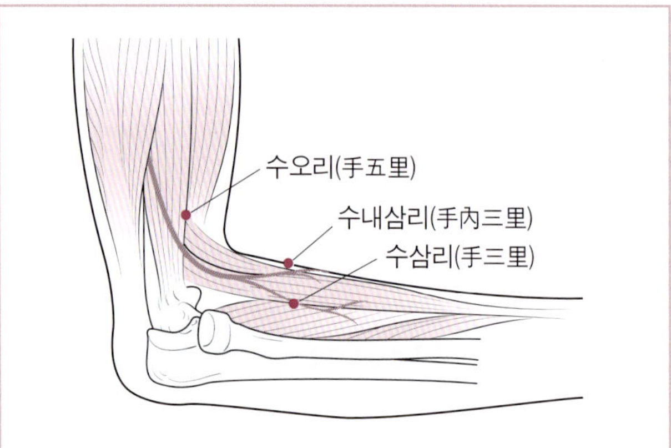

그림 4-2-4 상완이두근 장두건염 원격압통부

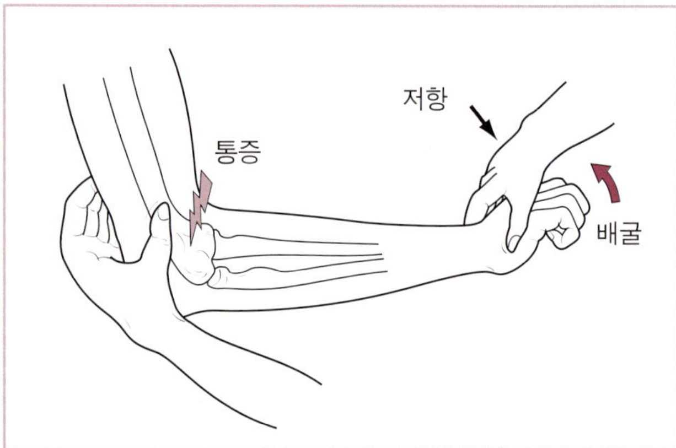

그림 4-2-5 테니스주 테스트(Thomsen' s test 양성)

저항을 가하면, 외측 상과부에 염증이 있는 경우, 환자는 통증을 호소한다. 외측 상과부는 수관절의 신근군 기시부이기 때문에 염증시에 통증을 유발한다.

압통부는 근육의 부착부나 근복에 이르러, 둔통 · 묵직한 감각을 수반한다.

내 · 외측 상과부의 피로골절(linearfracfure)이 없는 통증에는 자침이 적응한다.

통증에 대해서는 신경 지배를 고려하여, 원격부 상지의 반응점도 정밀 조사한다.

치료법으로는 수관절의 굴곡 · 신전을 제한하여 안정을 유지하고, 염증이 일어나 열감이 있는 경우는 냉찜질을 한다. 주부의 건부착부, 근구, 근복의 압통, 경결 등의 반응점을 찾아 시술한다(그림 4-2-6, 7).

국소치료로서는 과부(顆部) 압통부위를 중심으로 건부착부로 향하여 직자, 사자로 몇 개 유침한다. 수삼리(手三里)나 수삼리(手三里)의 일근외측의 근구, 곡지(曲池), 척택(尺澤), 소해(小海), 수오리(手五里) 부근의 압통부(수오리는 금침혈이지만 난폭한 침이 아니면 유효)에 40mm · 18~20호침으로 유침 또는 전침요법을 약 15분간 실시한다.

원격부 상지의 반응점[상렴(上廉), 하렴(下廉), 온류(溫溜), 합곡(合谷)]이나 경추협 척혈을 정밀 조사하여 자침(유침, 작탁) · 시구한다.

시구는 반응이 있는 부위에 미립대로 5~7장 한다.

야구주(baseball elbow)

투구 동작에 의하여 주관절부에 통증을 발병하는 것을 말하며, 주관절의 전 · 후면, 내 · 외측면, 즉 주관절 주위에 통증을 호소한다. 일반적으로 상완골 내측상과부의 통증이 많다. 기본적으로는 테니스주(내측형)와 같은 치료 방법으로 좋아지므로 이것에 준하여 실시한다.

치료법으로는 수관절의 운동을 제한하여 안정을 유지하고, 열감이 있는 경우는 냉찜질을 실시한다.

통증에 대해서는 신경 지배를 고려하여, 원격부 상지의 반응점을 정밀 조사한다. 주관절부 국소는 건부착부, 근구, 근복의 반응점을 찾아 시술한다.

과부 압통부위를 중심으로 건부착부로 향하여 직자, 사자하여 몇 개 유침한다. 수오리(手五里) 부근의 압통부, 곡지(曲池), 척택(尺澤), 수삼리(手三里)나 수삼리(手三里) 일근 외측의 근구, 상렴(上廉), 하렴(下廉), 온류(溫溜), 합곡(合谷)에 40mm · 18~20호침으로 유침

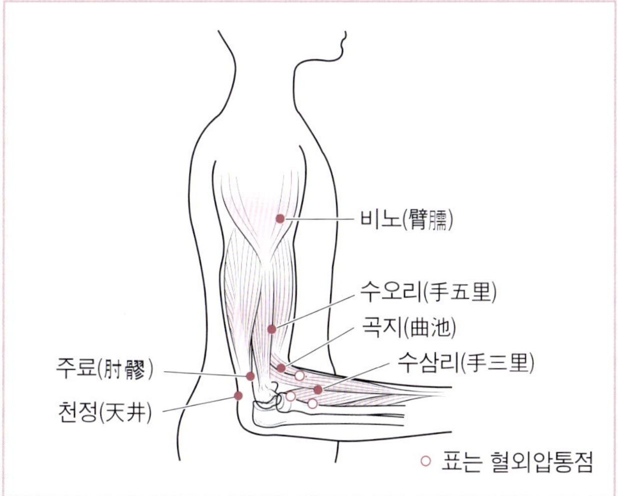

그림 4-2-6 상완골 외측상과염 반응점

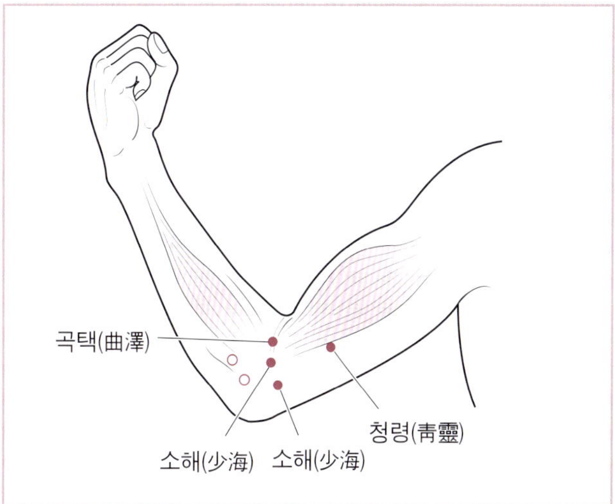

그림 4-2-7 상완골 내측상과염 반응점

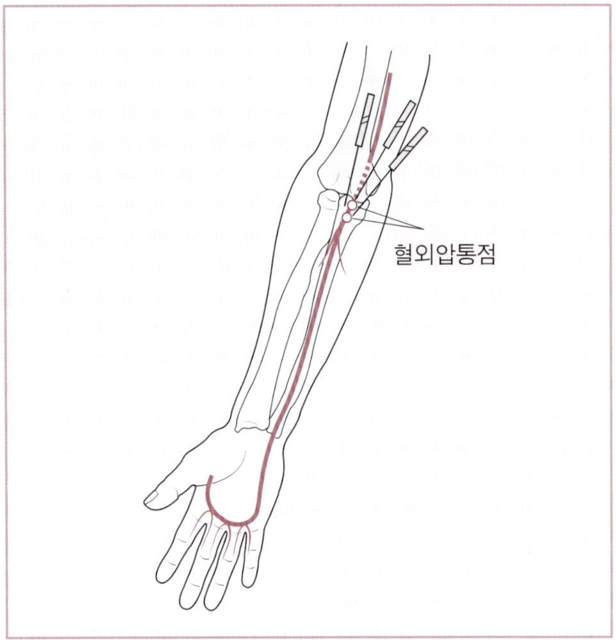

그림 4-2-8 주부관증후군 혈외압통점에의 유침

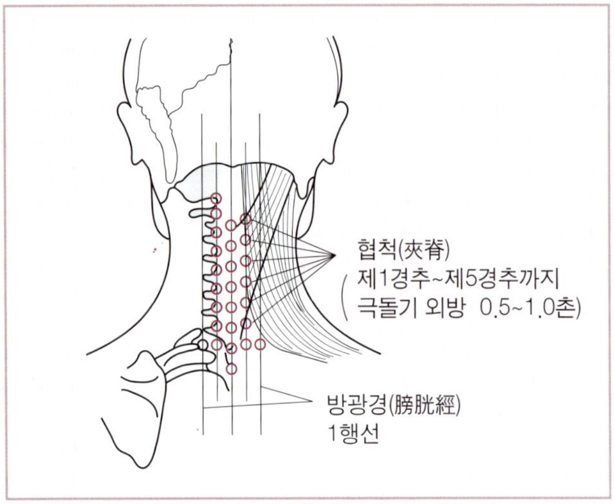

그림 4-2-9 협척(夾脊)의 그림(華佗夾脊)
(상해중의학원편, 正垣, 池上, 淺川, 村岡 공역 : 침구학. 일본 : 刊刊堂출판사, 1977.)

또는 전침요법을 약 15분간 실시한다. 또 통증이 강할 때는 반응점에 미립대로 5~7장 시구한다. 원격부 상지의 반응점이나 경추상 협척혈을 정밀 조사하여 자침한다(유침, 작탁).

주부관증후군

척골신경은 상완골 내측상과의 후방으로부터 신경구를 따라 척측수근굴근의 2두 사이에서 교액된다. 압박에 의하여 척골신경이 교액되면 신경의 지배 영역에 통증, 지각 이상이나 운동 장애가 발병하는 것을 주부관증후군이라고 한다.

지각 장애로서는 통증이나 저림 등이 척골신경 지배의 소지구, 환지의 중앙보다 척측, 소지의 장측 및 수배측에 생긴다. 운동 장애로서는 소지구근, 골간근, 충양근의 마비에 의한 장애가 일어나면 갈퀴손(clawhand)을 나타낸다.

치료법으로서는 주부관을 따라 단자(單刺)한다. 거기에 40mm · 18~20호침으로 약 15분간, 유침, 작탁, 저주파 통전(3Hz)을 한다. 혈자리 이외의 압통점에 유침을 실시한다(그림 4-2-8). 저린 부위에는 유침하거나 가볍게 작탁을 한다. 또 저주파 통전을 시도한다(강하게 자극하지 않고 기분 좋은 정도의 힘과 주파수).

티넬(Tinnel) 징후(주부관을 고타하면 척골신경에 따라 소지, 환지에의 방산통이 있음)를 확인한다. 자침에 있어서는 척골신경 자체를 손상시키지 않도록 그 옆에 자침해야 한다.

원격부위로서 경추 C_7~Th_1의 척주 주위점[협척(夾脊) : 척주 근방의 압통점이라는 뜻, 그림 4-2-9], 견긴장부위에 자침하여 긴장을 완화하기 위한 시술을 한다.

변형성 주관절증

골관절증은 관절면의 연골에 변성을 초래하는 것이나 뼈의 증식을 초래하는 것이다. 변형성 주관절증은 스포츠 선수나 상지를 잘 사용하는 육체노동자에게 많다.

젊을 때의 상완골 원위단부 골절이나 주관절 탈구 등의 기왕, 주관절의 과용 등으로 몇 년 후에 서서히 관절부에 통증이 일어난다. 상지의 사용 후에 통증을 느끼게 된다.

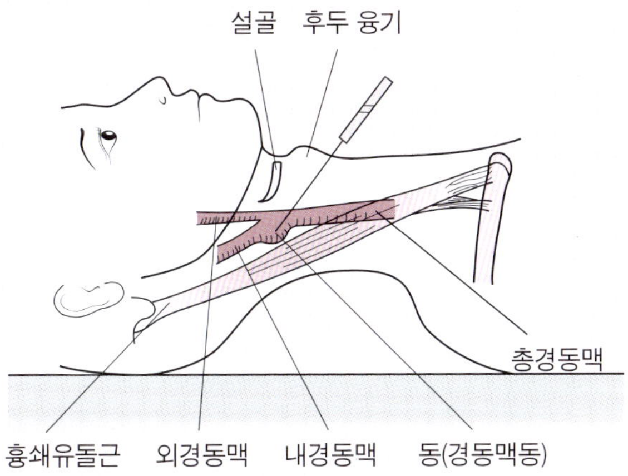

그림 4-2-10 경동맥(頸動脈) 동자(洞刺)

골극에 의한 관절열극의 협소화, 관절내 유리체에 의한 운동 장애에는 수술이 필요하다.

치료법으로서는 통증이 있는 국소[곡지(曲池), 척택(尺澤), 천정(天井), 소해(少海), 수삼리(手三里) 등]에 40mm · 18~20호침을 유침하거나 가볍게 작탁을 한다. 시구의 병용도 유효하다.

또 통증이 심할 때는 저주파 통전(3Hz)을 약 15분간, 압통부위에 실시하는 것과 동시에 환측의 경부에도 전침을 한다. 원격 부위로서 경추의 척주 방점, 견긴장부위에 자침하여 긴장을 완화하도록 시술한다.

관절류마티즘

관절염을 수반하여 일측 또는 양측성에 일어난다. 관절이 유합하여 경직하는 일이 있다. 주관절의 경우는 완요관절이나 주두와 등에 변형 · 결절이 나타난다. 류마티즘의 일반적인 증상인 아침의 관절 경직, 쉽게 피로함이 있는 것 외에 통증(자발통), 종창 때문에 운동 장애가 일어나 관절은 점차 구축한다. 압통은 주횡문(肘橫紋) 외단, 주두와 부근에 많다.

치료법으로는 변형 등의 형태적 변화에 의하지 않는 통증이나 운동 제한의 경우가 적응이다.

기본적으로 약한 자극으로 한다. 강한 자극에서는 악화하므로 주의해야 한다.

통증이 있는 국소에 가능한 한 가는 침으로 천자 다침하며, 반미립대나 깨알 크기 3장 또는 지열구(知熱灸)로 한다. 경동맥 동자*(그림 4-2-10)가 효과있는 경우도 많다(代田).

* 동자(洞刺) : 앙와위에서 베개를 빼고, 턱을 위로 올려 좌우의 총경동맥 박동을 비교하여 강한 쪽으로부터 자침한다. 동부(洞部)는 인영(人迎)의 약간 상방으로, 설골의 높이(수평)의 약 2cm 외측과 박동부(수직)와의 교점에서 흉쇄유돌근 내연에 자입한다. 침첨이 동벽부(혈관)에 닿으면 찔러넣은 손에 박동이 느껴진다(손을 떼어 놓으면 박동과 함께 침이 상하로 움직인다). Daita(代田) 등은 약 10초 유침한다고 하고 있다. 또 고혈압 등에서는 30초 정도 유침한다.

참고문헌

1) 代田文誌 : 針灸治療の実際（上・下巻）. 創元社, 1972.
2) 上海中医学院編, 井垣, 池上, 浅川, 村岡共訳 : 針灸学. 刊々堂出版, 1977.
3) 伊藤隆 : 解剖学講義. 南山堂, 1983.
4) 松本勅 : スポーツ鍼灸臨床マニュアル. 医歯薬出版, 2003.
5) 寺山, 広畑監修, 辻, 石井編 : 標準整形外科学. 第6版, 医学書院, 1996.

4-3. 상지통-전완~손

처음에

'전완~손' 의 통증 · 묵직함은 일상에서 잘 나타나는 증상으로, 이것에 대하여 한의원에 내원하는 환자가 많다. 이 중에는 어깨결림의 방산통으로 나타나는 것이나, 반대로 어깨결림의 원인이 되는 것이 있으므로 항상 어깨결림과의 관련을 놓치지 않는 것이 중요하다.

손가락은 일상적으로 사용되고 있으므로 부지불식간에 장애가 일어나기 쉽다. 적당히 쉬면서 사용하면 비교적 피로해지지 않지만, 연속 작업을 하거나 굴근과 신근과의 균형이 깨지거나 하면 근 · 건의 피로로부터 오는 통증 · 묵직함이나 염증을 일으키기 쉽다. 통증 · 묵직함은 근육의 수축이나 긴장을 일으켜 혈액 순환을 저해하므로 통증을 제거하는 것이 근육 피로의 회복에 있어 중요하다. 나아가 '전완~손' 은 상지의 말단에 있어 노출되어 있는 경우가 많아, 차가운 공기나 물 등에 노출되면 냉기에 의한 통증이 생긴다.

경락적으로는 주로 폐경(肺經), 대장경(大腸經), 소장경(小腸經), 심경(心經)과 관련이 있다(그림 4-3-1).

임상상의 주의사항

침구 치료를 실시하면 통증의 경감이나 통증부위의 이동이나 경결의 완해가 나타나는데, 이러한 치료 후의 변화는 향후 치료지침이 되므로 환자에게 충분히 설명하여 커뮤니케이션을 도모하도록 노력한다. 침구 치료 후에도 증상에 거의 변화가 나타나지 않을 때는 손가락으로부터 경추까지의 신경이나 혈관이, 경화한 조직이나 종양 등으로 압박받고 있는 것이 생각된다. 신중하게 치료를 실시하는 한편, 정형외과의의 진찰을 받도록 진행시킨다. 이학적 검사를 실시하여 신경근 증상 등이 의심될 때도 마찬가지로 신중하게 치료한다.

또, 움직이면 아픈 것(운동통)과 가만히 있어도 아픈 것(자발통)과는 병태가 다르므로 주의한다. 자발통에서는 국소의 염증이나 화농, 내장으로부터의 관련통 등을 생각해 두지 않으면 안 된다. 필요하다고 판단되면 의사의 진찰이나 처치를 받아야 한다. 내장으로부터의 관련통으로 자주 나타나는 예는 협심증, 심근경색 등의 허혈성 심질환의 환자에게 나타나는 좌상지의 통증이나 저림이다.

적응이 되는 병태

① 건초염
② 요골신경통
③ 척골신경통
④ 정중신경통
⑤ 수근관증후군
⑥ 관절류마티즘

치료방침

'전완~손' 의 통증은 누르는 방향이나 팔의 위치에 따라 바뀌는 것이 많으므로 주의하여 통증을 일으키고 있

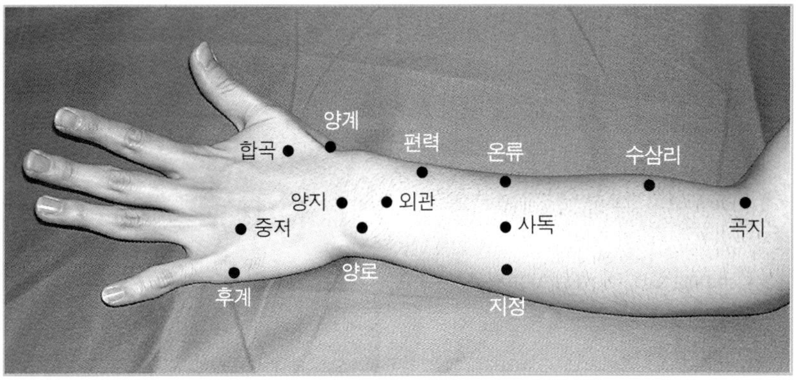

대장경(大腸經) · 삼초경(三焦經) · 소장경(小腸經)의 경혈

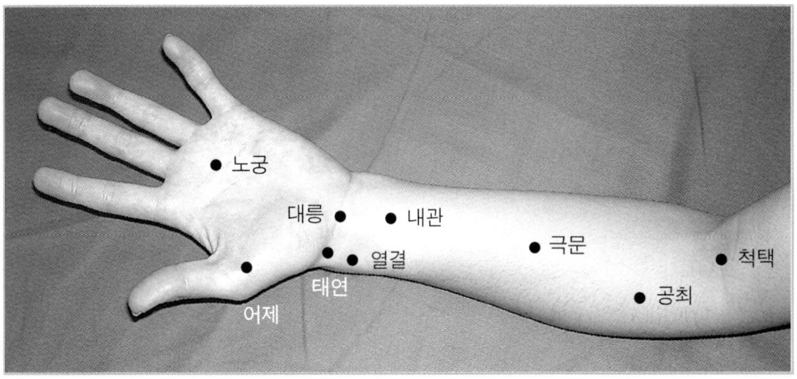

폐경(肺經) · 심포경(心包經)의 경혈

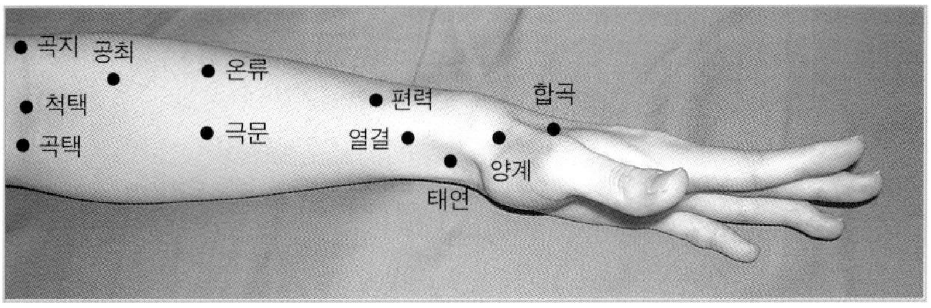

대장경(大腸經) · 폐경(肺經) · 심포경(心包經)의 경혈

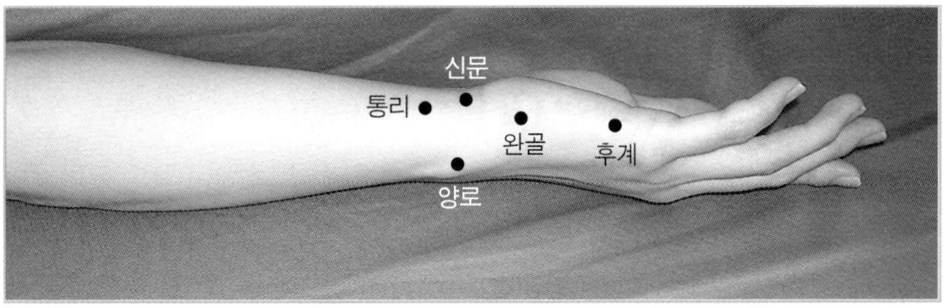

심경(心經) · 소장경(小腸經)의 경혈도

그림 4-3-1 **전완~손의 경혈도**

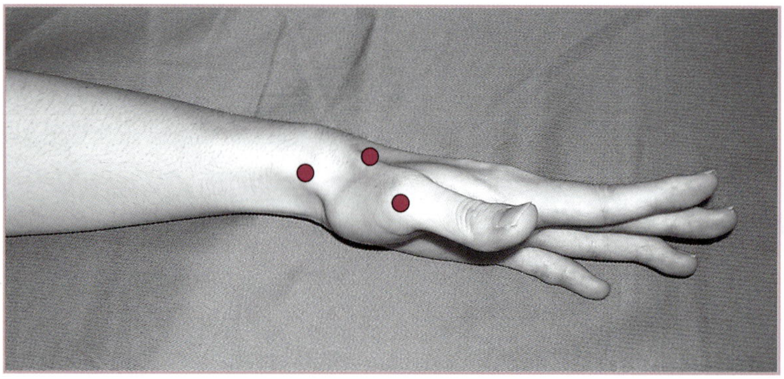

그림 4-3-2 건초염의 일어나기 쉬운 손의 부위(● 표)

는 근 · 건을 정확하게 파악한다.

국소에 자입하여 효과가 없을 때는 국소의 상하 좌우의 근, 길항근, 협동근 등에 자침하면 효과가 있는 경우가 많다. 예를 들어, 양계(陽谿) 부근의 통증 · 묵직함에 대해서 같은 경락인 합곡(合谷), 편력(偏歷), 수삼리(手三里), 다른 경락의 열결(列缺), 외관(外關), 신문(神門), 양로(養老) 등을 치료한다. 해부학적으로는 단모지신근건에 통증 · 묵직함이 나타났을 때는 장모지외전근, 장모지신근건, 장모지굴근건, 원회내근, 상완이두근 등을 치료한다. 대부분은 환측에서 효과적이지만 반대측에서 효과가 나타나는 경우도 있는데, 질환이 만성이 될수록 그러한 경향이 나타나는 것 같다.

침구 치료는 전신을 보는 것이기 때문에 결과적으로 상지의 통증에 두부, 경부, 하지의 경혈을 이용하여 효과를 보는 일도 있다. 이런 원격 치료를 하는 경우에는 갑자기 책에 기재된 부위를 찾으려고 하지 말고, 가능한 한 가볍고 넓게 국소 또는 원격 부근의 근 · 건을 어루만지듯이 촉진하는 것이 요령이다. 통증 · 묵직함 등은 환자마다 각각 다른 원인으로, 다른 경과 및 증상을 나타낸다.

자극량은 환자가 통쾌하게 느낄 때까지 하며, 강한 통증이나 불쾌감을 주지 않도록 주의한다. 일반적으로 가벼운 자극이라도 침을 환부에 놓으면 환자는 충분한 영향을 받는다.

통증이 남았을 때는 치료 후 가장 아픈 부위에 피내침을 하는 것도 좋다.

구 치료는 팔분구로 1~3장을 기분 좋게 실시한다. 일반적으로 구(灸)는 국소를 따뜻하게 하는 것으로, 피부에 열자극을 주는 것이다. 따라서 염증에 대해서도 신중하게 실시하면 팔분구를 하여 효과를 주는 것이 많다.

침 치료 · 구 치료 모두 반응이 나오는 경혈을 3~4혈 선정하여 시행한다(소수정예).

구체적인 치료법

건초염

모지 중수지절 관절, 모지수근중수 관절부의 장측 및 배측, 장모지외전근건, 단모지신근건, 장모지신근건 등에 통증이나 통증을 호소하는 것으로, 무거운 냄비를 흔드는 요리인, 서빙하는 사람, 컴퓨터 관계의 일을 하는 사람 등, 손끝에서 섬세한 일을 하는 사람에게 많이 나타난다(그림 4-3-2).

침(鍼)은 30~50mm · 16~20호침을 이용한다. 일반적인 자입 깊이는 성인의 근육부위에서는 약 1~3cm, 건부위에서는 수 mm로 한다. 건에 유침할 때는 침이 넘어지지 않도록, 약간 사자로 한다. 유침 시간은 약 10분으로 한다. 환자의 움직임이 예상될 때는 유침하지 않는 편이 좋다.

치료부위는 압통점, 동작에 의하여 가장 아픈 부위, 환자가 증상 호소를 호소하는 부위, 염증을 일으키고 있다고 생각되는 근 · 건에 직접 시술한다. 또, 환자에게 강한 고통을 주지 않도록 주의하면서, 천천히 통증을 유발하는 자세를 잡고, 아픈 곳에 침을 실시하는 방법도 있다.

경혈은 어제(魚際) · 합곡(合谷) · 양계(陽谿) · 편력(偏歷) · 온류(溫溜) · 수삼리(手三里) · 곡지(曲池) · 태연(太淵) · 열결(列缺) · 외관(外關) · 신문(神門) · 소해(少海) · 극문(郄門) 등을 이용하지만, 수장부의 경혈에 대한 자침은 자입통을 수반하는 것이 많으므로 가능한 한 이용하지 않게 한다.

자침 조작은 이환 국소를 정확하게 파악하여, 침첨이 국소에 닿는 감각을 놓치지 않게 천천히 자입한다. 발침도 천천히 실시한다. 단순한 통증이 아니라, 환자에게 낫는 예감이 드는 것 같은 영향을 주어 통쾌감을 주는 시술이 바람직하다.

건초염은 과용에 의하여 일어나는 것이기 때문에, 치료 후도 가능한 한 이환건에 부하를 걸지 않게 지도한다.

만성 비후성 염증이 모지나 지굴근건에 일어나면 탄발지(彈發指)가 나타난다. 이것은 통증보다는 손가락의 탄발에 의한 운동 범위의 제한이나 신체 조화의 상실이 문제가 된다. 손가락이 튀어오르는 모습과 문진으로부터, 이환국소를 추정한다. 치료법은 건초염에 준한다.

요골신경통

외측상과로부터 주관절, 완요골근, 모지 전측, 시지 요측의 근 · 건에 일어나는 통증 · 묵직함으로, 테니스 선수 등 전완을 많이 사용하는 사람에게 나타난다.

침은 30~50mm · 16~20호침을 이용한다. 일반적인 자입깊이는 성인의 근육부위에서는 약 1~3cm, 건부위에서는 수 mm로 한다. 압통점 또는 움직였을 때에 아픈 부위를 정확하게 파악하여, 침향을 얻을 때까지의 깊이로 단자 또는 유침 10분을 실시한다. 국소 주위에 있는 근의 긴장 부위, 경부의 압통, 경결 등을 찾아, 침구 치료를 실시하도록 한다.

경혈은 합곡(合谷) · 온류(溫溜) · 수삼리(手三里) · 곡지(曲池) · 비노(臂臑) · 태연(太淵) · 공최(孔最) · 척택(尺澤) · 외관(外關) · 천정(天井) · 소해(少海) · 천용(天容) · 경비(頸臂) 등을 이용한다.

척골신경통

내측상과로부터 소지 척측의 근 · 건에 일어나는 통증과 묵직함으로, 야구선수 등 전완을 잘 사용하는 사람에게 나타난다.

침은 30~50mm · 16~20호침을 이용한다. 일반적인 자입 깊이는 성인의 근육부위에서는 약 1~3cm, 건부위에서는 수 mm로 한다. 압통점 또는 움직였을 때 아픈 부위를 정확하게 파악하여, 침향을 얻을 때까지의 깊이로 단자 또는 유침 10분을 실시한다. 국소 주위에 있는 근의 긴장 부위, 경부의 압통, 경결 등을 찾아, 침구 치료를 실시하도록 한다.

경혈은 신문(神門) · 소해(少海) · 극문(郄門) · 중저(中渚) · 외관(外關) · 천정(天井) · 후계(後谿) · 양로(養老) · 견정(肩貞) · 부돌(扶突) · 경관(頸臂) 등을 이용한다.

정중신경통

전완 중앙의 근 · 건에 일어나는 통증과 묵직함으로, 전완을 잘 사용하는 사람에게 나타나지만, 증례는 적다. 오히려 심포경(心包經)의 반응, 내장의 관련통으로서 나타난다. 특히 왼쪽에 강한 통증이나 저림이 있는 경우에는 허혈성 심질환이 의심된다. 연령, 기왕, 그 밖의 사항에 대해 잘 문진하여 대처하는 것이 바람직하다.

침은 30~50mm · 16~20호침을 이용한다. 일반적인 자입 깊이는 성인의 근육부위에서는 약 1~3cm, 건부위에서는 수 mm로 한다. 압통점 또는 움직였을 때에 아픈 부위를 정확하게 파악하여, 침향을 얻을 때까지의 깊이로 단자 또는 유침 10분을 실시한다. 국소 주위에 있는 근의 긴장부위, 두부의 압통, 경결 등을 찾아 침구 치료를 실시하도록 한다.

경혈은 대릉(大陵) · 내관(內關) · 극문(郄門) · 곡택(曲澤) · 신문(神門) · 소해(少海) · 열결(列缺) · 척택(尺澤) · 천창(天窓) · 경비(頸臂) 등을 이용한다.

내관(內關)의 자침에서는 급격한 침향을 호소하는 일이 있으므로 천천히 시술한다.

수근관증후군

수관절의 수근관을 지나는 정중신경이나 지굴근건이 압박받아, 손바닥으로부터 제1~제4지(指)의 손 끝에 걸쳐 통증이나 저림이 일어난다. 피아니스트, 바이올리니스트 등 손 끝을 많이 사용하는 사람에게 나타난다.

침(鍼)은 30~50mm · 16~20호침을 이용한다. 일반적인 자입 깊이는 성인의 근육 부위에서는 약 1~3cm, 건 부위에서는 수 mm로 한다. 압통점 또는 움직였을 때에 아픈 부위를 정확하게 파악하여, 침향을 얻을 때까지의 깊이로 단자 또는 유침 10분을 실시한다. 국소 주위에 있는 근 · 건의 긴장 부위, 경부의 압통, 경결 등을 찾아, 침구 치료를 실시하도록 한다.

경혈은 노궁(勞宮) · 대릉(大陵) · 내관(內關) · 극문(郄門) · 신문(神門) · 소해(少海) · 열결(列缺) · 외관(外關) 등을 이용한다.

내관(內關)의 자침에서는 급격한 침향을 호소하는 일이 있으므로 천천히 시술한다.

수근관증후군은 과도한 사용에 의하여 일어나는 것이므로, 치료 후에도 가능한 한 이환건에 같은 부하를 걸리지 않게 지도한다.

관절류마티즘

원인 불명으로 관절에 발적, 종창, 경직, 통증, 운동장애 등이 만성적으로 나타나는 질환이다. 다발성, 대칭성의 경향이 있고, 주로 중수지절관절, 수관절, 주관절, 슬관절에 나타난다. 30~50세경부터 발병하는 것이 많고, 진행하면 연골이나 뼈의 파괴에 의하여 관절이 변형한다. 예후 불량한 경우도 있으므로 의사의 진찰 소견을 확인해 두는 것이 중요하다.

침은 30~50mm · 16~20호침을 이용한다. 발적종창점(급성기) 또는 종창점(만성기)에 단자로, 수관절에서는 5mm 정도, 손가락에서는 2mm 정도 자입한다. 그 밖에

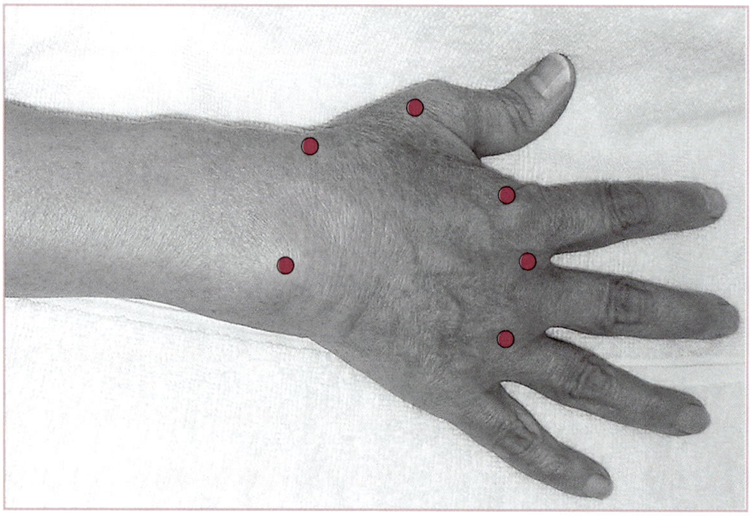

그림 4-3-3 관절류마티즘으로 종창이나 변형이 나타나기 쉬운 손부위(● 표)

통증이나 신체 조화의 상실이 있는 부위는 부드럽고 천천히 촉진하여 압통부를 찾아, 그 국소를 정확하게 파악하고 나서, 단자 또는 유침을 10분간 실시하지만, 침향이나 득기에 집착하지 않아도 좋다.

국소뿐만 아니라 신체 전체도 치료한다. 관절류마티즘은 동양의학적으로는 소장의 열이라고 생각되고 있으므로, 관련된 경혈에도 시술한다.

경혈은 양곡(陽谷)·양로(陽老)·천종(天宗)·관원(關元)·신문(神門)·소해(少海)·삼간(三間)·양계(陽谿)·열결(列缺)·태연(太淵)·척택(尺澤)·극문(郄門)·양지(陽池) 등을 이용한다.

구(灸)는 부어 있는 곳에 팔분구로 각 1장 실시한다(그림 4-3-3). 천종(天宗)·관원(關元)·배부수(背部兪) 등에는 팔분구를 각 3장 실시한다.

침 치료는 국소에 침향이 일어나게 하는 것보다, 얕고 기분 좋게 실시하여 침구 치료를 계속할 수 있도록 배려한다. 특히 환자는 주관절, 수관절의 통증에 대한 공포감이 강하기 때문에 가동역을 확인할 때나 견인 등의 시술시에도 천천히 무리 없게 실시하는 것이 중요하다.

참고문헌

1) 上海中医学院編, 井垣溝明, 他訳 : 針灸学. 刊々堂出版, 1977.

5. 흉부통 · 배부통

처음에

흉부통 · 배부통은 침구의 임상에서 자주 볼 수 있는 증상인데, 그 원인은 다양하다. 통증의 원인이 악성 종양의 골전이에 의한 경우도 있어, 생명에 위험한 병태도 존재하기 때문에 주의가 필요하다. 임상에서는 이것들에 대한 침구 치료의 적응, 부적응을 감별한 후, 시술을 실시하는 것이 중요하다.

임상상의 주의사항

금기증은 ① 악성 종양의 골전이로 인한 흉부통 · 배부통과 ② 스테로이드 호르몬이 대량 투여되고 있는 환자의 원피침, 피내침의 유침이다. 내장 등에 염증이 있어 스테로이드 호르몬이 대량 투여되고 있는 환자는 면역 기능이 극단적으로 저하하고 있기 때문에 화농 등을 일으키기 쉽다. 또, 흉부의 시술에서는 기흉의 발생에 주의해야 한다.

적응이 되는 병태

① 어깨결림
② 늑간신경통
③ 대상포진 · 대상포진후신경통
④ 흉복부 · 내장으로부터의 관련통

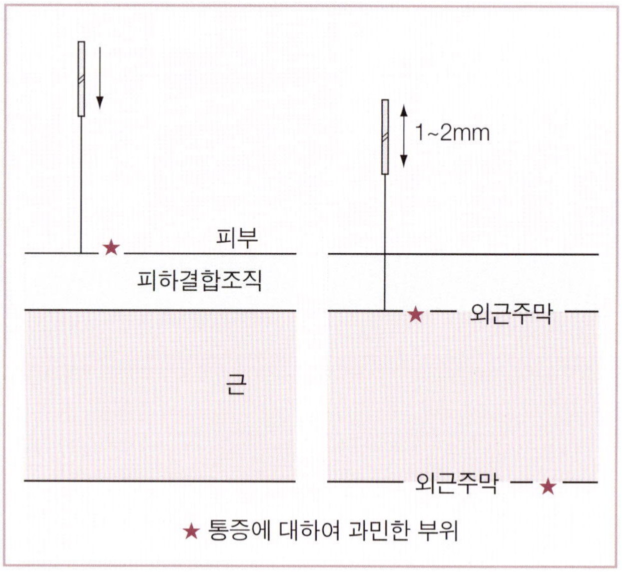

그림 5-1 통증에 과민한 조직부위

치료방침

흉부통 · 배부통의 병태는 통증의 부위에 근긴장을 수반하고 있는 것이다. 근긴장이 있으면 당연히 조직 속을 통과하는 혈관 및 신경은 압박된다. 근긴장이 침으로 완화되면 압박받고 있는 혈관, 신경도 정상 상태로 돌아온다. 따라서 근긴장부를 정확하게 촉진으로 파악하여 침으로 근긴장을 완화하는 기술이 필요하다. 그러기 위해서는 자침부위의 해부학이나, 자침부위 조직의 통증 역치에 대한 기초지식이 필요하다.

자침시의 통증을 생각했을 경우, 중요한 것은 절피시이며, 또 하나는 절피 후 외근주막(근막)의 부분에서 어떠한 침 자극을 하는지이다. 통증에 과민한 부위는 피

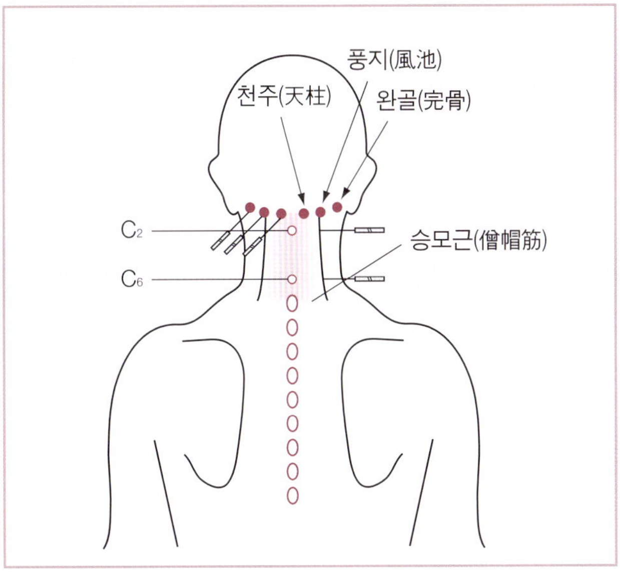

그림 5-2 경부의 경혈 반응부위

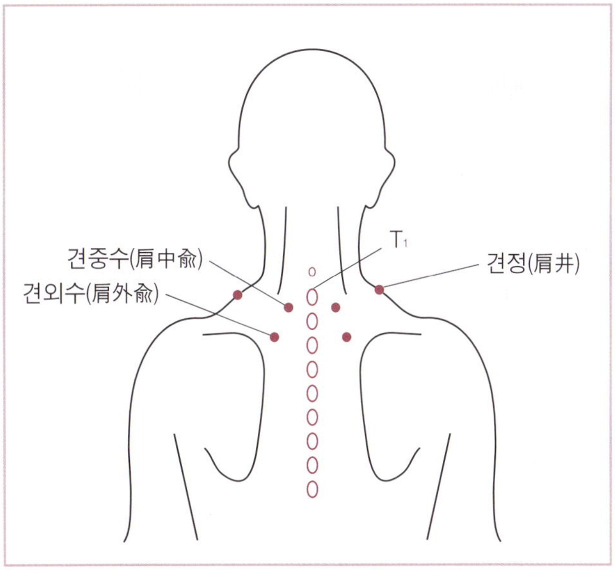

그림 5-3 견갑골 상부의 경혈 반응부위

부 표면 및 외근주막(통각 수용기가 풍부하게 존재한다)이며(그림 5-1), 이 부위에서 어떻게 침을 통과시키는가에 따라 근 긴장이 변화한다. 과잉 자극을 방지하려면, 시술자가 침을 통하여 침 치료에 의한 근긴장의 변화를 정확하게 감지해야만 한다.

구체적인 치료법

어깨결림

(1) 경부의 결림

경부의 경혈 반응 부위(압통 · 경결 등)가 출현하기 쉬운 부위는 경부의 천주(天柱), 완골(完骨), 풍지(風池), 제2경추(C_2)의 높이에서 두판상근부, 제6경추(C_6)의 높이에서 경판상근부이다(그림 5-2). 두부의 근긴장을 완화하는 방법은 절피 후 5~7mm의 부분(피부와 외근주막의 사이)에서 작은 침의 상하 진동(진폭 1~2mm로 1초 동안 1~2회)을 30초~1분 정도 실시하는 것으로, 이로써 심부의 근긴장을 취하기 쉬워진다. 또, 유침시에 뭉쳐 있는 근육까지 자침하지 않고, 외근주막에서 침첨을 끊는 것으로 근긴장의 완화를 10~15분 후에 얻을 수도 있다. 제2경추(C_2)의 높이로 두판상근, 제6경추(C_6)의 높이에서 경판상근의 자침도 효과가 있다. 두판상근, 경판상근 모두 경부의 후굴에 작용하는 심부 경근군이다. 이 근은 어깨결림, 안정피로, 현기증 등에 의하여 근긴장을 발생하기 쉽다. 이 부위도 위와 같이 외근주막에서의 유침이 효과적이다.

경부에서의 침 치료는 특별히 자극이 과잉이 되지 않도록 주의한다. 결림을 제거할 수 없다고 해서 과잉 자극을 실시하면 묵직함, 또는 결림감이 심해진다. 예를 들어 잘 알려진 현상으로서 절피시에 침이 아프면 자침시에 긴장이 높아지는 현상이 있다. 또 심부에 근긴장이 있는 경우, 근의 저항을 거슬러서 무리하게 침을 진행시키면 자극감이 강해져 통증이 발생하여 자침하기 어려워진다. 특히 경부는 유침시에 체동으로 움직이기 쉬워(복와위에서도 움직이기 쉬움) 주의가 필요하다. 뭉쳐있는 근육내까지 자침하여 유침하면 체동시에 근내에서 침이 움직여 통증을 수반하여 오히려 근이 긴장하는 경우가 있다.

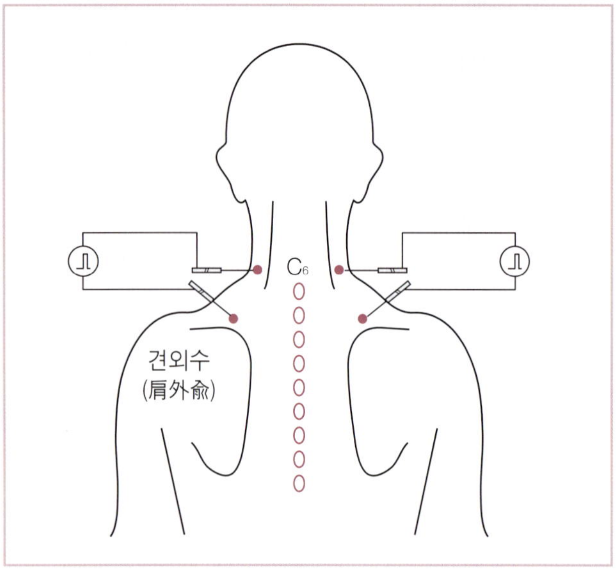

그림 5-4 견갑골 상부의 전침

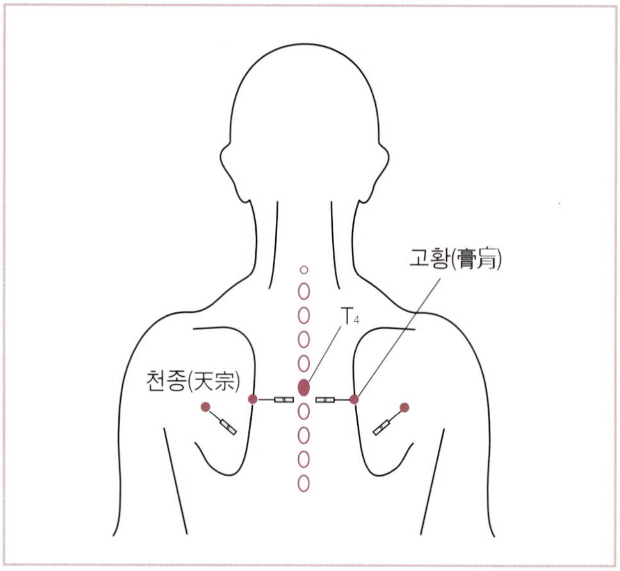

그림 5-5 견갑간부에의 자침

(2) 견갑골 상부의 결림

견갑골 상부의 경혈 반응부위는 견정(肩井), 견중수(肩中兪), 견외수(肩外兪), 곡원(曲垣) 등에 출현하기 쉽다(그림 5-3). 이 부분은 승모근 하부에 견갑거근이 주행하고 있으므로 견갑거근의 긴장에 수반하여 압통 · 경결이 출현하기 쉽다. 견갑거근, 경판상근, 사각근 등의 근긴장을 완화하는 방법은 제6경추(C_6)의 높이에서 경판상근부, 견외수(肩外兪)를 묶은 전침이 효과적이다(그림 5-4). 통전시에는 경도의 근수축이 일어나도록 전압을 서서히 올린다. 통전 주파수는 1~3Hz까지의 저빈도 자극의 근긴장을 없애기 쉽다.

또, 통전시에 근수축이 일어나는 편이 근긴장을 없애기 쉽다. 이것은 근수축에 의하여 근혈류가 개선하기 때문이라고 생각된다.

견갑골 상부의 결림은 폐첨(肺尖)과 관계가 있어 심자를 피한다. 특히 오른쪽 폐첨은 왼쪽 폐첨보다 위치가 높고 제6경추 횡돌기 외측에 위치한다. 심자하지 않고 효과를 올리기 위해서는 상기에서 말한 피부와 외근주막 부분에서 침의 상하동 자극이 유효하다.

허혈성 심질환(심근경색, 협심증), 인공심박조율기 장착자에게 전침은 금기이다. 또 전침은 우측, 좌측과 폐쇄 회로를 따로 따로 설정할 필요가 있다. 이것은 거시적 쇼크 등의 예방으로, 심장을 통과하는 전기의 흐름을 만들지 않게 하기 위한 배려이다. 국소의 혈류개선을 목적으로 구 치료를 실시하는 경우가 있다. 구 치료는 견정(肩井), 견중수(肩中兪), 견외수(肩外兪), 곡원(曲垣) 등의 압통, 경결이 매우 분명한 경혈에 반흔구를 3~5장 실시하는 경우가 있는데, 구흔이 커지지 않도록 주의한다. 구흔이 남지 않게 온구[온통구(溫筒灸)]를 어깨에 실시하는 경우는 1장이 기본이지만, 온감을 느끼지 않는 경우는 2~3장 실시하는 경우도 있다.

(3) 견갑간부 결림

견갑간부의 경혈 반응부위는 폐수(肺兪), 심수(心兪)에 많지만, 특히 고황(膏肓) 부근에는 경결 · 압통이 출현하기 쉽다(그림 5-5). 고황(膏肓)의 자침은 사자(斜刺)로 실시하여 견갑골 전면과 늑골 사이 방향으로 자입한다. 심부에는 폐가 있으므로 침의 방향, 심도에 세심한 주의가 필요하다. 자침 심도는 10mm 이내로 한다(마른 사람의 경우는 8mm 이내). 여기에서도 자침시의 감각에 주의하면 안전하게 자입할 수 있다. 근긴장부에 자

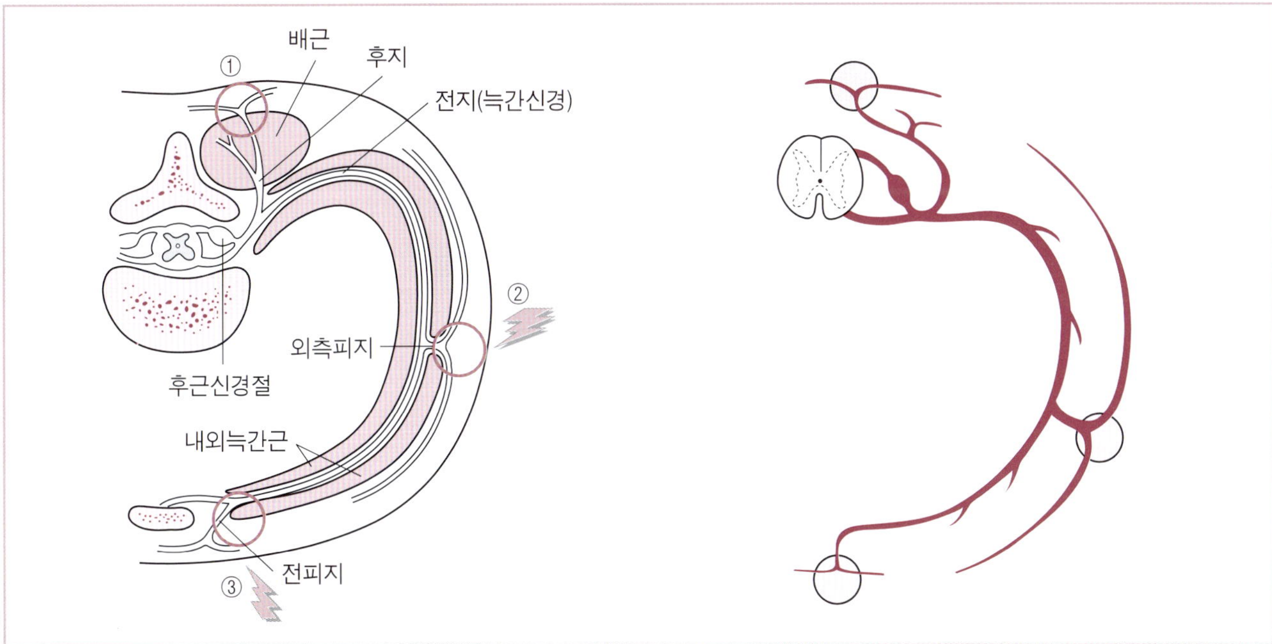

그림 5-6 늑간신경 주행부의 압통점 · 경결과 근과의 관련
압통은 ① : 배근(척주기립근), ② : 체간부 측면, ③ : 체간부 전면의 모든 근의 틈으로부터 늑간신경 피지(皮枝)가 피하에 나오는 부위에 발생하기 쉽다.

침하면 울림감은 견갑골의 전면에 방산하는 것 같은 형태로 출현하여, 그 직후에 근긴장이 완해하는 것이 많다. 그러나 울림감을 싫어하는 사람에게는 강한 자극이 되므로 근막 표면의 유침으로 근긴장을 완화하는 편이 적합하다.

이상의 주의점을 지켜 시술하면 기흉, 자극 과잉이 되는 일은 거의 없다. 천종(天宗)은 어깨결림으로 압통이 출현하기 쉬운 부위이다. 견갑골 배면에 위치하기 때문에 기흉의 우려는 없다. 상기와 같이 극하근(棘下筋)의 근긴장을 완화하도록 자침을 실시한다.

늑간신경통

경혈의 반응부위에 있는 늑간신경의 압통점 · 경결을 치료 부위로 한다. 치료의 포인트는 늑간신경 주행부의 압통점 · 경결을 촉진으로 정확하게 검출하여 자침하는 것이다. 압통점이 출현하고 있는 부위는 늑간신경 주위의 근이 긴장을 일으키고 있는 상태에 있다(그림 5-6). 침 치료의 목적은 늑간신경을 압박하고 있는 근의 긴장 부화이다. 늑간부의 자침에서는 침관을 이용한 절피로 침첨이 피부 표면으로부터 약 4mm의 깊이에 이른다. 다음에 침을 2~3mm 자입하면, 외늑간근의 근막에서 자침 저항이 높아지는 부분에 도달한다. 이 부분에서 상하동 2~3mm, 1초 동안에 1~2회의 작탁을 실시하면 근긴장이 느슨해져 침이 들어가기 쉬워진다. 그러나 침을 그 이상(10mm 이상) 자입하면 기흉의 위험성이 있다. 침이 들어가기 쉬워진 상태를 확인할 수 있었을 때 자침 방향을 따라 천천히 발침한다. 늑간근의 근긴장이 느슨해지고 직후에 압통 역치는 상승한다.

척주 기립근부의 압통은 방광경(膀胱經) 제1행선에 출현하기 쉽다. 침(鍼)의 수기는 상기와 같아, 압통 역치가 상승하여 근긴장도 완화한다.

기흉에 주의한다. 흉부에 안전하게 자침하기 위해서는 흉부의 해부학, 특히 늑간신경 주행 경로의 지식과 늑간부에 있어서의 신경, 근 및 폐의 위치 관계를 이해

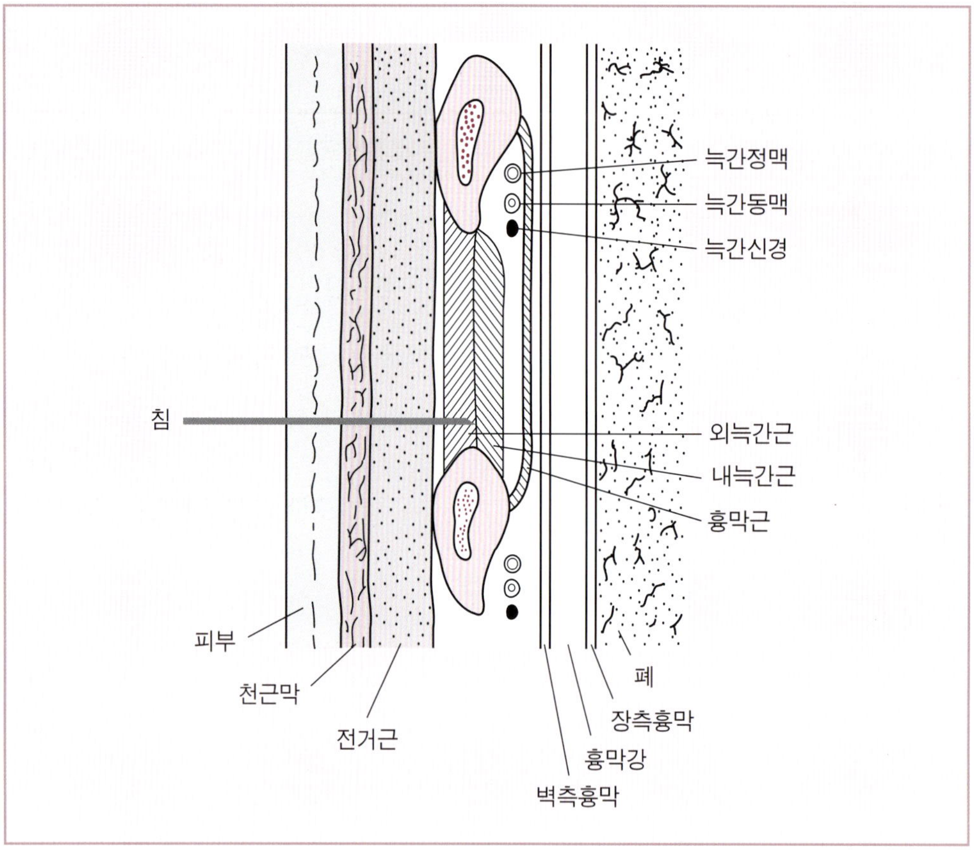

그림 5-7 늑간부에 있어서의 침, 신경, 근 및 폐의 위치 관계

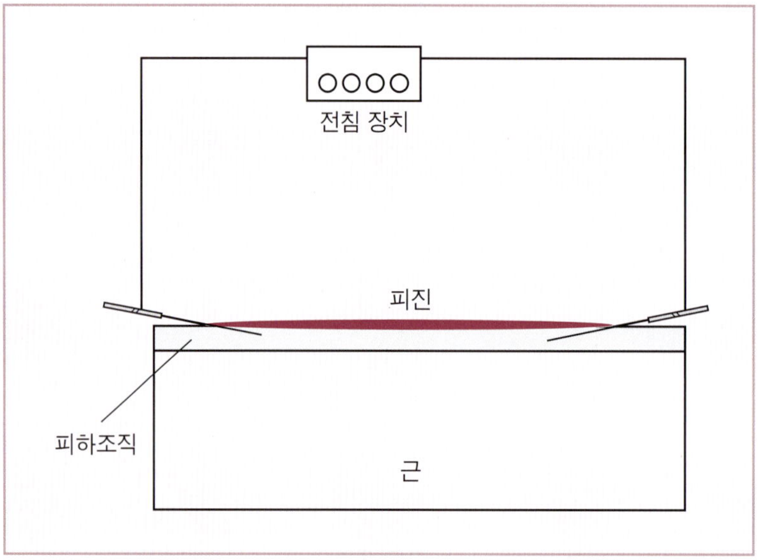

그림 5-8 대상포진 발현부위의 자침

하는 것이 중요하다. 압통점이 늑간부에 있는 경우, 늑간부의 자침 방법은 폐를 천자하지 않도록 특히 주의가 필요하다. 인체 측면에서는 피부 표면으로부터 늑골 외측까지의 거리가 약 5mm이며 외늑간근, 내늑간근의 긴장을 완화하는 목적이면 자침의 깊이는 8mm 이내로 그친다(그림 5-7).

대상포진 · 대상포진후신경통

대상포진 발현부위의 신경을 확인한다. 침은 신경 주행상의 피진 아래에 사자(斜刺)로 자입한다(그림 5-8). 치료 목적은 통증 완화와 혈류개선이다. 통증의 개선에는 전침이 효과가 있다. 통전 조건은 주파수 1~3Hz, 통전 시간 15~20분, 통전시에 경도의 근수축이 느껴지는 편이 통증의 완화에 효과적이다. 대상포진후신경통에서는 침 치료 후 통증의 완화를 얻을 수 있지만, 통증의 완화 효과가 지속되지 않는 경우가 있다. 이러한 경우는 통증부위에 대한 경피통전요법과 전신의 혈류개선을 목적으로 한 침구 치료를 병용하면 효과를 기대할 수 있다. 전신의 혈류개선은 합곡(合谷), 삼음교(三陰交), 족삼리(足三里), 격수(膈俞) 등의 경혈이 효과적이다.

경피통전요법에서는 30Hz 이상 100~200Hz, 15~20분의 통전이 효과적이다. 현재, TENS(경피적 신경 전기자극 장치) 등 휴대용 기기가 시판되고 있다. 전침시에 통증이 있어서는 안 된다. 통각과민부위에 통증을 주면, 오히려 통각 과민을 일으키는 일이 있다. 또 급성기에 수포에 직접 자침을 해서는 안 된다. 후에 환부의 감염을 일으켜, 치유를 막아 헤르페스 신경통을 일으킬 가능성이 있다.

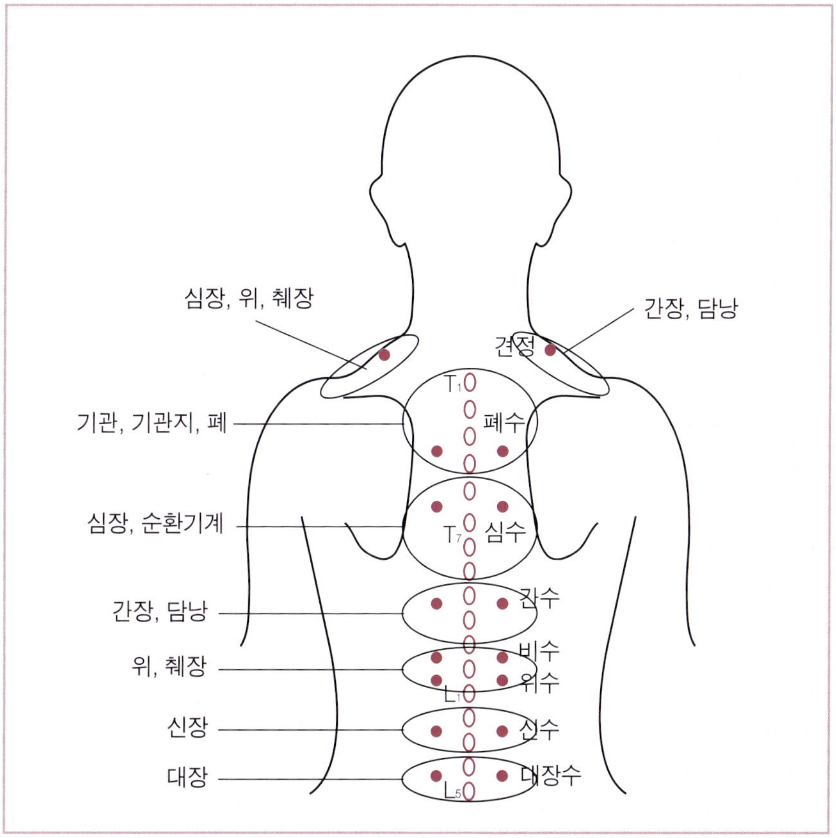

그림 5-9 각 장부(臟腑)와 관련통이 출현하기 쉬운 경혈과의 관련

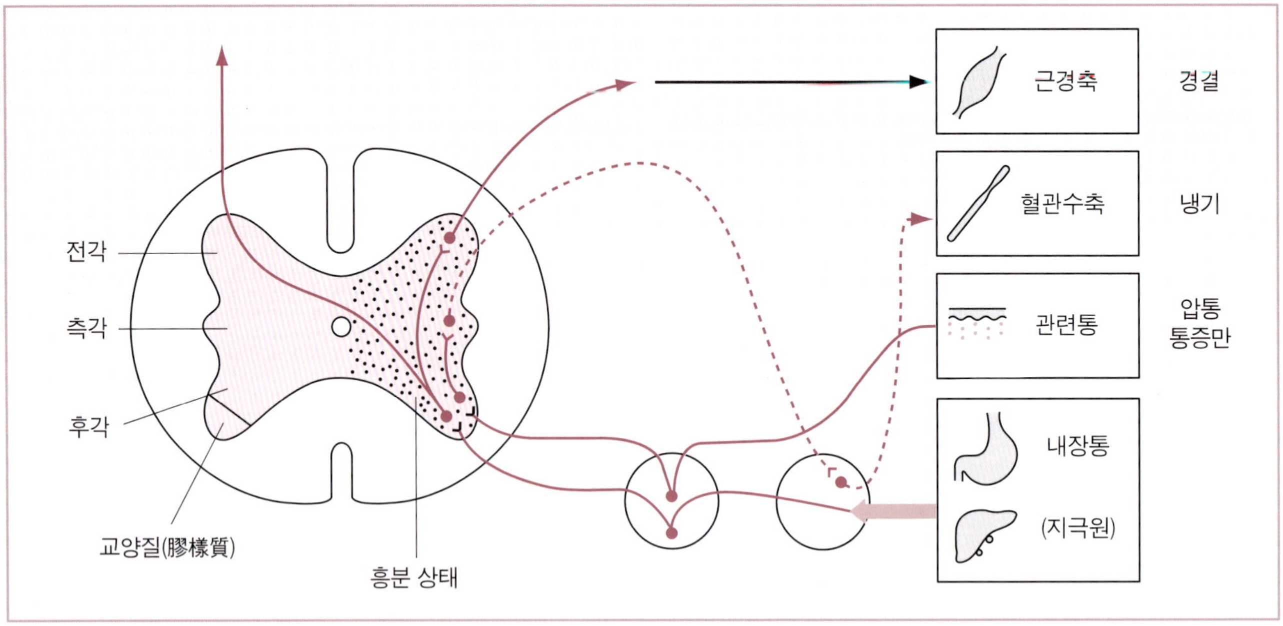

그림 5-10 **관련통의 발증 기전**

흉복부 · 내장으로부터의 관련통

각 내장으로부터의 관련통이 출현하기 쉬운 경혈과의 관련으로서 폐수(肺俞) · 심수(心俞) · 간수(肝俞) · 담수(膽俞) · 비수(脾俞) · 위수(胃俞) · 신수(腎俞) · 대장수(大腸俞) 등이 치료부위가 된다. 관련통이 출현하고 있는 영역에 침 치료를 실시하는 것은 체성 자율신경 반사를 통하여 내장에 영향을 주게 된다. 각 장부(臟腑)와 관련통이 출현하기 쉬운 경혈과의 관련은 다음과 같이 된다. 기관 · 기관지 · 폐 관련으로 풍문(風門) · 폐수(肺俞), 심장 관련으로 심수(心俞), 간장 · 담낭의 관련으로서 간수(肝俞) · 담수(膽俞), 위 · 소화관 관련으로 비수(脾俞) · 위수(胃俞), 신장 관련으로서 신수(腎俞), 대장의 관련으로 대장수(大腸俞) 등이다(그림 5-9).

각 장부에 염증 등의 기능 이상이 발생했을 경우, 위에서 나열한 각 경혈에 압통, 경결 등의 반응이 나타난다(그림 5-10). 압통, 경결이 발생하고 있는 부위에 자침을 실시하여 근긴장의 완화를 실시하면 각 장부의 기능 이상도 개선되는 경우가 많다. 자침시에 자침 감각을 의식하면서 침을 자입한다. 절피 후, 최초로 저항감이 있는 부위가 제1층째의 근막(외근주막)이며, 경결이 있으면 침의 자입이 곤란해진다. 경결부분에서 무리하게 침을 자입하려고 하면 통증이 발생하거나 강한 울림감이 일어나 환자가 몸을 움직여 침이 구부러지거나 절침(切鍼)의 가능성도 생긴다. 무리하게 침을 자입하지 말고 표면에서부터 서서히 근의 긴장을 없앤다고 하는 마음가짐으로 침을 실시한다(그림 5-11).

침의 수기는 앞에서 설명한 어깨결림과 같다. 관련통이 강할 때는 전신의 통증 역치를 상승시켜 치료를 실시하는 방법도 있다. 침 마취 방식을 응용한 통증의 치료에서는 합곡(合谷)와 수삼리(手三里 : 배꼽으로부터 상반신의 통증의 완화), 족삼리(足三里)와 삼음교(三陰交 : 배꼽으로부터 하반신의 통증의 완화)의 전침을 응용할 수 있다. 전침의 주파수는 1~3Hz, 경도의 근수축이 일어나는 정도의 전압으로 15~20분 통전을 실시한다.

관련통이 심해서 움직일 수 없는 경우는 의료기관의 진찰을 받게 한다. 악성 종양의 골전이에 의한 통증은

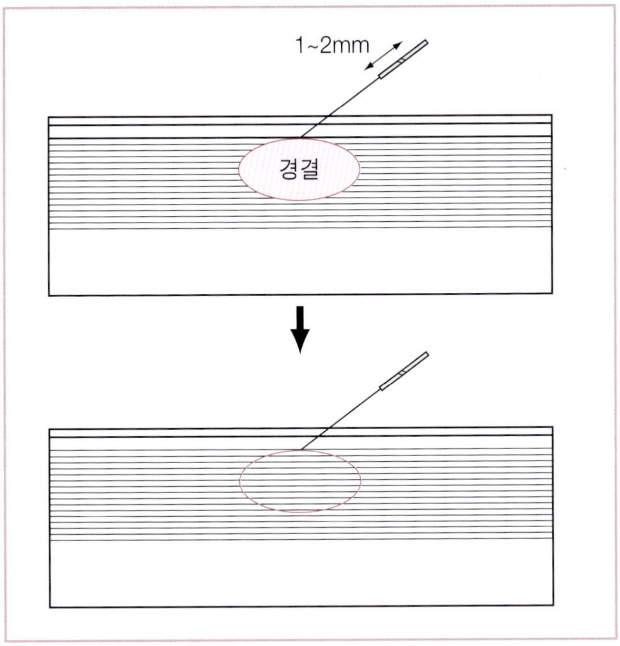

그림 5-11 경결부의 자침 방법

격통이 특징이다. 국소 치료는 오히려 통증을 악화시키는 경우가 있다. 이러한 경우에는 원격에서의 침 치료로 통증 완화가 가능한 경우도 있지만, 치료가 필요하므로 의료 기관과의 제휴가 필요하다.

참고문헌

1) 石川太刀雄：内臟体壁反射一皮電計による範例図譜一. 復刻版, p. 59, 木村書店, 1982.
2) 山下九三夫：東洋医学を学ぶ人のために. 医学書院, 1984.
3) 西條一止, 熊沢孝朗編：鍼灸臨床の科学. p. 121～124, 医歯薬出版, 2000.

6. 복통

처음에

복통은 다양한 원인에 의하여 발병하지만, 발생 기전에 따라 내장통과 체성통 및 관련통으로 분류된다. 내장통은 장기 그 자체에 염증이나 허혈, 확장이나 폐색 등이 일어났을 때에 출현하며, 체성통은 복막이나 장관막, 횡격막 등의 견인이나 염증성 자극 · 화학 자극을 받았을 때, 여기에 분포하는 지각신경의 종말이 흥분하여 출현하는 것이다. 그러므로 복부통에 대해서는 소화기계는 물론, 비뇨 · 생식기계, 순환기계에 있어서도 상기의 기전에 의하여 발병하게 된다. 또 관련통은 내장과 피부로부터의 구심성 섬유가 척수 후각으로 같은 상행성 뉴런(외측 척수시상로)에 입력하기 때문에 대뇌 감각 영역에서 피부 영역의 통증으로서 느끼는 것이다. 한의사가 복통에 대처하려면 우선 그 원인을 추측하여 침구의 적응증인지 아닌지를 판단할 필요가 있다.

본 장에서는 특히 소화기계에 있어서의 복부통에 초점을 맞추어 침구 치료의 구체적인 방법을 해설한다.

임상상의 주의사항

급성 맹장염, 급성 담낭염, 단순성 장폐색증, 소화성 궤양이나 천공 등 이른바 급성 복증은 신속하게 의료 기관에서 치료를 실시하지 않으면 안 된다(I. 서양의학편 참조). 이러한 질환에 대해서는 수술 적응이 될 가능성도 높고, 침구 단독의 치료는 피해야 하는 것이다. 그러나 환자가 서양의학적 처치의 관리하에 있는 경우에는 일시적인 진통을 목적으로 한 침 치료을 응용할 수 있는 사례도 있다.

적응이 되는 병태

① 복통 전반(일반적인 진통)

② 위염, 위궤양

③ 기능성 위장증(functional dyspepsia, FD)

④ 변통 이상(설사, 변비), 과민성 장증후군

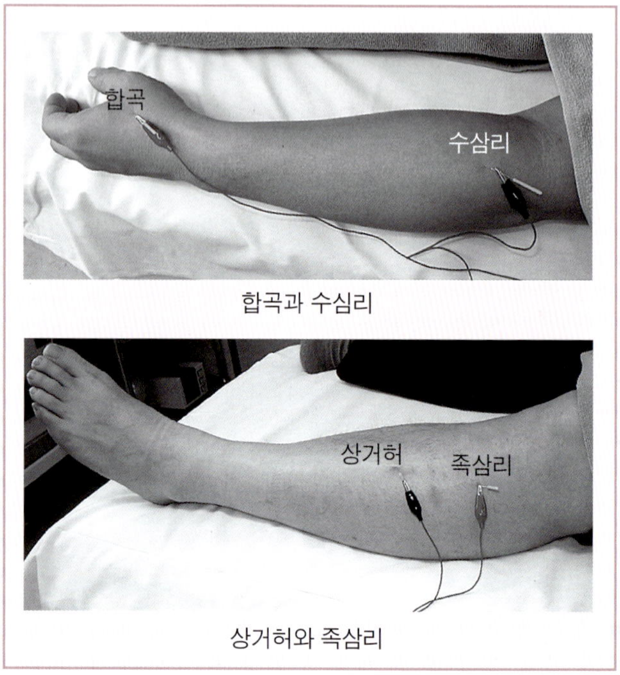

그림 6-1 전침의 부위

치료방침

침 마취는 현재 통증완화로서 각 부위의 진통 치료에 응용되고 있다. 서양의학적인 처치하에서 일시적인 진통을 목적으로 한 침 진통에서는 이 침 마취 방식을 응용할 수 있다. 또 경피적 신경 전기 자극(transcutaneous electrical nerve stimulation, TENS) 방식도 유효하다.

체성-내장 반사를 기전으로 한 소화관 기능에 대한 침 자극의 작용은 많이 알려져 있다.[1] 복부에의 침 자극은 교감신경 원심로를 흥분시켜 소화관 기능을 억제하는 작용이 있다. 이것은 위유동이나 장유동의 항진에 수반하는 복부통에 대해서 강도인 침 자극을 복부에 실시하는 것으로, 소화관 운동의 억제를 얻을 수 있어 그 결과 복부통이 경감하는 것으로 연결된다. 한편, 사지에의 침 자극으로 미주신경 활동을 흥분시켜, 소화관 기능을 항진시키는 것이 밝혀지고 있다. 그 때문에 체성-내장 반사를 응용한 침 치료도 복통에 대해서 유효할 수 있어, 이 자극의 기전에 근거하여 생리적으로 효율적이라고 생각되는 치료 방법을 소개한다. 또, 피부 dermatome을 고려한 자침과 복통에서 경험적으로 많은 공통적인 반응이 체표상에 출현하는데, 이 반응점을

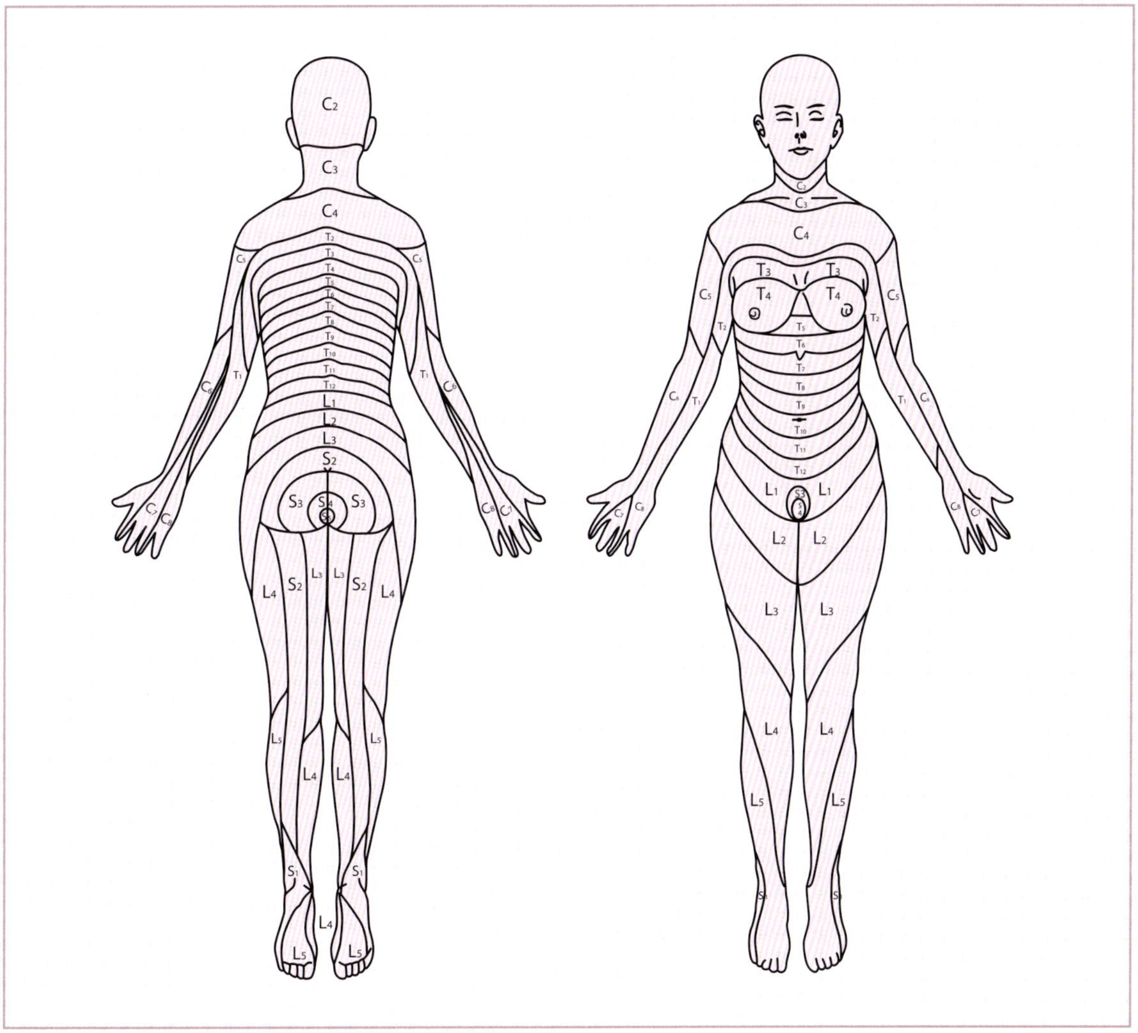

그림 6-2 체표의 dermatome (확대도는 I. 서양의학편 총론 참조)

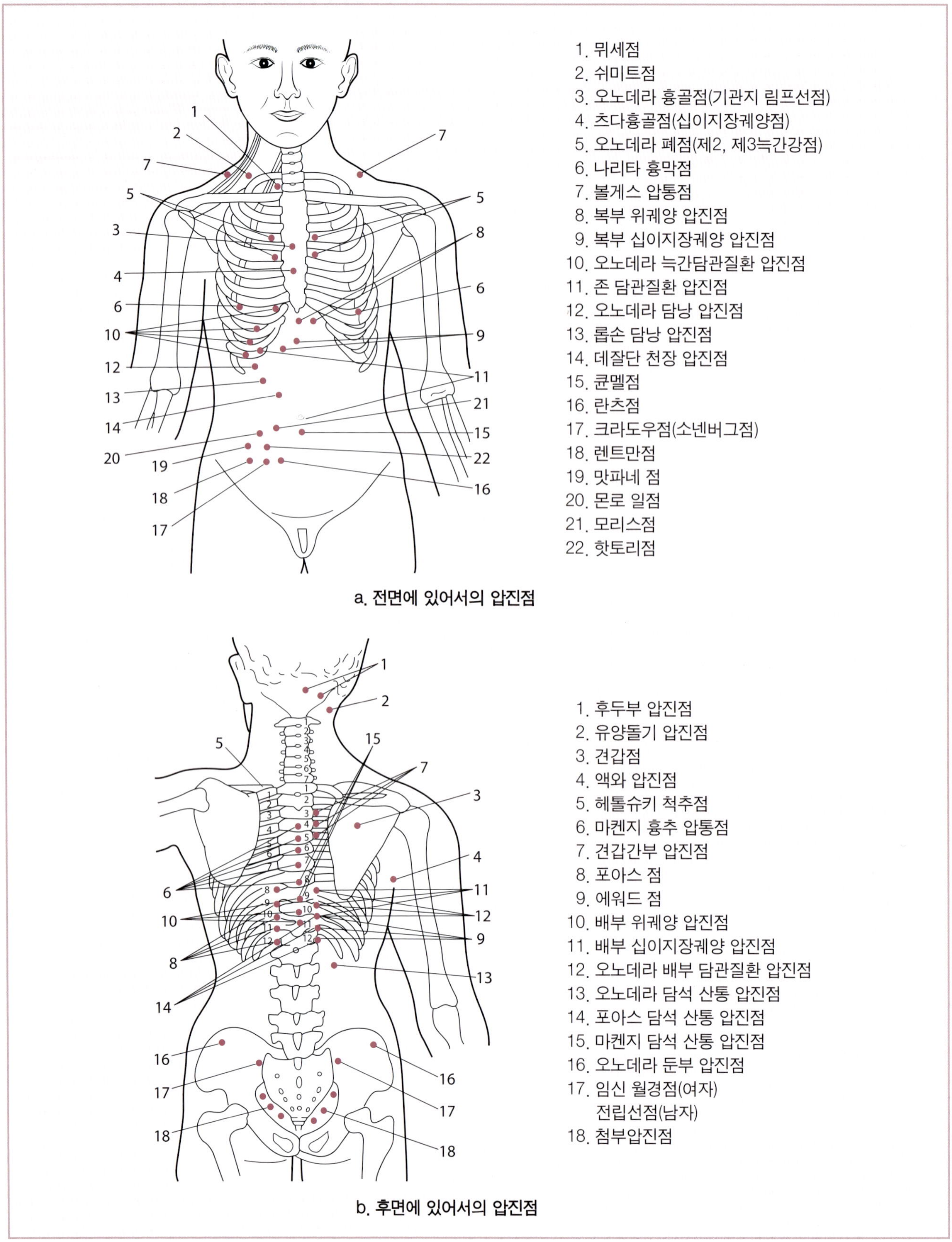

그림 6-3 **압진점** (동양요법학교협회편 : 진찰개론. 일본 : 의치약출판, 1985.)

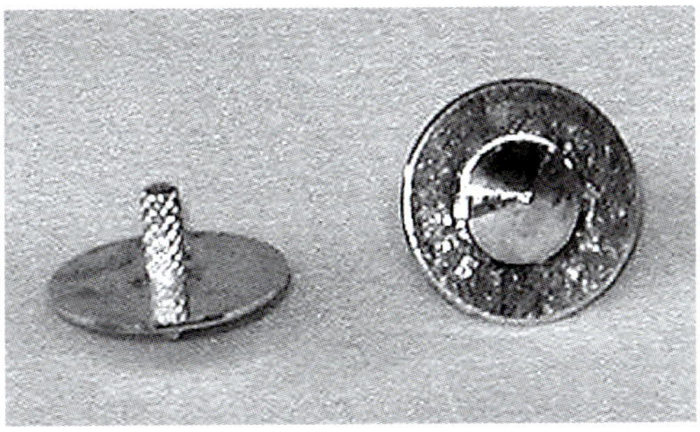

전극

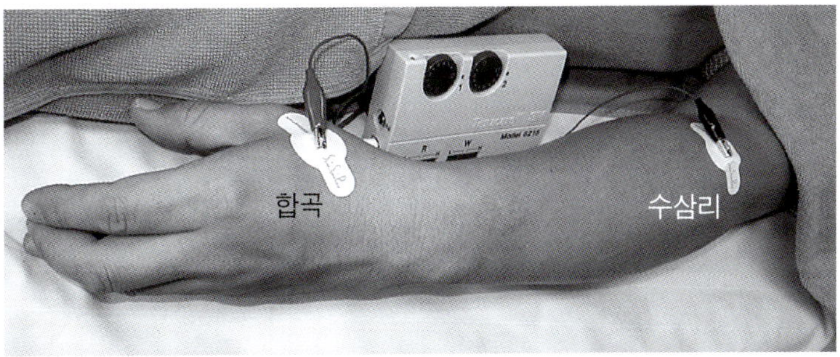

합곡(合谷)에서 수삼리(手三里)에의 TENS

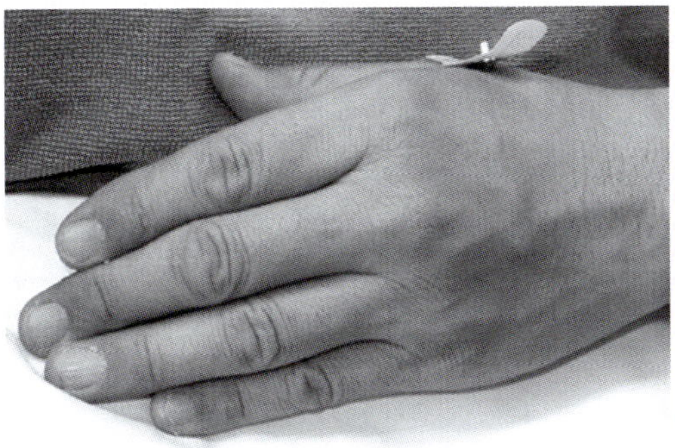

전극의 고정

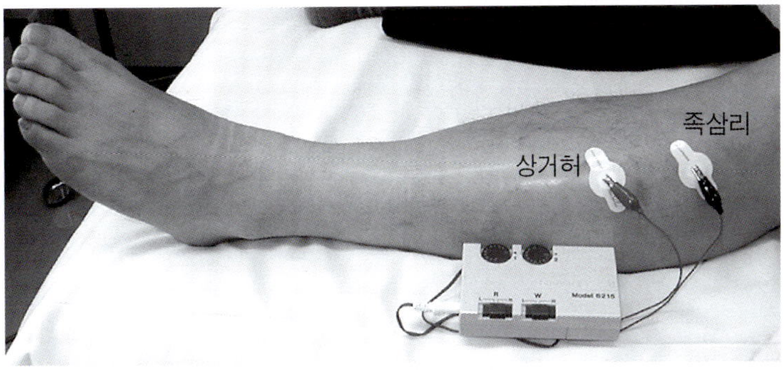

족삼리(足三里)에서 상거허(上巨虛)에의 TENS

그림 6-4 TENS의 방법

대상으로 한 치료도 소개한다.

복부통을 포함한 소화기계 증상에 대해서는 고전적으로 족삼리(足三里) 등의 특효혈의 존재가 알려져 있어 현대의 침구 임상에서도 빈용되고 있다. 동양의학의 고전서에는 다양한 특효혈이 기재되어 있어, 이것들을 이용한 치료법도 일부 소개한다.

구체적인 치료법

복통 전반(일반적인 진통)

현재 행해지고 있는 침 마취 방식 가운데 전침요법에서는 사지 말초 영역에의 전침에 의하여 내인성 오피오이드(endogenous opioid)가 생성되어 전신적인 통증역치의 상승을 얻을 수 있다. 경혈로서는 상지에서는 합곡(合谷)과 수삼리[手三里, 또는 곡지(曲池)], 하지에서는 위경(胃經)의 족삼리(足三里)와 상거허(上巨虛)(또는 하거허)를 이용하여 20호침 이상의 침에서 15~ 20mm 자입하여, 2~5Hz의 전침을 20분 이상 실시한다(그림 6-1). 또, 체성통이나 내장통에 대해서는 체표의 피부분절에 상당하는 부위에 통증이 출현하는 것이 많다(그림 6-2). 이른바 압진점(壓診点)(그림 6-3)에 반응이 출현하여, 그 부위에 대해서 20호침 이상의 침으로 15~20mm 자입하여, 100Hz로 전침을 실시하면 즉석에서 시상 후각군의 내장통 흥분뉴런을 억제하여 진통 효과를 얻을 수 있다. 또한, 자침시의 깊이는 근층까지로 복강내에 달하지 않도록 환자의 체형에 따라 자입 심도를 설정한다. 간단한 방법으로는 그림 6-1에서 가리키는 사지의 경혈이나, 그림 6-3에서 가리키는 압진점에 TENS를 실시하는 것으로(그림 6-2) 유사한 진통 효과를 얻을 수 있다.

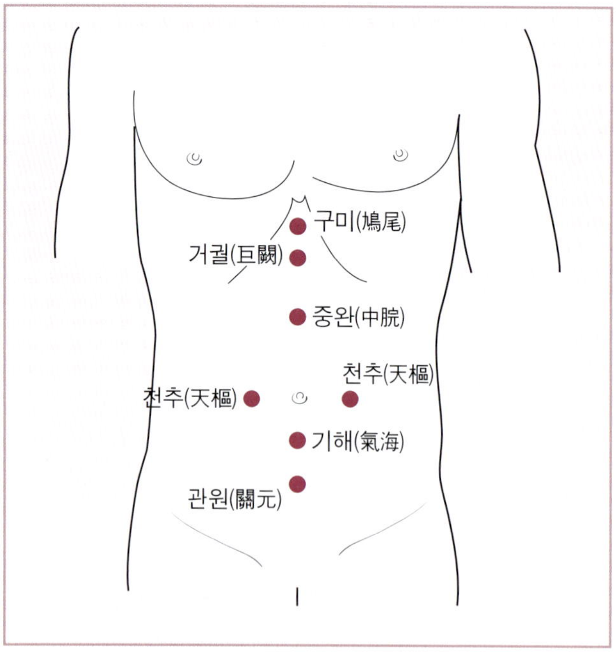

그림 6-5 복부의 경혈
위염·위궤양 : 중완(中脘), 거궐(巨闕), 구미(鳩尾)
변통 이상 : 중완(中脘), 천추(天樞), 기해(氣海), 관원(關元)

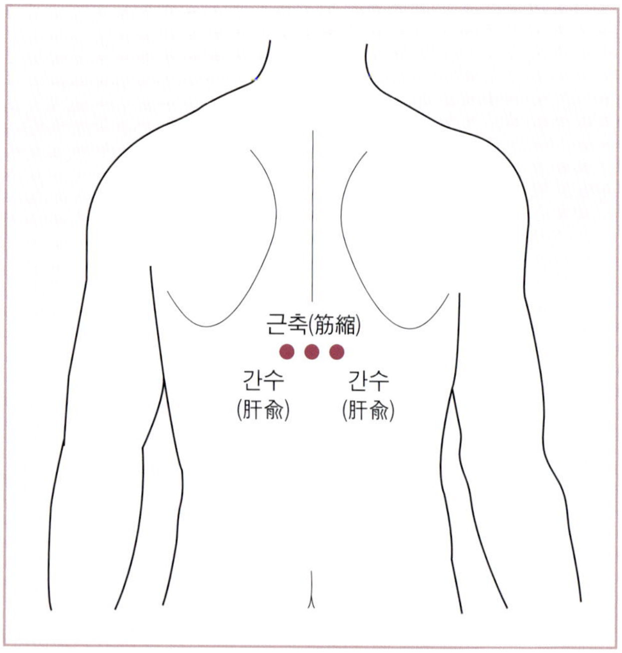

그림 6-6 위궤양시 배부의 치료 경혈

위염, 위궤양

우선, 위염, 위궤양 모두 복통이 나타날 때에는 통증 부위에 침 자극을 실시한다. 이 경우, 복부의 압진점(그림 6-3-a)에 반응이 출현하는 것이 많다. 중완(中完)을 중심으로서 거궐(巨闕)이나 구미(鳩尾) 등에 압통 반응이 출현하는 일이 있다(그림 6-5). 자침의 수기로서는 작탁술을 이용하여 60~120초의 강한 연속적인 침 자극을 한다. 또, 위궤양의 경우는 배부의 압진점에 반응이 출현하는 일도 많은데(그림 6-3-b), 그 중에서도 반응점인 제9~제10흉추극돌기간의 근축(筋縮)이나 간수(肝俞)의 근방에 같은 수기로 침 치료를 한다(그림 6-6). 자침의 깊이는 이 경우도 근층내까지로 하여, 복강내에 이르는 자침은 절대로 피해야 하는 것이다. 그 때문에 통상의 경우는 40mm · 18~20호의 침을 이용하는 것이 적당하다. 또, 지속적인 자극을 계속 주기 위해서 이러한 반응점에 따라 피내침을 유침하는 것도 좋다. 또한, 족삼리(足三里)에의 2~5Hz의 전침은 위산 분비를 억제하기 위한 것으로, 산분비 과잉에 의한 복통을 발하는 위궤양에 대해서 대처할 수 있다. 또, 경락의 유주로는 위경(胃經)의 풍륭(豊隆)이나 충양(衝陽), 내정(內庭) 등 또는 비경(脾經)의 태백(太白), 지기(地氣), 공손(公孫), 음릉천(陰陵泉) 등에의 10~20분 정도의 유침도 효과적으로 여겨진다. 자침시의 깊이나 방향에 대해서는 각각의 유파(流派)마다 다른 부분이 있지만 환자에게 있어 기분 좋은 정도의 침 치료가 바람직하다.

기능성 위장증(functional dyspepsia, FD)

기능성 위장증의 특징으로서, 현재는 자각 증상으로 ① 위식도역류형[명치통증이나 탄산(呑酸)이 주증상] ② 운동부전형(조기 만복감이나 상복부 팽만감, 그리고 식욕 부진이나 구역 · 구토 등의 증상) ③ 궤양증상형(야간통증이나 주기성 불쾌감, 상복부통이나 공복시 통증 등의 증상) ④ 비특이형(우울증이나 각종 불특정 통

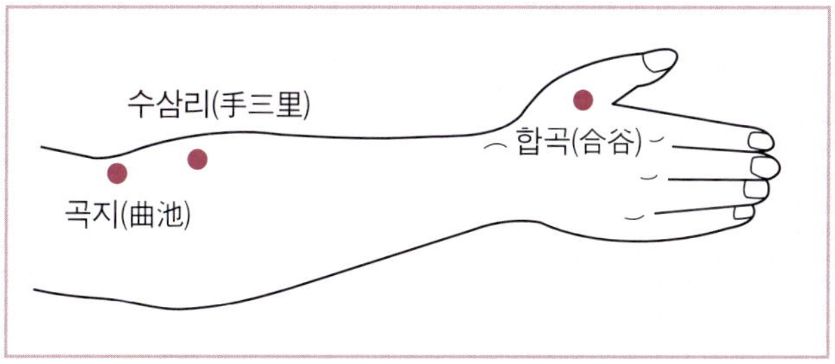

그림 6-7 기능성 위장증이나 변통 이상에 이용하는 경혈

처를 주로 호소하는 것), 이라고 하는 4종의 타입으로 분류되는 일이 많다. 그 때문에 각 타입에 따른 침 치료를 편성할 수 있게 된다. 「위식도 역류형」이나 「궤양 증상형」의 침 치료로서는 앞에서 본 위염 · 위궤양의 항목에서 해설한 침 치료의 방법이 적용된다. 「운동 부전형」에서는 소화관 기능이 저하하고 있는 타입이므로, 그 기능 항진을 목적으로 하여, 사지(四肢)에의 침 치료가 적합하다. 경혈로는 하지의 족삼리(足三里) 및 상지의 합곡(合谷)이나 수삼리(手三里), 곡지(曲池) 등을 이용하고(그림 6-7), 이 부위에 10~20mm 침을 자입하여 작탁술 내지는 전침(2~10Hz로 20분)을 실시한다. 그리고 「비특이형」에 대해서는 동양의학적인 진단으로 변증을 하고 거기에 기초를 두어 전신 조정에 의한 스트레스 완화를 목적으로 침 치료를 하는 방법이 적합하다.

변통 이상(설사, 변비), 과민성 장증후군

변통 이상이란 배변 회수가 정상시보다 증가 또는 감소하고 변의 성상도 딱딱해지거나 수용상이 되는 상태를 말한다. 최근에는 침구 치료의 대상 질환으로서 설사나 변비를 반복하는 과민성 장증후군이 주목받고 있다.

과민성 장증후군은 장관의 확장이나 신전 자극의 역치가 낮기 때문에 얼마 안 되는 장관의 자극에서도 복통이나 장유동의 항진이 일어난다. 특히, 식사 섭취에 수반하는 위 · 결장 반사가 과도하게 유발되어 식후에는 결장의 유동 운동이 과잉이 되는 것으로 알려져 있다. 그 때문에 식후에 복통을 수반하는 것이 많으며, 그 통증이 배변 후에 가벼워진다고 하는 특징이 있다. 또, 유동의 항진에 의하여 장관에 경련을 일으켜 변의 통과 장애를 초래하는 경련성 변비에 해당하는 경우도 있다. 정신적 스트레스의 관여도 크며, 설사형, 변비형, 설사 · 변비 교대형 등이 있다.

침 치료로는 장관의 유동 운동 과잉으로 복통이 나타나면 중완(中脘), 관원(關元), 천추(天樞), 기해(氣海) 등의 부위(그림 6-5)에 자입한 침을 위아래로 움직여 강자극을 주는 작탁술을 1~2분간 정도 실시하는 것으로 장관 운동의 억제와 복통의 경감을 기대할 수 있다. 하지만 유동 항진에 의하여 장관에 경련을 일으켜, 변의 통과 장애를 초래하는 것 같은 경우는 족삼리(足三里), 합곡(合谷), 수삼리(手三里), 곡지(曲池) 등의 사지의 경혈(그림 6-7)을 치료점으로서 이용하여 20분 정도의 유침이나 2~5Hz의 전침을 실시하면, 장관 운동의 정상화를 기대할 수 있다. 또, 정신적 스트레스의 완화를 목적으로 하여, 동양의학적인 진단으로 변증을 세워 관련하는 장부 경락에의 침 치료를 해도 괜찮다. 오수혈(五兪穴)인 격수(隔兪), 간수(肝兪), 비수(脾兪), 간경(肝經)의 태충(太衝), 위경(胃經)의 양구(梁丘) 등이 응용된다. 자침의 깊이나 방향에 대해서는 동양의학적으로 생각하면, 장관의 유동 운동 과잉시에는 경락의 흐름을 맞이하도록 강자극을 주는 「사(瀉)」법을 이용하는 것이 좋다고 여겨지고 있다. 한편, 장관 운동이 억제되고 있는 경우에는 경락의 흐름에 따라 침을 자입하여 약자극을 주는 「보(補)」법을 이용하는 것이 효과적으로 되어 있다.

참고문헌

1) Sato, A., Sato, Y., Suzuki, A., Uchida, S.: Neural mechanisms of the reflex inhibition and excitation of gastric motility elicited by acupuncture-like stimulation in anesthetized rats. *Neurosci, Res*. 18(1) : 53~62, 1993.

7. 요통

처음에

요통의 원인은 다방면에 걸쳐 있으며, 요통이 위독 질병(예를 들어 암의 요추 전이나 자궁외임신 등)의 한 증상이거나 내장 질환의 관련통이나 외상에 의하는 것인 경우 등은 금기증이나 부적응증이 되므로 충분히 주의하여 세심하게 진찰해 감별해야 한다.

임상상의 주의사항

금기증이나 부적응증이라고 감별되면 전문의에 보낸다. 내장 질환의 관련통이나 해부학적 변화로부터의 요통으로 서양 의료와의 병용이 유용한 증례는 적응증이 있어도 침구 치료에 집착하지 말고 병용 치료에 힘쓴다.

본인이 인식하지 못한 만성적인 내장 질환의 관련통의 경우도 있으므로, 그것이 의심되는 경우는 전문의 정밀 진료를 권유한다.

침 치료로 극적인 진통 효과가 나타나는 증례도 많지만, 추가 치료하면 자극 과잉이 되어 통증이 재연하는 경우가 있으므로 경험이 부족한 사람은 필요 이상으로 하지 않는 편이 무난하다.

과거의 경험으로 판단해서 생각처럼 치료 효과가 나타나지 않고 또 효과가 있어도 곧바로 재연하며 통증이 진행성인 경우는 위독질병(요추에의 전이 암 등)이 숨겨져 있는 일도 있으므로 충분히 주의한다.

재발을 반복하고 있는 요통은 치료 효과가 낮고, 오래가는 경향이 있으므로 주의한다.

적응이 되는 병태

요통의 증례 중 기질적 변화에 의한 것, 내장 질환으로의 관련통, 압통점이나 근경결이 파악되지 않는 것, 근력이 저하하고 있는 것, 근긴장이 강하고 안정와위로 이완되지 않는 것, 재발을 반복하고 있는 것 등은 치료 효과가 나타나기 어려운 경향이 있다.

급성 요통증

① 근 · 근막의 급성 염증
② 추간 관절의 염좌
③ 요추 추간판탈출증(경증)

만성 요통증

① 근 · 근막성 요통
② 추간관절성 요통
③ 추간판성 요통
④ 요통증(자세성 요통)
⑤ 변형성 요추증

말초성 좌골신경통

치료 방침

우선 급성증과 만성증으로 분류하여, 완전히 처음인 급성 발증인가, 만성 요통이 있던 급성 발증인가 등 요통 타입을 분석한다.

서양의학적 해석도 중요하지만, 병명은 없이 「요통증」으로서 파악하여 동양의학적 해석에 의한 배혈(配穴)을 주(主)로 하고, 해부학적 배혈을 종(從)으로 한다.

급성증은 원격부 강자극, 국소 약자극을 기본으로 하고, 만성증은 국소 강자극, 원격 · 전신 조정은 약자극을 기본으로 한다. 급성증에서도 만성증이 있던 급성 발증이면 전신 조정요법을 잊어서는 안 된다.

진찰시에는 환자 자신에게 통증부위를 지시하게 하고 아픈 자세를 취하게 하는 것 등이 중요해, 이것에 의하여 치료방침이 시사되는 일도 많으며, 또 환자에게 현재의 증상을 확인시키는 것이 시술 후 치료 효과의 확인으로도 연결된다.

구체적인 치료법

특효혈이나 저효혈의 반응을 볼 때는 경혈 부위에 관계없이 손끝으로 세심하게 반응부위를 찾아 압통이나 경결 등의 혈자리 반응을 놓치지 않고 정확하게 파악하여 그 반응부에 침첨을 정확하게 자입하여 침향을 얻는 것이 치료 효과로 연결된다.

침향을 얻은 후, 치료 전에 확인한 발통 운동을 시켜 통증의 변화를 확인하여 효과가 있으면 유침을 한다. 효과가 적으면 자극을 좀 더 계속하거나, 다음의 반응점을 추가하여 변화를 본다. 2~4혈의 반응점에 침 자극을 더하여 유침하고, 필수혈인 근회(筋會)의 양릉천(陽陵泉)에 자침하여 침향을 얻은 후에 15~20분간 유침한다. 치료의

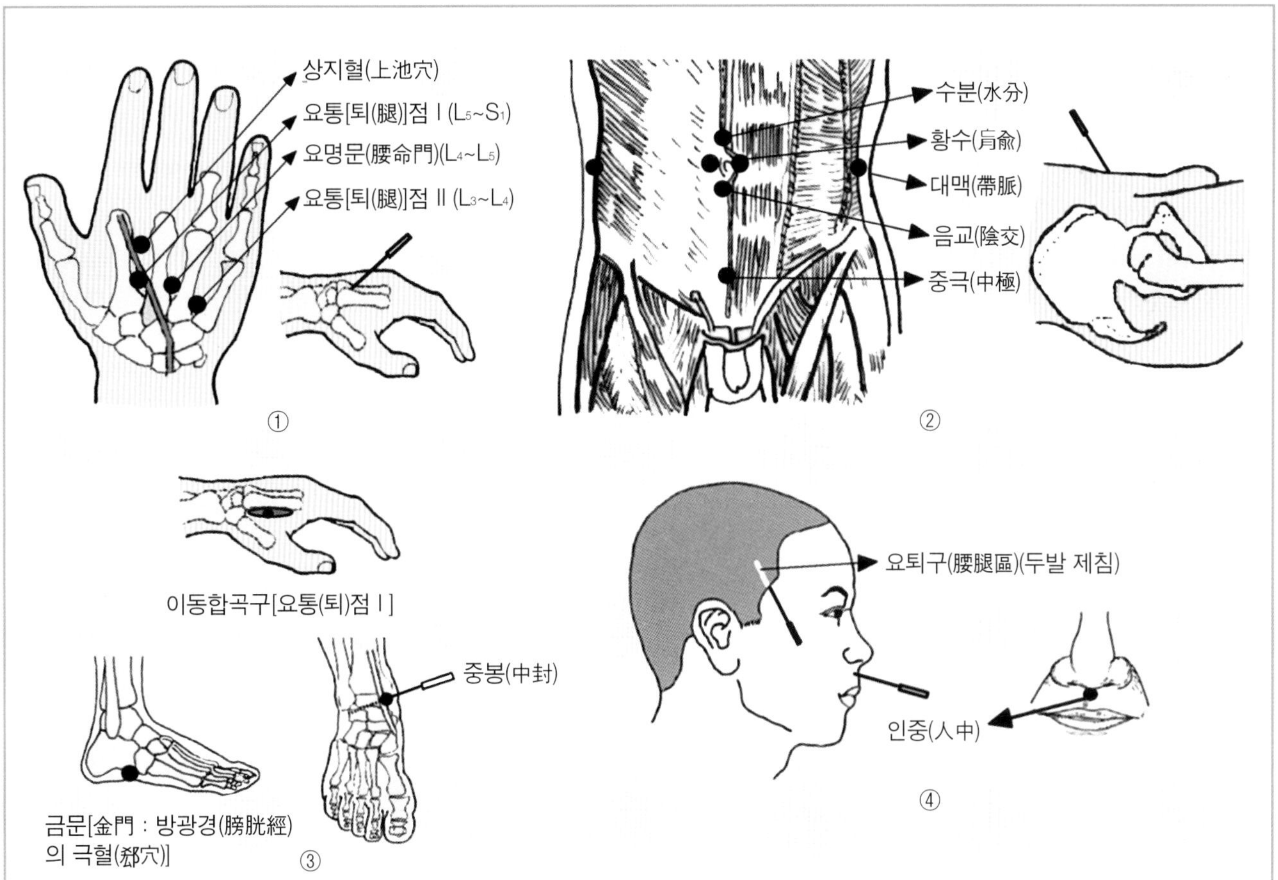

그림 7-1 **급성 요통의 원격자극점**

효과가 있던 혈자리를 조합하여 저주파 유침요법을 병용하면 더욱 치료 효과를 발휘하는 증례도 적지 않다.

손등의 반응은 반대측에 나오는 것이 많다. 반응을 볼 때는 반드시 좌우를 같은 조건으로 비교한다. 반응이 나오는 태도에 의하여 장애부위를 추측할 수 있다고 말해지고 있다. 반응부위를 정확하게 관철하도록 대릉(大陵)을 향하여 1~1.5cm 사자(斜刺)해 침향을 얻는다(그림 7-1-①).

배꼽 주변의 반응은 경혈부위에 관계없이 반응을 본다. 급성에는 수분(水分)이나 음교(陰交), 만성에서는 황수(肓兪)에 반응이 나오는 것이 많다. 반응은 손톱을 세우듯이 작은 범위에서 본다. 가장 반응의 강한 부위에 30~40회의 타관침법*(打管鍼法)을 실시한 후에 유침한다.

* 타관침법의 수기 : 관침법으로 절피(切皮)를 실시한 후, 침관의 머리를 리드미컬하게 십수회~수십회의 탄입 조작을 반복한다. 압수(押手)의 상하압은 통상보다 약간 강하게 하고, 침관은 피부상에 확실히 밀착시킨다. 탄입 속도는 1초에 5회 정도로, 탄입력과 회수는 증상이나 자침부위에 따라 가감하여, 증상의 소실, 완해를 기준으로 한다.

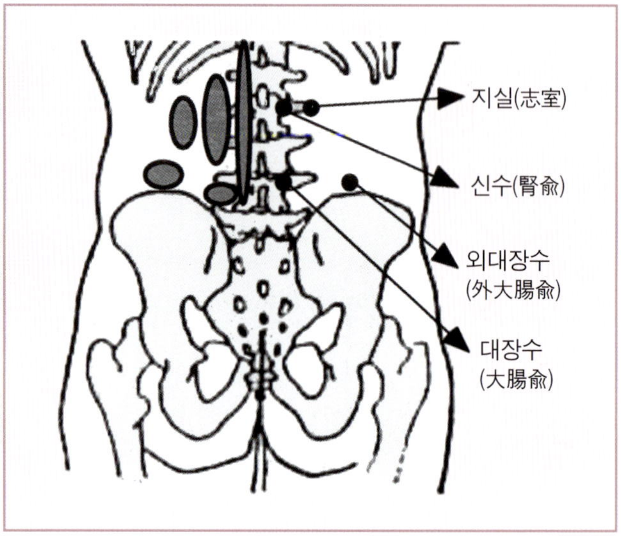

그림 7-2 근 · 근막성 요통의 압통점, 근긴장 발현부위

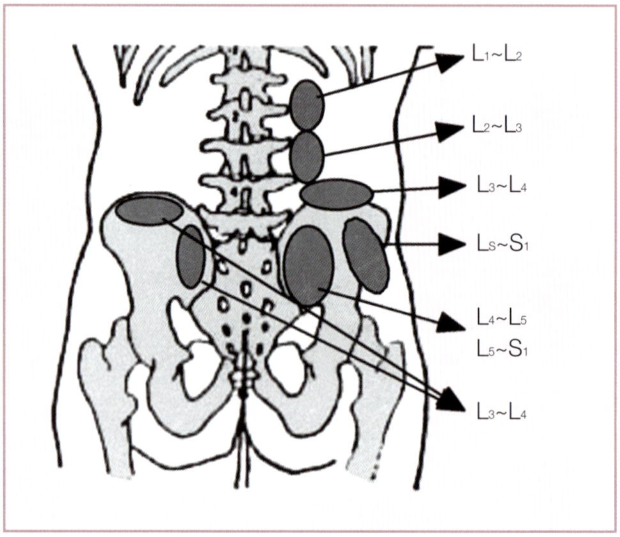

그림 7-3 추간관절침 요통의 자발통 발현부위

대맥(帶脈)은 신체를 염전(捻轉)했을 때 아픈 증례에 효과가 있다. 중극(中極)은 약간 하부에 2~2.5cm 자입하여 귀두(龜頭)에 방향으로 자침한다(그림 7-1-②).

제2중수골 하연에 있는 이동 합곡구(合谷區)의 중앙 부근에 있는 요통점(요퇴점)으로 반응을 파악하여 1.5cm 직자한다. 금문(金門)은 연곡(然谷)을 향하여 1.5cm 직자한다. 중봉(中封)은 구허(丘墟)을 향하여 1.5~2cm 자입한다(그림 7-1-③).

요퇴구(腰腿區)는 1.5~2cm 사자(斜刺)해 온화하게 작탁하여 침향을 얻는다. 인중(人中)은 격통에 저효를 나타낸다. 최고 압통점의 약간 상방에 5~6mm 자입하여 강자극을 준다(그림 7-1-④).

탈의도 착석도 할 수 없는 것 같은 격통이 있는 경우, 인중(人中)이나 최고 반응을 나타내는 요퇴점(I에 나오는 것이 많음)에 강자극을 주면 통증이 경감하여 탈의, 착석이 가능하게 된다. 이 자극으로 그다지 변화가 없거나, 있어도 움직이려고 하면 격통이 나타나는 경우는 근성 증상이 강하고 심각한 요추 추간판탈출증이 생각되므로 침 치료는 부적응이다.

발침 후, 효과를 얻을 수 있던 것을 확인하고 복와위

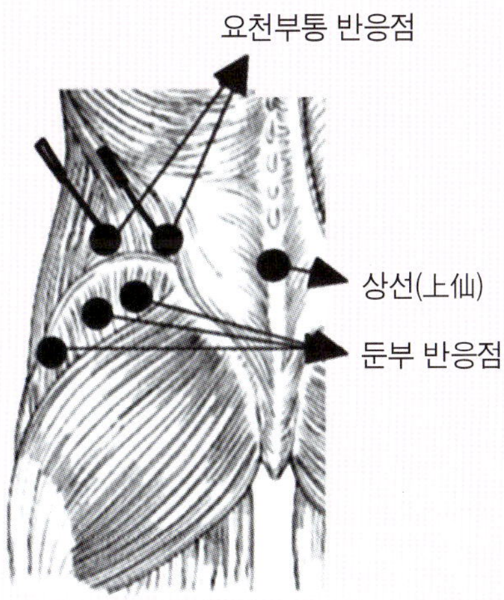

그림 7-4 요둔부의 반응점

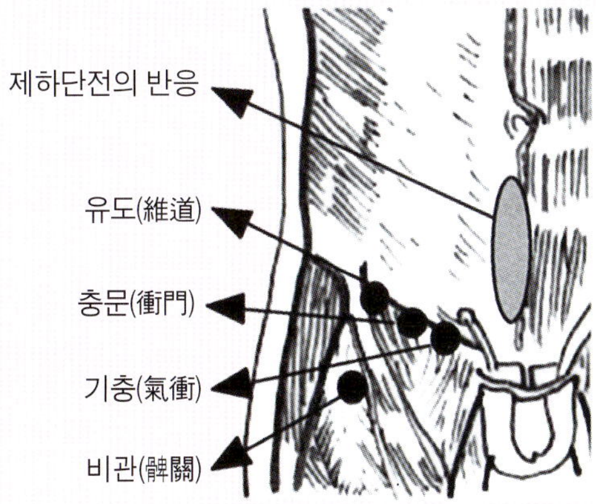

그림 7-5 제하단전과 서혜부의 반응

의 치료를 시작한다.

근 · 근막성 요통의 경우는 환자가 호소하는 통증부위와 일치하여 근긴장이나 압통점이 나타나므로, 세심하게 절경(切經)을 하여 치료 포인트를 선별한다. 압통점이 많이 있어, 자극부위를 짜기 어려울 때는 압통점과 일치하는 전기 양도점(良導點)을 구하면 자극 과잉이 될 위험성이 적고 치료 효과도 좋다(그림 7-2).

추간관절성 요통에서는 이환관절로부터 멀어진 부위에 통증을 호소하므로 통증부위에 관련된 높이의 추간관절부에서 반응을 찾는다(그림 7-3).

요천부의 통증을 호소하는 경우, 광배근의 외연 부근에서 내측 약 30°, 하방 약 45° 방향으로 압박하여 압통점이나 천골부에의 방산통을 파악하여 그 방향으로 자침해 침향을 얻는다.

만성증에서는 중둔근의 기시부 부근(전점)에 압통점이 출현한다. 압통점에 자침 자극을 하면 둔부로부터 대퇴부에 걸쳐 영향이 있어 요통에도 효과가 있다.

상선(上仙)은 만성증에서 압통이 나타나기 쉽다. 반응이 나타날 때는 정좌 전굴위로 하고, 압통점에 피내침을 붙인다(그림 7-4).

만성증에서는 제하단전이 느슨해지고, 급성증에서는 긴장하는 경향이 나타나 그 부위에의 자극이 효과적이다.

장요근이 긴장하면 고관절이 약간 굴곡위로 고정되기 때문에, 요추에 부담이 걸려 요통이 일어나는 증례에서는 서혜부나 대퇴 전면 상부에 강한 반응이 나타나는 것이 많다(그림 7-5).

요통이 있으면 척주기립근이 전체적으로 긴장한다. 국소적으로 자극하는 경우는 방광경(膀胱經)의 2행선으로부터 척주기립근의 긴장을 향하여 내하방으로 자

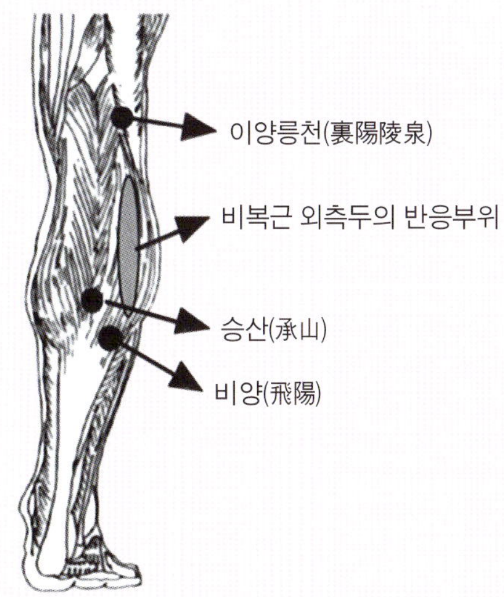

그림 7-6 척주기립근의 긴장을 완화시킴

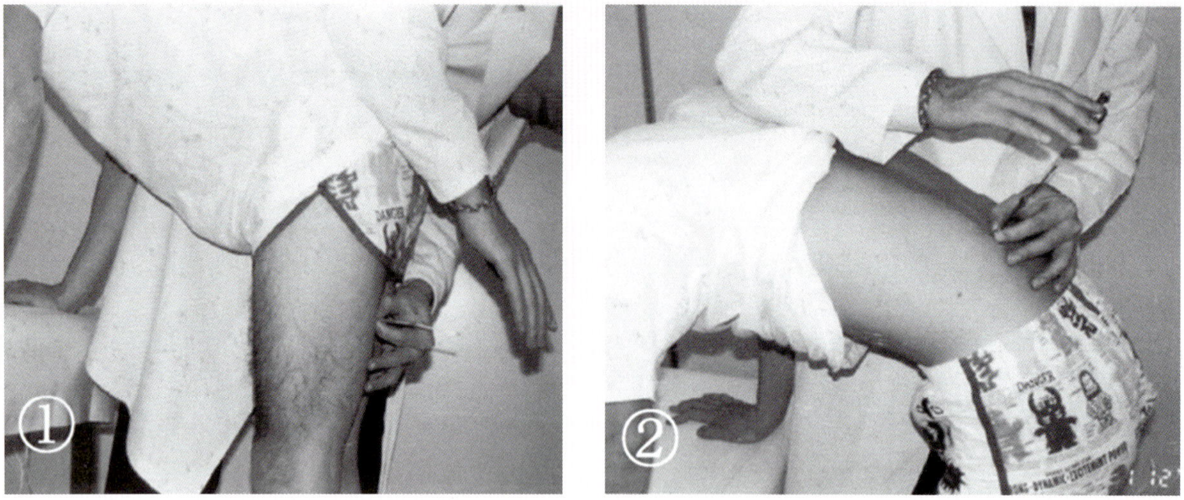

그림 7-7 체위침

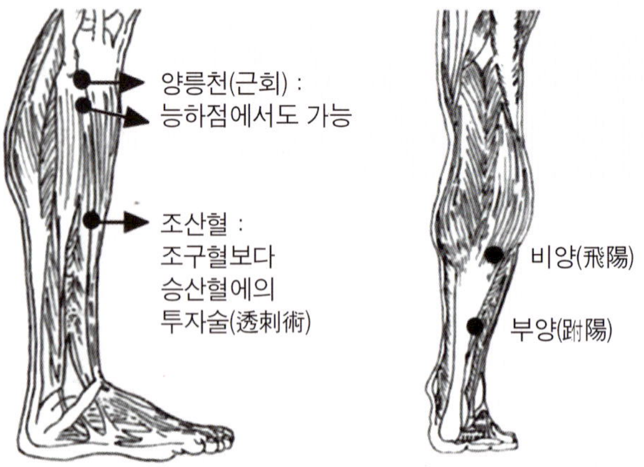

그림 7-8 그 밖의 치료점

입하는 것이 좋다. 또, 이양릉천(裏陽陵泉)이나 승산(承山), 비양(飛陽) 부근, 비복근 외측두의 외연에 반응이 나오므로, 그 부위의 자극이 척주기립근의 긴장을 완화하는 효과가 있다(그림 7-6).

전굴 운동으로 요통을 호소하는 증례에서는 전굴시의 요추와 고관절의 움직임에 주의한다.

- 고관절의 움직임이 나쁜 경우는 Hamstring근의 긴장이 있어 전굴시에 요부에 부담이 가 통증이 발생하므로 통증이 나오는 전굴 자세를 유지하여 승부(承扶), 은문(殷門), 상위중[上委中(위중 위 2촌)] 등에 속자속발의 사법(瀉法) 침을 실시한다.
- 요부의 움직임이 나쁜 경우는 요부의 긴장이 있으므로, 고관절의 움직임이 나쁜 경우와 같은 자세로 요부의 압통점에 속자속발의 사법(瀉法) 침을 실시한다(그림 7-7).

양릉천(陽陵泉)은 팔회혈(八會穴)의 근회(筋會)로, 운동기계 질환에는 필수혈이다. 2~3cm 직자하여 제4지로 향하는 침향을 얻으면 효과적이다. 3.3cm 아래의 능하점에서도 같은 효과를 얻을 수 있다.

조산(條山)이란, 조구(條口)로부터 승산(承山)을 향하여 3~6cm 자입하는 투자술을 말하며, 처음에 위경(胃經)에 영향을 주어 방광경에 영향이 나오도록 운침을 실시하면 요부의 근긴장이 완화하여 진통 효과가 나타난다.

양릉천(陽陵泉) 또는 능하점[양릉천(陽陵泉) 아래 3.3cm]과 조산(條山)을 조합하여, 저주파 유침요법을 실시하면 보다 효과적이다.

비양(飛陽)과 부양(跗陽)은 급성 요통증시에 반응이

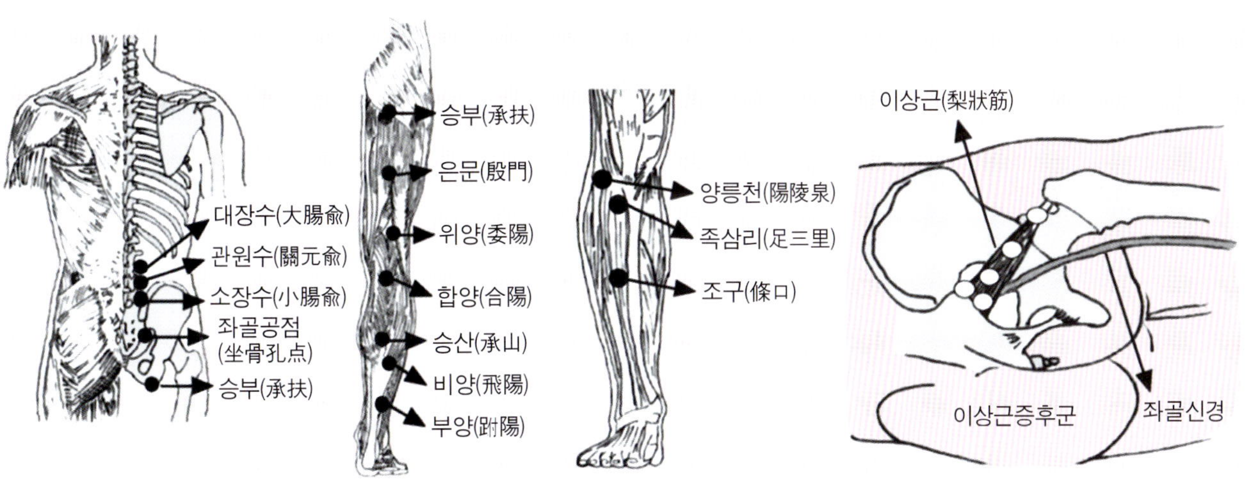

그림 7-9 좌골신경통

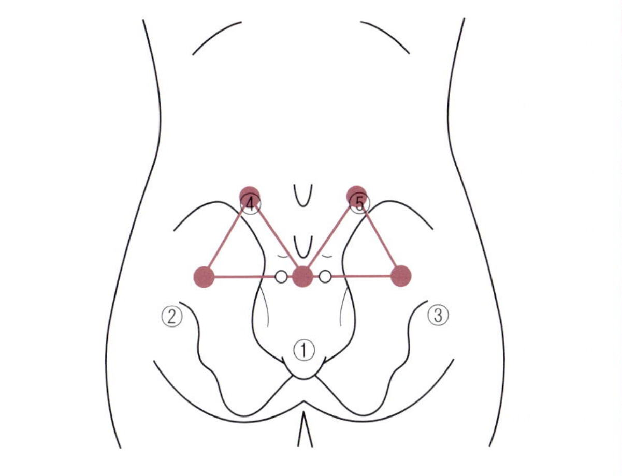

그림 7-10 5처(處)의 구(灸)

5처의 구(灸)의 취혈법 : 대릉(大陵)으로부터 중지 첨단(남자 왼손, 여자 오른손)의 길이를 종이끈으로 측정하여, 그 일단을 미골첨단에 맞혀 정중선을 올려 끝나는 곳에 1점 ①을 잡아, 끈의 중심을 ①점에 대고, 좌우의 끈이 끝나는 곳에 ②와 ③의 2점을 얻는다. 다음에 ①점과 ②점에 끈의 양단을 맞붙혀 정삼각형을 만들어 그 정점에 ④점과 같은 방법으로 ①점과 ③점에 끈의 양단을 대고 정삼각형을 만들어 그 정점에 ⑤점을 얻는다.

나오기 쉬운 경혈로, 약간 상내(上內) 방향으로 1.5~2cm 자입하여 방광경(膀胱經)에 침향을 얻으면 효과적이다(그림 7-8).

추간판탈출증은 L_4~L_5 사이, L_5~S_1 사이에 발병하는 것이 많고, 근성 증상이 강한 좌골신경통이나 만성화한 증례에서 하퇴의 근위축이 나타나는 것, 또 당뇨병성의 좌골신경통은 부적응증이다.

천골신경총(L_4~S_3)의 신경근 자극은 필수이다. 둔부로부터 대퇴부, 하지부로의 좌골신경 주행상에서 환자가 통증을 호소하는 영역에서의 압통점으로 선혈한다.

이상근의 연축이나 비후에 의하여 좌골신경이 압박받아 좌골신경통형의 증상을 나타내는 질환에 이상근증후군이 있다. 이 경우는 신경의 주행상이 아니고, 이상근상에서의 반응(압통이나 경결)부위의 자극이 중요하다. 반응을 볼 때는 측와위에서 고관절 굴곡, 대퇴 내전위로 이상근을 신전하면 반응을 파악하기 쉽고 그 자세에서의 자극이 효과적이다.

구(灸) 시술을 급성증에 실시하는 경우는 거의 없다. 이른바 만성 요통증이나 내장 질환 유래의 요통에 구시술은 효과적인 치료 방법이다. 만성 요통증에 대한 방법으로 5처의 구(灸)가 있는데 매일 미립대의 애주(艾炷)를 5~7장 시구하면 효과가 있다(그림 7-10).

내장 질환 유래의 요통에는 국소 압통점에 원인 질환에 대한 배혈이 필요하다.

8-1. 하지통-고관절~대퇴

처음에

고관절[1]은 인체에 있어 최대 하중 부하 관절이며, 사람이 서서 보행하는 데 안정성과 체중 지지에 대하여 중요한 역할을 하고 있다. 고관절의 움직임에 관여하는 근은 둔부(臀部)로부터 대퇴에 있기 때문에, 동작과 증상과의 관련성이 중요하다. 또 최근에는 스포츠 통증의 하나로서 과용이 원인이 되어 고관절 주위나 대퇴에 증상이 출현하는 일이 있다.

침구 치료는 많은 증상에 유효하지만, 적응증을 감별하여 시술을 실시하는 것이 중요하다.

임상상의 주의사항

고관절로부터 대퇴에 발생하는 증상의 상당수는 통증이지만, 고관절부의 증상에 가세하여 요통이나 좌골신경통으로 출현하는 일도 있다. 고관절 질환은 소아기부터 고령자까지 다양하고, 변형성 고관절증, 고관절 탈구의 기왕, 골절 등의 외상, 페르테스병, 대퇴골두활증 등 정확한 진단을 필요로 하는 것이 있다. 기능 장애에 의한 일상생활 동작의 제한을 초래하는 일도 있으므로 주의가 필요하다. 만성화하고 있는 것이 많아, 침구 치료에 의하여 통증이 완해한 후에도 침구 치료를 계속하여, 재발 방지에 노력하는 것이 중요하다.

스포츠 통증에서는 부상 직후의 처치로써 RICE(안정, 냉각, 압박, 거상) 처치를 실시하여 급성기 증상이 소실한 후에 침구 치료를 개시한다. 경기 복귀 후에도 과용이 되지 않도록 지도한다.

적응이 되는 병태

① 변형성 고관절증
② 치골결합염
③ 이상근증후군
④ 좌골신경통
⑤ 대퇴 전면의 통증
- 대퇴신경통
- 폐쇄신경통
- 외측 대퇴피신경통

⑥ Hamstring의 근육 파열

치료방침

침구 치료에 대해서는 고관절로부터 대퇴 주위에의 국소 치료를 중심으로 소개한다. 이 부위에서는 축삭반사에 의하여 근내혈류량이 증가하므로 통증의 완해, 소염을 목적으로 침구 치료를 실시한다. 침 치료는 유침술, 단자술 및 피부 접촉침을 실시한다. 구 치료는 특효혈이나 환부를 유주하는 경락상의 경혈에는 미립대의 뜸으로, 정혈에는 사상대(絲狀大)의 뜸에 의한 투열구(透熱灸)를 각각 실시한다. 피내침은 만성적으로 경과하고 있는 증상에 대하여, 침구 치료의 효과를 지속시키는 목적으로 압통점에 실시한다.

아래에 이러한 치료법을 소개한다.

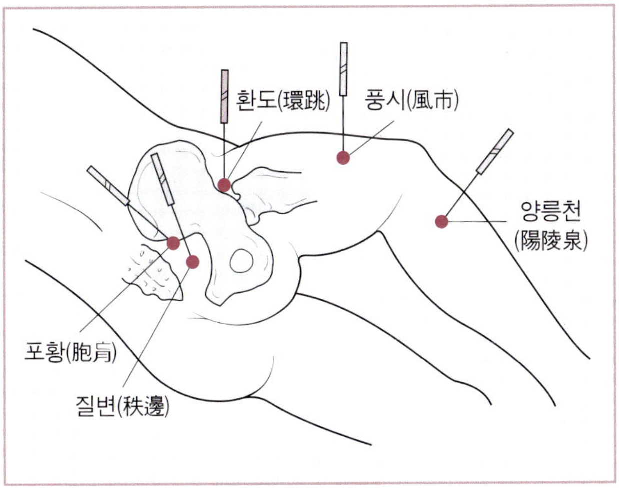

그림 8-1-1 변형성 고관절증의 치료점

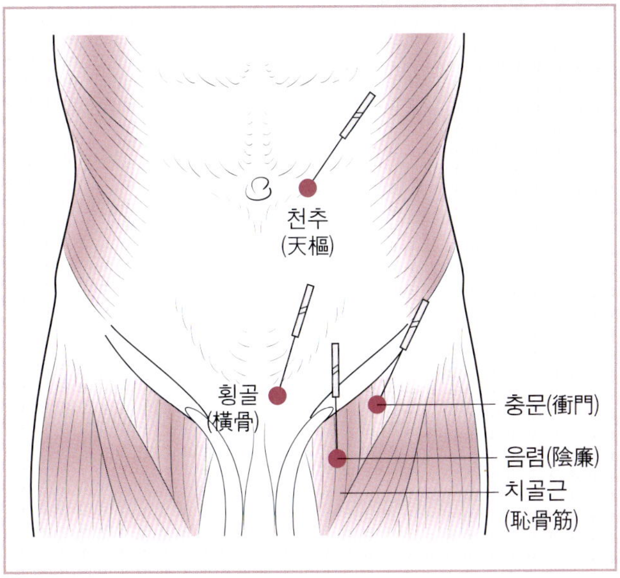

그림 8-1-2 치골근 결합염의 치료점

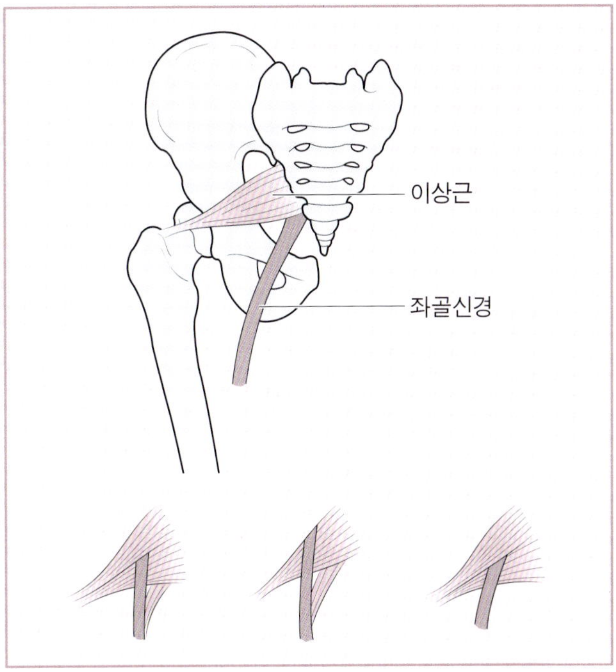

그림 8-1-3 이상근과 좌골신경의 관계[3] (참고문헌 3 참조)

구체적인 치료법

변형성 고관절증

변형성 고관절증은 고관절의 경직이나 신체 조화의 상실, 고관절통, 서혜부로부터 대퇴 전면에 걸친 통증을 호소한다. 일상생활 동작의 제한[2](예를 들어 정좌, 쪼그려 앉기, 발톱 깍기 등)이나 파행(跛行) 등이 출현한다.

침구 치료는 고관절 주위의 근에 대해서 근육혈류량을 증가시켜, 통증을 완화하여 진행을 늦추고 나아가 가동성의 확보를 목적으로 실시한다. 측와위로 환측의 고관절을 굴곡시켜 치료한다. 환도(還跳)는 60mm · 25호침을 이용하여 직자로 약 4cm 자입한다. 풍시(風市), 양릉천(陽陵泉)은 40mm · 20호침을 절피 정도의 깊이로 자입하고, 포황(胞肓), 질변(秩邊)은 50mm · 20호침을 직자로 2cm 자입한다. 유침 시간은 5~10분으로 한다. 나아가 환도혈에 다장구를 한다. 통증의 재연을 방지하기 위하여 고관절 주위의 압통점에 피내침을 유치한다(그림 8-1-1).

치골결합염

치골결합염은 고관절의 굴곡 · 내전시 통증이나 외전 및 다리 벌리는 운동에 대한 제한, 하복부통, 치골 주변의 압통을 일으킨다. 만성화를 막기 위한 침구 치료 효과를 기대할 수 있다.

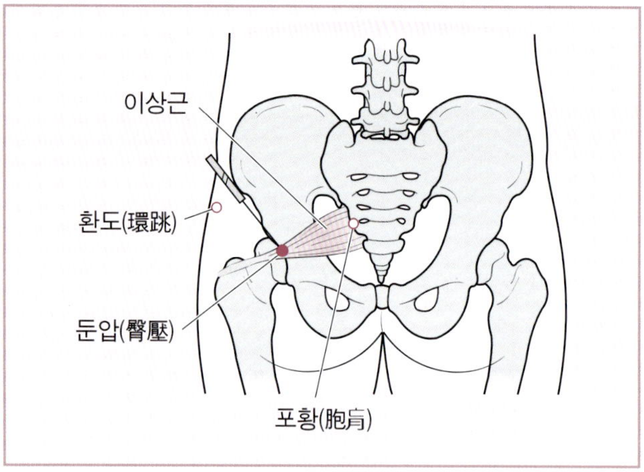

그림 8-1-4 이상근증후군의 치료점

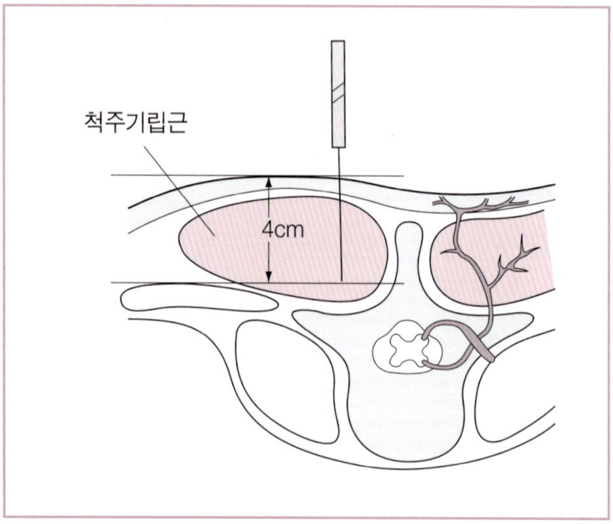

그림 8-1-5 요부의 자입 심도

침구 치료는 복직근, 고관절 내전근군에의 근긴장 완화를 목적으로 하여 실시한다. 앙와위로 환부의 고관절을 외전 · 외선시켜, 무릎 아래에 베개를 두어 안정시킨다. 천추(天樞), 횡골(橫骨)에 40mm · 18호침을 사자로 약 1cm 자입한다. 충문(衝門), 음렴(陰廉)은 40mm · 18호침을 직자로 2cm 자입한다. 유침 시간은 5~10분으로 한다(그림 8-1-2). 구 치료는 용천(湧泉)에 반미립대로, 중봉(中封)에 사상대로 투열구(透熱灸)를 한다.

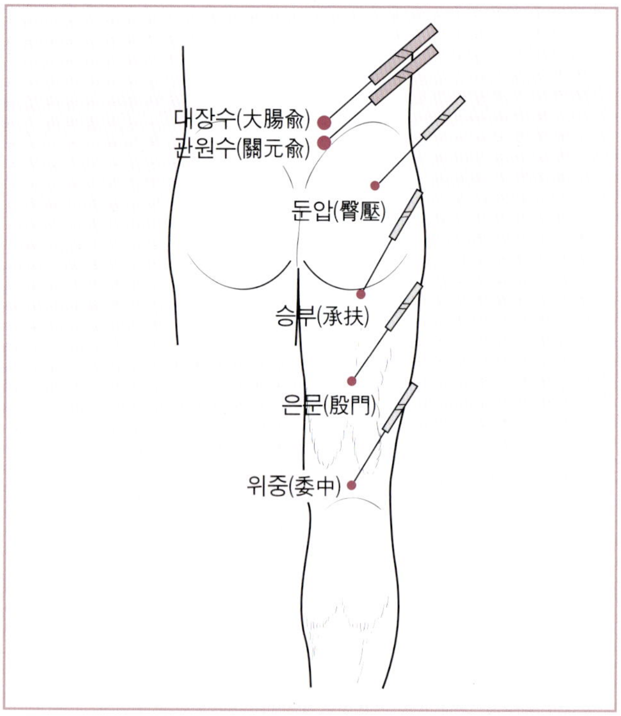

그림 8-1-6 좌골신경통의 치료점

이상근증후군

이상근증후군은 둔부로부터 좌골신경의 경로에 따라 통증이 생긴다. 좌골신경은 일반적으로 이상근하공을 지나 골반 외로 나온다. 그러나 이상근 좌골신경의 위치 관계[3]는 신경의 일부가 이상근 사이를 통과하는 것, 이상근이 신경의 사이를 통과하는 것 등이 있기 때문에 고관절의 굴곡 · 신전 운동, 내선 · 외선 운동을 반복하여 근의 유연성이 없어지면 발병한다(그림 8-1-3).

침구 치료는 이상근의 근긴장을 개선하는 목적으로 둔압혈(●표)에 90mm · 30호침으로 약 6cm 자입한다. 단자술을 기본으로서 「침향」을 확인하자마자 발침한다. 구 치료는 둔압혈에 미립대로 3장의 투열구(透熱灸)를 실시한다. 통증을 예방하는 목적으로 둔압(臀壓), ●표), 환도(環跳), 포황(胞肓, ○표)에 피내침을 유치한다(그림 8-1-4).

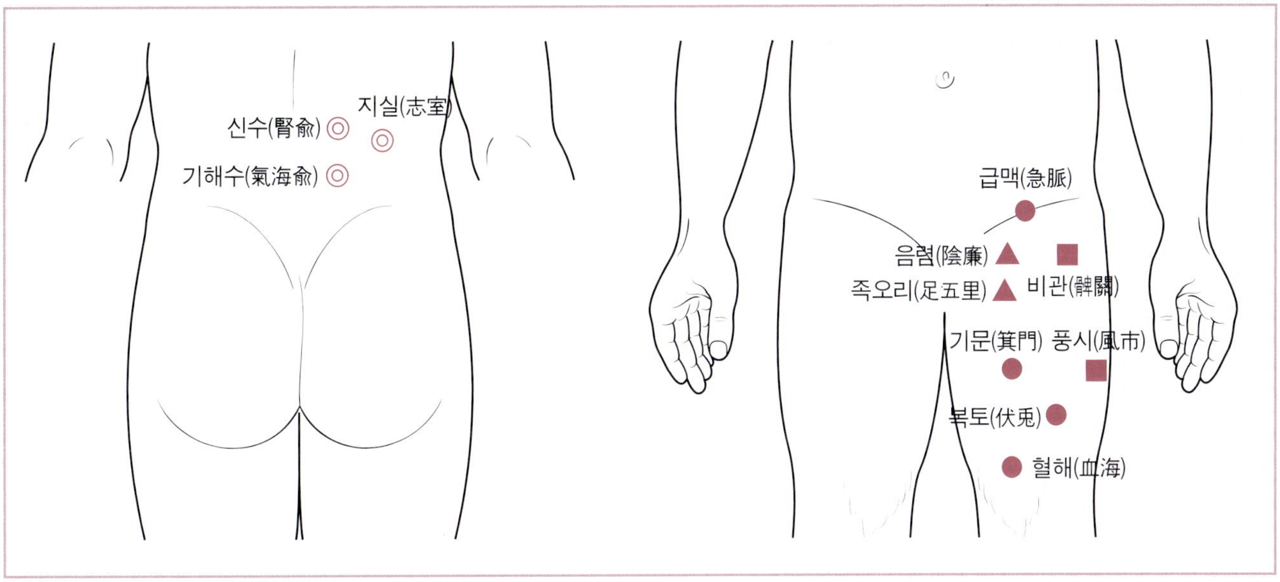

그림 8-1-7 **대퇴 전면 통증의 치료점**

좌골신경통

좌골신경통은 좌골신경의 경로를 따라 통증이 발생한다. 통증의 원인이 되는 주된 정형외과적 질환은 요추 추간판탈출증, 변형성 척추증에 의한 신경근 증상이 많다.

침구 치료는 좌골신경통의 원인이 되는 기초 질환이 있는 요부에의 치료와, 대퇴 후측에 출현하는 증상에 대한 대증요법을 실시한다. 요부에의 치료는 대장수(大腸兪)과 관원수(關元兪, ●표)에 50mm · 20호침을 직자로 약 2cm 자입한다. 유침 시간은 5~10분으로 한다. 치료를 3회 계속해도 증상이 개선하지 않는 경우에는 60mm · 25호침을 직자로 약 4cm 자입한다(그림 8-1-5). 둔압(臀壓), 승부(承扶), 은문(殷門), 위중(委中, ●표)에 50mm · 20호침을 직자로 자입한 후 2~3회 선연(旋撚)하여 발침하는 단자술을 실시한다(그림 8-1-6). 구 치료는 태충(太衝), 지음(至陰)에 사상대(絲狀大)에서 다장구(多壯灸)를 실시한다. 피내점에 피내침을 유치한다.

대퇴 전면의 통증

대퇴 전면의 통증은 상부 요추 추간판탈출증이 원인이 되는 일이 있다.

침구 치료[4]는 공통혈로서 신수(腎俞), 기해수(氣海俞, ◎표)에 50mm · 20호침을 직자로 약 2cm 자입한다. 압통, 경결을 나타내는 지실(志室)(◎표)에 40mm · 20호침을 직자로 약 1cm 자입한다(그림 8-1-7). 유침 시간은 모두 5~10분으로 한다. 구 치료는 신수(腎俞), 기해수(氣海俞)에 지열구(知熱灸)를 각 3장 실시한다. 치료를 3회 계속해도 증상이 개선하지 않는 경우에는 60mm · 25호침을 직자로 약 4cm 자입한다(그림 8-1-5).

(1) 대퇴신경통

대퇴신경통은 대퇴 전면으로부터 약간 내측에 자발통, 압통이 나타난다. 국소 치료는 급맥(急脈), 기문(箕門), 복토(伏兎), 혈해(血海, ●표)에 50mm · 20호침으로 약 1.5cm 자입하여 2~3회 선연(旋撚)하는 단자술을 실시한다.

(2) 폐쇄신경통

폐쇄신경통은 대퇴 내측 중 특히 서경하부에 통증을 호소하여 대퇴 내측 상부에 압통이 나타난다. 국소 치료는 음렴(陰廉), 족오리(足五里, ▲표)에 50mm · 20호

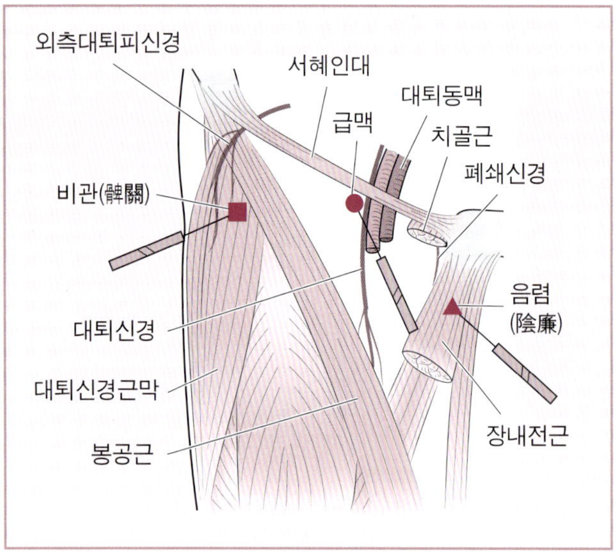

그림 8-1-8 **급맥(急脈) · 음렴(陰廉) · 비관(髀關)의 치료점** (참고문헌 4 참조)

침으로 약 1.5cm 자입하여 2~3회 선연(旋撚)하는 단자술을 실시한다.

(3) 외측 대퇴피신경통

외측 대퇴피신경통은 대퇴 외측의 자발통과 외측 중앙에 압통이 있다. 국소 치료는 비관(髀關), 풍시(風市, ■표)에 40mm · 20호침에서 약 1.5cm 자입하여 2~3회 선연(旋撚)하는 단자술을 실시한다(그림 8-1-7, 8).

대퇴 후측의 근육 파열

근육 파열[5]은 부상시의 손상음, 동작시 통증, 압통, 근복의 함요 등으로 판단한다. 통증의 정도는 손상의 크기를 잘 나타내고 있으며, 또 회복의 정도를 판단하는 경우에도 중요한 소견이 된다. 급성기의 치료는 RICE 처치를 실시한다. 회복기의 침구 치료는 효과적이다. 관절의 유연성을 높여 근력 강화를 도모하여 재발을 방지한다.

침구요법은 대퇴 후측의 근긴장 완화와 반흔 형성을 예방하는 목적으로 실시한다. 부상부 주위를 둘러싸도록 40mm · 18호침으로 약 1cm 자입한다. 또 Hamstring에서는 승부(承扶)에 직자로 2cm 자입하여 5~10분 유침한다(그림 8-1-9). 발침시에 2~3회 선연(旋撚)한다. 발침 후에 부상부의 신체 조화 상실을 제거하기 위하여 피부 접촉침을 실시한다. 또 부상부에 지열구(知熱灸) 2~3장을 실시하면 좋다.

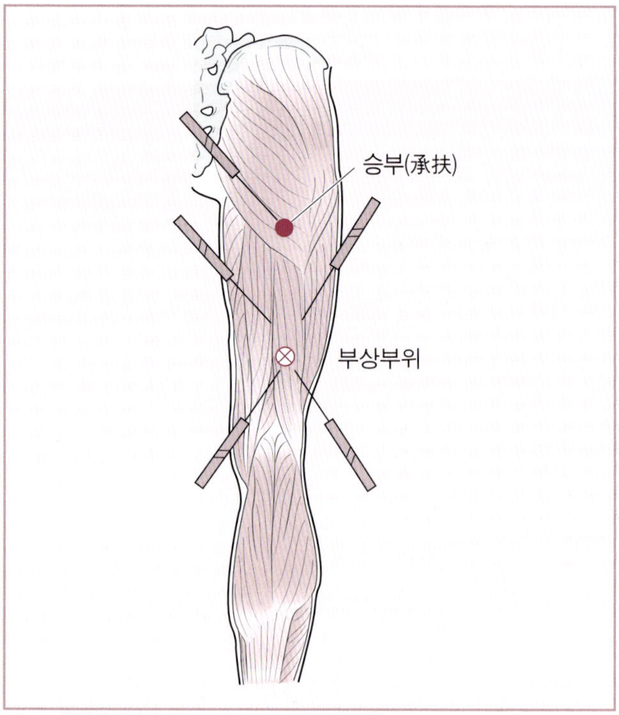

그림 8-1-9 **대퇴 후측의 근육 파열의 치료점** (참고문헌 4 참조)

참고문헌

1) 石井清一, 平澤泰介監修：標準整形外科学. 第8版, p. 504～509, 医学書院, 2002.
2) 祖父江牟婁人：股関節. メジカルビュー社, p. 24, 1994.
3) 川谷善行, 松田芳郎, 木原洋介, 他：骨盤出口部における絞扼性坐骨神経障害（梨状筋症候群を含む）の診断と治療. 関節外科, 21(1)：p. 65～74, 2002.
4) 木下晴都：最新鍼灸治療学. 下巻, p. 112, 1986.
5) 平沼憲治, 内山英司：肉離れ(ハムストリング). 臨床スポーツ医学（臨時増刊号）：15：p. 164～165, 1998.

8-2. 하지통-슬관절

처음에

인류는 2개의 다리로 행동하는 진화한 동물이다. 슬관절은 2개의 다리로 서 있는 사람의 몸을 지지하고 달리고, 나는 등 이동할 때의 중요한 기능을 하고 있다. 또 특히 생활양식 속에서는 정좌하거나 쪼그려 앉는 동작을 실시하는 것으로 슬관절에 걸리는 부담이 매우 크다. 그러므로 슬관절부에 장애가 발병하기 쉽고, 많은 환자가 슬통을 호소한다. 그 대부분은 퇴행성 변화를 기반으로 한 변형성 슬관절증이라고 생각해도 좋다. 그러나 이외에도 다양한 원인으로 많은 슬통을 일으키는 질환이 존재한다. 변형성 슬관절증의 병태에 있어서도 슬관절의 염증의 유무, 변형의 유무나 그 정도, 대퇴사두근을 중심으로 한 슬관절 주위의 연부 조직의 위축의 유무, 환자의 생활환경 등 다양한 상황을 판단하여 침구 치료의 방침을 생각하지 않으면 안 된다. 또 이외에도 스포츠 장애나 일상생활에서의 과용에 의한 슬관절통도 마찬가지이다.

임상상의 주의사항

슬관절통의 원인은 외상성 관절증, 비외상성 관절증, 감염성 질환, 골연부 종양, 변성 질환, 스포츠 장애 등 다양한 병태로 분류할 수 있다. 침구 치료를 실시할 때에도 이러한 대략적인 질환의 병태를 이해하여 그 치료의 적응과 금기에 대하여 생각하지 않으면 안 된다. 특히 외상성 슬관절통은 골절이나 인대, 반달판 등의 연부 조직이 손상되어 있는 경우도 있다. 또 감염성 질환(골수염, 화농성 관절염 등)이나 골연부 종양(골육종, Ewing 육종 등) 등에서는 초기 치료로서 침구 치료를 실시하는 것보다 우선 정형외과적으로 처치를 실시하는 것이 바람직하다. 그러나 측부인대 손상 등은 그 외상의 정도에 따라 침구 치료로 통증관리를 충분히 실시할 수 있다고 생각해도 좋다. 또 변성 질환(변형성 슬관절증 등)이나 스포츠 장애(장경인대염, 아족염, 점퍼 무릎 등) 등에서는 초기 치료으로 적극적인 침구 치료를 실시해도 괜찮다.

적응이 되는 병태

① 변형성 슬관절증
② 장경인대염
③ 아족염
④ 슬개건염(점퍼 무릎)
⑤ 내측(외측) 측부인대 손상

치료방침

슬관절의 변성이나 그 외의 원인으로 발병하는 염증이나 자극은 운동신경을 흥분시켜, 슬관절 주위의 근육이나 혈관이 긴장하여 혈액 순환이 나빠져, 슬관절의 통증으로서 나타난다. 이러한 상태에 대해서는 해부학적인 개념에 근거하는 침 치료나 구 치료가 매우 유용하다. 특히 통증의 경감에 대하여 슬관절 주위의 치료 포인트를 대상으로 40mm · 16호침 이하의 약간 가는 듯한 침으로 유침을 실시한다. 또 슬관절의 염증 억제와 관절내의 부종 억제는 침 치료보다 구 치료 쪽이 효과적이다. 또 슬관절의 변형에 의한 기계적인 부담은 슬관절 주위 근에의 비정상인 스트레스에 의하여 통증이나 신체 조화의 상실을 수반한다. 이러한 통증이나 근의 긴장에 대해서는 40mm · 18호침으로 천천히 작탁술을 실시하면 좋다. 또 통증이 강한 경우나 근의 긴장이 매우 분명한 경우는 전침요법을 실시한다. 진통의 지속을 목적으로 했을 경우에는 피내침을 응용하면 좋다. 이러한 실제적 방법을 이하에 소개한다.

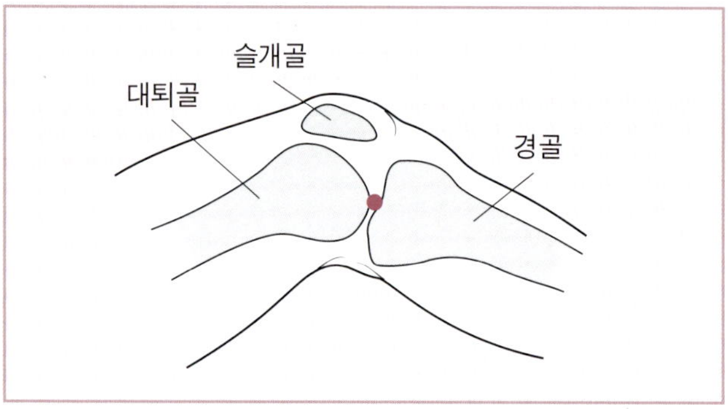

그림 8-2-1 내측 관절열극부

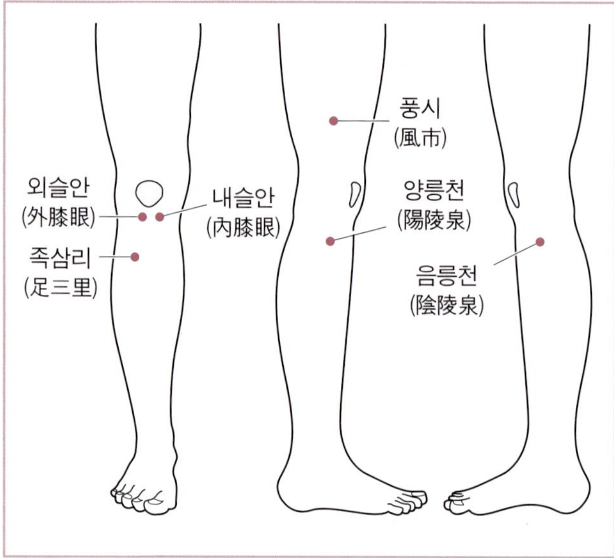

그림 8-2-2 슬관절 주위의 치료점

구체적인 치료법

변형성 슬관절증

변형성 슬관절증은 관절 연골에 부담이 지속적으로 걸리는 것으로, 관절 연골 기질인 프로테오글리칸(proteoglycan)의 변동이나 연골 세포의 변화가 생겨 주변부에도 영향을 미쳐서, 골형상의 변화나 관절포의 염증을 초래한다. 그 병태의 진행의 정도나 슬관절 상태는 다양하다. 슬관절의 관절내 부종이나 열감 등의 염증 소견이 없고, 변형의 소견도 적은 상황에서는 변형성 슬관절증 중에서도 초기 및 중기 예로서 생각해도 좋다. 이러한 경우는 치료 경과나 예후가 좋다고 생각해도 좋다. 실제의 치료 포인트로서는 소염 진통을 목적으로, 가장 압통을 확인할 수 있는 내측 관절열극부에 40mm · 16호침으로 약 5mm 자입하여 유침한다(그림 8-2-1). 후에 족삼리(足三里), 음릉천(陰陵泉), 양릉천(陽陵泉), 내슬안(內膝眼), 외슬안(外膝眼) 등의 슬관절 주위 근의 경혈을 이용해 40mm · 18호침으로 천천히 작탁술을 실시하여, 근의 긴장을 제거한 후 약 10분의 유침을 실시하는 것이 좋다(그림 8-2-2).

관절내 부종, 열감, 활막 비후 등의 염증 증상이 존재하는 경우는 통증의 정도도 강하고, 환자의 불안도 강하다. 부종이나 활막 비후에 대한 치료 포인트로서는 슬개골의 상방에 있는 혈해(血海), 양구(梁丘)에 자입하고, 또는 슬관절 후면의 슬와부에 엄지손가락 크기의 비후를 확인할 수 있는 경우는 슬와부 위중(委中)의 치료가 활막의 염증을 억제하여 부종을 억제한다. 침은 약간 가는 듯한 40mm, 16호침을 사용하여, 천천히 강자극이 되지 않게 약 1cm 정도 자입하여, 10분간 유침을 실시한다(그림 8-2-3). 또 변형이 강하고 내반 변형(O다리)이 나타나는 경우는 풍시(風市)에 40mm · 18호침으로

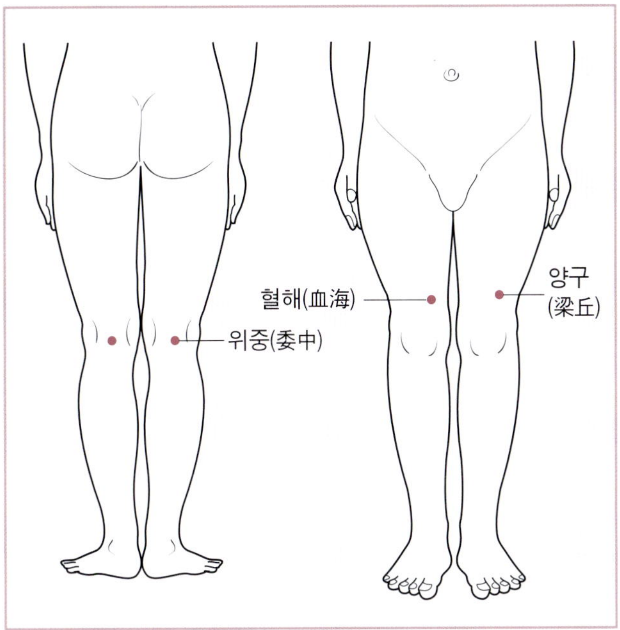

그림 8-2-3 **부종이나 활막비후의 치료점**

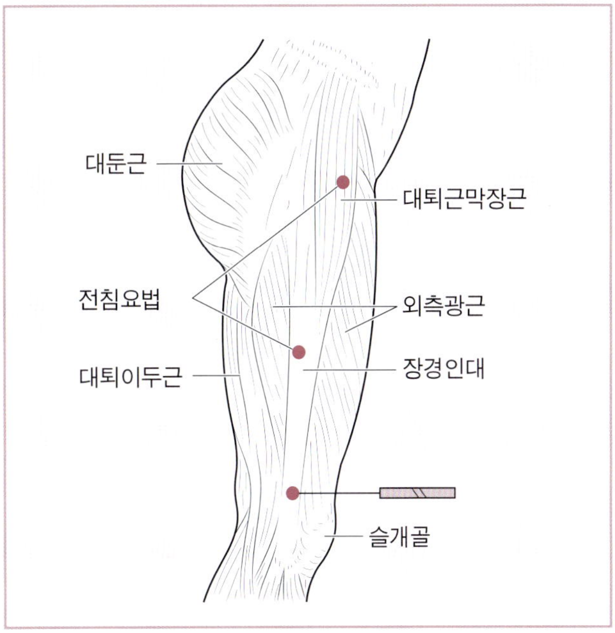

그림 8-2-4 **장경인대의 치료점**

근의 긴장을 제거하기 위해서 작탁술을 실시한다.

장경인대염

장경인대는 장골릉으로부터 뻗어 있는 대퇴근막장근의 섬유속으로서 경골(脛骨)의 외상부에 부착하고 있다. 이러한 연부 조직은 런닝이나 점프를 실시하는 스포츠 등으로 슬관절의 굴곡과 신전 동작을 반복하여 실시하면, 대퇴골 외측과와 장경인대와의 사이에 마찰 자극이 일어나 염증성 반응을 나타내, 보행시, 운동시, 안정시에 슬관절 외측의 통증을 수반한다.

치료는 우선 장경인대 부착부(대퇴골 외측 부)의 근긴장부나 압통부를 잘 확인한다. 특히 장경인대부의 압통부는 장경인대 후연이나 전연에 나타나기 쉽다. 이 부위에 40mm · 16호침 이하의 약간 가는 듯한 침으로 유침을 실시한다. 자입 방법은 장경인대의 후면으로 향하여 횡자를 실시한다. 다음에 대퇴근막 장근이나 외측광근의 근긴장부나 장경인대의 긴장부에 40mm · 18호침을 1~2cm 자입하여 3Hz로 10분간 전침요법을 실시하면 좋다(그림 8-2-4). 통전 시간은 너무 길면 불필요하게 나른한 감각이 잔존하는 일이 있으므로 주의가 필요하다. 또 장경인대염에서는 중둔근부의 긴장이나 압통반응을 수반하는 일도 있다. 이 경우도 이와 같이 전침요법을 실시하면 좋지만 자입의 깊이는 3~4cm 필요하다. 또 지속한 효과를 얻기 위해서는 장경인대 중앙근복, 장경인대 부착부의 후연이나 전연에 1.5mm의 피내침을 추가로 실시하면 좋다.

아족염

아족(鵝足)은 반건양근, 박근, 봉공근으로 구성되어 있다. 런닝 등 슬관절의 굴곡과 신전 동작을 반복하는 것이 원인으로 슬내측부통과 함께 아족부의 압통이 나타난다. 또 경우에 따라서는 종창을 수반하는 일도 있다. 아족염과 동시에 반막양근 부착부에도 같은 증상이 나타나는 일이 있다.

치료에 있어서는 아족 구성체나 반막양근을 잘 촉진하여, 특히 긴장이 강한 부위를, 또 압통이 매우 분명한

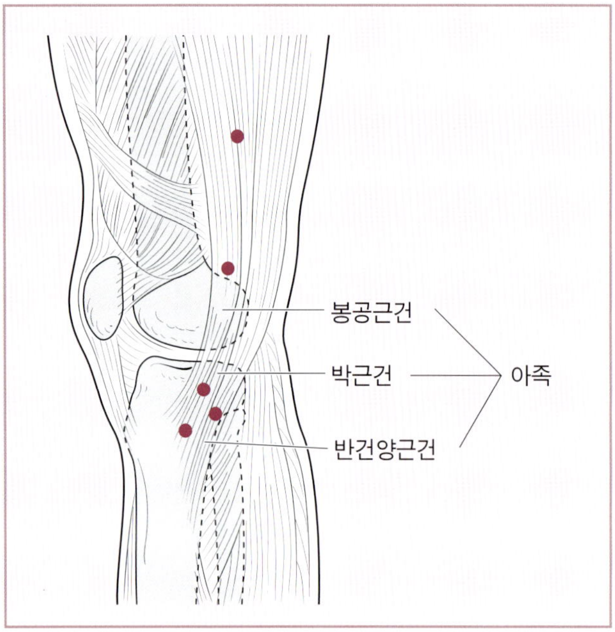

그림 8-2-5 **아족부의 치료점**

장소를 치료 포인트로서 구하는 것이 좋다. 침 치료 방법은 이러한 반응부에 40mm · 16호침 이하의 약간 가는 듯한 침으로 약 세 군데, 직자로 약 10분간의 유침을 실시한다. 다음에 아족부의 해당근인 반건양근, 박근, 봉공근과 반막양근의 근복에 40mm · 16호침으로 몇 군데, 약 1~2cm의 깊이로 단 찌른 후, 천천히 한 작탁술을 실시하여 근의 긴장을 느슨하게 하도록 한다(그림 8-2-5). 이 때 대퇴 내측부는 침의 자입시 통증을 느끼기 쉽다. 이 자입시의 통증은 반사성으로 근의 긴장을 일으켜 버리는 일이 있으므로, 이것에 주의를 필요로 한다. 또 지속적인 효과를 얻기 위해서는 아족부의 최대압통부에 1.5mm의 피내침을 추가로 실시하면 좋다.

슬개건염(점퍼무릎)

슬개건염은 점프나 런닝을 주로 하는 스포츠 선수에게 잘 나타난다. 점프나 런닝의 착지에 있어서의 충격은 대퇴사두근, 대퇴사두근건, 슬개골, 슬개건, 경골조면에 도달하는 일련의 슬신전 기구에 의하여 흡수된다. 그러나 과도한 자극이나 반복되는 자극으로 이 슬신전 기구에 장애가 오면 슬관절에 통증이 나타난다.

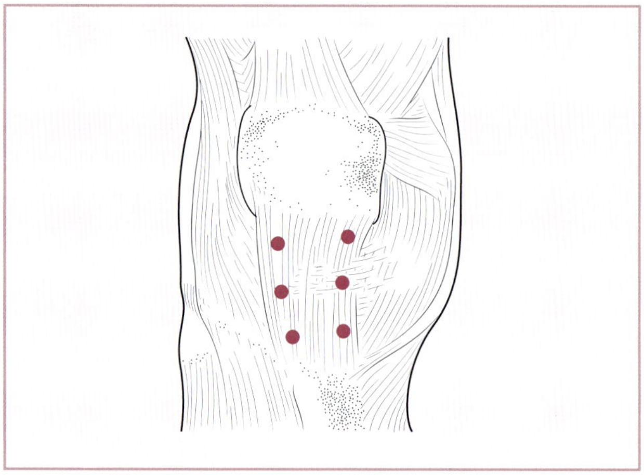

그림 8-2-6 **슬개인대의 치료점**

침 치료도 이러한 슬신전 기구의 해부학적인 이해하에 대퇴사두근, 대퇴사두근건, 슬개건, 경골조면 등에 치료 포인트를 선택하도록 한다. 우선 침 치료는 30mm · 16호침으로 슬개건부의 주위 몇 군데에 2~3mm의 깊이로 가볍게 산침을 실시한다(그림 8-2-6). 그 후, 슬개건부의 최대압통부에 약 10분, 유침을 실시한다. 이 최대압통부에는 삭상(索狀)에 긴장이 수반하고 있는 경우가 있다. 치료로서는 30mm · 16호침 이하의 가는 침을 사용하여 세심하게 자침을 실시하도록 한다. 다음에 대퇴사두근의 근긴장부에 40mm · 18호침을 이용하여 약 2cm 자입해, 3Hz로 10분, 전침요법을 실시하면 좋다(그림 8-2-7). 통전 시간은 너무 길면 불필요하게 나른한 감각이 잔존하는 일이 있으므로 주의가 필요하다.

내측(외측) 측부인대 손상

스포츠에 의한 사고나 교통사고 등이 원인이 되고, 특히 슬관절 경도 굴곡위에서 강제로 선회되어 측부인대 손상이 잘 발병한다. 외상의 정도에 의하여 부분 단열 또는 완전 단열과 증상도 다르다. 완전 단열의 경우는 전문의에 진찰을 받게한다. 침구 치료는 관절의 종창이 경도이

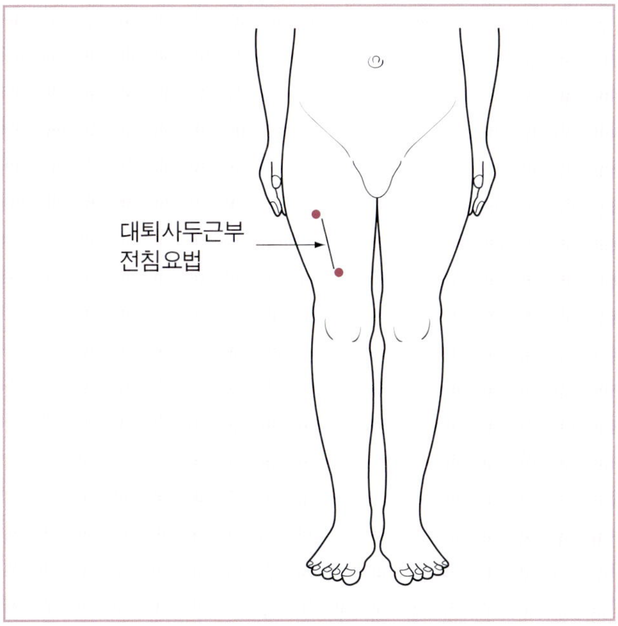

그림 8-2-7 대퇴사두절의 전침요법

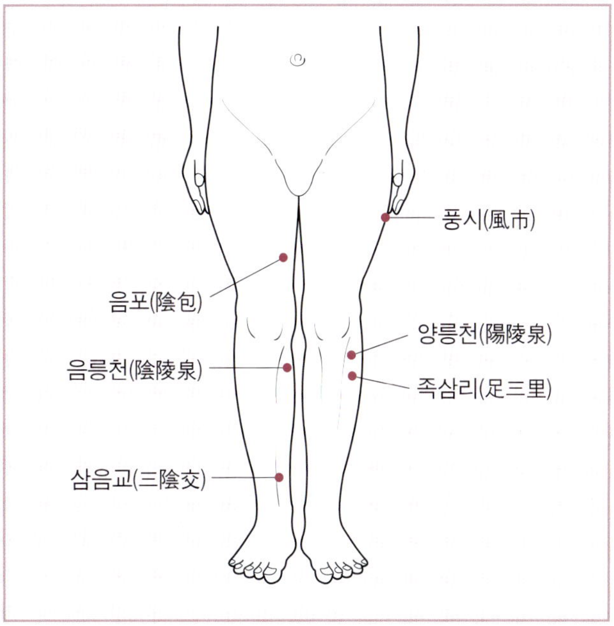

그림 8-2-9 국소 이외의 치료점

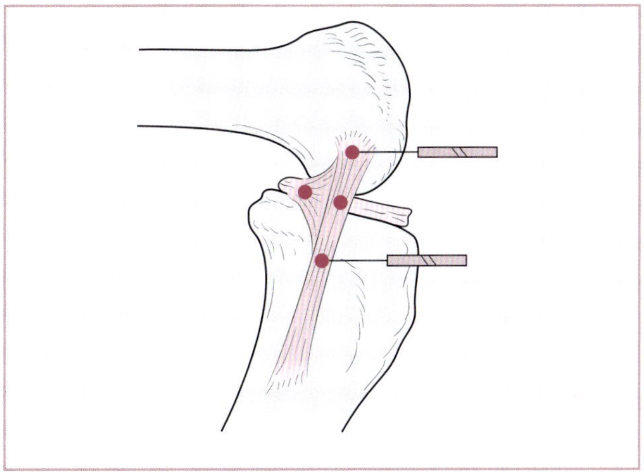

그림 8-2-8 내측 측부인대의 치료점

며 슬관절의 동요성의 증대도 그다지 없고, 인대를 펼 때 통증이 수반하는 경우에 특히 효과가 있다고 생각된다.

침 치료를 실시할 때 진통, 소염의 목적으로 이하의 치료를 실시한다. 치료 체위는 슬관절 경도 굴곡위로 치료를 실시한다. 우선 측부인대부의 최대 압통부를 잘 촉진하여, 그 부위에 40mm · 16호침 이하의 약간 가는 듯한 침으로 직자를 실시한다. 깊이는 2~3mm의 절피 정도에서 약 10분간의 유침으로 한다. 또 인대부의 관절열극을 끼우듯이 하여, 상하의 포인트를 전방에서 후방을 향하여 횡자로 약 10분간 유침을 실시하면 좋다(그림 8-2-8). 이러한 국소 외에 외측 측부인대 손상이면 풍시(風市)나 족삼리(足三里)에 40mm · 18호침을 이용하여 약 2cm 자입하여 작탁한다. 또 내측 측부인대 손상이면 음릉천(陰陵泉), 삼음교(三陰交)이나 음포(陰包)에 같은 침 치료를 실시하는 것이 좋다(그림 8-2-9).

참고문헌

1) 西條一止. 熊澤孝朗：鍼灸臨床の科学. p. 179～205, 医歯薬出版, 2000.
2) 越智秀樹. 勝見泰和：疾患別治療大百科シリーズ 2. 膝関節痛. p. 12～20, 医道の日本社, 2000.

8-3. 하지통-하퇴~족부

처음에

하퇴 · 족관절 · 족부는「입위나 자세의 유지」,「전신 운동의 지점」,「밸런스 조정」등 인체의 지지, 운동에 있어 중요한 역할을 담당하고 있어 통증이나 증상이 만성화되면 바이오메카닉스적 관점에서 몸 전체에 주는 영향이 매우 크다. 통증의 원인은 이른바 운동기계 질환으로 내과계 질환에 이르기까지 다양하다. 최근에는 스포츠 인구가 증가하여 과용이나 외상이 원인으로, 이러한 영역에 통증를 일으키는 사례가 증가하고 있다.

대부분은 침구 치료가 유효하지만, 임상에서는 침구 치료의 적응 · 부적응의 감별을 실시한 후 시술하는 것이 중요하다.

임상상의 주의사항

통증의 원인이 운동기계 질환으로, 외상성이나 기질적인 질환이 의심되는 경우는 정확하게 병태를 파악한 후, 치료를 실시하는 것이 기본이다. 골절을 비롯해서 발육기의 골단증, 피로 골절, 다리의 변형 이상 등 원인이 뼈에 있는 경우는 특히 감별을 필요로 한다. 또한, 골절, 탈구, 인대의 단열, 구획증후군, 급성 동맥폐색증, 화농성 관절염, 결핵성 관절염, 골연부 종양 등 즉시 전문의에게 진찰받아야 할 병태도 존재하므로 주의가 필요하다.

한편, 통증의 원인이 운동기계 질환만이 아니라, 통풍, 당뇨병성 말초신경 장애 등 내과계 질환이나 다른 영역에 기인하는 경우도 있어, 의사와의 협진이 필요한 사례도 있다.

침 치료로 통증이 소실한 후에도, 당분간 환부를 안정시키는 것이 중요하다. 특히 스포츠 선수의 경우, 경기 복귀 시기에 충분히 주의하고, 그 후에도 과용으로 증상이 재발하지 않도록 스포츠 재활(athletic rehabilitation)의 입장에서 지도를 실시한다.

적응이 되는 병태

① 족관절 염좌
② 경골부목(shin splint)
③ 하퇴 · 다리의 신경통
④ 비복근부의 근육 파열, 아킬레스건염

치료방침

피내침요법은 진통 작용이 강하고 효과도 지속되므로, 통증으로 인한 보행 장애를 수반하고 있는 경우에는 우선 시도해야 할 요법이다.

또 진통과 동시에 국소의 염증 억제 목적으로 림프의 환류를 재촉하도록 환부를 지배하는 림프절 주변에 림프 주위절 전침요법을 실시한다.

나아가 병태가 존재하는 부위를 주행하는 경락의 기 · 혈 운행이 막혀 있어 각 경락상의 요혈이나 반응점, 특효혈에 자침이나 피내침을 실시하는 것으로 경락의 조정을 실시한다.

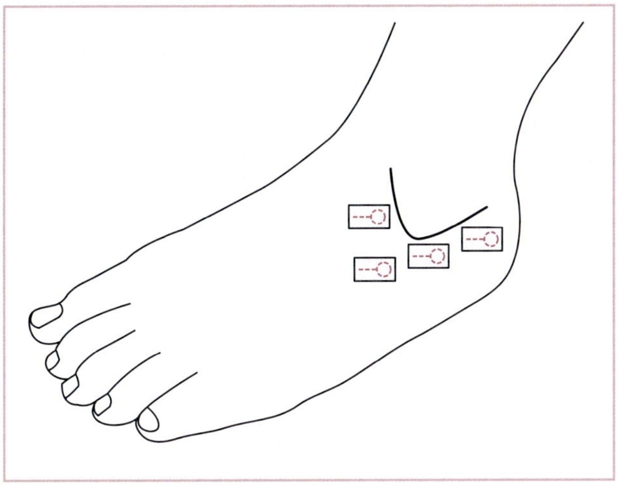

그림 8-3-1 **압통점에의 피내침**

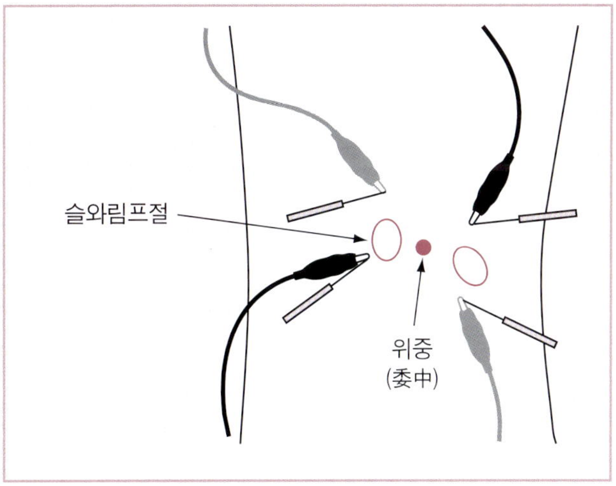

그림 8-3-2 **슬와 주위 림프절에의 전침**

만성화한 국소의 통증은 작탁술이나 전침요법, 지열구(知熱灸)를 실시하면 유효하다. 아래에 이러한 방법을 소개한다.

구체적인 치료법

족관절 염좌

족관절의 염좌는 주로 내반에 의하여 외측부에 호발하지만, 보행 가능한 상태로부터 입위를 취할 수 없는 것까지 손상이나 통증의 정도는 다양하다. 골절이나 인대의 단열이 없는 한, 피내침요법으로 거의 진정한다.

침 치료는 진통, 소염, 경락 조정의 목적으로 이하의 치료를 실시한다. 우선, 통증을 호소하는 부위에 피내침을 2~3mm, 최대 압통점으로부터 시작하여 몇 군데에 자입하여 반창고로 고정한다(그림 8-3-1). 이것에 의하여 통증은 점차 많이 감소한다. 나아가 입위를 하게 하거나 족관절을 안으로 하거나, 밖으로 하거나, 저굴, 배굴시켜, 체중을 부하 한 상태에서 같은 치료를 실시한다. 그 다음, 실제로 보행이나 달리게 하여, 통증이 남아 있는 경우는 같은 방법을 실시한다. 얼마나 정확하게 압통부위에 피내침을 자입할 지가 치료의 포인트이다.

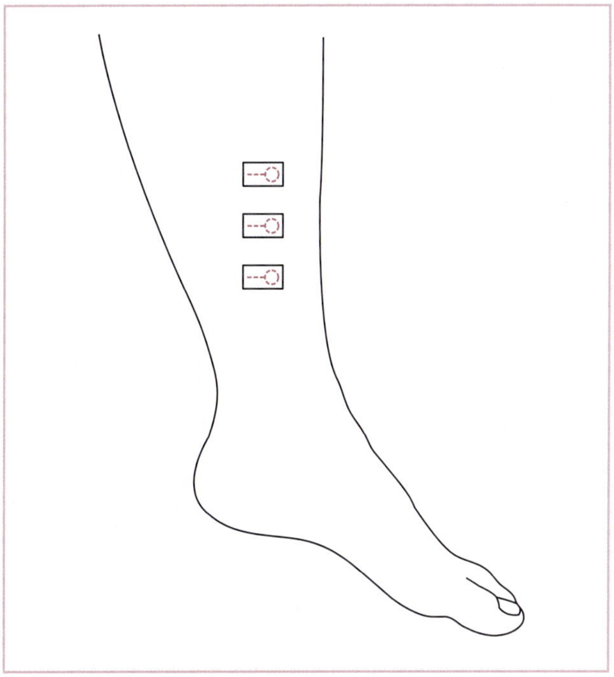

그림 8-3-3 **압통점에 대한 피내침**

또 염증을 억제하는 목적으로, 슬와 림프절을 겨냥하여 슬와부의 중앙 · 위중(委中) 주위에 40mm · 22호침의 스테인리스침 4개를 약 2cm씩 자입하여 3Hz, 15분의 전침요법을 실시한다(그림 8-3-2). 나아가 통증부위

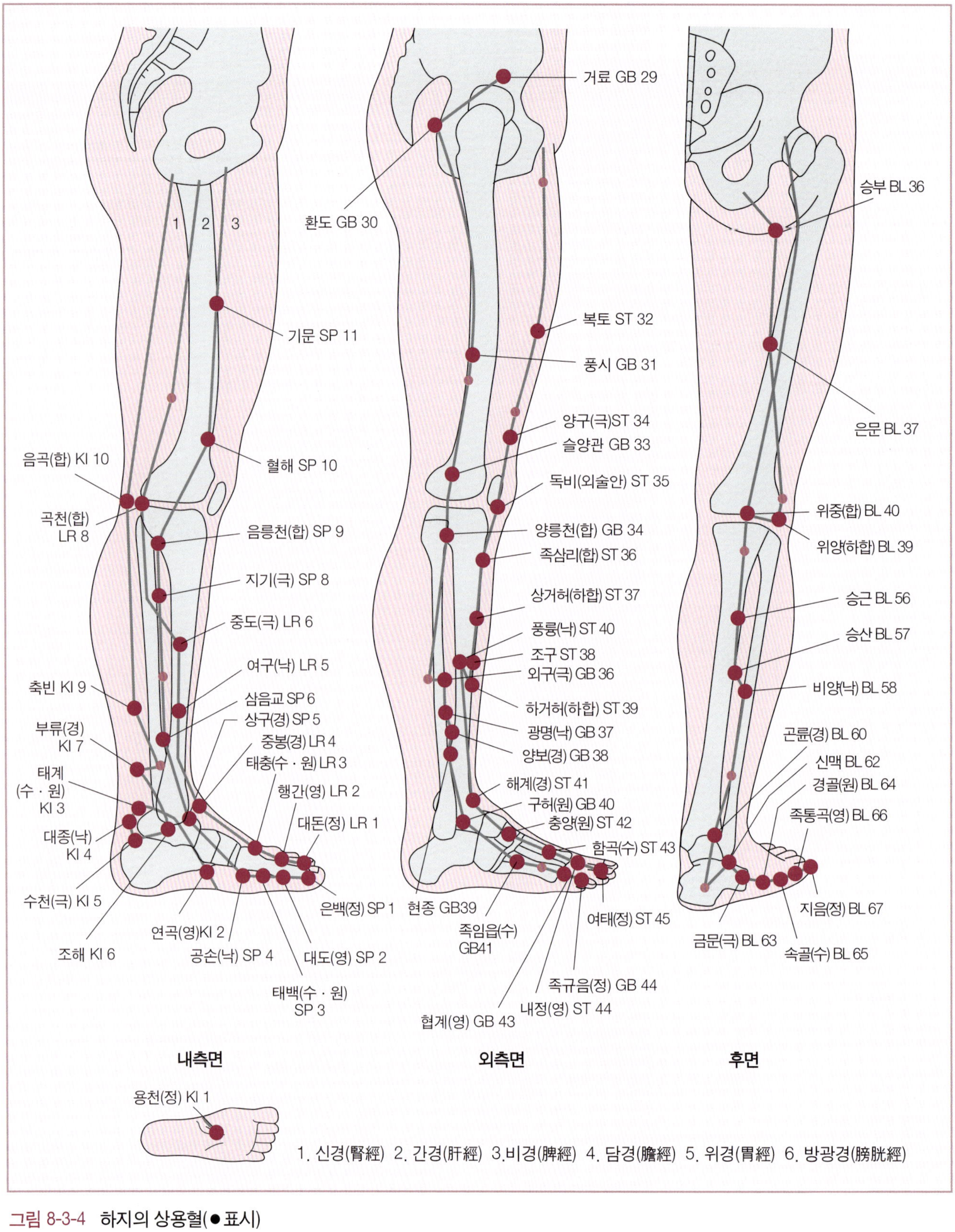

그림 8-3-4 하지의 상용혈(● 표시)

일본 경혈명 뒤의 ( ) 안은 요혈 분류, 기호는 WHO 표준 약호(1989)를 나타낸다.

(尾崎昭弘 : 도해 침구 임상수기 매뉴얼. p.151, 일본 : 의치약출판, 2003)

를 주행하는 경락에 대해서, 족관절을 바닥으로 굽혀 통증이 있는 경우는 양구(梁丘), 지기(地機)에, 배굴하여 통증이 있는 경우는 금문(金門), 수천(水泉)에, 내반하여 통증이 있는 경우는 외구(外丘)에, 외반하여 통증이 있는 경우는 중도(中都)에 피내침을 실시한다(그림 8-3-4).

만성기에도 급성기와 같은 치료를 실시한다. 또한, 그런데도 통증이 남는 경우는 통증이 발생하고 있는 국부에 작탁술로 울림감을 준다. 그리고 통증부위에 울림감이 있을 때까지 침을 자입하여 3Hz, 20분의 전침요법을 실시한다. 압통점에 대한 지열구(知熱灸)도 유효하다.

외반 염전의 경우에도 위와 같은 방법으로 치료를 실시한다.

경골부목(shin splint)

경골부목(shin splint)은 과로성 경부통으로, 장애부위에 뚜렷한 압통이 나타난다.

침 치료는 진통, 소염, 경락 조정의 목적으로 이하의 치료를 실시한다. 우선, 가장 강한 압통점으로부터 피내침을 2~3mm 몇 개 자입하여 반창고로 고정한다(그림 8-3-3). 다음에 발끝 보행을 시켜 아픈 부위에 피내침을 마찬가지로 고정한다.

또, 염증을 억제하는 목적으로 슬와 림프절을 겨냥하여 위중(委中) 주위에 40mm · 22호침의 스테인리스(stainless)침 4개를 약 2cm씩 자입하여 3Hz, 15분의 전침요법을 실시한다(그림 8-3-2). 다음에 경락 조정의 목적으로 하퇴를 주행하는 경락상(그림 8-3-4)에서 그곳을 누르는 것으로 환부의 통증이 경감하는 포인트에 피내침을 자입한다. 초기 치료가 중요해 1주일에 2~3회의 비율로 치료를 실시하여, 어느 정도 통증이 다스려진 후

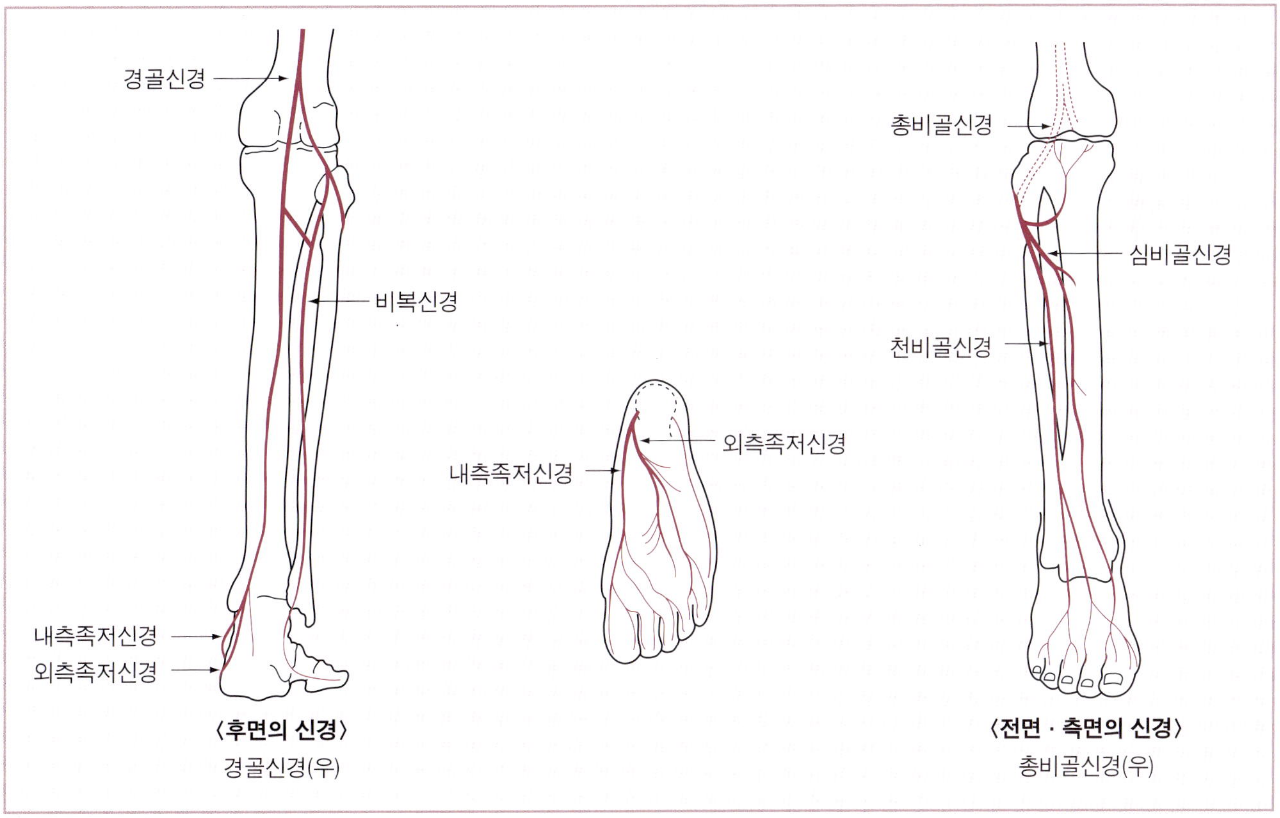

그림 8-3-5 신경통(하퇴~족)
(竹內孝仁 외 편 : 체표 해부와 대상 운동. p.72~73, 일본 : 의치약출판, 2001) 참조

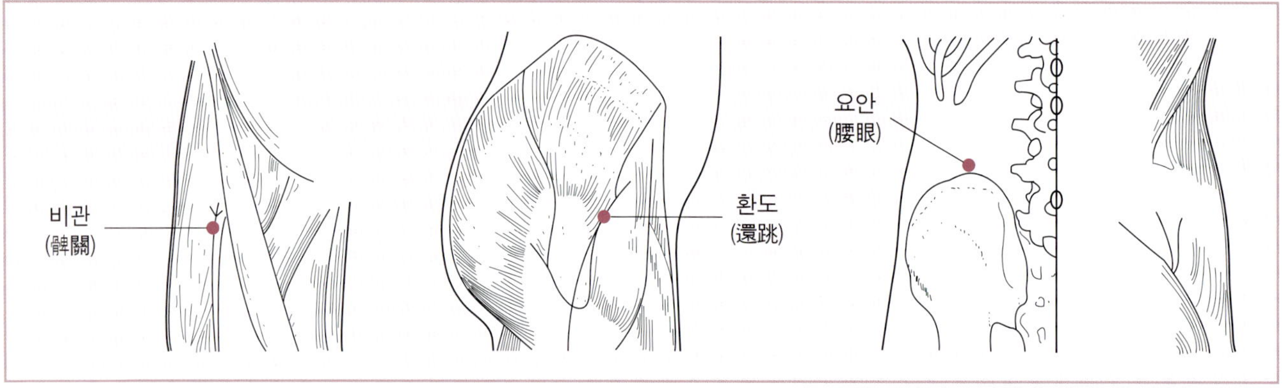

그림 8-3-6 비관(髀關) · 환도(還都) · 요안(腰眼)

에도 과용이 되지 않게 지도하여 1주일간 1회의 비율로 치료를 계속해 실시한다.

하퇴 · 족의 신경통

신경의 주행 경로에 일어나는 발작성 통증이 신경통으로, 하퇴 전면에서는 심비골신경, 측면에서는 천비골신경, 후면에서는 경골신경 영역, 또 다리에 발생하는 일이 있다(그림 8-3-5).

침 치료는 진통의 목적으로 신경 주행중의 압통점에 40mm · 22호침의 스테인리스(stainless)침을 약 1cm씩 자입하여 3Hz, 20분의 전침요법을 실시한다. 통전 종료 후는 신경 주행 중에서 압통이 강한 부위에 피내침을 자입한다. 또한 좌골신경은 요부, 둔부, 대퇴를 주행하므로 그 영역의 치료도 아울러 실시한다(침구의학편 - 각론 7.요통, 8-1. 하지통 : 「고관절~대퇴」의 항 참조). 경락의 조정도 중요하여, 특히 만성적 경과를 보이는 경우는 배부 수혈의 경결부에 단자를 실시하여, 배부로부터 요부에 걸쳐 근의 긴장을 느슨하게 한다. 또, 전면의 통증에서는 비관(髀關)에, 측면의 통증에서는 환도(環跳)에, 후면이나 족저의 통증에서는 요안(腰眼)에 경결이 나타나기 쉽기 때문에(그림 8-3-6), 작탁술로 근긴장을 느슨하게 하면 효과가 있다. 압통점에 대한 지열구(知熱灸)도 유효하다.

비복근부의 근육 파열, 아킬레스건염

(1) 비복근부의 근육 파열

근육 파열은 급격한 운동 등 스트레스에 의하여 근의 섬유가 손상을 받은 상태로, 손상의 정도에 의하여 통증도 다양하다. 침 치료는 진통, 소염, 경락 조정의 목적으로 이하의 치료를 실시한다. 치료법은 입위를 취할 수 없는 경우는 복와위(腹臥位)로, 아픈 부위에 피내침을 2~3mm, 최대 압통점으로부터 몇 군데에 자입하여, 반창고로 고정한다(그림 8-3-7). 입위를 취할 수 있는 경우는 환자를 서게 하여 피내침을 압통부위에 자입해 고정한다. 치료에 의하여 통증이 경감해 오는 경우는 보행이나 주행하게 하여, 또는 입위로 하여 체중을 부하한 상태로 같은 치료를 실시한다. 다음에 염증 억제의 목적으로, 슬와부의 중앙 · 위중(委中) 주위에 슬와 림프절을 겨냥하여, 40mm · 22호침의 스테인리스침 4개를 약 2cm 씩 자입해, 3Hz, 15분의 전침요법을 실시한다(그림 8-3-2). 또 통증부위를 주행하는 경락에 대해서는 족관절을 저굴하여 통증이 있는 경우는 양구(梁丘), 지기(地機)에, 배굴하여 통증이 있는 경우는 금문(金門), 수천(水泉)에, 내반하여 통증이 있는 경우는 외구(外丘)에, 외반하여 통증이 있는 경우는 중도(中都)에 피내침을 자입한다(그림 8-3-4).

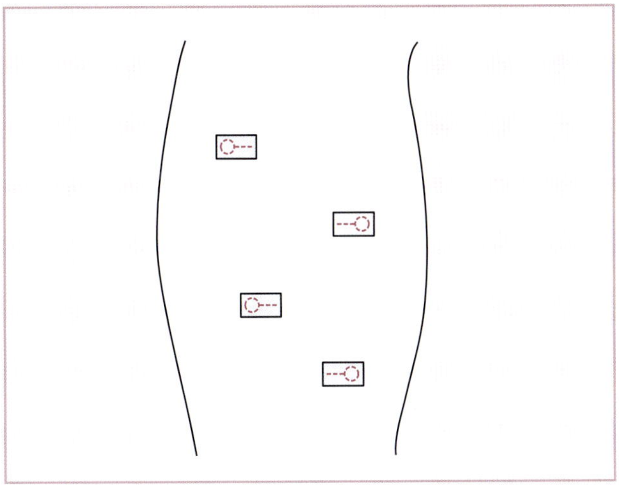

그림 8-3-7 비복근부에의 피내침

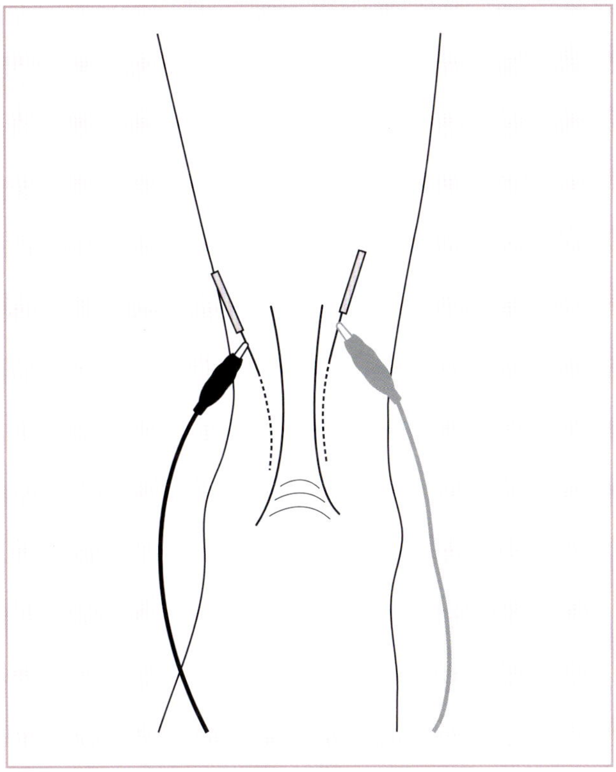

그림 8-3-8 아킬레스건에의 횡자 전침

(2) 아킬레스건염

아킬레스건은 인체 중 가장 약한데 과용에 의하여 아킬레스건염을 일으키는 경우가 있다. 침 치료는 진통, 소염, 경락 조정의 목적으로, 이하의 치료를 실시한다. 급성기는 입위 상태로 아킬레스건 주위의 압통점에 피내침을 자입하여 반창고로 고정한다. 나아가 발끝 보행이나 발꿈치 보행을 시켜 아픈 부위에 같은 치료를 실시한다.

소염, 경락 조정의 목적으로 비복근부의 근육 파열과 같은 치료를 실시한다.

만성기의 경우, 아킬레스건을 따라가듯이 50mm · 22호침을 횡자하여 3Hz, 15분의 전침요법을 실시한다(그림 8-3-8). 압통점에 대한 지열구(知熱灸)도 유효하다.

참고문헌

1) 尾﨑昭弘：図解鍼灸臨床マニュアル．医歯薬出版，2003．
2) 竹内孝仁，他：体表解剖と代償運動．医歯薬出版，2001．
3) 全国養成施設協会編：漢方概論(経穴編)．医歯薬出版，1972．

9. 수술 후 통증

처음에

외과적 수술에 수반하는 급성기의 수술 후 통증 관리는 현대 의학에서는 척수경막외강내의 진통제투여에 의하여 눈부신 진보를 이루어 환자 자신이 진통제의 투여량을 조절하는 진통법(patient controlled analgesia, PCA)도 시도되고 있다. 한편, 수술 후 통증에 대한 침 진통법은 진통제만으로 통증을 조절할 수 없는 경우나, 진통제의 적정투여량을 넘은 증례에 대한 보조적인 수단으로서 응용되고 있다. 그 보고의 상당수는 전침 진통(electro acupuncture-analgesia, EA)이 시행되고 있다. 그 외에 경피적 신경 전기 자극법(TENS) 또는 SSP 요법이 시도되어 수술 후 통증의 경감과 진통제의 투여량을 감소시키고 있다.[1-3] 게다가 NIH(미국 국립위생연구소, 1997)는 침의 효과를 인정하는 합의 성명[4]에서 발치 후 통증에 대한 유효성을 명시하였고, WHO는 침 구적응질환리스트(1996)에 수술 후 통증을 게시하였다. 이와 같이 침 치료가 하행성 통증 억제계나 내인성 진통계를 통하여 진통제의 보조나 투약 후에도 진통 효과가 충분히 발휘되지 않는 증례에 대해서 수술 후 통증 관리를 보완하는 통합 의료로써 실천되고 있다.

임상상의 주의사항

급성기(수술 직후)의 수술 후 통증에 침 진통을 시도할 때, 수술 직후에 수술부위 주위가 배출관이나 거즈 등으로 덮여 직접 절개창 주위에 자침을 실시할 수 없는 경우나 불결한 조작으로 창부의 염증이나 감염증을 일으킬 가능성이 있는 경우에는 말초부의 경혈[합곡(合谷) 등] 전침 전에서 침 마취 효과(내인성 진통)를 발현시킨다.

또, 수술 후 1년 이상이 경과해도 통증이 계속되는 수술 후 반흔성 통증을 나타내는 증례도 적지 않다. 이 경우 반흔부의 이질통(allodynia)이나 감각 과민(hyperalgesia)을 나타내, 난치성의 신경병증성 통증(neuropathic pain)이 된다. 특히 늑골 절제에 의한 개흉술에서 많이 나타나 속옷 등이 닿는 등의 접촉 자극에 의하여 통증이 증강하는 사례도 있다. 게다가 수술에 의한 말초신경 손상이 나타나지 않는 경우에서도 반사성 교감신경 위축증(RSD)으로 같은 증상을 호소하는 경우가 있으므로 주의가 필요하다.

* 이질통(allodynia) : 본래라면 통증으로서 느끼지 않는 접촉 자극으로 통증을 유발하는 상태를 나타내 작열통(causalgia : 주로 외상성의 말초신경 손상 후에 자율신경 증상을 수반하는 작열 통증을 나타내는 질환), 반사성 교감신경 위축증(RSD)으로 나타난다.

적응이 되는 병태

① 수술 후 통증
② 수술 후 반흔성 통증
③ 발치 후 통증

치료방침

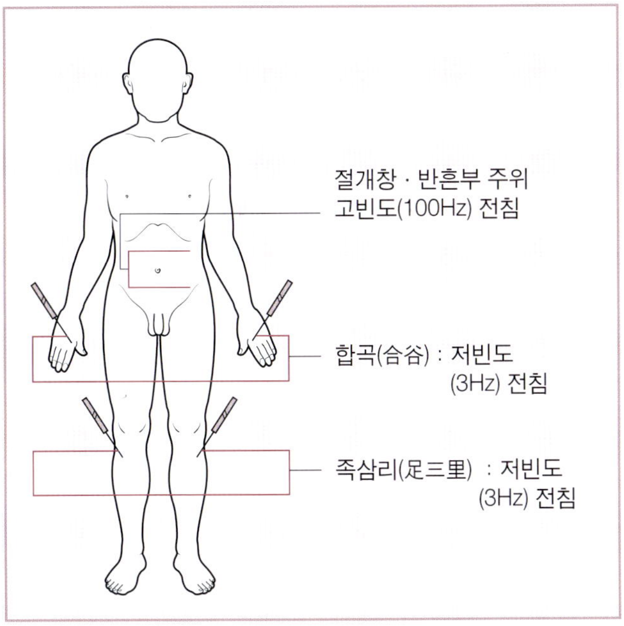

그림 9-1 수술 후 통증에 대한 전침 · 침 진통법

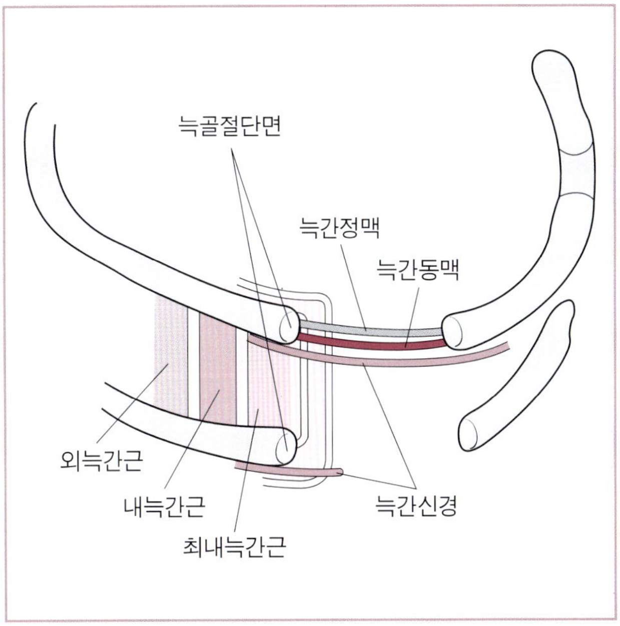

그림 9-2 개흉술(늑골 절단 후의 신경, 혈관의 주행)
(LiSA., 5(10) 1998. 수술 후의 이상통)에서 인용

수술 후 통증

수술 직후에 발생하는 수술 후 통증에 대한 침 진통법(그림 9-1)은 주로 합곡(合谷) · 족삼리(足三里)에 대한 전침(침 진통)이 시도되고 있다. 통전 조건으로서 주파수는 3Hz 정도의 저빈도 전침에 의하여 하행성 통증 억제계 · 내인성 진통계를 활력시켜, 수술 후 통증을 완해시키는 진통제의 투여량을 삭감시키고 있다.[2] 또, 절개창 주위의 통증에 대한 전침은 gate control theory을 고려하여, 고빈도(100Hz) 전침에 의해 Aβ 섬유의 흥분성을 높여 통증을 전하는 C 섬유의 전도를 척수에서 억제시켜, 진통 효과가 발현된다. 그러나 지속경막외 마취법이 시행되고 있는 사례에서는 요척수신경 지배 영역이 차단되고 있기 때문에, 요하지에의 전침 등은 효과를 기대할 수 없으므로 주의가 필요하다.

수술 후 반흔성 통증

늑골을 절단하여 수술 영역을 확보하는 개흉술(그림 9-2)에서는 늑간신경이나 혈관을 박리하여 남기는 경우와 늑골 절제에 맞추어 절제하는 경우가 있다. 완전 절제했을 경우에는 수술 후 통증이나 반흔성 통증을 일으키기 쉽고, 창흔부에 치료가 가능한 경우는 반흔부를 둘러싸 전침요법이나 TENS(그림 9-3)를 시행한다. 또, 반흔부의 아로디니아에 의하여 국소 치료가 곤란한 경우는 반흔부에의 자침을 피하여 말초 경혈[합곡(合谷) 등]의 저빈도 전침법이 바람직하다.

발치 후 통증

발치 후 통증에 대한 침 진통에 있어서도, 전침요법 또는 TENS 등 자극진통법이 응용되어 국소마취제 과민 환자에 대해서 약물을 사용하지 않고 침 마취에 의한 지치(智齒) 발치술[5]이나 보형물 수술 후의 지각 마비 개선이 보고되고 있다.[6] 이러한 침 진통법은 합곡(合谷)의 전침이 빈용되고 있다.

이와 같이 수술 후 통증에 대해서는 특히 말초 경혈[합곡(合谷)] 전침에 의한 하행성 통증 억제계 · 내인성

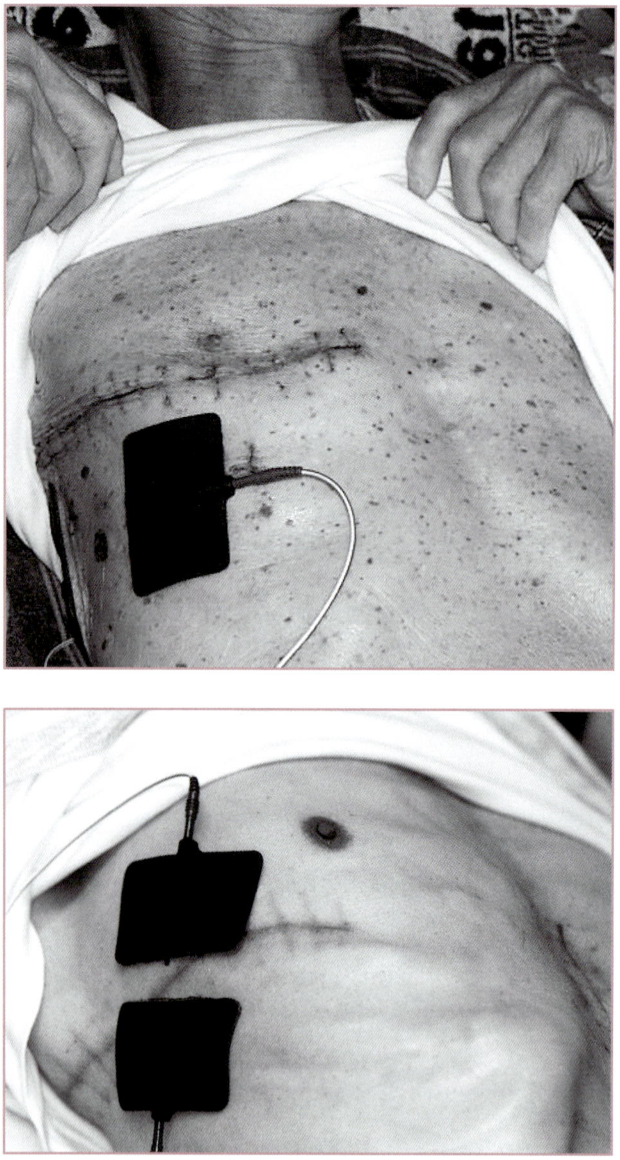

그림 9-3 개흉술 후의 창부통에 대한 TENS 요법

진통계를 활력한 침 진통법으로서 진통제의 효과를 보완하는 통합 의료가 실천되고 있다.

구체적인 치료법

수술 후 통증

수술 직후는 수술부위 주위에 배출관(drain)이나 거즈, 포대 등이 장착되어 수술 후에 직접 절개창의 주위에 자침을 실시할 수 없거나 불결한 조작으로 창부의 염증이나 감염증을 일으킬 가능성도 있다. 이 경우는 절개창 주위가 아니라 말초부의 경혈[합곡(合谷) · 족삼리(足三里)]에 직자로 20mm 정도 자입해, 저빈도(1~3 Hz) 전침(그림 9-1)을 30분 정도 실시하여, 침 마취 효과(내인성 진통)를 발현시킨다. 게다가 위절개술 등 복부 수술에 대하여 계륵부의 하단에 수술 후 약 5일 정도는 림프절 숙청 등에 수반하는 복강내의 침출액을 배설하기 위하여 배출관이 삽입되어 그 주위에도 통증이 발생하기 쉽다. 이 경우는 통증 주위에 횡자로 20mm 정도 자입하여, 고빈도 100Hz의 전침을 10분 정도 시도하지만, 청결 조작에 충분한 주의가 필요하다.

수술 후 반흔성 통증

반흔성 통증을 나타내는 사례에서는 반흔부 주위에 자침을 실시하지만, 특히 발생 빈도가 높은 개흉 후의 수술 후 통증(수술 후 반흔성 통증)에서는 늑간신경의 주행(그림 9-4)을 고려한 자침(횡자)을 실시한다. 늑간신경의 주행은 흉부의 척수신경으로부터 후지와 전지로 나누어져 후지는 내측지와 외측지(척주점)으로서 배근군을 지배하여, 배부의 피부 지각은 후지의 외측지(배외점)가 지배한다. 전지는 늑간신경으로서 흉곽 내측에서 늑간근 내측을 주행하여 늑간신경 상군과 하군으로 나누어진다. 늑간신경 상군은 흉곽의 피부에 지각지를 내는 외측 피신경(액와점)이 되어 전지와 후지로 나누어진다. 또, 늑간신경 하군의 흉골 외단으로부터 전피지가 나와, 전측지와 외측지로 나누어진다. 이와 같이 늑간신경의 주행을 충분히 고려하여 통증을 발생시키고 있는 신경가지에 대해서 횡자로 20mm 정도 자침하여, 통증 레벨의 변화를 확인한다. 통증의 경감이 나타나지 않는 경우는 전침으로 이행하여 주파수를 저빈도로부터 고빈도에 단계적으로 전환하여 전침을 실시한다. 그러나 급성기의 수술 후 통증이나 반흔부의 아로디니아에 의하여 국소 치

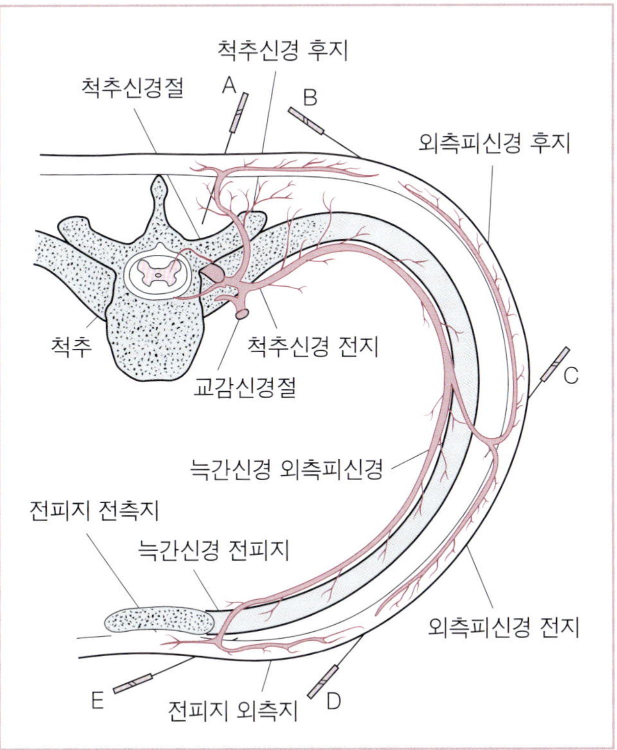

그림 9-4 제3~제6늑간신경의 주행과 자침 · 자입 방향

A 척주점 : 극돌기의 외방 약 3cm의 부위(척수신경 후지)
B 배외점 : 횡돌기의 외방 약 3cm의 부위(척수신경 후지 · 늑간신경 외측 피신경 후지)
C 액와점 : 전액와선상의 부위(늑간신경 외측 피신경)
D 유선점 : 유두선상의 부위(늑간신경 외측 피신경 전지 · 전피지 외측지)
E 흉골점 : 흉골 외단부(늑간신경 전피판 전측지 · 외측지) 자입 방향은 척주점을 제외하고 요군, 가지에 횡자를 실시한다.

료가 곤란한 경우는 반흔부에의 자침을 피하여 말초 경혈[합곡(合谷) 등]의 전침(침 마취)법에 따라 하행 통증 억제계 · 내인성 진통계를 통한 통증 조절이 바람직하다.

또, 반흔부의 혈행 개선을 목적으로 한 온구도 효과적이다.

발치 후 통증

하악 지치 발치 방법에서는 발치 후에 통증이 발생하는 빈도가 높고, 수술침습이 삼차신경 지배(하악신경 · 하치조신경)에 흥분을 일으키고, 나아가 교근, 외측 익돌근 등

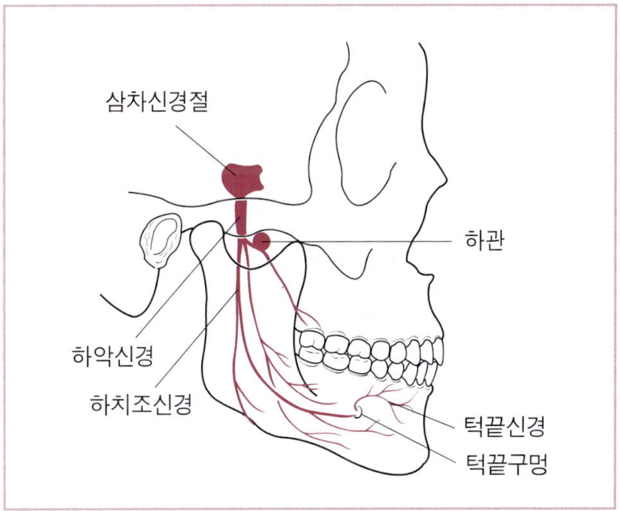

그림 9-5 발치 후 통증에 대한 하관(下關)의 자침

의 근긴장이 원인이 되어 통증을 나타낸다. 이 경우는 하관(下關)(그림 9-5)에의 자침(직자 20mm 정도)이 유효하다. 하관 부위는 협골궁 중앙의 하제(下際) 함요부에 위치하여, 그 국소 해부로서 교근, 외측 익돌근, 하악신경의 주행이 해당하는 것으로부터, 국소의 신경 흥분 억제 및 근혈류의 개선에 의한 근긴장 완화를 기대할 수 있다. 또, 하관(下關)의 자침에 병용하여 말초부의 경혈[합곡(合谷) 등] 전침에서 침 마취 효과(내인성 진통)를 발현시킨다.

참고문헌

1) Kho H.G. et al : Acupuncture and transcutaneous stimulation analgesia in comparison with moderate-dose fentanyl anesthesia in major surgery. *Anesthesia*, 46 : 129~135, 1991.
2) 石丸圭荘, 他 : 腹部外科手術後疼痛に対する鍼鎮痛の効果 β-endorphin, ACTH 濃度を指標として. 日本ペインクリニック学会誌, 6(1), 10~16, 1999.
3) 呉 志宏, 他 : 腹部外科手術後の創部痛に対するSSP療法の効果. 京都府立医科大学雑誌, 98(4) : 437~444, 1989.
4) NIH Panel issues consensus statement on acupuncture : NIH News Release, 1997.
5) 渡辺勝久, 他 : 局所麻酔薬過敏患者に対する鍼麻酔による智歯抜歯の一症例. 全日本鍼灸学会誌, 43 (4), 160~164, 1993.
6) 石川宏一 : インプラントおよび外科侵襲における鍼治療の利用について. インプラント誌, 1(1), 106~117, 1988.

10. 암 통증

처음에

암 통증(암성 통증)은 암으로 진단된 사람에게 일어나는 통증의 총칭으로, 수술 후의 급성통은 포함되지 않는다. 통증은 환자를 매우 괴롭게 하며, 병의 진행과 함께 그 빈도 및 정도는 증가한다. 암 환자의 QOL(quality of life)을 높이기 위해서는 통증을 경감시키는 것이 중요하다. 침구 치료도 침 통증을 경감시키는 유효한 치료 방법의 하나이지만 서양의학의 약물요법과 병용하여 실시하는 것이 일반적이고 그 적응 범위도 다르다. 약물요법과 침구 치료의 특징을 살리면 암성 통증에 대한 유효한 통증 관리가 가능하다고 생각한다.

암성 통증에 대해서 침구 치료를 실시하는 경우, 이하의 내용을 이해(파악)할 필요가 있다(그림 10-1).

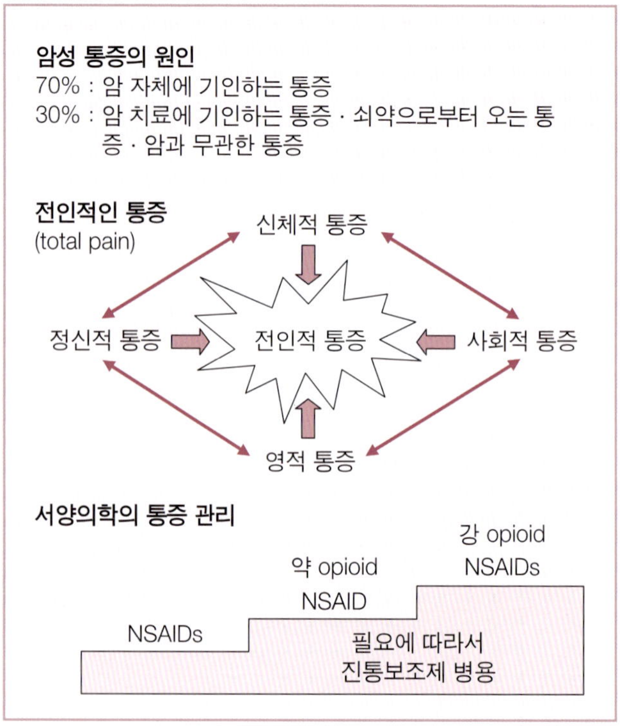

그림 10-1 암성 통증을 취급하는 침구사가 알아두어야 할 것

암성 통증의 원인

암성 통증의 약 70%는 종양의 확대나 골전이, 신경 침윤, 혈관의 압박 등에 의하여 일어나는「암 자체에 기인하는 통증」이다. 그 이외에는 수술 후의 반흔, 화학요법의 부작용, 방사선 장애 등의 종양 근치요법과 평행하여 일어나는「암 치료에 기인하는 통증」, 변비, 욕창 등에 의하여 일어나는「쇠약으로부터 오는 통증」, 긴장성 두통, 근-근막증후군, 관절염, 대상포진 등에 의하여 일어나는「암과 무관한 통증」이다.

암성 통증은 전인적인 통증(total pain)

Terminal Stage에 있어서의 통증은 앞서 말한 통증의 원인, 전신 권태감, 식욕 부진, 호흡 곤란 등의「신체적 통증(physical pain)」뿐만 아니라 불안, 초조, 고독감, 우울증 등의「정신적 통증(mental pain)」, 업무상의 문제, 가족의 문제, 경제적 문제 등의「사회적 통증(social pain)」, 나아가 인생의 의미에 대한 질문 등「영적 통증(spiritual pain)」을 겸비한 전인적인 통증이다. 한의사가 대응할 수 있는 것은 신체적인 통증이 중심이다.

서양의학의 통증 관리나 치료

WHO(세계보건기구)가 제창하고 있는 암성 통증 치료(약물 치료) 지침에서는 암성 통증의 정도에 의하여 진통제를 비스테로이드성 항염증제(NSAIDs), NSAIDs + 약 opioid(인산코데인 등), NSAID+강 opioid(모르핀)로 단계적(WHO 3단계 암성 통증 치료 ladder)으로 사용하여 모르핀 투여에 의한 부작용은 최소한에 그치면서 진통제의 정기 투여를 실시하여 혈액 중 농도를 일정하게 유지하는 것을 제언하고 있다. 게다가 진통제의 부작용을 피하려면 그 원인 약물을 변경 혹은 중지하는 것이 일반적이지만, 암성 통증에 이용되는 진통제의 부작용에 대해서는 이 원칙을 깨고 진통제의 투여를 계속하여 변비에는 설사약, 구역 · 구토에는 제토제 등을 투여하여, 부작용을 대증요법으로 조절하는 것이 제창되고 있다.

통증에 대해서 서양의학적 치료가 「어느 단계」에서 「어떠한 치료」로서 행해지고 있는지를 이해하는 것은 침구 치료를 실시하는 데 반드시 필요하다.

암성 통증에 대하여 진통제에 침구 치료를 병용하는 것은 통증을 경감시키고 진통제의 증가를 줄일 뿐 아니라 심신의 증상 호소를 경감시키는 것으로 전인적인 통증을 경감시켜 암 환자의 QOL을 높이는 것으로 연결된다.

임상상의 주의사항

환자 상태를 이해한다

(1) 심신 상태

암의 진행에 수반하여, 암 환자의 심신의 증상 호소는 함께 악화된다. 그들 심신의 증상 호소는 암성 통증을 악화시키는 원인의 하나가 된다. Terminal Stage에서의 신체 증상, 정신 증상을 표 10-1에 나타내지만, 정신 증상과 신체 증상은 상관하여 서로를 악화시키는 것이 많은데, 암성 통증도 마찬가지이다. 암성 통증에 대해서 침구 치료를 실시할 때는 환자의 심신 상태를 파악해 둘 필요가 있으며, 특히 정신 상태의 파악은 중요하다.

암 환자가 정신적 위기에 빠지기 쉬운 국면은 「진단을 알게 되기 전」, 「진단을 안 직후」, 「초기 치료 중」, 「재발을 알았을 때」, 「적극적 치료가 곤란하게 되었을 때」, 그리고 「말기」이다. 특히 진단을 안 직후, 재발을 알았을 때, 적극적 치료가 곤란하게 되었을 때는 정신 증상이 생기기 쉽다.

표 10-1 주된 신체 증상 · 정신 증상

전신 권태감	97%	부종	58%
식욕 부진	88%	구갈	56%
통증	88%	오심 · 구토	50%
발열	76%	구내염	44%
변비	64%	진창	29%
기침	62%	복수	29%
호흡 곤란	61%	토혈 · 하혈	25%
불면	58%	흉수	23%
초조함	38%	환각 · 망상	14%
불온	26%	우울증	12%
불안	24%	분노	12%
혼란	23%	우려	9%
외로움	20%	거절	3%
치매	17%	조증	2%
고독감	14%	자살 염려	2%
은둔형 외톨이	14%	퇴행	2%

(참고문헌 1로부터 인용)

(2) 팀 의료

대부분의 암 환자는 서양의학적 치료를 받고 있기 때문에 침구 치료는 그것과 병용하여 실시하게 된다. 따라서 환자에게 서양의학적인 심신 상태(검사 결과 등)나 치료 경과를 묻거나, 또는 담당 의사나 간호사와 제휴하여 환자 상태를 파악한다.

암 환자에 대해서는 환자 상태에 따라 의사, 간호사 이외에도 물리치료사, 약사, 사회사업가, 종교가 등이 제휴한 팀 의료가 필요하게 된다. 한의사가 팀 의료의 일원이 되는 것으로 모르핀, NSAIDs, 침구 치료의 특징을 살린 통증 관리 계획에 근거하여 치료를 실시하는 일도 가능하다.

(3) 정신적 원조

앞에서 말한 것과 같이 암 환자의 정신 상태는 암성 통증의 증감에 크게 관계하고 있다. 침구 치료는 면접으로부터 치료까지를 통하여 정신적 원조를 실시하는 것이 가능하다. 침구 치료시에 실시할 수 있는 정신적 원조는「환자의 기분에 초점을 맞추면서 경청하며 공감한다」는 것이다. 경청이란 환자가 자유롭게 자신을 표현할 수 있도록 치료자가 언어적 · 비언어적 메시지를 보내면서 오로지 묻는 것이다. 공감이란 환자의 입장에서, 환자가 안고 있는 기분을 솔직하게 짐작하는 것이다. 환자의 말의 배후에 있는 괴로움 · 괴로움 · 슬픔 등의 감정을 눈치채, 적절한 간격을 두고「괴로우시겠어요」,「힘드시겠네요」,「슬프네요」와 같이 감정을 나타내는 말에 감정을 담아 말하는 것이다. 또, 침구 치료는 환자에게 접하면서 진찰이나 치료를 실시한다. 통증이 있는 부위를 만졌을 때의 환자의 감각(기분 좋음, 통증, 불쾌감 등)에 공감하는 것은 환자에게 안심이나 안락함을 준다.

그 외에는「치료자는 앉으면서 침착한 분위기로 눈높이를 맞추어 면접을 실시함」,「안이한 격려를 피함」,「설명을 충분히 실시」,「가능한 한 유머를 도입」등이다. 또, 치료자가 정신적, 시간적으로 여유를 갖는 일도 필요하다.

침구 치료의 자극량

암 환자는 전신 상태가 악화되고 있기 때문에, 침구 치료는 일반 환자에 비하여 적은 자극량으로부터 시작하는 편이 좋다. 강한 자극은 오히려 증상을 악화시킨다. 또, 침구 치료의 효과가 적고, 효과의 지속 시간도 일반 환자에 비하면 짧다.

표 10-2 통증 이외에 침구 치료가 적응이 되는 증상

식욕 부진	전신 권태감
복부 팽만감	사지의 냉기
변비 · 설사	경도의 부종
구역질 · 식토(화학요법 포함)	어깨 결림
호흡 곤란감	초조함
기침	불안감
호흡 곤란	불면

부적응인 증상

강도의 복수, 진행이 빠른 암은 적응 외이다.

적응이 되는 병태

적응 시기

침구 치료가 적응이 되는 시기는 Terminal Stage를 여생 6주간부터 수개월 사이를「전기」, 수주간을「중기」, 수일을「후기」로 분류하면, Terminal Stage 중기보다 전의 시기에서 침구 치료의 효과를 기대할 수 있다. 게다가 중기보다는 전기, 전기보다는 그 이전 쪽이 그 효과를 나타낸다.

또, 방금 전 소개한「WHO 3단계 암성 통증 치료 ladder」의 어느 단계에서도 침구 치료는 일정한 효과를 기대할 수 있다.

적응이 되는 병태

(1) 통증

암 환자의 증상으로 침구 치료가 가장 효과를 나타내는 것이 통증이다. 통증의 원인별로는「암과 무관한 통증」,「쇠약으로부터 오는 통증」,「암 치료에 기인하는 통증」,「암 자체에 기인하는 통증」의 순서로 효과를 기대할 수 있다. 또, 통증을 악화시키는 정신 상태에도 침구 치료의 효과는 기대할 수 있지만, 정신적 원조를 실시하면서 치료를 실시하는 것이 필요하다.

(2) 그 밖의 증상 호소

통증 이외의 증상 호소를 경감시키는 것은 암 환자의

표 10-3 침 마취의 방법과 진통 작용

경혈 · 자극부위	통전 조건	진통 영역	진통 작용
합곡(合谷)	저빈도 통전	전신성	내인성 진통계
말초신경	고빈도 통전	신경 지배	척수 조절계

통증을 경감시키기 위해서도 중요하다. 침구 치료로 효과를 기대할 수 있는 증상을 표 10-2에 나타낸다.

치료방침

암성 통증에 대한 침구 치료의 방법은 통증 역치를 상승시키는 것을 목적으로 한 전침요법, 통증의 부위(dermatome)를 지표로 한 치료, 전신 상태의 개선을 목적으로 한 동양의학적 치료(경락 치료 포함)의 3개로 분류된다.

구체적인 치료법

전침요법(이른바 침 마취)

전침요법(침 마취)의 작용 기전은 표 10-3에 나타내는 2종의 진통 작용이 존재한다. 하나는 말초 경혈에 저빈도(1~3Hz) 전침하며, 또는 수동에 의한 침 자극(작탁)을 주면 서서히 진통 효과가 발현하며, 이 진통은 전침 자극 종료 후에도 지속하여 오피오이드(모르핀) 길항제인 나록손(naloxone)에 의해 길항되는 것으로부터 내인성 모르핀형 물질(morphine like factor, MLF)이 개재하는 내인성 침 진통계이다.

한편, 말초신경의 주행을 직접적으로 고빈도(100Hz) 전침을 실시하면 척수조절계를 통하여 신경 지배 영역에 진통 효과가 발현한다. 이 진통은 나록손으로 길항되지 않기 때문에 저빈도 자극의 경우와는 다른 gate control theory에 의한 척수 후각 레벨(척수조절계)로 진통 효과가 발현한다고 생각되고 있다.

암성 통증에 침 마취를 응용하는 경우는 암성 통증의 영역을 특정할 수 없는 경우나 광범위하게 통증을 호소하는 경우 등 표 10-1에 나타내는 내인성 침 진통계를 고려한 말초의 경혈[합곡(合谷)]에 20mm 정도 자입하여, 저빈도(1~3Hz) 전침을 시도한다. 좌우 합곡(合谷)의 저빈도 전침에 의하여 뇌척수 및 말초 엔돌핀 농도가 증가하여 전신성으로 진통 효과가 발현하지만, 합곡(合谷) 이외의 경혈부라도 압통이나 득기를 얻기 쉬운 말초의 경혈을 선혈하면 좋다.

한편, 통증 영역이 국한된 경우나 신경 지배 영역에 일치하는 경우는 통증부위를 지배하는 말초신경에 대해서 고빈도(100Hz) 전침에 의하여 통증을 척수분절성

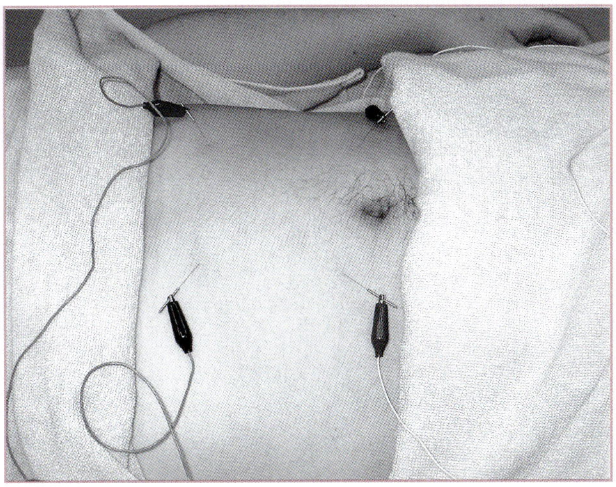

그림 10-2 복벽통에 대한 고빈도(100Hz) 전침

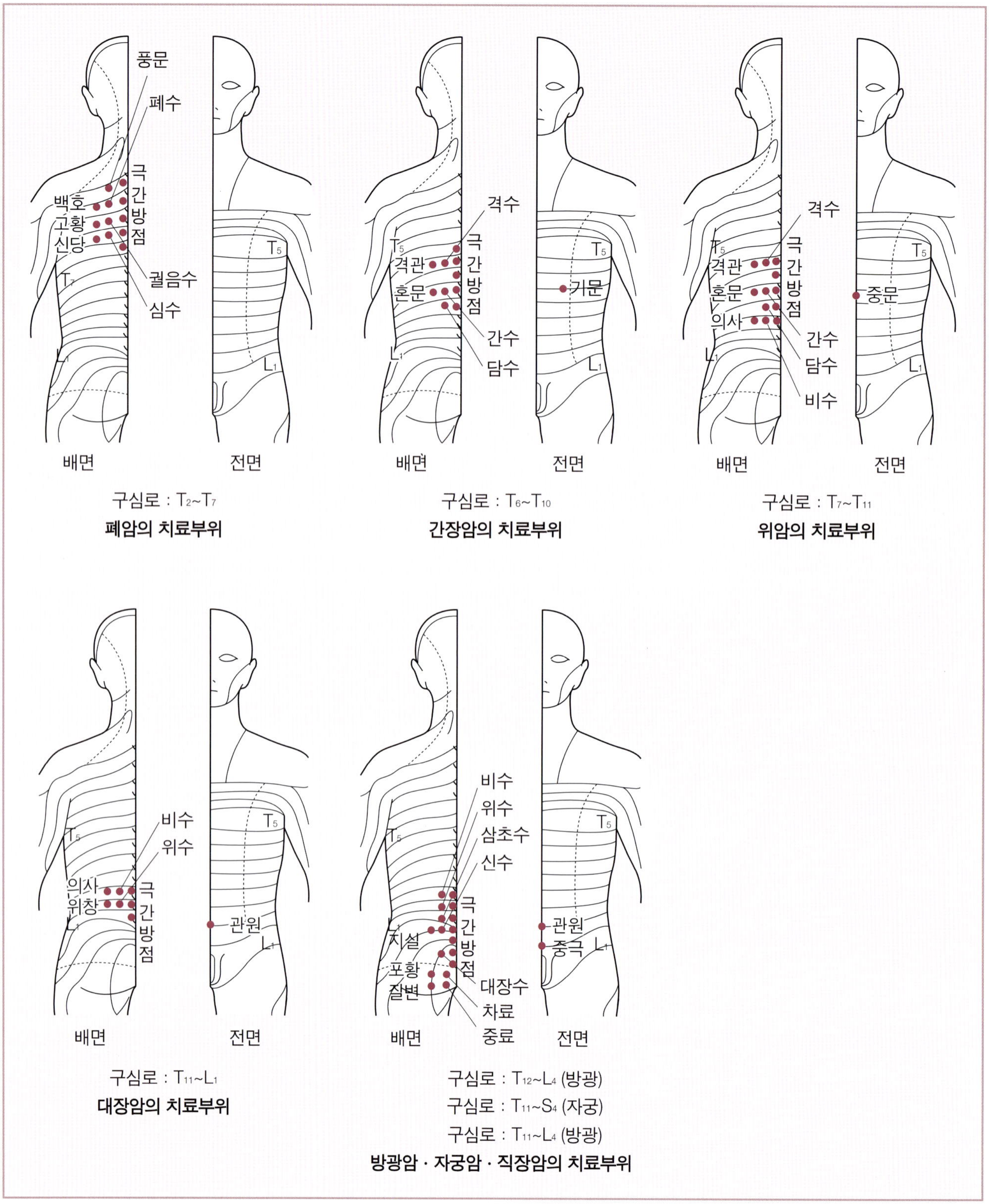

그림 10-3 주요 암과 그 구심로 및 치료부위

으로 조절하는 것도 가능하다. 그림 10-2는 복막 파종에 수반하는 척수신경 전지에 유래하는 복벽통에 대한 고빈도전침이다. 자침법은 신경 주행에 따라 20mm 정도 횡자를 실시하며 통전 시간은 10분 정도이다. 그러나 내인성 진통계의 경우는 15분 이상이 바람직하며, 전침 강도(통전량)는 환자에게 불쾌감을 주지 않도록 주의하여 통전에 의한 근수축은 나타나지 않아도 좋다. 게다가 전침에 공포감을 나타내는 경우는 TENS나 SSP 요법을과 같이 응용하는 것이 가능하다.

통증의 부위(피부의 신경 분포 : dermatome)를 지표로 한 치료

척수신경과 그 신경에 의하여 지배되는 피부 영역에는 규칙적인 대응이 있어, 피부의 척수신경 지배 영역은 분절침에 배열하고 있다. 일반적으로는 이것을 dermatome이라고 부르고 있다. 말초신경이 장애(주로 신경근)되면 이 dermatome 상에 통증이나 감각 이상 등의 증상이 출현하여, 그 영역에 있어서의 압통이나 경결 등은 치료부위가 된다. 또, 내장의 통증이나 기능 장애 등은 원인이 되는 내장으로부터의 구심로(지각신경)가, 입력되는 척수 분절의 dermatome 상에 통증이나 감각 이상, 압통이나 경결을 출현시킨다(내장 체벽 반사).

이러한 dermatome 상의 압통이나 경결 등을 지표로 하여 내장통의 경감이나 기능 개선(체벽 내장 반사), 말초신경의 통증을 경감시키는 것이 dermatome을 지표로 한 침구 치료이다.

암성 통증에 대한 dermatome를 지표로 한 침구 치료에서는 dermatome 영역의 반응점(압통, 경결 등)을 치료부위로 하지만, 목적으로 하는 dermatome 상의 극간 방점(극돌기간 외방 5분) 및 배부 수혈을 주로 치료한다. 치료는 침 치료에서, 어느 절피로부터 1cm 정도의 유침, 구 치료이면 사상구(絲狀灸) 또는 온구(온통구, 격물구 등)부터 개시한다. 그 자극량으로 효과가 없고, 환자의 전신 상태가 양호하면, 자극량(자침의 깊이, 치료부위, 장수 등)을 증가시켜, 최종적으로는 고빈도 전침을 실시한다. 그림 10-3에 주된 암과 그 구심로 및 치료부위를 나타낸다.

(1) 폐암

폐암 환자에서는 통증 및 호흡곤란이 주된 치료 대상이 된다. 폐의 구심로는 T_2~T_7이다. 치료부위는 그 극간 방점인 풍문(風門), 폐수(肺俞), 궐음수(厥陰俞), 심수(心俞), 백호(魄戶), 고황(膏肓), 신당(神堂)을 사용한다. 보조혈로서 태연(太淵), 공최(孔最), 중부(中府)를 사용한다. 호흡곤란이 심한 경우는 좌위로 치료를 실시한다.

(2) 간암

간암 환자에서는 통증 및 전신 권태감이 주된 치료의 대상이 된다. 간의 구심로는 T_6~T_{10}이다. 치료부위는 그 극간 방점인 격수(隔俞), 간수(肝俞), 담수(膽俞), 격관(膈關), 혼문(魂門), 기문(期門)을 사용한다. 경도의 부종이 있는 경우는 풍륭(豊隆), 수도(水道)를 사용한다.

(3) 위암

위암 환자에서는 통증의 경감 및 소화기 증상이 주된 치료 대상이 된다. 위의 구심로는 T_7~T_{11}이다. 치료부위는 그 극간 방점인 격수(隔俞), 간수(肝俞), 담수(膽俞), 비수(脾俞), 격관(膈關), 혼문(魂門), 의사(意舍), 중완(中脘)을 사용한다. 보조혈로서 위수(胃俞), 족삼리(足三里), 삼음교(三陰交)를 사용한다.

(4) 대장암

대장암 환자에서는 통증의 경감 및 소화기 증상이 주된 치료 대상이 된다. 대장의 구심로는 T_{11}~L_1이다. 치료부위는 그 극간 방점인 비수(脾俞), 위수(胃俞), 의사(意舍), 위창혈(胃倉穴), 관원(關元)을 사용한다. 보조혈로서 천추(天樞), 신수(腎俞), 대장수(大腸俞), 족삼리(足三里), 삼음교(三陰交)를 사용한다.

(5) 방광암 · 자궁암 · 직장암

이러한 암 환자에서는 통증의 경감이 주된 치료 대상

이 된다. 그러한 구심로는 방광(T_{12}~L_4), 자궁(T_{11}~S_4), 직장(T_{11}~L_4)이다. 치료부위는 그 극간 방점인 비수(脾俞), 위수(胃俞), 삼초수(三焦俞), 신수(腎俞), 대장수(大腸俞), 방광수(膀胱俞), 중료(中髎), 하료(下髎), 지실(志室), 포황(胞肓), 질변(秩邊), 관원(關元), 중극(中極)을 사용한다. 보조혈로서 삼음교(三陰交)을 사용한다.

(6) 척추의 암

암의 척추 전이 환자에게는 통증의 경감이 목적이 된다. 전이된 척추 레벨의 dermatome에 통증이 출현한다. 치료부위는 전이된 척추 레벨의 극간 방점, 배부 수혈을 사용한다. 골전이가 있는 부위에서는 골절이 일어나기 쉬우므로 주의한다.

전신 상태의 개선을 목적으로 한 동양의학적 치료(경락 치료 포함)

전신의 증상을 개선하는 것을 목적으로 한 동양의학적 치료도 유효하다. 동양의학적으로 환자의 전신 상태는 「허(虛)」가 진행된 상태로, 「기(氣)」, 「혈(血)」, 「양(陽)」, 「음(陰)」의 모든 것이 허한 상태이다. 침구 치료는 통증부위 등 기혈 순환이 나쁜 부위에는 경도의 사법(瀉法)을 일부 실시하지만 보법(補法) 중심이다. Dermatome을 지표로 한 치료와 같이 침 치료이면 절피로부터 1cm 정도의 유침, 구 치료이면 사상구(絲狀灸) 또는 온구(온통구, 격물구 등)부터 개시한다.

참고문헌

1) 柏木哲夫，藤腹明子：ターミナルケア．系統看護学講座，医学書院，1998．
2) 石丸圭荘，田口辰樹：術後疼痛・癌性疼痛に対する鍼鎮痛．季刊東洋医学，11(1)：39，6～10，2005．

11. 심인성 통증

처음에

「마음과 몸」의 관계에 대해서는 중국 고대의 철학관에 근거하여 논의가 이루어져 왔다. 그 중에서도 정신적인 요소가 깊이 관여하는 심인성 통증에 대하여 말한다.

심인성에 의한 통증은 일반적으로 신경학상의 문제가 없고, 심인적인 인자로 증강하는 통증이다. 통증은 각종 상황에 따라 발작적으로 발생하며, 통증의 지속 기간도 다른 환경하에서 각각 수 분간부터 수 시간의 사이로, 그 날의 심리 상태에 변화가 나타난다. 또, 통증부위도 해부학상의 신경 분포와는 일치하지 않는 경우가 많아, 그 증상은 매우 변칙적이다.

심인성 통증을 일으키는 원인으로서 두 가지 요인이 생각된다. 첫 번째는 사회적인 심리적인 스트레스에 의하여 생기는 통증, 두 번째는 심리적 스트레스를 받아들이는 환자 자신의 생각, 삶의 방법, 성격이 기질적인 통증에 영향을 주고 있는 경우이다(그림 11-1).

침구 치료에서는 심인성의 것에 유래하고 있는 경우에는 내과 소견을 참고로 한 치료를 실시한다. 필요에 따라서 정신과에서의 진찰도 필요하게 되는 경우도 있다.

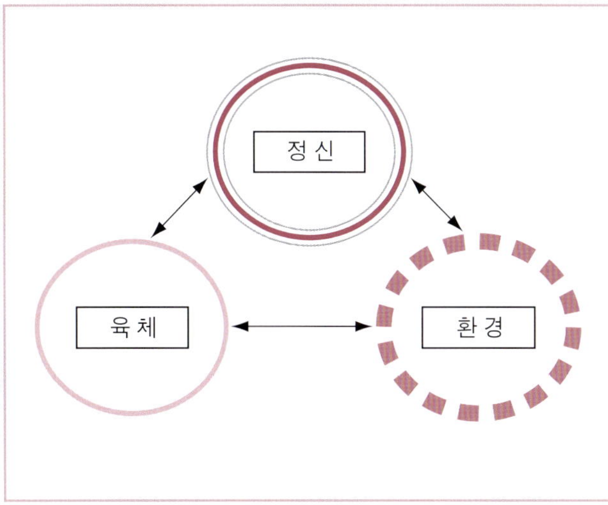

그림 11-1 동양의학에서 본 육체와 정신의 관계[3] (내외합일설)

임상상의 주의사항

① 통증의 원인이 외상성이나 내장의 병변, 신경학상의 이상으로서 명확하게 출현하고 있는 경우에는 전문 영역에 의뢰하여 진찰받는다.

② 전이가 많아, 구급차를 빈번하게 이용하고 있는 경우에 의심한다.

③ 진찰시에는 표정이나 의복의 착탈, 보행 등을 관찰한다.

④ 문진시에는 자각 증상뿐만 아니라, 가족 구성, 생활환경, 직업 등을 자세하게 조사하여 심리적인 스트레스가 되고 있는 사항을 추정한다.[1]

그러나 가장 주의해야 할 것은 환자가 호소하는 통증의 페이스에 말려 들어가지 말고, 냉정하게 대응하여, 집요성, 과장된 행동, 요설(饒舌 : 쓸데없이 말을 많이 함) 상태를 보는 것이다. 심리적인 치료로 통증이 완해되면 본증이라고 생각한다.

이러한 환자는 침구 치료시에 자침에 의한 내출혈이나, 뜸에 의한 화농이 소송 문제가 되는 일도 고려하여 대응하고, 환자와의 신뢰 관계를 쌓아 올릴 필요가 있다.

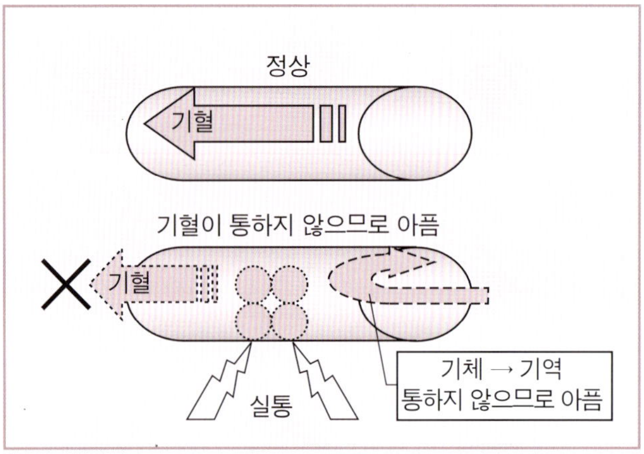

그림 11-2 불통즉통(不通則痛)

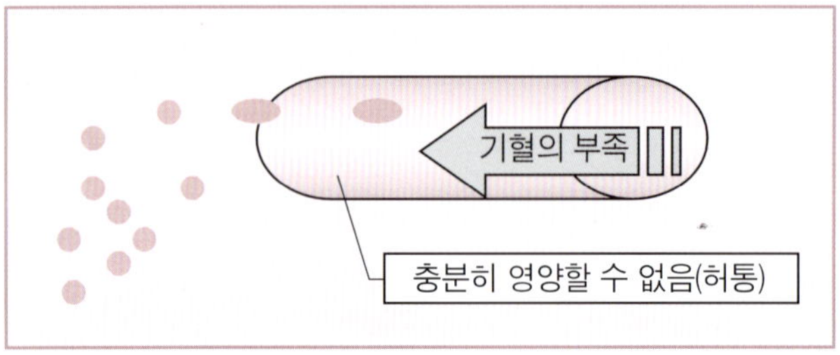

그림 11-3 불영즉통(不榮則痛)

적응이 되는 병태(병인 · 발병의 기전)

(1) 경락의 폐색에 의한 통증

중국 의학에서는 고대부터 「마음과 몸」이라는 관계에 대하여, 개별적으로 존재하고 있는 것이 아니라 하나의 것으로 하여 중요시되어 왔다. 특히 마음과 통증과의 관계에 대하여, 고대 중국에서는 골조직 또 내장 제기관의 활동을 원활히 실시하기 위한 「경락」이 존재했다. 그러나 전신을 둘러싼 「경락」의 흐름에 「기」의 폐색을 일으켜서, 국부 소견뿐만 아니라 전신 소견으로서 나타나는 일이 있다(그림 11-2). 이러한 경락 유주의 순환을 막아, 장애를 주는 요인으로서 심리적인 소인이 강하게 영향을 주고 있다.

- 「통하면 아프지 않다. 아픈 것은 통하지 않는다는 것이다.」(『유경(類經)』 질병류).

또 하나의 사례는 폐색된 경락이 오장육부나 여러 기관을 영양할 수 없게 되어 통증을 발생시키는 허통 타입의 통증이다(그림 11-3).

(2) 경락유주상에 출현하는 통증

이와 같이 경락 중 기혈의 흐름이 폐색되어 발생하는 병증으로 시동(是動) 병증과 소생(所生) 병증이 있다. 시동 병증은 주로 기혈의 흐름이 장애를 받아 운동기계 질환을 중심으로서 발생하여 ROM(관절 가동역) 장애 등으로 일상생활에까지 영향을 일으켜 다양한 운동이나 동작에 지장을 준다. 한편, 소생 병증은 장병(臟病)이라고도 하며 내과적인 소견으로서 나타난다.

오장육부(장부)는 영양 물질인 기혈을 만드는 것만이 아니라 경락 중의 기혈의 흐름을 촉진시켜 내장 제기관 및 전신을 둘러싸고 있는 근육이나 피부, 뼈나 대뇌에 이를 때까지 영양을 공급한다.[4)]

그러나 이들 경락이나 장부의 기능이 무디어져서 경락 중의 기혈의 진행을 막아 통증을 발생시키는 인자의 하나로서 심인성 통증을 들 수 있다.

- 「마음이 고요해지면 통증이 약하고, 마음이 안정되지 않으면 통증은 심해진다.」(『중광보주황제내경소문(重廣普注皇帝內經素問)』)

(3) 심인성 통증의 초기는 기체가 원인

특히 기체(기의 정체), 기울, 기폐 등은 원인 불명에 의한 다른 통증을 일으키게 한다(그림 11-4).

① 창통(脹痛) – 기체(氣滯)	⑥ 작통(灼痛) – 열증(熱證)
② 자통(刺痛) – 혈어(血瘀)	⑦ 냉통(冷痛) – 한증(寒證)
③ 중통(重痛) – 습증(濕證)	⑧ 산통(酸痛) – 허증(虛證), 습증(濕證)
④ 교통(絞痛) – 혈어(血瘀), 실증(實證)	⑨ 체통(掣痛) – 간울증
⑤ 은통(隱痛) – 허증(虛證)	⑩ 공통(空痛) – 기혈의 부족

그림 11-4 통증의 성질과 종류[3)]

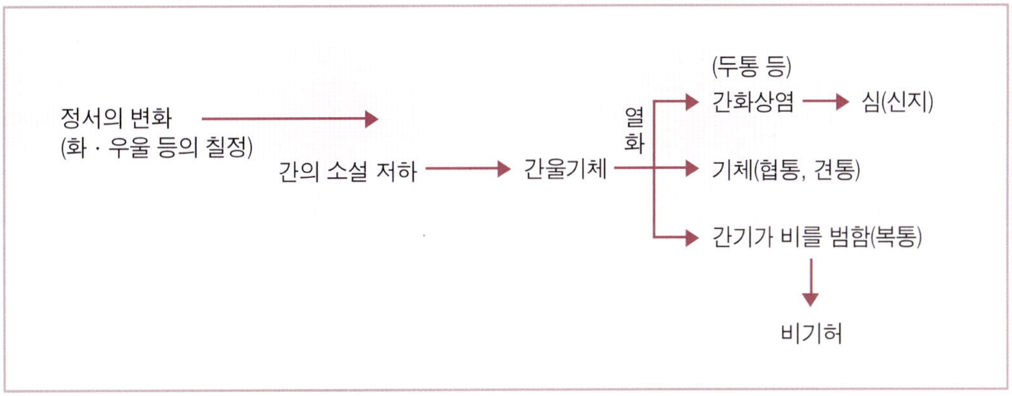

그림 11-5 기체에 의한 통증의 발생 기전[4)]

그 중에서도 기체가 원인으로 일어나는 통증에 창통(脹痛)이 있다. 창통은 부은 것 같은 통증이며, 만성화하면 자통(刺痛 : 바늘로 찔리는 것 같은 통증)으로 발전한다.

기체를 일으키는 원인의 또 하나로는 장부 기능의 기능의 저하가 있다. 그 몇 가지의 타입을 들어본다.

① 격렬한 분노로 간의 소설 기능을 저하시켜 기의 흐름을 막는 간울기체(肝鬱氣滯)
② 간울기체(肝鬱氣滯)가 비(脾)에 영향을 주어 소화기계에까지 영향을 주는 복통이나 협통
③ 일상, 초조함이 장기화하여 간울기체에 의해 생기는 두통, 유방통

이것들은 모두 일상생활상에 있어서의 화, 슬픔, 놀람, 무서움, 불안 등의 심리적인 요소가 통증을 일으킨다.

- 「정사(正邪)가 상박(相搏)하면 아프다.」(『의률일벌(醫律一筏)』)
- 「정사(正邪)가 싸우지 않으면 아프지 않다.」(『온병조변(溫病條辨)』)

(4) 정신적 소인에 의한 통증

동양의학에서는 정신적인 소인과 관계하는 장부(臟腑), 즉 간이나 비, 심의 기능을 무시할 수 없다. 침구의학에 있어서 간의 기능에 소설 작용과 장혈 작용이 있다. 소설 작용은 기혈을 말초까지 흘리는 기능으로, 느긋하게 기혈이 둘러싸듯이 한다. 「소(疏)」는 '흐름', 「설(泄)」은 '배설'이다. 그런 의미에서 전신의 기혈이 간의 기능에 의하여 촉진되고 있다. 나아가 비(脾)의 운화 작용이 상승함에 따라 기혈의 순환이 가속되어 신진대사를 촉진시킨다. 따라서 간과 비의 활동 저하는 기혈을 정체시켜, 전신의 경락 순행을 무디어지게 하여 통증을 만들어 낸다(그림 11-5). 또 간과 비의 기능이

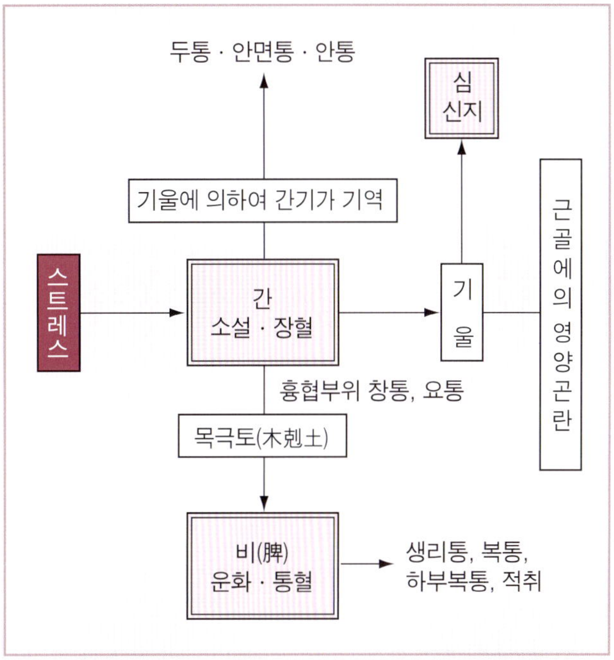

그림 11-6 간의 기울(氣鬱)이 비(脾)로 파급[4)]

감퇴하는 것으로 심[신지(神志)]을 기를 수 없게 되어, 심인성 통증을 증대시킨다.

간울기체의 소견이 나타나면, 만성화하게 되어 간화상염(肝火上炎)이나 간양상항(肝陽上亢) 등 두부에 있어서의 현저한 소견이 나타나 두통, 치통, 안면통, 초조, 불면 등의 증상도 병발하는 것에도 주목하기 바란다. 또, 불면이나 초조 등 정서에 장애를 일으키면, 두통 등을 만성화시키는 유발인자로도 될 우려가 있어, 신지(神志)를 주관하고 있는 심의 기능에도 장애를 주어 신지를 기를 수 없게 된다. 따라서 단지 스트레스만의 문제가 아니라 환자 자신의 성격 등도 크게 관여하므로 심신 양면에서의 접근법이 중요하다(그림 11-6).

치료방침

통증이 있는 곳에 대해서는 표치(標治)를 실시하고, 심리적인 것에는 본치를 실시한다. 그 기본이 되는 것은 간기의 울체를 없애 간의 소설을 윤활하게 하여 기혈의 흐름을 재촉한다. 또, 정신적인 불안을 없앨 필요도 있어 환자가 호소하는 내용에 대해서는 가능한 한 귀를 기울이는 것이 중요하다.

(1) 동양의학적인 치료 원칙

① 심신을 안정시키는 것
② 기울을 풀어 기의 흐름을 촉진하는 것
③ 혈어를 없애고 경락을 통하게 하는 것

- 「혈기가 남을 때, 간기가 실하면 잘 화나고, 혈기가 부족하여 간기가 허하면 잘 무서워한다. 신이 남을 때, 심이 실하면 잘 웃고(기쁨), 신기(神氣)가 부족하고 심기가 허하면 잘 슬퍼한다.」(『영추(靈樞) · 본신편』)

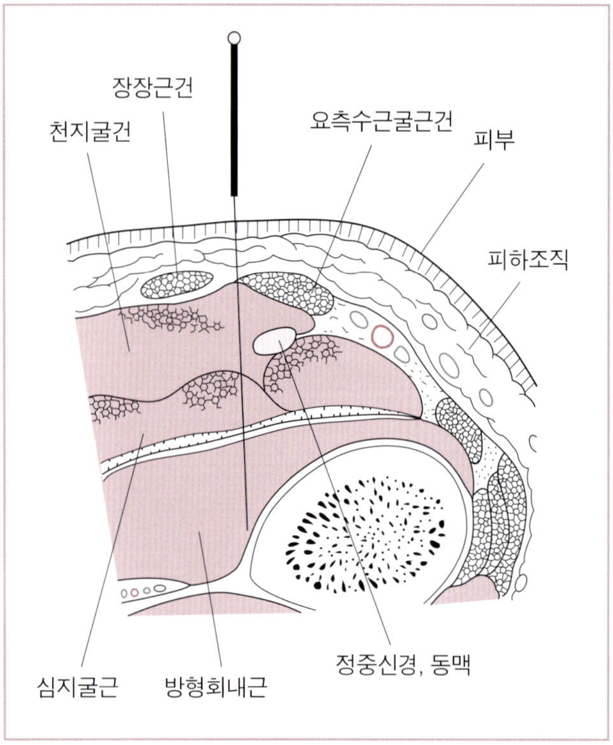

그림 11-7 좌 내관(內關)의 단면도
(嚴振國, 주편 : 전신경혈응용해부도감. 중국 : 상해 중의약학대학 출판사, 1997)

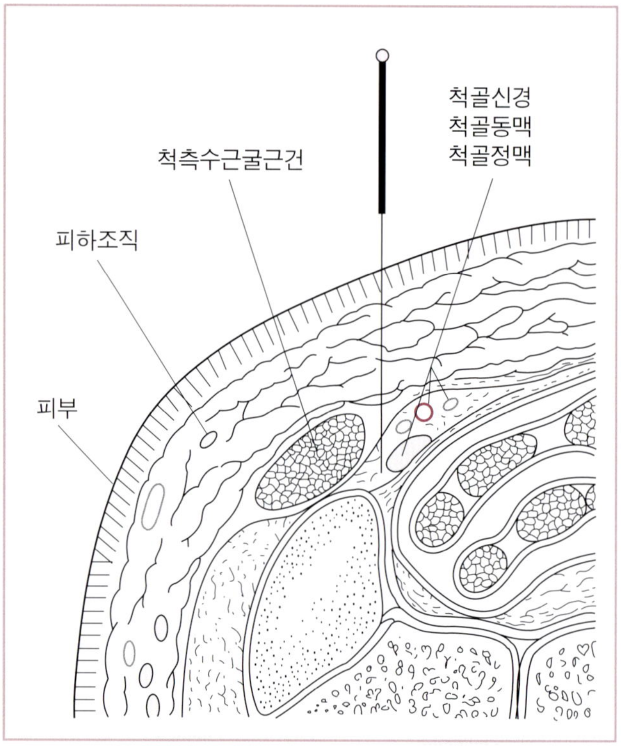

그림 11-8 우 신문(神門)의 횡단면
(嚴振國, 주편 : 전신경혈응용해부도감. 중국 : 상해 중의약학대학 출판사, 1997)

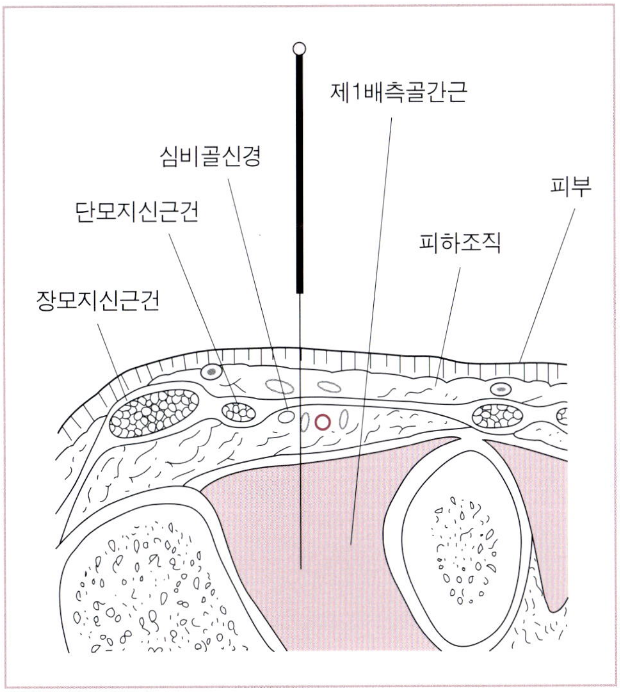

그림 11-9 우 태충(太衝)의 횡단면
(嚴振國, 주편 : 전신경혈응용해부도감. 중국 : 상해 중의약학대학 출판사, 1997)

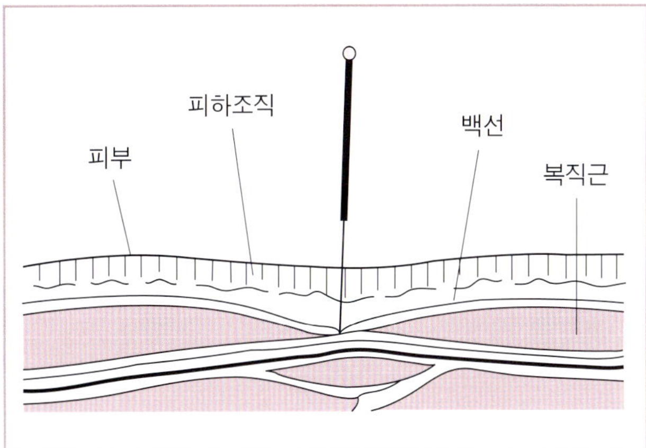

그림 11-10 기해(氣海)의 횡단면
심자에 주의
(嚴振國, 주편 : 전신경혈 응용 해부도감. 중국 : 상해 중의약학대학 출판사, 1997)

(2) 처방혈(일례)

① 간울기체에 대해서는 내관(內關)(그림 11-7)과 신문(神門)(그림 11-8)

② 심신을 안정시키려면 신문(神門)과 삼음교(三陰交), 백회(百會) [구(灸)]

③ 간기(肝氣)의 상역(上逆)을 내리려면 태충(太衝)(그림 11-9)

④ 간울(肝鬱)로부터 생긴 간화상염을 진정시키려면 행간(行間)

⑤ 어혈(瘀血)에는 혈해(血海)와 격수(隔俞)가 있는데, 혈해(血海)는 혈(血)이 돌아오는 해(海)에서 어혈을 떨쳐, 새로운 혈(血)을 일으키는 효과가 있다. 혈해(血海)에 격수(隔俞)를 배합하면 간기의 소설에 의하여 기체혈어가 개선되어 흉협부의 통증이나 심통을 치료한다.

⑥ 비(脾)의 보기(補氣)에 족삼리(足三里), 중완(中脘) [구(灸)]

⑦ 신장에 대해서는 관원(關元), 기해(氣海)(그림 11-10), 태계(太谿) [구(灸)]

⑧ 각각 오장의 수혈을 이용한다.

구체적인 치료법

두통과 협통에 대하여, 침구처방의 일례와 배혈의 의의에 대하여 말한다.

두통(간양상항 타입)

두통은 격렬한 정서의 변동에 의하여 출현하는 대표적인 통증성 질환이다. 실증에서는 간화상염, 허실 협잡증에서는 간양상극, 허증에서는 신허(수해공허)에 의하여 발생한다. 처방으로서 족궐음간경(足厥陰肝經)의 원혈인 태충(太衝)은 간기의 흐름을 정돈하여 상지에의 기역(氣逆)을 내릴 수가 있다. 태충(太衝)은 예로부터 두통, 생리통, 협통(현대의 늑간신경통), 복통, 안통, 하지의 관절에 있어서의 산통이나 격노에 대해서 유효하다고 되어 있다.

또, 합곡(合谷)의 반응을 자주 확인한다. 합곡(合谷)은 경락 중의 기혈의 흐름을 촉진하여, 경락의 폐색을 푸는 것에 이용되지만, 경락의 흐름이 막히면, 합곡(合谷)에 반응이 나타난다. 합곡(合谷)은 두통, 눈이 붉게 붓고 아픔, 치통, 인후통증, 복통, 생리통, 심통, 어깨나 주관절의 통증, 각종 저림증에서 유효하다고 되어 있다.[4]

협통(간기울체 타입)

기분의 억울, 격노에 의하여 간이 상처를 입으면 간기가 울하고, 소설을 잃으며, 기기(氣機)가 조체하고, 협낙맥이 폐색을 받아 협통을 발생시킨다. 또, 간울의 장기화에 의한 화화(化火)에 의하여 낙맥이 작상(灼傷)을 입어 혈행 장애에 의하여 협통을 일으킨다. 치료 포인트로서 긴장감을 부드럽게 하여 낙관적인 정신 상태에 유의하여 격노에 의한 기울(氣鬱)의 발생을 방지하는 것도 잊어서는 안 될 것이다.

처방으로서 족궐음간경(足厥陰肝經)의 형혈(滎穴)인 행간(行間)은 간이 조달(條達)을 잃어 간기울체를 일으켜 발생한 기혈의 조체에 의한 협통, 하복부통에 대해서, 간기를 흐르게 하여 기를 정돈하고 낙맥을 누그러지게 하여 통증을 진정시키는 기능이 있다.

간은 근을 주관하고, 슬(膝)은 근의 부(府)이며, 간경은 족지로부터 상행하여 슬관절 내측부를 순행한다. 만약, 습열에 침범되면 경맥 유주를 하주(下注)하여 슬(膝)의 붓기, 슬 통증, 각기(脚氣)가 생긴다. 행간(行間)에는 간경의 습열을 제거하는 기능이 있다.[4]

〈자입심도(경혈명)〉

신문(神門) : 직자 0.5~1.0cm, 국부 또는 소지에 침향이 방산한다.

내관(內關) : 직자 1.0~1.5cm, 국부, 중지의 첨단을 향하여 울린다.

삼음교(三陰交) : 직자 1.0~2.0cm, 국부에서 발가락에 촉전감(觸電感)이 있다.

족삼리(足三里) : 직자 1.5~3.0cm, 국부의 침향

중완(中脘) : 직자 1.0~2.0cm, 침향이 손바닥 정도의 크기로 퍼진다.

합곡(合谷) : 직자 1.0~1.5cm, 국부, 손가락의 첨단을 향하여 침향이 있다.

혈해(血海) : 직자 1.0~2.0cm, 침향이 슬부에 방산, 국부의 부은 듯한 감각

격수(膈兪) : 직자 1.5~2.0cm, 국부의 영향을 주어, 때로는 흉곽을 따라 침향이 있다.

태충(太衝) : 직자 1.0~1.5cm, 그 침의 침향은 족궐음간경(足厥陰肝經)에 따라 상행하여, 음부를 둘러싸고 하복부에 이른다.

행간(行間) : 직자 0.5~1.0cm, 침향이 상행하여 음기를 순행하여 하복부에 이른다.

태계(太谿) : 직자 0.5~1.0cm, 족저에 침향이 있다.

백회(百會) : 횡자나 사자 1.0~1.5cm, 비첨을 향하여 횡자하면 침향이 비부와 안면부에 나타나 척주를 향하여 횡자하면 침향은 독맥(督脈)을 따라 주행한다.

기해(氣海) : 직자 1.5~2.0cm, 부인의 월경기에 심자는 주의한다.

관원(關元) : 사자 1.5~4.0cm, 하복부의 치료시에는 침첨을 아래로 향하여 임맥에 따라 하복부를 순회하여 치골이나 음경에 영향을 준다. 임산부에게는 금침

중의학에서 침에 의한 침향을 「득기(得氣 : 산, 창, 둔, 마, 통)」라고 한다. 「득기(得氣)」라고 하는 현상은 심신과 밀접한 관계가 있다고 여겨지고 있다. 「신기(神氣)가 움직이면」 즉 「기가 순회하고」, 「신기가 움직이기 쉬워지면」 즉 「기가 순환하기 쉬워진다」 라고 말해지고 있다. 환자의 체질이 다르면, 개체 차이가 있는 환자 자신의 심신 활동에 영향을 준다. 또, 다른 심신의 활동이 「득기」에도 반영하는 것으로부터도, 『황제내경(黃帝內徑)』에서는 자침시에 있어서의 환자의 정신 상태를 중

시하고 있다. 환자에 따라서는 「득기」에 의한 불쾌감이 나타나는 일도 자주 있으므로, 술자는 유침 시간이나 자침 심도 등을 고려하여, 그 날의 환자의 컨디션을 파악하여 시술한다.

〈고전에 나타나는 통증의 처방혈〉

상술의 경혈과 관련된 처방혈을 고전 문헌으로부터 기재한다(일례).[5)]

- 『침구자생경(鍼灸資生經)』
  경계(驚悸 : 놀라움에 의한 동계, 통증) … 신문(神門), 여구(蠡溝), 거궐(巨闕)
- 『침구갑을경(鍼灸甲乙經)』
  발 밑의 열통, 장시간 앉을 수 없음, 습비(濕痺)로 걸을 수 없음, 곧바로 깨어남 … 삼음교(三陰交)
- 『침구대성(鍼灸大成)』
  복중한통(배가 차갑고 아픔) … 삼음교(三陰交), 열결(列缺), 천추(天樞), 관원(關元), 중완(中脘)
- 『옥용가(玉龍歌)』
  한습각기(한습성의 각기에 의한 통증) … 족삼리(足三里), 삼음교(三陰交)
- 『비급천금요방(備急千金要方)』
  요통(뒤돌아 볼 수 없는 요통) … 족삼리(足三里), 음시(陰市), 양보(陽輔), 여구(蠡溝)
- 『잡병혈법가(雜病穴法歌)』
  두통(감기), 치통 … 합곡(合谷), 삼간(三間)
- 『침구대성(鍼灸大成)』
  인후부의 종통(腫痛) … 합곡(合谷), 소상(少商)
- 『침구대성(鍼灸大成)』
  심통(心痛 : 송곳으로 찔리는 것 같음)이 있고, 손발과 관절이 푸름 … 태계(太谿)
- 『신응경(神應經)』
  신통(身痛) … 태계(太谿)
- 『옥용가(玉龍歌)』
  발이 부어 보행이 곤란 … 태계(太谿), 곤륜(崑崙), 신맥(申脈)
- 『침구갑을경(鍼灸甲乙經)』
  두정통, 두중 … 백회(百會)
- 『침구갑을경(鍼灸甲乙經)』
  요통 … 행간(行間), 경문(京門)
- 『침구경론』
  협통 … 기해(氣海), 관원(關元), 기문(期門), 족규음(足竅陰)

〈정신을 이완시키는 봉구법(棒灸法)〉

심인성 질환에 대해서 빠뜨릴 수가 없는 것이 백회(百會)와 신정(神庭)에의 봉구(棒灸)이다. 백회(百會)는 「삼양오회(三陽五會)」의 경혈이라고 하여 전신의 양(陽)이 모이는 곳으로 되어 있다. 또, 신정(神庭)의 '신(神)'은 「뇌의 원신(元神)」을 가리키며, '정(庭)'은 궁정을 나타내고 있다. 즉 신정(神庭)은 원신(元神)의 주거를 의미하며, 양신(養神), 안신(安神), 조신(調神)하여 정신의 안정을 도모하는 것을 목적으로 한 경혈이다.

참고문헌

1) 鈴木仁一：プライマリ・ケア医のための心身医学. 新興医学出版社, 1981.
2) 厳　振国：全身経穴応用解剖図譜. 上海中医薬大学出版社, 1997.
3) 王　財源：わかりやすい臨床中医診断学. 医歯薬出版, 2003.
4) 王　財源：わかりやすい臨床中医臓腑学. 第 2 版, 医歯薬出版, 2003.
5) 王　云凱, 主編：百穴精解. 天津科学技術出版社, 2000.

12. 부인과 영역의 통증

처음에

부인과에서 통증을 발생시키는 질환은 다방면에 걸친다. 관계 깊은 것으로 월경통이 있으며, 위독한 것에는 자궁암에 의한 통증이 있다. 여기에서는 침구 치료의 시점에서 가장 친밀한 통증으로서 월경통을 채택하여 소개한다.

월경통(월경곤란증)이란

월경통(algomenorrhea)이란, 월경 기간 중에 월경에 수반하여 일어나는 하복통, 요통을 말한다. 일반적으로는 월경곤란증과 같은 의미로 사용되고 있는 경우가 많으며, 여기에서는 월경곤란증에 대하여 소개한다.

월경곤란증이란, 월경 직전 내지 월경시에 하복통이나 요통을 주증상으로 하여 여러 가지의 증상(복부 팽만, 구역 · 구토, 두통, 설사, 탈력감, 식욕 부진, 초조 등)을 수반하는 병적 상태를 말한다. 신경이 쓰이지 않는 경도의 것은 포함되지 않고, 일상생활에 지장이 있거나 또는 어떠한 의료 보조를 필요로 하는 강한 증상을 초래한 경우를 말하며, 월경 종료와 함께 이러한 증상이 신속하게 소실하는 것을 말한다. 또, 전 생애에 몇 차례 정도인 것은 포함하지 않는다.[1]

월경통의 정도와 빈도

대규모 앙케이트 조사(대상 10,000명이 4,230명으로부터 회수)[2]에 의하면 월경통의 정도와 진통제의 사용(4,181명)에 대해서 월경통이 전혀 없는 사람은 21.4%, 월경통은 있지만 일상생활에 지장이 없는 사람은 45.9%, 진통제의 복용으로 일상생활을 무리없이 보낼 수 있는 사람은 26.8%, 진통제 복용에도 불구하고 일상생활에 지장을 초래하는 사람은 4.1%, 월경시에 몸져누워버리는 사람은 1.9%이며, 32.8%의 사람이 의료적 처치를 필요로 하고 있었다. 그렇지만, 의료 기관에서 진찰받은 사람은 12.2%에 지나지 않았다. 이와 같이 많은 여성이 월경통으로 괴로워하고 있음에도 불구하고 적절한 조치를 취하지 않는 경우가 많다.

월경곤란증의 분류

월경곤란증에는 기능성 월경곤란증(functional dysmenorrhea)과 기질성 월경곤란증(organic dysmenorrhea)이 있다. 따라서 월경곤란증의 진찰에 있어 기능성 월경곤란증과 기질성 월경곤란증과의 감별이 필요하다.

(1) 기능성 월경곤란증과 기질성 월경곤란증

기능성 월경곤란증은 원발성 월경곤란증(primary dysmenorrhea)이라고도 하며, 골반내에 기질적인 원인이 없어 월경곤란증을 초래하는 것이다. 한편, 기질성 월경곤란증은 속발성 월경곤란증(secondary dysmenorrhea)이라고도 하는데, 골반내에 기질적인 원인(예를 들어 자궁내막증, 자궁선근증, 자궁근종, 자궁경관협착, 골반내 유착, 자궁 기형 등)이 있어 이것에 의하여 월경곤란증을 초래하는 것이다.

(2) 의료 기관에서의 진단 결과

대규모 앙케이트 조사[2]에 의하면 의료 기관에서 진찰

표 12-1 기능성 월경곤란증과 기질성 월경곤란증의 감별의 요점[3]		
	기능성 월경곤란증	기질성 월경곤란증
원인	PGs의 과잉 생성, 자궁근의 과긴장 등	자궁내막증, 자궁선근증, 자궁근종 등
발증 시기	초경 후 3년 이내	초경 후 5년 이상 경과
통증의 발생 시기	월경의 직전 · 개시 후	월경 전 2~4일째
통증의 지속	짧음(수시간~2일 이내)	길(1~5날)
통증의 성질	주기성(경련형, 진통형) 월경 1일째에 가장 강해짐	지속성~주기성
통증의 기간	월경시에만	월경시 이외에도 아픔 성교통, 배변통 수반
연령 증가에 의한 변화	악화는 나타나지 않고, 오히려 감약 내지 소실	변화 없음. 악화되는 예도 적지 않음
임신 · 분만 후의 변화	감약~소실	변화 없음~감약

한 509명의 진단 결과(중복 회답)는 기능성 월경곤란증이 47.0%, 자궁내막증이 26.7%, 자궁선근증이 3.5%, 자궁근종이 17.3%, 난소낭종이 11.2%, 기타가 5.9%였다.

임상상의 주의사항

상술한 것처럼 기능성 월경곤란증과 기질성 월경곤란증의 출현 빈도는 대개 반반이었다. 따라서 침구 임상에 대하여 적절히 대응하기 위해서는 양자의 감별은 매우 중요하다. 말하자면 월경통의 진료에 있어서의 가장 중요한 임상상의 주의사항이다. 이하에 침구 임상의 관점으로부터 추정 감별을 진행시키기 위한 진찰의 요점을 말한다.

우선, 초경의 개시 시기, 월경의 기간, 월경 혈량, 월경 주기 등의 월경력, 그 중에서도 중요한 것은 초경부터 월경통이 발병할 때까지의 기간, 통증의 성질 · 정도 · 부위 · 시기(월경 주기의 언제쯤에 발병하는지)에 대해 청취하여 추정 감별을 실시한다(표 12-1).[3]

기능성 월경곤란증의 경우는 일반적으로 젊을 때(호발연령은 대개 15~22세)로부터 시작되고 월경 직전 또는 월경 제1일째에 나타난다. 기능성 월경곤란증은 배란성 주기에 수반하여 일어나는 것이 많기 때문에, 초경 후 얼마간(3년 이내) 배란성 주기가 확립되면 월경통의 빈도가 증가한다. 많은 경우, 결혼이나 임신 · 출산에 의하여 완화되고 완쾌한다. 또, 악화는 나타나지 않고, 연령과 함께 소실하는 되는 경우가 많다.

한편, 기질성의 경우는 초경 후 5년 이상 경과하여 발병하는 것이 많다. 20대 후반부터 30대에 있어서는 자궁내막증이, 30대 후반 이후에 초발하는 것은 자궁선근증, 자궁근종 등이 많다. 즉, 몇 년간 내지 십몇 년간, 통증이 없었던 부인이 월경통을 발병했을 경우는 기질성 월경곤란증에 의한 것이 많다. 또, 하복통이나 요통에 대하 또는 부정 성기 출혈을 수반하는 경우는 기질성 월경곤란증을 의심한다.

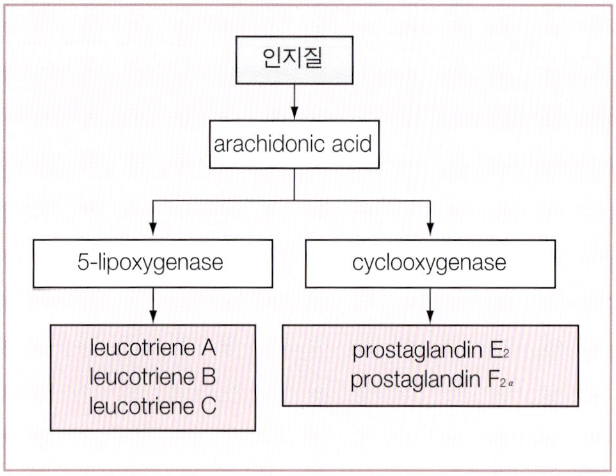

그림 12-1 프로스타글란딘과 로이코트리엔의 생성
아라키돈산(arachidonic acid)으로부터 시클로옥시게나제(cyclooxygenase)에 의하여 프로스타글란딘(prostaglandin)이, 리폭시게나제(lipoxygenase)에 의하여 로이코트리엔(leucotriene)이 생성되어 각각 자궁근에 작용하여 근을 수축시킨다.

적응이 되는 병태

침구 임상의 적응이 되는 병태는 주로 기능성 월경곤란증이다. 이하에 본증의 병태에 대해서 소개한다.

기능성 월경곤란증의 병태 생리

본증의 원인에는 다양한 원인설(심인설, 내분비설, 자궁근과강수축설, 경관인자설, 신경설, 자궁후경후굴설, 자궁발육부전설 등)이 있지만, 그 중에서도 주목받고 있는 설이 프로스타글란딘설이다.[3,4)]

프로스타글란딘설이란, 자궁근은 분비기부터 월경기에 걸쳐 자궁 내막에서 생성된 프로스타글란딘(PGs)에 의해 과잉 수축하여 자궁 내압이 항진하기 때문에 자궁근이 허혈성 변화를 일으키는 것으로 통증을 일으킨다고 하는 설이다.

PGs의 생성은 황체기 후반에 혈중 프로게스테론 농도가 저하하면 자궁 내막에 단백 융해 효소의 유도가 일어나, 세포막으로부터 인지방질이 방출되어 아라키돈산(arachidonic acid)의 생성과 시클로옥시게나제(cyclooxygenase) 경로의 활성화가 촉구되어 그 결과적으로 분비기의 자궁 내막보다 PGs의 생성이 높아진다(그림 12-1). 그 농도는 증식기의 3배로 증가하고, 월경시에는 그 이상으로 상승한다고 말해지고 있다. 또, 월경시에 나타나는 오심 · 구토, 두통 등의 수반 증상도 PGs와 그 대사산물이 체순환에 유입했기 때문이라고 생각되고 있다.

기능성 월경곤란증의 여성에서는 무증상의 여성에 비해 분비기부터 월경기에 걸쳐 PGs의 생성이 많아, 자궁내 조직 중 및 월경혈 중의 $PGF_{2\alpha}$ 나 PGE_2의 농도가 높다고 보고되고 있다. PGF_2는 비임신 자궁의 수축을 억제하는 것으로, PGs 중에서도 $PGF_{2\alpha}$가 월경곤란증의 원인 물질이라고 생각되고 있다.

나아가 아라키돈산으로부터 로이코트리엔이 생성되는 리폭시게나제(lipoxygenase)의 경로도 월경곤란증과 관계가 있는 것이 보고되고 있다. 로이코트리엔은 자궁 내막에 존재하여 자궁 수축이나 혈관 수축을 일으킨다고 말해지고 있다. 또, 바소프레신의 관여도 지적되고 있다. 바소프레신은 월경 개시시에 강한 자궁 수축 작용을 가져, 월경곤란증의 환자에서는 무증상의 여성에 비하여 혈중 농도가 4배 높은 것으로부터 관여의 가능성이 지적되고 있다.

적응이 되는 병태

기본적으로는 자궁내막증, 자궁선근증, 자궁근종, 자궁경관 협착, 골반내 유착, 자궁 기형 등의 기질적인 병변을 수반하지 않는 기능성 월경곤란증이 침구 치료의 대상이 된다. 임상에서는 표 12-1을 참고로서 진찰을 진행시켜 양자를 추정 감별한다. 기질성 월경곤란증이 의심되는 경우, 또는 월경통에 대하, 부정성기출혈 등을 수반하는 경우는 전문의의 진찰을 받게 한다. 또, 기능성 월경곤란증이어도 치료하지 않고 장기간 방치해 두면 월경혈의 역류에 의한 초콜릿낭포나 자궁내막증을

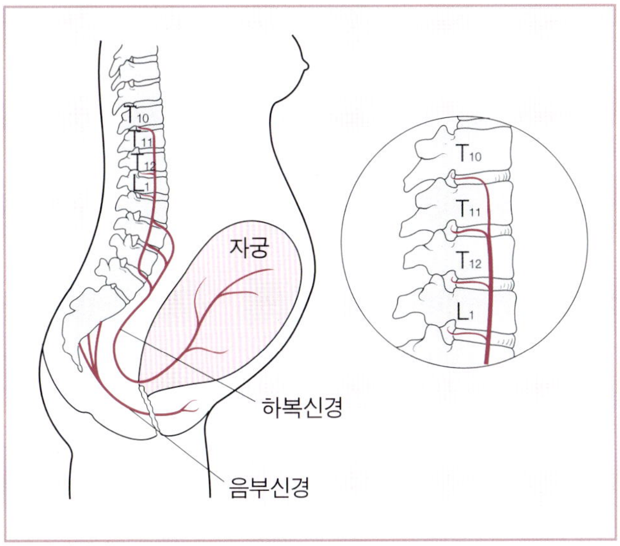

그림 12-2 **자궁의 통증을 전하는 말초신경** (Bonica, 1984)
Bonica가 자궁 경부, 자궁체 및 부속기로부터의 통각 신경섬유는 모두 교감신경과 주행하여 제11, 제12흉수 및 제1요수 후근을 통하여 척수에 들어가는 것을 밝혔다. 그림은 참고문헌 6에서 인용

연발시킬 가능성이 있다고도 말해지고 있으므로, 부인과 진찰을 오랫동안 하고 있지 않는 경우에도 전문의의 진찰을 받게 한다. 또한, 기질성 월경곤란증이어도 월경통의 통증완화나 컨디션 조절을 위해서 침구 치료를 실시하는 것은 가능하다. 이 경우, 전문의와의 제휴를 도모하면서 진행하는 것이 중요하다.

치료방침

현대 의학적인 치료방침

월경곤란증에 의한 월경통은 기본적으로는 $PGF_{2\alpha}$ 등에 의한 자궁 수축 과잉과 그에 기인하는 자궁 순환 장애의 악순환에 의한다고 생각되고 있다. 자궁 등의 여성 생식기나 골반으로부터의 통증을 전하는 신경섬유는 피부의 통각 신경섬유와 같이 $A\delta$ 섬유와 C 섬유이다. 자궁체, 난관내측부, 자궁경 및 질 상부로부터의 통각신경섬유는 교감신경과 주행을 함께 하여 제11, 제12흉수 및 제1요수 후근을 통하여 척수에 들어간다고 여겨지고 있다(그림 12-2). 자궁을 나온 것은 하하복신경총, 하복신경, 상하복신경총, 요부 및 하흉부 교감신경간을 통과한다.[6] 또, 제1, 제2요신경의 후지를 나오는 신경은 상둔피신경이 되어 요부에 분포한다. 상둔피신경의 분포 영역인 요부에 내장 질환의 관련통으로서의 요통이 생기는데, 가장 많은 것이 부인과 질환으로 그 중에서도 월경곤란증이 가장 많다. 자궁후굴증, 자궁탈, 난관염, 자궁경부암 등도 요통의 원인이 된다.[6]

신경 지배를 근거로 하여 진통 효과를 얻으려면 gate control theory의 관점으로부터의 접근법을 생각할 수 있다. 즉 제11, 제12흉수 및 제1, 제2요수의 dermatome의 반응점을 치료점으로 한다.

동양의학적인 치료방침

동양의학에서는 월경곤란증의 월경통을 「통경」 또는 「경행복통」, 「경행요통」이라고 하여, 월경에 수반하는 하복부나 요부의 통증을 가리킨다.

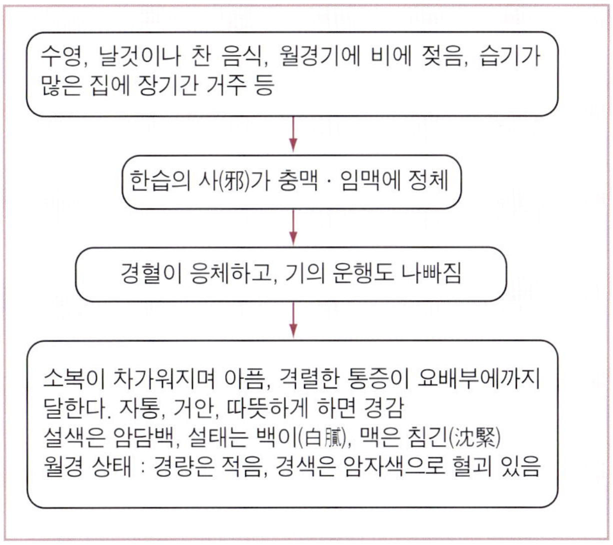

그림 12-3 **한습(寒濕)에 의한 통경**
한습이 하초를 상해하여 포궁(자궁)에 침입하면 경혈이 한습에 의해 정체하여 운행이 나빠져 발병한다.

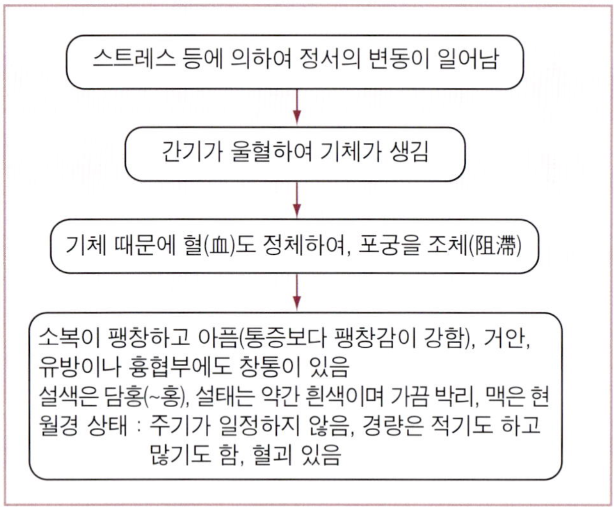

그림 12-4 간울(肝鬱)에 의한 통경(痛經)
정서의 변동에 의해 간기가 울결하여, 기체가 생겨 혈(血)이 정체하여, 포궁을 조체하는 것에 의해 발병한다.

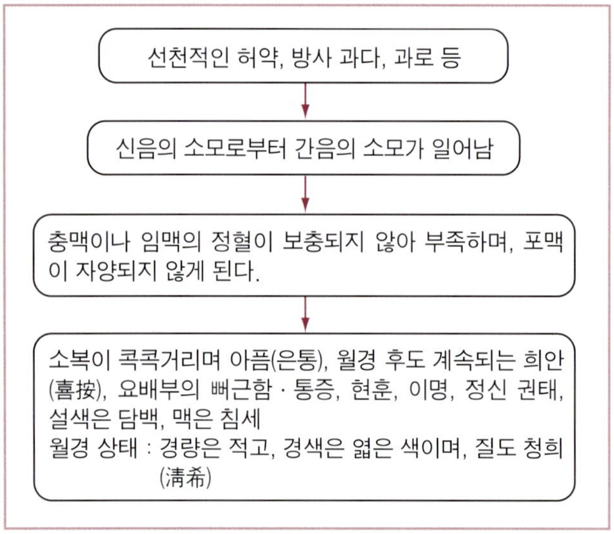

그림 12-5 간신허손(肝腎虛損)에 의한 통경(痛經)
간신허손(肝腎虛損)이 되면 충맥 · 임맥의 정혈이 부족하기 때문에 포맥의 자양이 나빠져 발병한다.

통경(痛經)의 근본적인 원인은 기혈의 운행이 원활히 행해지지 않는 것에 의한다. 즉 경혈[월경혈에서 '혈(血)' 로부터 변화한 것]이 저체(阻滯)하지 않고 원활히 이끌리면 통경이 발생하지 않는다. 즉 통경은 다양한 원인으로 경혈이 조체하는 것에 의하여 발증하는 것으로 파악하고 있다.

대표적인 통경의 증거로, ① 한습에 의한 통경 ② 간울에 의한 통경 ③ 간신허손에 의한 통경을 들 수 있다.[7] 이러한 병증에 대한 치료의 기본은 기혈의 운행을 원활히 하여 조체한 경혈을 개선하는 것에 있다. 이하에 각 병증의 특징을 든다.

(1) 한습(寒濕)에 의한 통경(痛經)

월경기에 비에 젖거나 수영을 하거나, 날것 또는 차가운 음식물을 섭취하거나 또는 습기가 많은 집에 장기간 살거나 하면, 한습이 하초를 상해한다. 그리고 포궁(자궁)에 침입하면 경혈이 한습에 의해 정체하여 운행이 나빠져 발병한다(그림 12-3).

소복의 냉통, 거안, 요배부의 격통, 따뜻하게 하는 것에 의한 통증의 경감, 경량 적음, 경색은 암자색, 혈괴가 혼재, 설태는 약간 흰색, 맥은 침긴을 나타낸다.

(2) 간울(肝鬱)에 의한 통경(痛經)

정서의 변동에 의해 간기가 울결하고 기체가 생겨 혈(血)이 정체하여, 포궁을 조체하는 것에 의해 발병한다(그림 12-4).

소복의 창통(통증에 의하여 팽창이 강함), 거안, 월경주기가 불안정, 경량은 적음, 혈괴가 혼재, 흉협부나 유방의 창통, 설질 암 또는 어반(瘀班), 설태는 약간 흰색, 맥은 현을 나타낸다.

(3) 간신허손(肝腎虛損)에 의한 통경(痛經)

선천적으로 허약하여 간신이 허쇠하고 있거나 방사과다에 따라 간신허손이 되면 충맥이나 임맥의 정혈이 부족하기 때문에 포맥의 자양이 나빠져 발병한다(그림 12-5).

소복의 은통, 희안, 경색은 담색, 경질은 청희(清希), 요배부의 뻐근함 · 통증, 두훈, 이명, 안면 창백, 정신 권태, 설질은 담백, 맥은 침세를 나타낸다.

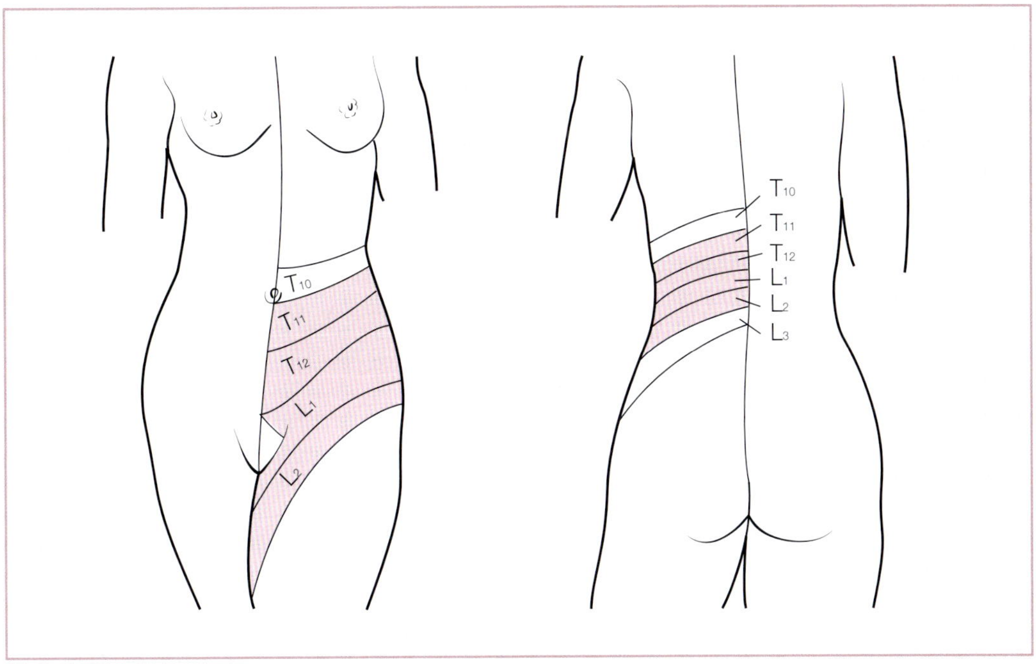

그림 12-6 제11, 제12흉수 및 제1, 제2요수의 피부분절(dermatome)

구체적인 치료법

gate control theory에 의한 침구 치료

침구 치료에서는 제11, 제12흉수 및 제1, 제2요수의 dermatome의 반응대 또는 반응점을 치료부위로 한다. 치료점을 선택하는 경우는 요배부에 있어 비수(脾俞)로부터 신수(腎俞)를 치료점으로 하고, 복부에서 귀래(歸來), 관원(關元) 등을 치료점으로 한다(그림 12-6).

침 치료는 치료점에 대해서 득기를 얻은 후에 15분 정도 유침한다. 그 때, 원적외선 등의 온열요법과 병용하여 요배부를 조사(照射)하는 것이 좋다. 전침 자극 또는 TENS(경피적 전기 신경 자극법)에서는 50~100Hz의 고빈도 자극으로 하여, 기분 좋은 강도로 통전을 실시한다. TENS에서는 Ian Milsom 등[8]이 12예의 월경곤란증을 대상으로 자극 조건 70~100Hz, 40~50mA로 하복부와 요부(dermatome에서는 T_{11}~T_{12}, L_1의 영역)를 경피적으로 흐르게 했더니, 통증의 경감은 의미가 있게 감소했지만 자궁 수축에 대해서는 억제 효과를 나타나지 않았다고 보고했다.

변증에 근거한 침구 치료

(1) 간울(肝鬱)에 의한 통경

침구 치료 원칙을 소간이기(疏肝理氣), 활혈화어(活血化瘀)로 하여 기체를 해소하고, 기혈의 흐름을 원활히 하는 것을 목적으로 치료를 실시한다.

처방예로서 기의 정체를 제거하기 위해서 합곡(合谷), 백회(百會)<사법(瀉法)>, 간기의 정체를 해소하기 위해서 태충(太衝)<사법>, 혈(血)의 흐름을 좋게 하기 위하여 삼음교(三陰交), 혈해(血海), 격수(隔俞)<사법>, 경기(經氣)의 정체를 좋게 하기 위하여 귀래(歸來), 차료(次髎)<보법(補法)> 등을 이용한다.

(2) 한습(寒濕)에 의한 통경

침구 치료 원칙을 온경산한(溫經散寒) · 이기행혈(理氣行血)로 하여 충맥, 임맥의 기능을 조절해 온통(溫通)

을 도모한다.

처방 예로서 양기를 보충하고 임맥을 조절하기 위해서 중극(中極), 관원(關元)<보법(補法), 구(灸)>, 하초를 따뜻하게 하여 한(寒)을 흩뜨리기 위해서 명문(命門), 신수(腎俞)<보법, 구>, 습의 정체를 제외하기 위해서 수도(水道)<보법>, 혈(血)의 흐름을 좋게 하기 위하여 삼음교(三陰交), 혈해(血海), 격수(隔俞)<사법>, 기(氣)의 정체를 좋게 하기 위하여 귀래(歸來), 차료(次髎)<보법, 구> 등을 이용한다.

(3) 간신허손(肝腎虛損)에 의한 통경

침구 치료 원칙을 보익간신(補益肝腎) · 이기지통(理氣止痛)으로 하여 간신을 보충하고, 충맥, 임맥의 기를 조절한다.

처방 예는 양기를 보충하고, 임맥을 조절하기 위해서 관원(關元)<보법, 구>, 신음을 보충하기 위해서 소해(少海), 신수(腎俞)<보법>, 간음을 보충하기 위해서 간수(肝俞)<보법>, 혈(血)의 흐름을 좋게 하기 위하여 삼음교(三陰交), 혈해(血海), 격수(隔俞)<사법>, 경기의 정체를 좋게 하기 위하여 귀래(歸來), 차료(次髎)<보법>, 비위를 준비하여 기혈의 생성과 혼잡을 재촉하기 위해서 족삼리(足三里)<보법> 등을 이용한다.

피내침에 의한 예방적 치료

월경곤란증의 발증을 예방하기 위해서, 삼음교(三陰交)에 피내침요법을 시도한다. Endo(遠藤) 등[9,10]은 3주째까지 경과를 추적할 수 있었던 20예의 월경곤란증을 대상으로 삼음교(三陰交)의 피내침에 의하여 월경곤란증의 예방 효과(치료 전의 통증을 100%로 하여, 약간 유효는 75~51%, 유효는 50~26%, 저효는 25~0%, 불변은 100~76%)를 검토했더니 3주째에서는 불변 · 악화 3명, 약간 유효 6명, 유효 9명, 저효 2명이 되어, 삼음교(三陰交) 피내침은 효과가 있었나고 보고하고 있다.

참고문헌

1) 高山雅臣編：エッセンシャル産科学・婦人科学．p. 151，医歯薬出版，1996.
2) 平成 12 年度厚生科学研究報告書．リプロダクテブヘルスから見た子宮内膜症等の予防，診断，治療に関する研究（主任研究者　武谷雄二）
3) 佐藤和雄：月経困難症．産婦人科 MOOK 40，坂元正一，滝一郎編集主幹，金原出版，p. 199～209，1988.
4) 原田　省：月経痛．産科と婦人科，70(11)：1502～1505，2003.
5) 上妻志郎：月経困難症(生理痛)．痛み一基礎・診断・治療，花岡一雄編，朝倉書店，p. 188～190，2003.
6) 横田敏勝：臨床医のための痛みのメカニズム．p. 123～128，南江堂，1990.
7) 兵頭明監訳：針灸学，臨床篇．天津中医学院，学校法人後藤学園編，p. 333～337，東洋学術出版，1994.
8) Ian Milsom et al：A comparative study of the effect of high-intensity transcutaneous nerve stimulation and oral naproxen on intrauterine pressure and menstrual pain in patients with primary dysmenorrhea. *Am J Obster Gynecol*；123～129, 1999.
9) 遠藤美咲，他：月経困難症の体表所見及び月経困難症に対する三陰交皮内鍼の予防効果①．医道の日本社，520：6～13，1987.
10) 遠藤美咲，他：月経困難症の体表所見及び月経困難症に対する三陰交皮内鍼の予防効果②，医道の日本社，521：96～100，1988.

13. 비뇨·생식기계의 통증

처음에

침구 임상에 있어서 통증의 관리는 매우 중요하다. 통증의 개선을 목적으로 한 질병에는 운동기계의 통증뿐만 아니라 일부에는 내장 유래의 통증에도 침구 치료가 유효하다. 여기에서는 비뇨 · 생식기계 영역에 있어서의 통증 질환을, 통증이 발현하는 부위별로 말하는 것과 동시에 침구 치료가 유효하다고 생각되어지는 질환에 대하여 임상상의 주의점, 금기 및 구체적 치료 방법을 기술한다.

신부통

신부(腎部)통은 신장 질환 및 수뇨관의 질환에 의하여 일어나지만, 수뇨관 결석에 의한 것이 가장 많다. 수뇨관 결석증에서는 결석이 수뇨관을 폐색하여 신우 내압이 상승하여 신장 피막이 신전되는 것에 의하여 신부의 통증(대부분은 산통 발작)이 발현한다. 산통 발작은 복측부에서 배부에 걸쳐 갑자기 발현하는 격통으로, 통증 발작에 수반하여 식은땀, 구역, 구토, 안면 창백 및 빈맥을 초래한다. 또, 산통 발작의 원인에는 수뇨관의 평활근의 경련이 관여하는 것으로 되어 있다.

방광부통

방광부통은 배뇨에는 직접 관계없는 방광부의 자발통을 가리킨다. 원인에는 요폐, 방광 결석, 방광 이물, 방광 결핵, 간질성 방광염 등이 있다.

배뇨통

배뇨통은 배뇨에 수반하여 방광, 요도에 생기는 통증이며, 하부 요로의 염증성 질환에 나타나는 증상이다. 배뇨통이 배뇨의 어느 시기에 발현하는지에 의하여 장애부위를 추정할 수 있다.

초기 배뇨통은 배뇨 초기에 통증을 호소하는 것으로, 급성 요도염, 요도협착, 요도결석 등을 시사한다. 종말시 배뇨통이란, 배뇨의 마지막에 통증을 호소하는 것으로 후부 요도, 방광의 질환(여성에서는 급성방광염)이 시사된다. 배뇨후통은 배뇨 종료 후에 통증을 호소하는 것으로 방광 결핵, 방광주위염 등으로 나타난다.

전(全)배뇨통은 모든 배뇨 기간에 걸쳐 통증이 있는 것으로 장부, 요도, 방광 주위의 병변에서 생긴다.

음낭부통

음낭부에 통증을 호소하는 질환은 고환(정소), 부고환(정소 상체)의 염증성 질환, 정삭 염전, 외상 등이 있다. 통증은 서혜부로부터 하복부에 방산통이 나타나는 것이 많다.

회음부통

회음부통은 전립선 질환(주로 전립선염), 정낭 질환, 후부 요도염 등으로 나타난다. 통증의 종류는 둔통 · 불쾌감이 많다.

사정통

사정통은 사정시에 요도 심부로부터 회음부에 걸쳐 통증을 호소한다. 통증의 정도는 다양하다. 대부분은 급성 전립선염, 급성 정낭염이 원인이 된다.

비뇨·생식기계 영역의 종양에 기인하는 통증(암성 통증)

이상과 같이, 비뇨·생식기계 영역에 있어서 많은 통증 질환이 존재하지만, 본고에서는 임상상 많이 나타나는 「요로결석」, 「간질성 방광염」 및 「전립선염」의 통증에 대한 침구 치료의 방법 및 평가에 대하여 기술한다. 또한 비뇨·생식기계의 종양 및 전이에 의한 암성 통증에 대한 침구 치료는 다른 장에서 설명한다.

임상상의 주의사항

요로결석

요로결석에 의한 통증은 수신증(수뇨관 혹은 방광에 통과 장애가 있어 신장에 요가 저류하여 신우 내압이 상승하여 신전 피막이 신전되는 것에 의하여 통증으로 발현) 또는 수뇨관의 평활근 경련에 의한 발작성의 통증이 관여한다고 여겨지고 있다. 이것들은 산통 발작에 수반하여 식은땀, 구역, 구토, 안면 창백 및 빈맥을 합병하는 것이 많다.[1)]

늑골 척주각(costovertebral angle : CVA)부의 고타에 의하여 같은 부위(요추와 제12늑골을 삼각형의 2변으로서 얻을 수 있는 삼각부)에 통증이 유발되는 경우는 수신증의 존재를 강하게 시사하는 것으로부터, 이 상태가 개선하지 않을 때에는 비뇨기과에서 진찰받을 필요가 있다.

요로결석의 크기가 자연 배석 가능한 크기(장경 10mm × 단경 6mm)이면 의사와 상담한 후에 침구 치료를 계속하지만 자연 배석을 웃도는 크기의 결석은 비뇨기과에서 진찰받을 필요가 있다.

간질성 방광염

간질성 방광염의 전형적인 증상은 방광 충만시의 하복통이나 골반통, 빈뇨, 1회 배뇨량의 감소를 특징으로 한다. 중년 여성에 많이 나타난다. 병인은 감염, 비만세포의 증다, 면역 질환 등으로 여러 가지 설이 있지만 명확하지 않다.[2)]

급성 방광염[3대 증상 : 요 혼탁(혈뇨 또는 농뇨)·배뇨통·빈뇨]과의 감별이 필요하다.

방광 종양, 결핵성 방광염과의 감별이 필요하다. 육안적 혈뇨가 있으면 비뇨기과에 진찰받을 필요가 있다.

1회 배뇨량을 계측하여, 극단적인 방광 용량의 저하(50~100ml)가 나타나는 경우는 위축 방광이 시사된다. 장기간의 위축 방광은 방광수뇨관 역류를 야기시키기 쉬우므로 신우신염(발열)의 유무를 확인한다. 신우신염(발열)이 의심되는 경우는 비뇨기과에의 소개가 필요하다.

전립선염

전립선염에 의한 통증의 원인은 현시점에서도 불명한 일이 많다. 일반적인 증상은 하복부의 불쾌감, 배뇨통·불쾌감, 사정통 및 불쾌감·통증과 다른 병소를 수반하는 것이 많다. 또, 장기간 증상이 지속하는 사례가 많으며 난치 예도 적지 않다.[3)] 부적응은 카테고리 I·II의 급성·만성 세균성 전립선염이다. 급성·만성 세균성 전

표 13-1 전립선염의 분류

전립선염의 분류
카테고리 I (급성 세균성 전립선염)
카테고리 II (만성 세균성 전립선염)
카테고리 III (만성 전립선염/만성 골반통증후군)
카테고리 IIIA (염증성 만성 골반통증후군)
카테고리 IIIB (비염증성 만성 골반통증후군 prostatodynia 포함)
카테고리 IV (염증성 무증후성 전립선염)

(National Institute of Health : NIH, 1999)

립선염의 증상은 하복부통, 회음부통, 빈뇨, 배뇨통에 가세하여 오한전율(惡寒戰慄), 발열을 수반하는 증상이 있으면 비뇨기과에 소개가 필요하다. 또, 억울 상태가 현저한 경우는 신경 내과의 전문의와 제휴하여, 치료를 계속할 필요가 있다(표 13-1).

적응이 되는 병태

요로결석

요로결석에 의한 통증에 대해서는 침구 치료가 적응이 되며,[4] 결석에 의하여 수뇨관의 평활근 경련이 생겨 수신증으로부터 산통을 일으키는 경우는 침 치료가 유효한 경우가 많다. 이 경우, 침구 치료로 수신증을 소실시키는 것은 곤란하다. 그러나 수뇨관의 평활근 경련에 의하여 요(尿)의 통과 장애가 생겨 수신증이 되었을 경우는 침구 자극이 수뇨관의 평활근 경련을 완화시킴으로써 요의 통과 장애가 개선하는 것으로 수신(水腎)이 개선되고, 산통의 완화를 가져올 가능성이 있다.[5]

간질성 방광염

간질성 방광염의 증상인 방광 충만시의 하복통이나 골반통은 침구 치료에 의하여 개선될 가능성이 있다. 그러나 방광 충만시의 하복통이나 골반통에 대해서 침구 치료가 진통 효과를 갖는다는 의미는 아니다. 예를 들어, 방광 충만시의 하복통이 방광의 축뇨량 150ml로 발현하는 경우에 침구 치료에 의하여 방광 용량의 증대를 초래하여 방광 용량 250ml를 확보할 수 있었을 경우에 100ml의 방광 용량의 증가분에 대하여 방광 충만시의 하복통이나 골반통의 발현이 지연된다. 이것이 침구 치료에 의한 간질성 방광염에 대한 통증의 개선을 기대할 수 있다고 하는 생각이다.

비뇨기과의에 의한 치료 방법의 하나인「물을 마시게 한 뒤 배뇨를 참게 하는」치료의 목적이 방광 용량의 감소를 예방하는 방법이다. 간질성 방광염의 침구 치료를 계속하는 것에 의하여 통증 발현 빈도가 저하하고, 한편 방광 용량의 감소를 예방할 수가 있으면 환자의 QOL(생활의 질)의 개선에 유효하다고 생각한다.

전립선염

전립선염에 대한 침구 치료의 적응은 카테고리 III(만성 전립선염/만성 골반통증후군)이다(표 13-1). 만성 전립선염, 만성 골반통증후군(골반내정맥체증후군 : intrapelvic venous congestion syndrome, IVCS 포함)의 증상인 하복부의 불쾌감, 배뇨통 · 불쾌감, 사정통 및 불쾌감 · 통증에 대해서 침구 치료가 유효하다.[6~8]

치료방침

요로결석 · 간질성 방광염 · 전립선염에 대한 치료방침은 주로 현대 의학의 지식 기반(장기와 신경 등)을 기초로 치료를 구축했다. 또, 사용 경혈의 선택에 관해서는 경혈이 가지는 주치(主治), 의의 및 요혈을 고려했다.

구체적인 치료법

요로결석에 의한 통증에 대한 침구 치료

사용하는 경혈은 환측의 지실(志室) · 신수(腎俞) · 삼음교(三陰交)이다. 치료는 지실(志室) · 신수(腎俞)에서 몇 차례 실시하여 평가한다. 효과가 없으면 삼음교(三陰交)를 이용한다. 한 번에 지실(志室) · 신수(腎俞) · 삼음교(三陰交)를 사용하면 자극량이 많기 때문에 임상적 주의가 필요하다.

지실(志室)의 취혈법은 제2~제3요추 극돌기 사이의 외방 3촌에 있다(편법 : 좌우 제12 늑골 첨단을 묶는 선상에서 요방형근의 외연에 있다). 지실(志室)의 침 자입

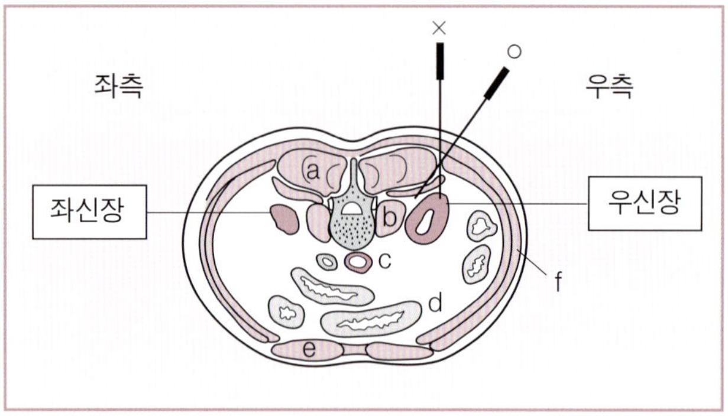

그림 13-1 지실(志室)의 침 자입 방향
a : 척주기립근(흉최장근 · 요장늑근)
b : 대요근
c : 복대동맥
d : 장
e : 복직근
f : 복사근

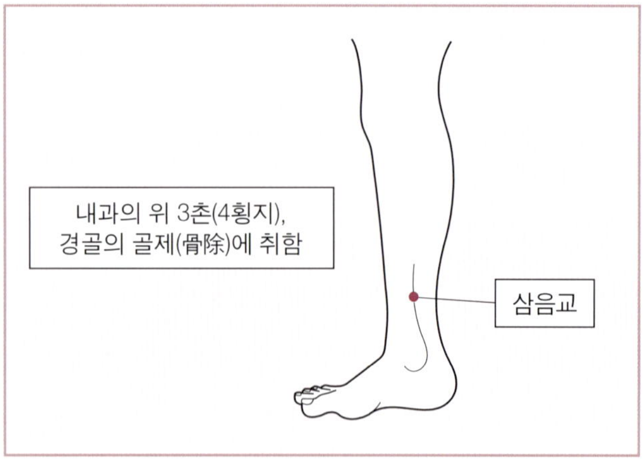

그림 13-2 삼음교(三陰交)의 취혈 방법

각도는 체간 중앙을 향하여 40mm 자입한다. 지실(志室)에 득기(得氣)를 느끼는 정도의 자극을 얻어 유침을 10~20분 실시한다. 사용침은 50mm · 24호침 또는 60mm · 30호침으로 한다(그림 13-1). 신수(腎俞)의 취혈법은 제2~제3요추 극돌기 사이의 외방 1촌 5분에 있다. 신수(腎俞)의 침의 자입 각도는 직자로 30mm 자입한다. 신수(腎俞)에 득기를 느끼는 정도의 자극을 얻어, 유침을 10~20분 실시한다. 사용침은 50mm · 24호침 또는 60mm · 30호침으로 한다. 삼음교(三陰交)의 취혈법은 내과 위 3촌으로 경골의 골제(骨除)에 취혈한다. 침의 자입 각도는 약간 상방을 향하여 20~30mm 자입한다. 득기 감각은 「묵직한 감각」을 얻을 수 있다. 자극은 손으로 180° 이내에서 선회하는 선연술(旋撚術)을 10~20분 정도 실시한다. 사용침은 50mm · 24호침 또는 60mm · 30호침으로 한다(그림 13-2).

지실(志室)의 침 자입시 주의할 점은 심부에 신장 하부가 있어, 침을 수직 방향으로 자입하면 신장의 일부에 침이 자입될 확률이 높으므로(특히 우측) 충분히 주의할 필요가 있다(그림 13-1).

간질성 방광염에 의한 통증에 대한 침구 치료

사용하는 경혈은 중료(中髎), 삼음교(三陰交), 중극(中極)로 한다. 치료는 중료(中髎) 단독으로 5~6회 실시하여 평가한다. 효과가 없으면 삼음교(三陰交) 혹은 중극(中極)을 선택하여 이용한다. 한 번에 중료(中髎), 삼음교(三陰交), 중극(中極)을 사용하면 자극량이 많으므로 임상적 주의가 필요하다.

중료(中髎)의 취혈법은 제3후천골 공부에 취혈한다. 편법으로는 상후장골극과 천골열공을 연결하여, 그 선상의 중앙에 취한다(그림 13-3). 침의 자입 각도는 문측(吻側, 두측)을 향하여 45° 사자에서 약 40mm 자입하여, 침이 천골 후면의 뼈에 따르도록 한다. 중료(中髎)의 득기는 「심부에서 무거운 감각」을 얻을 수 있다. 자극은 손으로 180° 이내에서 선회하는 선연술(旋撚術)을 10~20분 정도 실시한다. 사용침은 60mm · 30호침으로

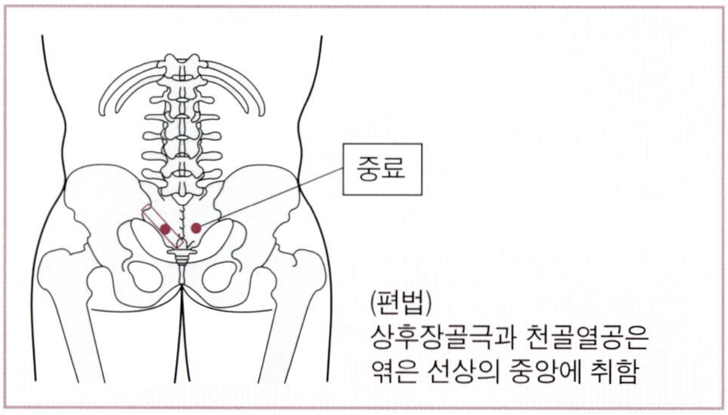

그림 13-3 중료(中髎)의 취혈 방법

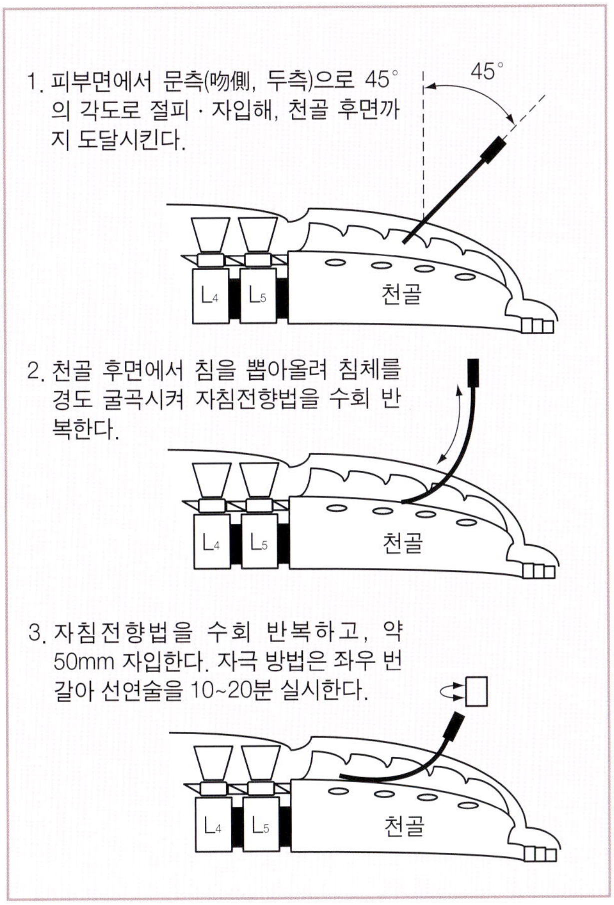

그림 13-4 **중료의 자침 방법**
(北小路 博司 : 비뇨 · 생식기계 장애에 대한 침구 치료. 침구 임상의 과학, 西條一止 · 態澤孝朗, 감수, p. 322, 일본. 2000에서 참조)

한다(그림 13-4).

삼음교(三陰交)의 취혈법, 치료 조건은 전항과 같다. 중극(中極)의 취혈법은 배꼽과 치골 결합 상제(上際)의 사이를 5촌이라고 정하여, 배꼽으로부터 4/5 하방의 점(정중선상)에 취혈한다. 침의 자입 각도는 하부에 45° 사자로, 약 30~40mm 자입한다. 득기 감각은 「하복부에 울림」을 얻을 수 있다. 자극은 손으로 180° 이내에서 선회하는 선연술(旋撚術)을 10~20분 정도 실시한다. 사용침은 60mm · 30호침으로 한다(그림 13-5).

중극(中極)의 침 자입에서는 치골 결합과 방광 사이에 침이 진입한다. 치골 결합의 배측에는 정맥총이 있으므로 침의 수기를 함부로 해서는 안 된다.

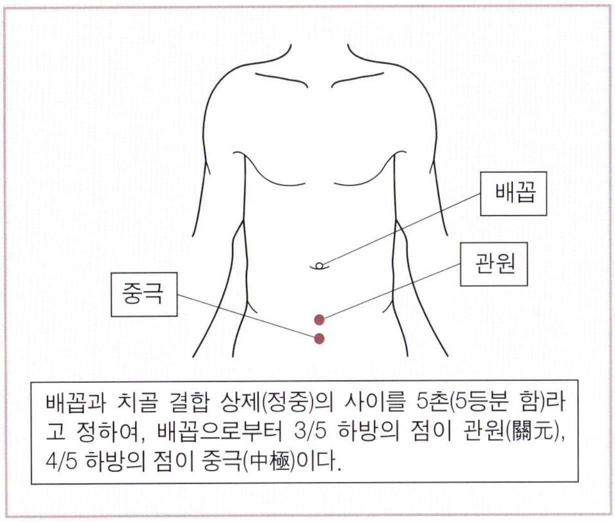

그림 13-5 **관원(關元)과 중극(中極)의 취혈 방법**

만성 골반통증후군에 의한 통증에 대한 침구 치료

사용하는 경혈은 중료(中髎), 음부신경 자침점, 관원(關元)으로 한다. 치료는 중료 단독으로 5~6회 실시하여 평가한다. 음부에의 불쾌감에 효과가 없으면, 음부신경 자침점 또는 관원(關元)을 선택하여 이용한다. 한 번에 중료(中髎), 음부신경 자침점, 관원(關元)을 사용하면 자극량이 많으므로 임상적 주의가 필요하다.

중료(中髎)의 치료 조건은 앞에서 말한 것과 같다.

음부신경 자침점의 취혈법은 「상후장골극의 중앙과 좌골결절 하단 내측을 묶는 선상에서, 상후장골극 중앙으로부터 좌골 결절 하단 내측을 향하여 50~60%의 영역으로 한다」(그림 13-6). 이 영역에 90mm, 30호침을 직자로 자입하여, 천결절인대를 관철해서 음부신경 지배 영역(항문부 · 회음부 · 음경부 중 하나)에 득기가 있으면 침을 멈춘다. 음부신경 자침점의 취혈법에 따라 침을 자입했을 때 음부신경 지배 영역에 득기가 없고, 하퇴 후면에 영향이 있는 경우는 후대퇴피신경에의 침 자극에 의하는 것이다(후대퇴피신경은 음부신경의 외방에 위치). 그 때에는 침을 피하까지 끌어올려 약간 정

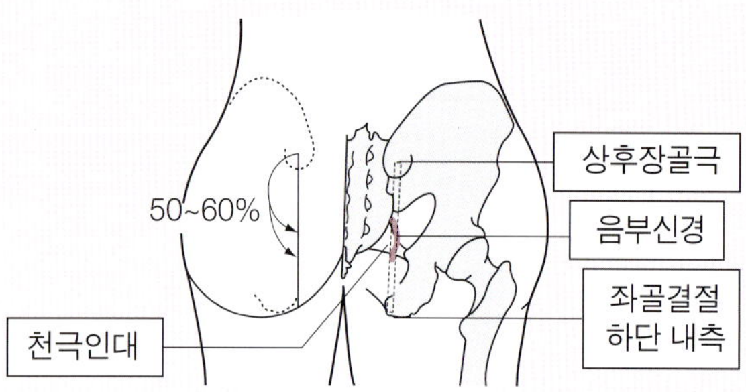

상후장골극과 좌골결절 하단 내측을 묶는 선상에서, 상방으로부터 50~60%의 영역에 있다(천극인대상에 위치하는 음부신경)

그림 13-6 **음부신경 자침점의 취혈 방법**

중 방향을 향하여 재차 자입한다. 자극 방법으로서는 손으로 180° 이내에서 선회하는 선연술(旋撚術)을 10~20분간 실시하는 경우와 전침요법을 선택하는 경우가 있다. 전침요법을 선택하는 경우의 기준이 되는 조건은 주파수 3Hz, 자극 시간 20분으로 하고, 자극의 강도(출력)는 음부신경 지배 영역(항문 · 회음부 · 음경 중 하나)에 침향을 환자 자신이 인식할 수 있는 정도로 한다. 음부신경 자침점에 사용하는 침은 90mm · 30호침으로 한다.

관원(關元)의 취혈법은 장과 치골 결합 상제의 사이를 5촌이라고 정하여 배꼽으로부터 3/5 하방의 점(정중선상)에 취혈한다. 침의 자입 각도는 하부에 45° 사자로 약 30~40mm 자입한다. 득기 감각은 「하복부에 침향」을 얻을 수 있다. 자극은 손으로 180° 이내에서 선회하는 선연술(旋撚術)을 10~20분 정도 실시한다. 사용침은 60mm · 30호침으로 한다(그림 13-5).

관원(關元)의 침 자입시 치골 결합과 방광의 사이로 침이 진입할 가능성이 있다. 치골 결합의 배측에는 정맥총이 있으므로 침의 수기를 함부로 해서는 안 된다.

참고문헌

1) 戎野庄一, 大川順正：尿路結石症. 3. 診断と治療. ベッドサイド泌尿器科学　診断・治療編. 改訂第3版, 吉田　修編, p. 253～258, 南江堂, 2000.
2) 上田朋宏：第3章 病態. 間質性膀胱炎－疫学から治療まで－. 日本間質性膀胱炎研究会編, p. 22～41, 医学図書出版, 2002.
3) Nickel, J.C., Nyberg, L.M., Hennenfent, M. : for The International Prostatitis Collaborative Network: Research guidelines for chronic prostatitis: consensus report from the first national institutes of health international prostatitis collaborative network. *Urology*, 54：229～233, 1999.
4) Lee, Y.H., Huang, W.C., Chen, M.T., et al. : Acupuncture in the treatment of renal colic. *J. Urol.*, 147, 16～18, 1992.
5) 手塚清恵：鍼刺激が尿噴流に及ぼす影響の検討. *J. Med. Ultrasonics*, 30：J 207～J 214, 2003.
6) Chen, R., Nickel, J.C. : Acupuncture ameliorates symptoms in men with chronic prostatitis/chronic pelvic pain syndrome. *Urology*, 61：1156～1159, 2003.
7) Honjo, H., Kamoi, K., Naya, Y., Ukimura, O., et al. : Effects of acupuncture for chronic pelvic pain syndrome with intrapelvic venous congestion: preliminary results. *International Journal of Urology*, 11：607～612, 2004.
8) 杉本佳史, 本城久司, 北小路博司, 谷口博志, 他：会陰部不快感に対する陰部神経刺鍼点への鍼通電療法の試み. 全日本鍼灸学会雑誌. 54：440, 2004.

14. 스포츠 영역의 통증

처음에

신체의 움직임은 손가락의 미세한 움직임으로부터 스포츠 활동까지 다관절 · 다축의 움직임의 연쇄로 이루어지고 있다. 경락에 따른 운동 연쇄라고 하는 생각을 채용하여 각 경락을 신전시키는 움직임의 부하로부터 얻을 수 있는 소견(경락테스트[1,2])을 종합하면 관절이나 근육의 상호 관련과 그 이상을 용이하게 즉석에서 정확하게 판단하는 것이 가능해진다. 경락테스트는 스포츠 영역에 있어서의 ① 외상에 대한 수술 후 요법 ② 장애에 대한 서양의학적 치료와의 병용 ③ 컨디션 조절에 응용할 수 있어 뛰어난 침의 효과를 실현할 수 있다.

임상상의 주의사항

스포츠 외상은 외과적 치료가 우선되고 수술 후 요법으로서 침구 치료의 적응이 있다.

스포츠 장애에서는 서양의학적 치료에 유용한 수단이 있으면 거기에 기초를 두고 원인을 없애는 치료를 우선한다. 침구 치료는 통증을 제거하는 것으로, 쉬어야 하는 상태하에서도 운동 부하를 강요하는 형태가 되어 오히려 장애의 악화를 유발할 가능성이 있다. 통증은 경고라고 봐야 하는 것으로, 진단이 이루어지지 않는 상태에서 무턱대고 침구 치료로 통증을 경감하기 위한 노력을 기울이는 것은 조심해야 한다. 오히려, 장애에 이르기 전의 단계에서 피로 등을 신속하게 제거하는 등의 조절의 한 방법으로서의 응용에 주목적을 두어야 하는 것이다.

적응

외상에 대한 수술 후 요법

외상에 대한 수술 후 요법으로서의 재활 수단으로서 유용하다.

장애에 대한 서양의학적 치료와의 병용

장애에 대해서 서양의학적 진단이나 수단을 이용하지 않고 침구 치료 단독으로 대처하는 것은 바람직하지 않다. 왜냐하면 침구에 의한 진통이 장애를 진행시킬 가능성이 있으므로, 침구 단독으로 치료하려면 각각의 장애의 병태에 대한 충분한 지식과 치료 경험을 필요로 한다.

컨디션 조절

반복된 스포츠 동작으로 생기는 피로의 신속한 회복이나 경기력 향상에 유용하다.

치료방침

침 치료를 실시할 때에는 우선 경락테스트의 움직임을 부하하여 이상 경락을 판단하고, 그 경락의 경혈 속에서 유효한 것을 선택하여 나가는 작업이 된다.

경락테스트의 이론적 배경

사람의 움직임을 지지하고 있는 것은 근육 · 건 · 인대 · 골로 형성되는 관절이다. 근대 의학에 있어 주로 개개의 관절에 대한 상세한 정보를 기초로 한 움직임의 분석을 실시하여 왔다. 그러나 206개의 뼈와 약 600개의 근육으로 구성되는 골격은 다수의 관절의 존재하에 근육이나 건, 인대에 의한 장력을 압축력에 견디는 뼈가 받아 들여 전체로서 인간의 조화를 유지하고 있다.[3] 그 결과 하나의 관절의 움직임은 전신의 움직임과 연동하여 동시에 다른 관절의 영향을 받고 있다.

예를 들어, Hashimoto(橋本)[4]가 지적한 것처럼 앙와위에서 엄지발가락으로 벽을 뚫으려고 하면, 발목 → 슬 → 요 → 척주 → 견 → 주 → 손목 → 목으로 힘이 들어가며 마지막에는 안면의 근육까지 긴장하여 온다. 이와 같이 사람의 움직임은 다관절에 걸치는 운동 연쇄로 성립되고 있어 개개의 관절을 주된 대상으로 한 움직임의 분석에 머물러 버리면, 관절 상호 움직임의 관련에 대한 정보를 얻을 수 없다.

스포츠 영역에 침 치료를 응용할 경우에는 이 운동 연쇄를 분석하여, 그 이상의 파악과 회복의 필요가 생긴다. 그렇지만 현대 의학에는 아직 그 수단으로 이용하는 간편한 방법은 존재하지 않는다.

한편, 동양의학의 개념인 경락은 이러한 다관절의 움직임 상호 관련을 분석할 수 있는 방법론을 제공한다. 왜냐하면, 경락은 주로 신체를 세로로 장축으로 달리는 루트이므로 사람의 움직임을 이 세로의 루트의 움직임으로서 다시 파악할 수 있기 때문이다.

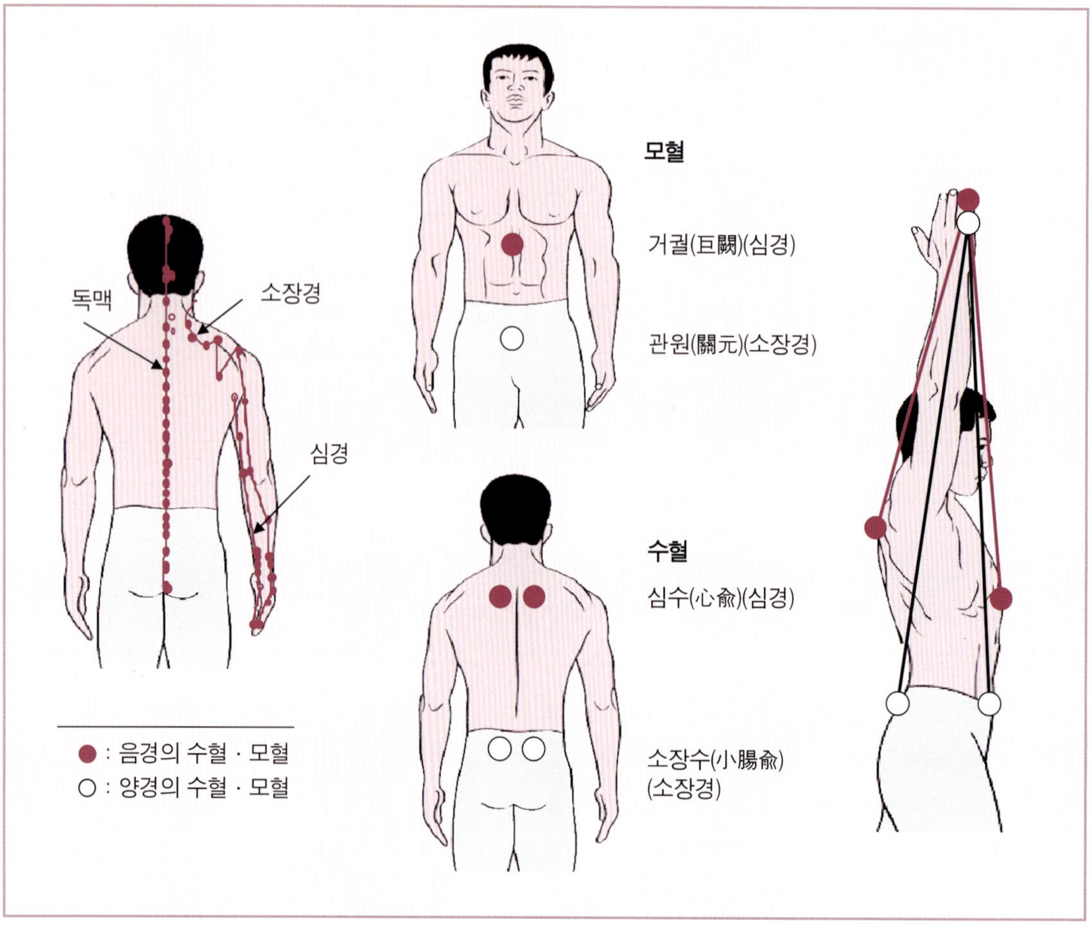

그림 14-1 심경(心經) · 소장경(小腸經) · 독맥(督脈)의 부하와 수혈(兪穴) · 모혈(募穴)

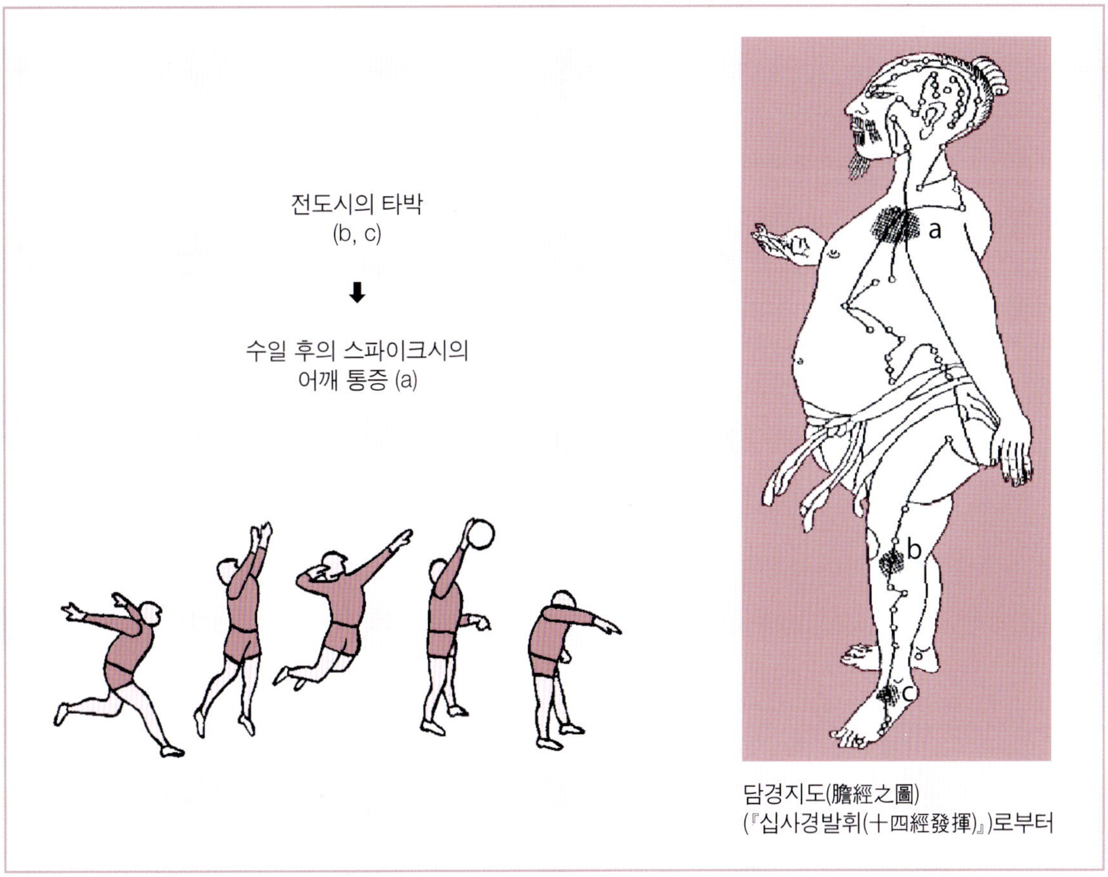

그림 14-2 **신체의 움직임으로 유발되는 통증의 해석에 경락을 응용**

인체에는 발끝으로부터 머리까지 세로 계열에 분포하는 경락이 있다고 생각되고 있다. 신체의 전면에 4개, 후면에 4개, 측면에 4개 분포하여, 각각의 면에는 중심축으로 하는 경락이 있어, 신체의 움직임의 이상을 종합적으로 관찰할 수 있는 구조가 있다. 그 구조의 일단을 그림 14-1에 예시한다.

사지에 분포하는 경락과 체간 중심축에 분포하는 경락을, 움직임을 분석할 때의 한 단위로 간주할 수 있다. 후면 상지의 소장경(小腸經) · 심경(心經) 및 후면의 중심축인 독맥(督脈)에는 각각 소속하는 경혈이 있는데, 신체의 움직임에 따라 이러한 심경 · 소장경 · 독맥 등의 경락이 신전할 때는 각 경락상의 경혈도 늘려진다. 또, 체간에는 각각의 경락을 대표하는 모혈이나 수혈이 존재하여 각 경락 신전시에 지점 또는 대응점으로서의 역할을 담당하고 있다. 그 결과, 경락을 구성하는 사지의 경혈과 체간 중심축의 경락의 경혈이나 각 경락을 대표하는 역할도 수혈 · 모혈은 신체의 움직임의 연쇄에 밀접하게 관계되는 것으로 상정된다.[1,2)]

경혈의 부위에는 폐해가 생기기 쉽고, 폐해가 생기면 경혈로 구성되는 경락이라고 하는 라인의 성장을 방해할 수 있다고 생각하면, 움직임의 연쇄와 경락 · 경혈의 관련이 보여진다. 이것을 설명할 수 있는 예를 그림 14-2에 나타낸다.

어깨에는 이상이 발견되지 않았던 배구 선수가 스파이크할 때의 강한 어깨 통증(a)을 호소한 예이다. 며칠 전 블로킹 때의 넘어짐에 의하여, 무릎(b)이나 발목의 외측(c)에 사소한 타박을 받았다고 하는 병력을 가지고 있었다. 타박 부분은 「담경(膽經)」의 경혈인 구허(丘墟)

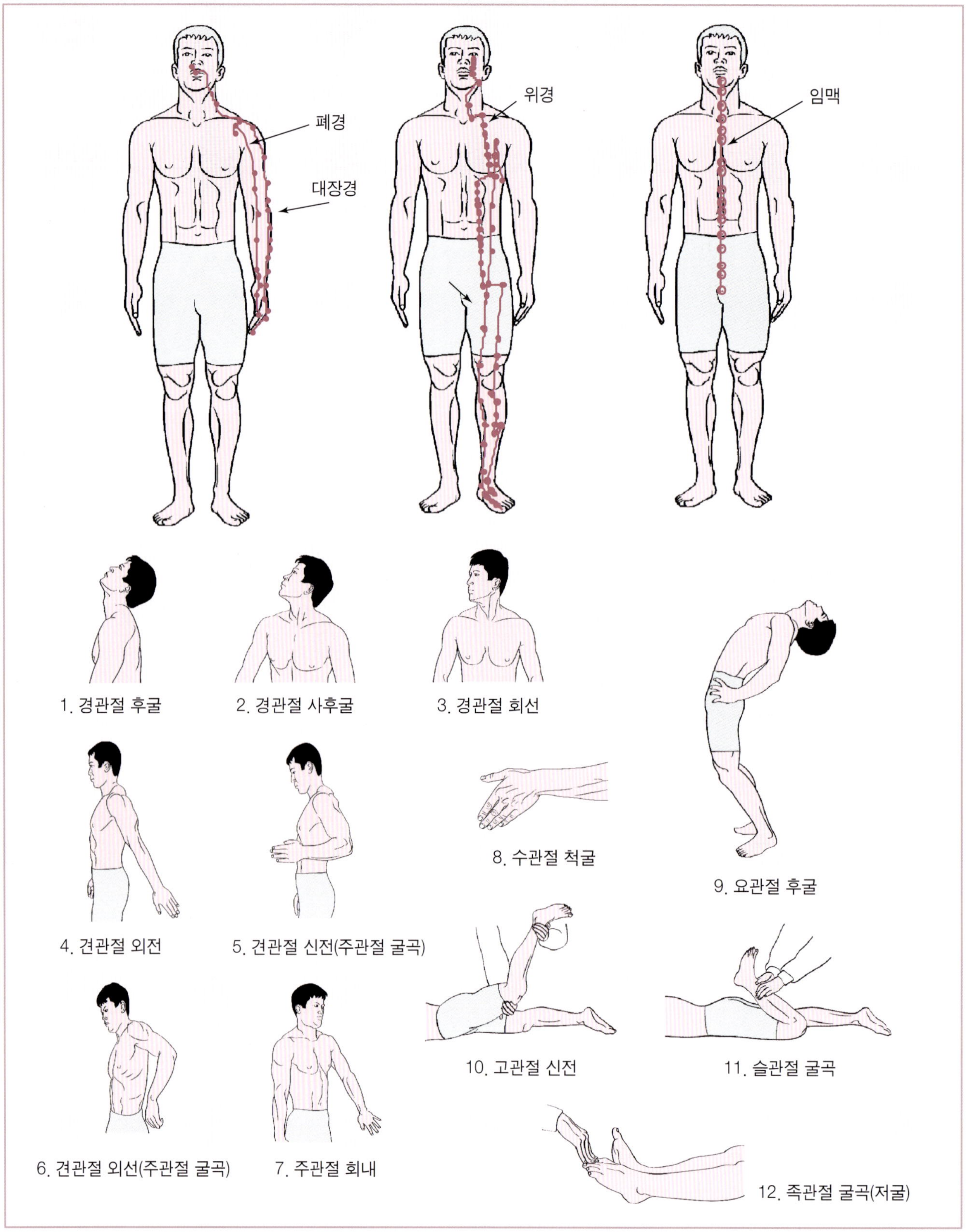

그림 14-3 전면의 경락 주행과 움직임

1~8 : 폐경(肺經) · 대장경(大腸經)이 신전되는 동작. 9~12 : 비경(脾經) · 위경(胃經)이 신전되는 동작. 임맥(任脈)은 폐경 · 대장경(大腸經) 및 비경(脾經) · 위경(胃經)을 신전하는 동작 모두와 관여한다.

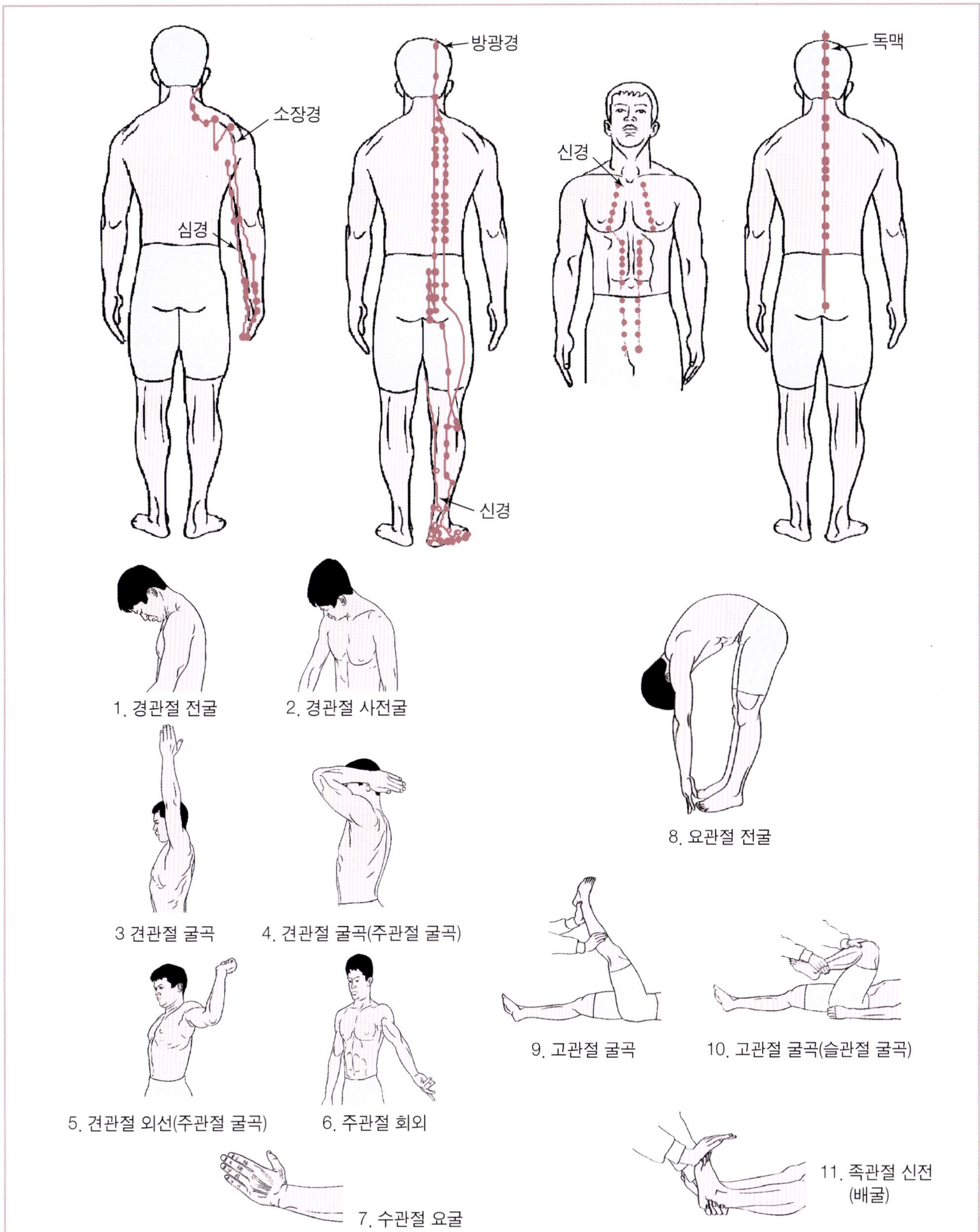

그림 14-4 후면의 경락의 주행과 움직임

1~7 : 심경(心經) · 소장경(小腸經)이 신전되는 동작. 8~11 : 신경(腎經) · 방광경(膀胱經)이 신전되는 동작. 독맥(督脈)은 심경 · 소장경 및 신경 · 방광경을 신전하는 동작 모두에 관여한다.

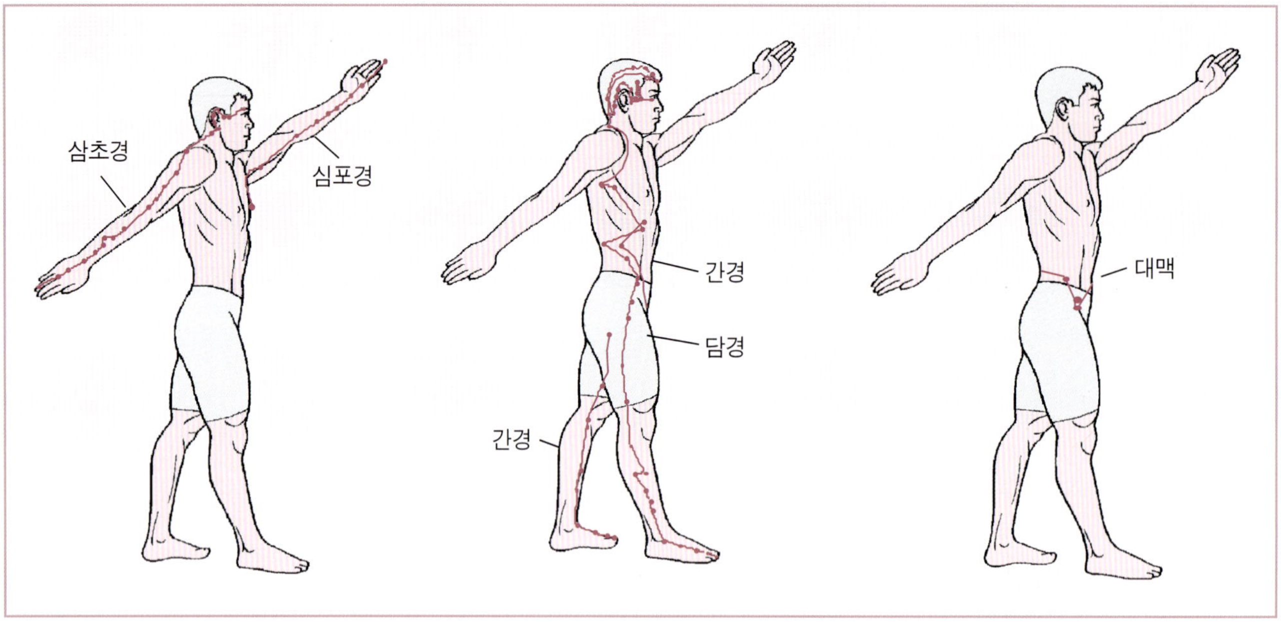

그림 14-5-a 측면의 경락의 주행과 움직임

및 양릉천(陽陵泉) 영역에 해당하며, 본인은 이 부위의 이상을 자각하고 있지 않았지만 매우 분명한 압통이 있었다. 어깨 통증부위에의 침 자극은 무효였음에도 불구하고 구허(丘墟)(c) 및 양릉천(陽陵泉)(b)에의 침 자극으로 어깨 통증은 즉석에서 소실했다.

이 예에서는 하퇴의 타박을 계기로서 스파이크 동작시에 신체의 장축에 걸치는 경로(담경)에 따른 신장 제한이 초래되었기 때문에 어깨 통증이 유발되었다고 생각하면 통증의 발현 기전을 이해할 수 있다. 이와 같이 경락에 따른 움직임의 연쇄라고 하는 현상을 관찰하면 다관절의 움직임의 조화의 혼란에는 경혈부위의 폐해가 영향을 미치고 있다고 추측된다.

경혈 자극이 그 뒤틀림을 해소하여, 그 결과 경락에 따른 신체의 성장이 좋아진다고 생각하면 스포츠 영역에 있어서의 침 치료의 효과와 기전을 이해하기 쉬워지는 것과 동시에 이 생각에 근거하여 치료를 구성하는 것이 가능해진다.

경락테스트에 있어서의 움직임의 부하

이 테스트는 개개의 경락에 대해서 신전 부하 동작을 실시하여 움직임을 유발하는 체성 반응을 평가해 회복시켜야 할 경락을 판단하는 방법이다. 전면, 후면, 측면의 경락과 각각을 신전하는 동작을 그림 14-3~5에 나타낸다. 그림 14-6에 경락테스트의 개개의 움직임과 그 순서를 나타낸다. 숫자는 부하테스트를 실시하는 순서를 나타내고 있고 화살표는 부하 동작이 연속하여 되고 있는 것을 나타내고 있다. 하지의 부하에서는 16 및 17은 연속할 수 있지만, 그 후 체위 변환을 하여 앙와위가 되어 18~22까지의 부하를 연속해 실시하면 테스트에 필요로 하는 시간이 단축된다. 각각의 부하에 대한 반응을 확인하면서 실시해도 모든 부하테스트는 10분 정도로 완료한다. 통상 입위로 테스트를 실시하지만, 4~15 및 27~30의 동작은 좌위로 실시해도 괜찮다. 1, 4, 5, 12는 폐경(肺經)·대장경(大腸經)에 대한 부하, 16, 17, 23, 27은 같은 전면의 경락인 비경(脾經)·위경(胃經)에 대한 부하를 나타내고 있다. 2, 6, 7, 13은 심경(心經)·소장경(小腸經)에 대한 부하이며, 18, 19, 24, 28은 신경(腎經)·방광경(膀胱經)에 대한 부하를 나타

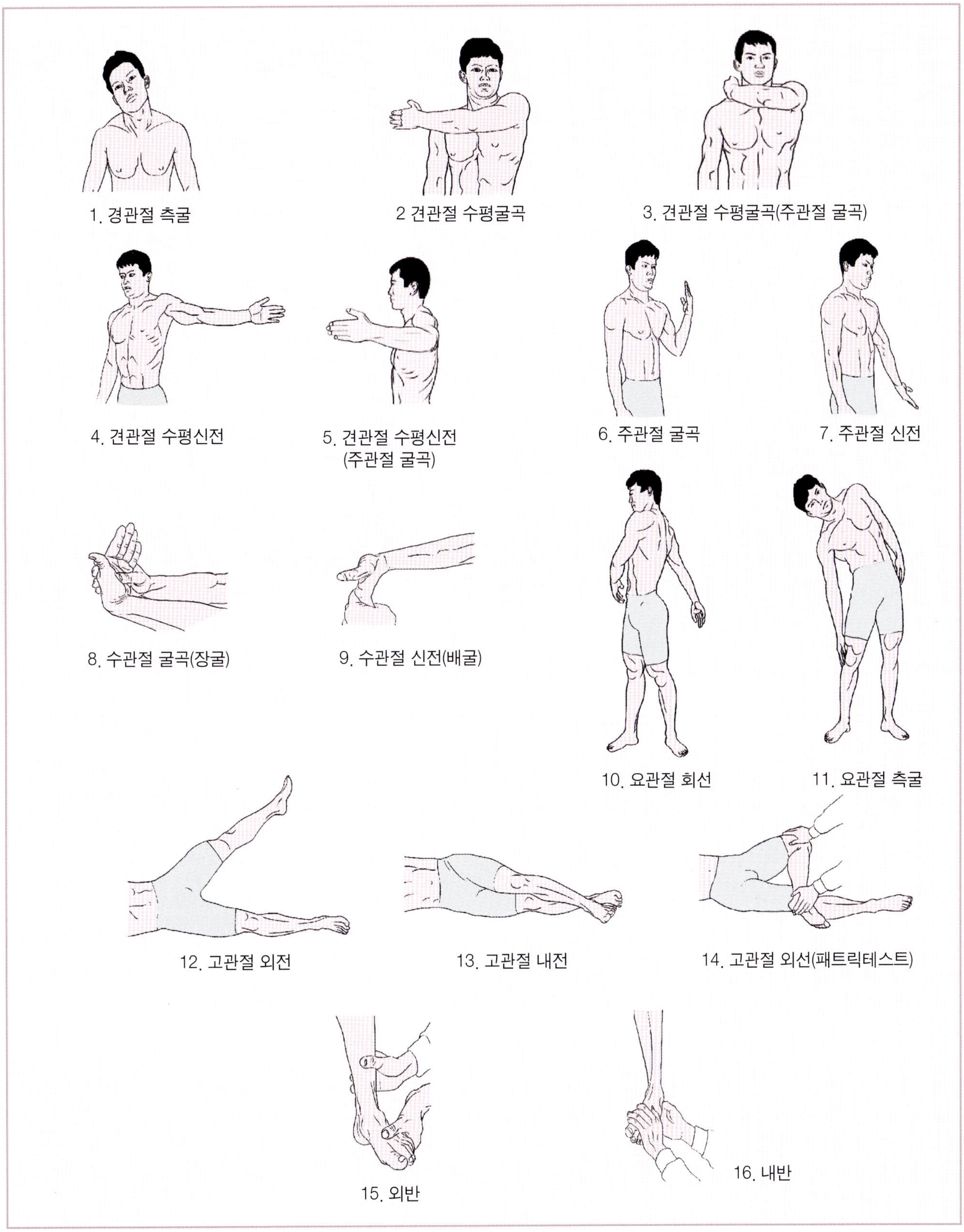
1. 경관절 측굴
2 견관절 수평굴곡
3. 견관절 수평굴곡(주관절 굴곡)
4. 견관절 수평신전
5. 견관절 수평신전
(주관절 굴곡)
6. 주관절 굴곡
7. 주관절 신전
8. 수관절 굴곡(장굴)
9. 수관절 신전(배굴)
10. 요관절 회선
11. 요관절 측굴
12. 고관절 외전
13. 고관절 내전
14. 고관절 외선(패트릭테스트)
15. 외반
16. 내반

그림 14-5-b **측면의 경락의 주행과 움직임**

1~9 : 심포경(心包經) · 삼초경(三焦經)이 신전되는 동작. 10~16 : 간경 · 담경이 신전되는 동작, 대맥은 심포경 · 삼초경(三焦經) 및 간경 · 담경(膽經)을 신전하는 동작 모두와 관여한다.

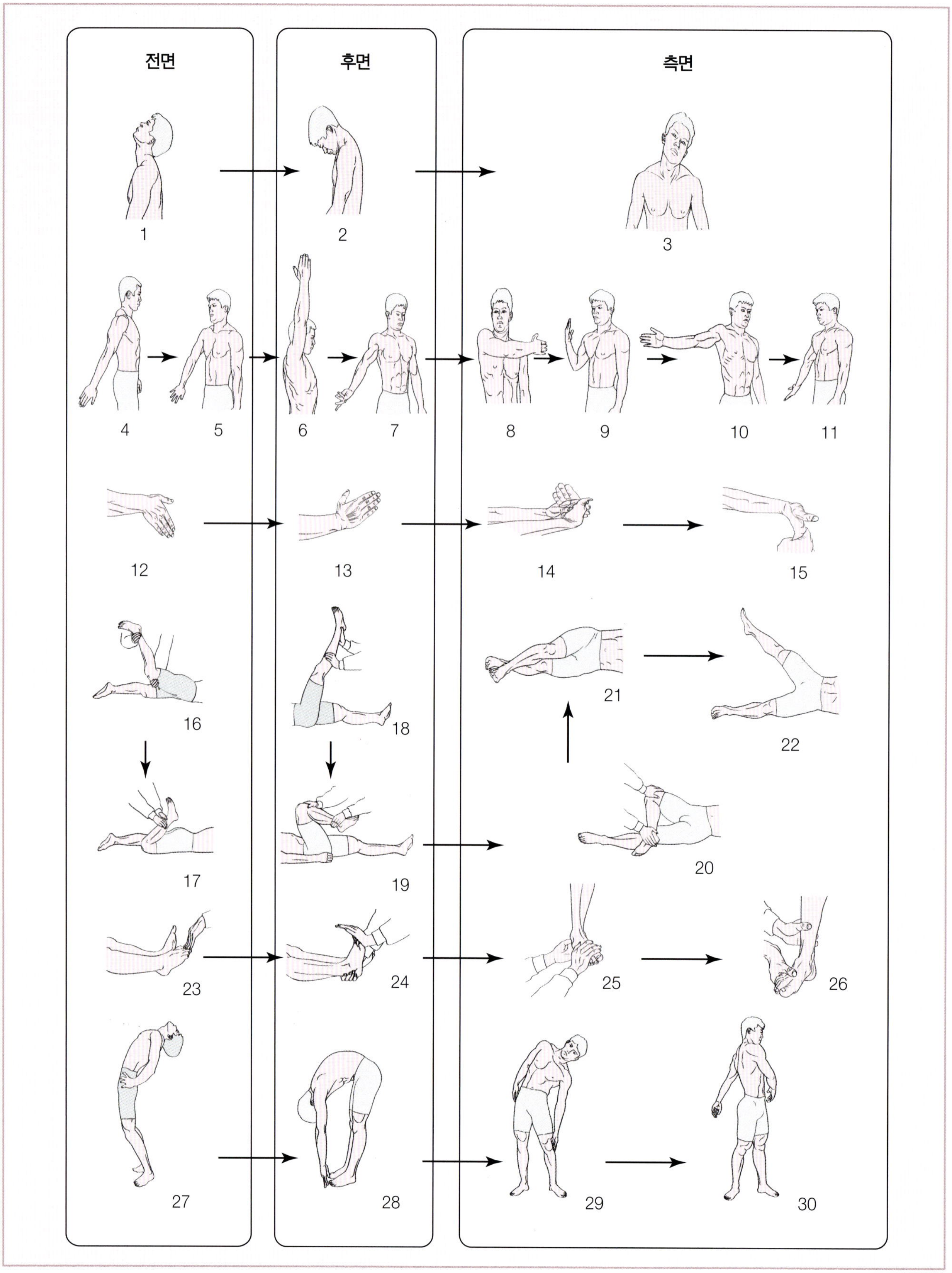

그림 14-6 경락테스트 시행 순서

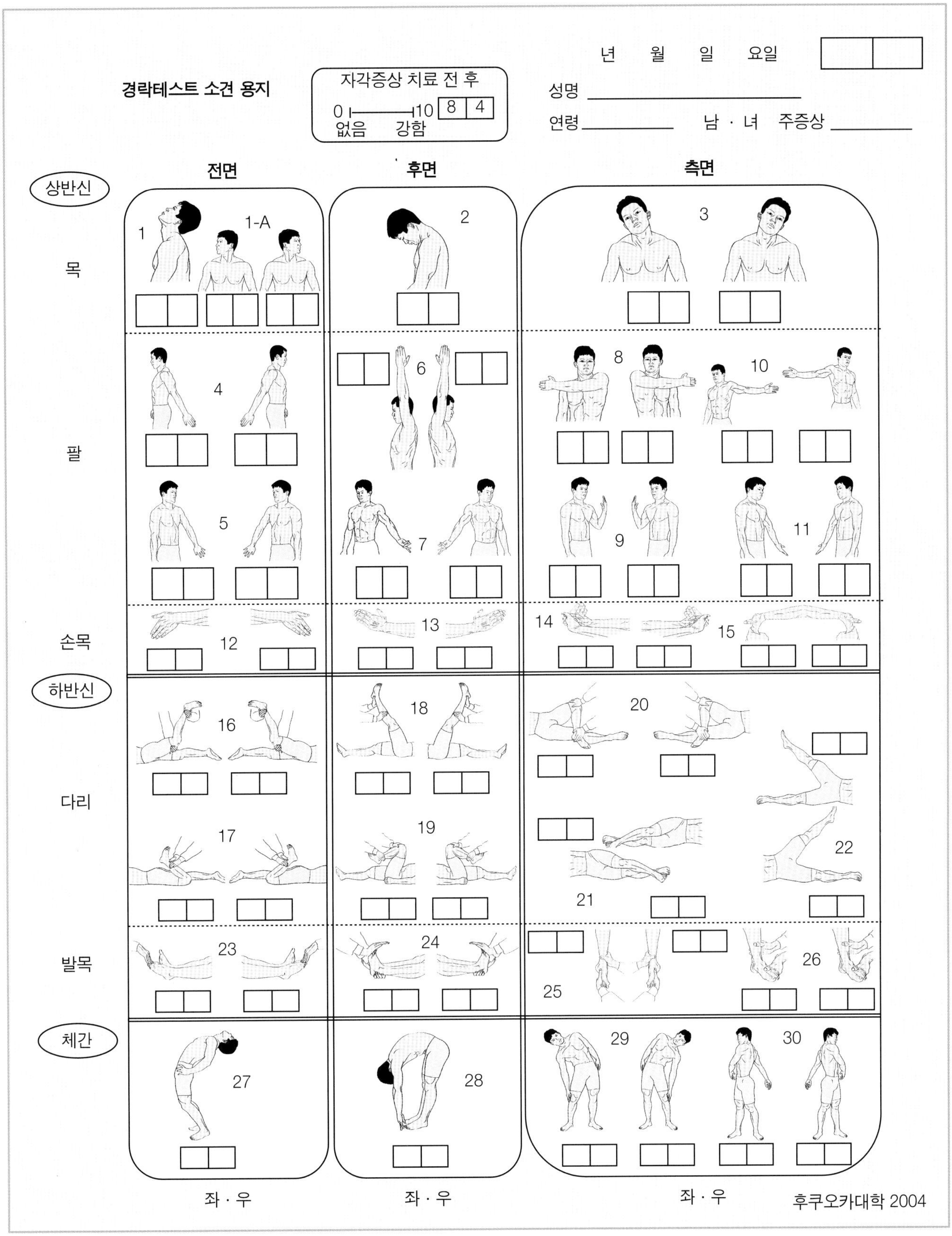

그림 14-7 **경락테스트 소견 용지**

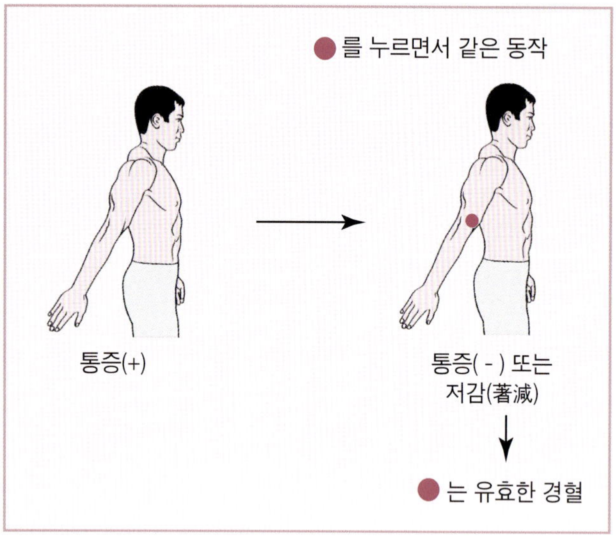

그림 14-8 **유효한 경혈을 찾아내는 방법**

내고 있다. 3, 8, 9, 10, 11, 14, 15는 심포경(心包經) · 삼초경(三焦經)에 대한 부하이며, 20, 21, 22, 25, 26, 29, 30은 간경(肝經) · 담경(膽經)에의 부하를 나타내고 있다. 여기에서는 우측의 부하만을 나타내고 있다.

이상 소견

경락테스트의 개개의 신전 부하 동작으로 유발되는 증상이 있으면, 그 경락에 이상이 있다고 판단한다. 이상 소견은 운동기 질환뿐만이 아니라 내장 질환 등에서도 동일한 소견이 나타난다. 유발되는 증상은 다양하지만 통상 통증 · 당김 · 묵직함 · 신체 조화의 상실 등이다. 떨림이나 현기증 등을 유발하는 경우나 좌우의 가동역의 차이나 부하에 대한 저항의 좌우차이 등이 관찰되는 경우도 있다. 양측의 부하 동작을 기재한 소견 용지(그림 14-7)에 이상이 나타난 움직임을 기입한다. 전면 · 후면 · 측면의 상반신 · 하반신, 체간의 부하테스트가 있으므로 부하에 대한 반응을 체크하면, 어느 면의 어느 경락에 이상이 있는지 판단할 수 있다.

유효한 경혈을 찾는 방법[1)]

우선, 경락테스트로 통증 등의 이상 반응을 유발하는 움직임을 찾아낸다. 다음에 그 움직임과 관련된 경락의 어느 경혈을 선택해야 할 것인가를 판단한다. 그림 14-8에 나타내는 움직임은 폐경(肺經) · 대장경(大腸經)에 신전 부하를 더하지만, 이것으로 통증이 유발되었을 때에 폐경 내지 대장경의 경혈 중 하나를 눌러 같은 동작을 부하한다. 유효한 경혈의 경우, 통증이 소실하거나 현저하게 경감한다. 예를 들어, 이 그림에 나타낸 것은 곡지(曲池)을 누르면서 통증을 유발하는 같은 움직임을 부하하여 통증이 개선하는지 어떤지 확인한다. 통증이 개선되면 유효한 경혈이라고 판단할 수 있다. 이 방법을 이용하면 선택한 경혈의 효과를 확인할 수 있다.

경락테스트 7원칙[1)]

경락테스트에 의한 치료를 성공으로 이끌려면 다음의 7원칙이 기본이 된다.

① 모든 움직임 - 우선 체크

침 치료 전에 몸의 전면, 후면 및 측면에 분포하는 경락과 관계되는 움직임을 모두 체크한다.

② 제한이 강한 경락 - 우선 치료

움직임의 제한이 몸의 어느 경락에서 강한지를 판정하여 움직임 제한이 가장 강한 경락부터 치료한다.

③ 상하지에 이르는 이상이 있으면 - 하지로부터 치료의 원칙을 지킬 것

상하지의 경락에 이상이 있을 때는 하지의 경락으로부터 치료를 시작한다.

④ 중심축에의 자극 - 잊지 말 것

중심축에 해당하는 경락(독맥, 임맥, 대맥)이나 수혈 · 모혈에의 자극도 필요에 따라서 실시한다.

⑤ 경혈 선택 - 고타통이나 압통에서 움직임의 부하로 효과를 확인

효과가 있는 경혈 선택에는 경락상의 고타통이나 압

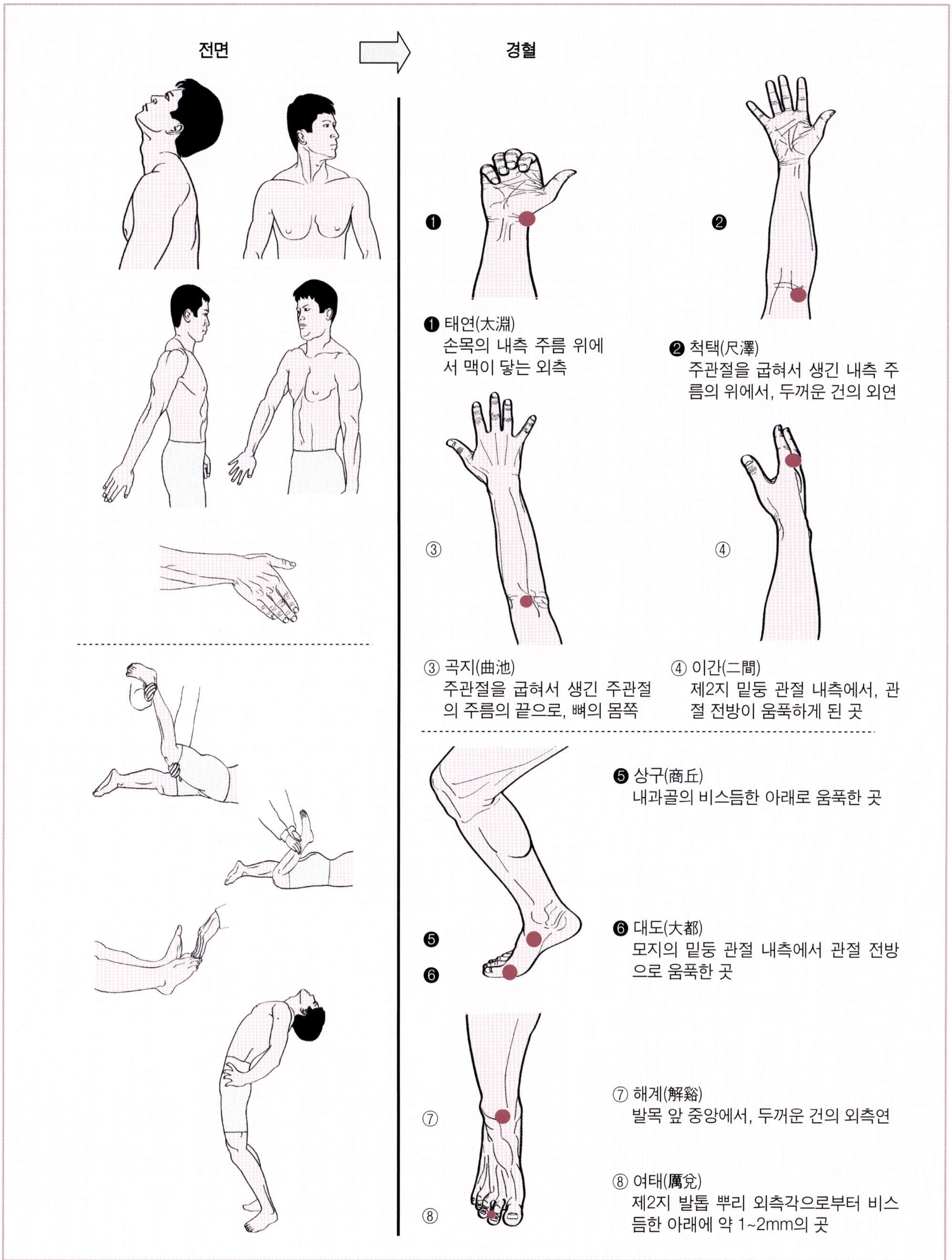

그림 14-9 선혈한 전면의 경혈

체간의 경혈(전면)

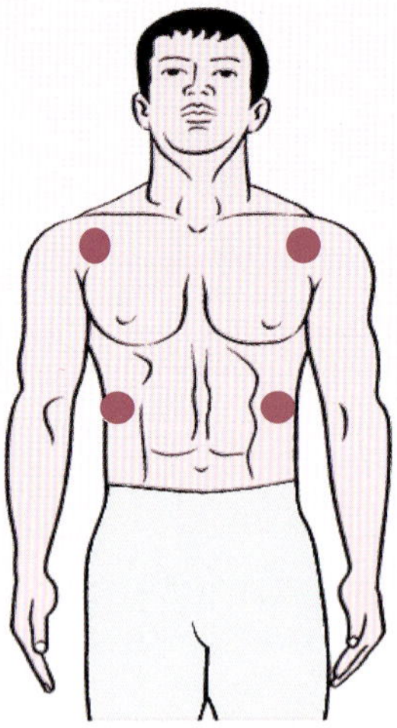

중부(中府)
쇄골 외단하, 쇄골하와의 가장 움푹 들어간 부위의 손가락 하나 아래
[❶ 태연(太淵) 또는 ❷ 척택(尺澤)]

장문(章門)
복측부의 제11늑골단
[❺ 상구(商丘) 또는 ❻ 대도(大都)]

수혈 · 모혈

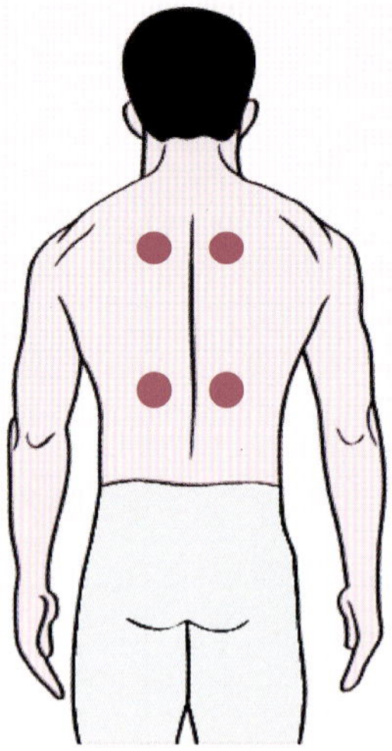

폐수(肺兪)
제3흉추 극돌기하의 외방 약 2횡지
[❶ 태연(太淵) 또는 ❷ 척택(尺澤)]

비수(脾兪)
제11 · 제12흉추 극돌기간으로부터 약 2횡지 외방
[❺ 상구(商丘) 또는 ❻ 대도(大都)]

사지의 경혈

❶ 태연(太淵) 또는 ❷ 척택(尺澤)이 유효할 때 중부(中府) · 폐수(肺兪)
❺ 상구(商丘) 또는 ❻ 대도(大都)가 유효할 때 장문(章門) · 비수(脾兪)
③ 곡지(曲池) 또는 ④ 이간(二間)이 유효할 때 천추(天樞) · 대장수(大腸兪)
⑦ 해계(解谿) 또는 ⑧ 여태(厲兌)가 유효할 때 중완(中脘) · 위수(胃兪)

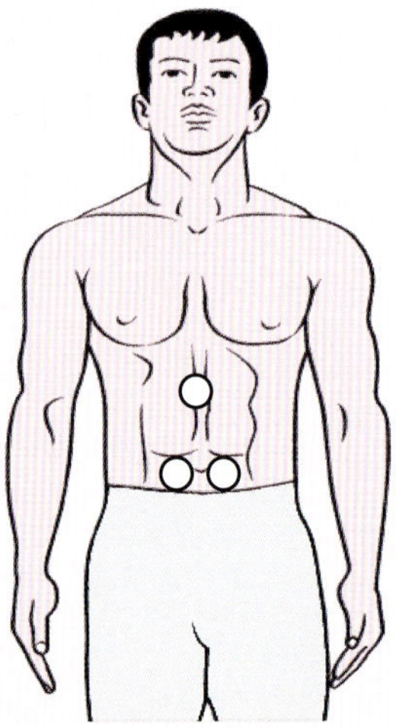

중완(中脘)
전 정중선상에서 배꼽 위에 약 5횡지
[⑦ 해계(解谿) 또는 ⑧ 여태(厲兌)]

천추(天樞)
근처의 외방, 약 3횡지
[③ 곡지(曲池) 또는 ④ 이간(二間)]

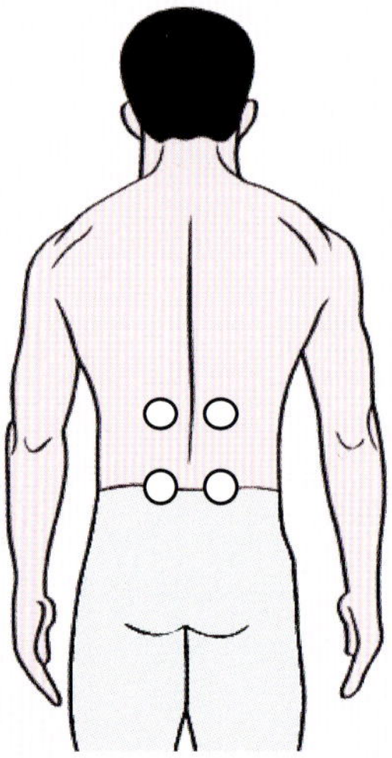

위수(胃兪)
제12 · 제1요추 극돌기간으로부터 약 2횡지 외방
[⑦ 해계(解谿) 또는 ⑧ 여태(厲兌)]

대장수(大腸兪)
제4 · 제5요추 극돌기간의 외측 약 2횡지
[③ 곡지(曲池) 또는 ④ 이간(二間)]

그림 14-10 전면의 경락을 대표하는 체간의 경혈

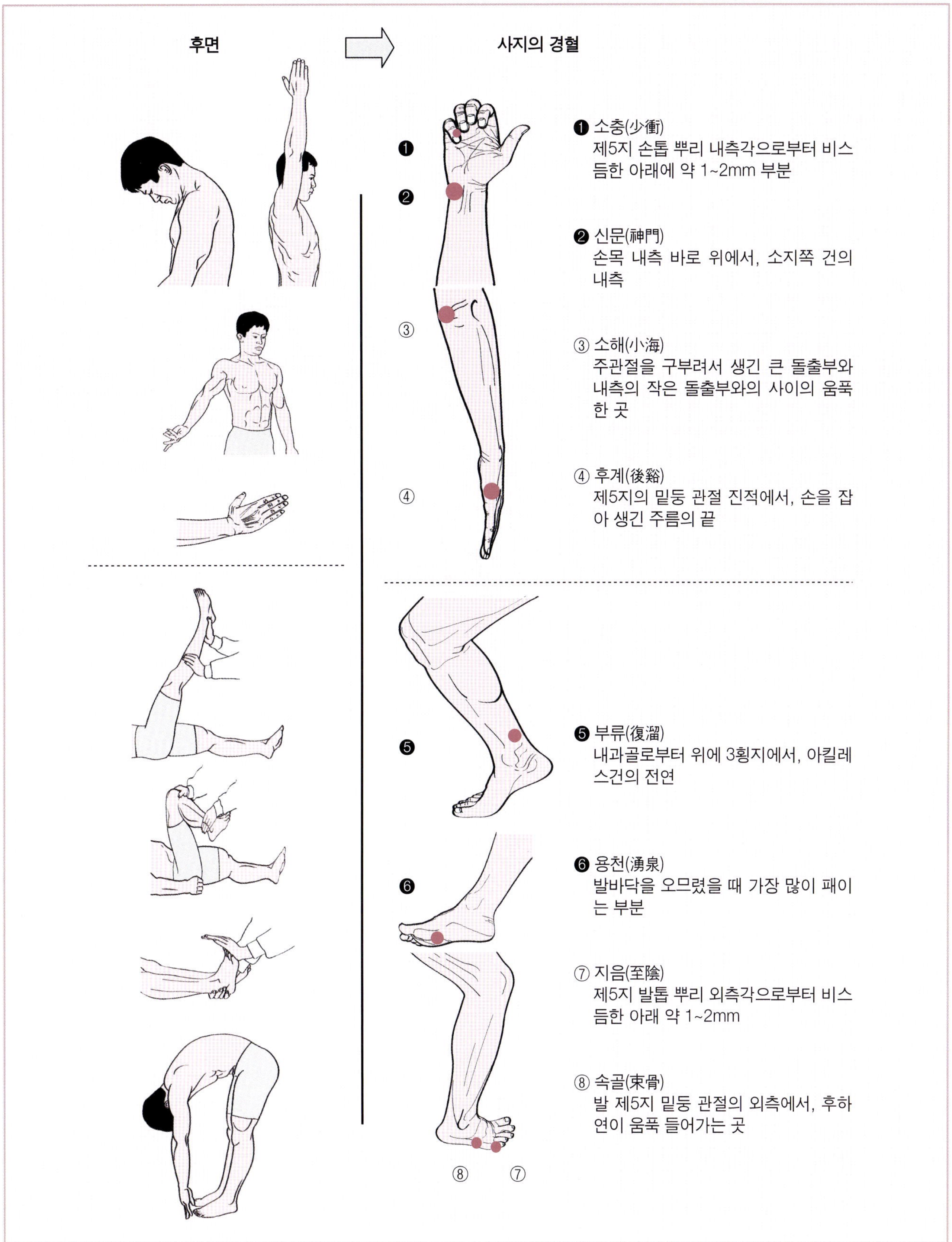

그림 14-11 **선혈한 후면의 경혈**

체간의 경혈(후면)

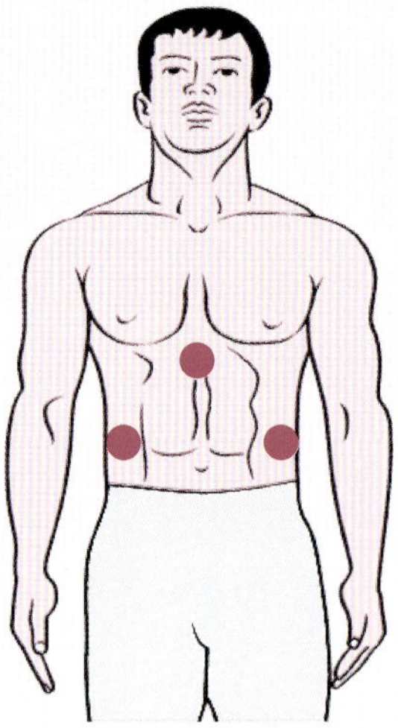

거궐(巨闕)
구미(鳩尾, 명치)의 하방 약 2횡지
[❶ 소충(少衝) 또는 ❷ 신문(神門)]

경문(京門)
제12늑골 하단
[❺ 부류(復溜) 또는 ❻ 용천(湧泉)]

수혈 · 모혈

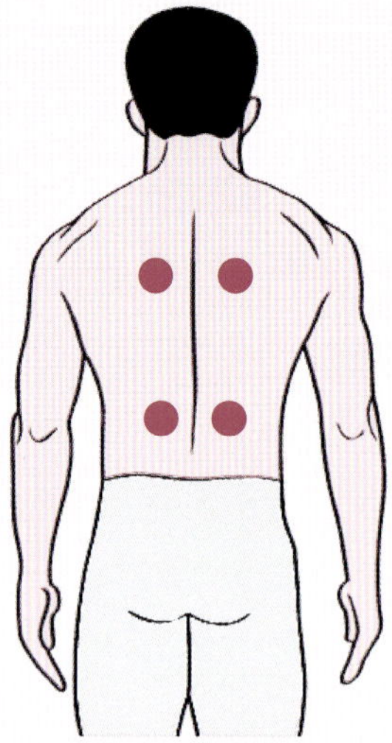

심수(心兪)
제5 · 제6흉추 극돌기간으로부터 약 2횡지 외방
[❶ 소충(少衝) 또는 ❷ 신문(神門)]

신수(腎兪)
제2 · 제3요추 극돌기간으로부터 약 2횡지 외방
[❺ 부류(復溜) 또는 ❻ 용천(湧泉)]

사지의 경혈

❶ 소충(少衝) 또는 ❷ 신문(神門)이 유효할 때 거궐(巨闕) · 심수(心兪)
❺ 복류(復溜) 또는 ❻ 용천(湧泉)이 유효할 때 경문(京門) · 신수(腎兪)
③ 소해(小海) 또는 ④ 후계(後谿)가 유효할 때 관원(關元) · 소장수(小腸兪)
⑦ 지음(至陰) 또는 ⑧ 속골(束骨)이 유효할 때 중극(中極) · 방광수(膀胱兪)

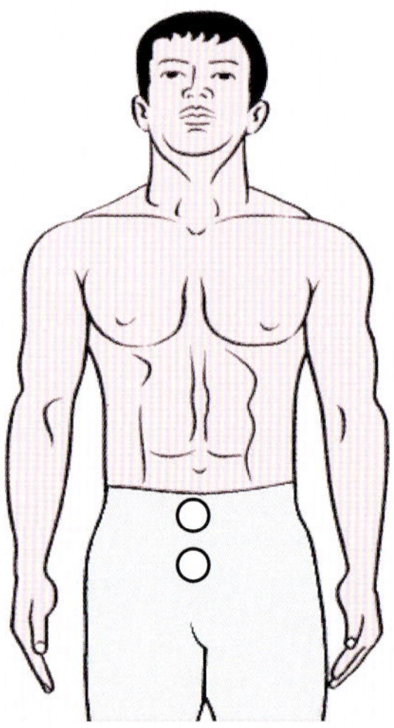

관원(關元)
전 정중선에서, 배꼽의 하부 약 4횡지
[③ 소해(小海) 또는 ④ 후계(後谿)]

중극(中極)
전방 정중선상에서, 배꼽 아래 약 5횡지
[⑦ 지음(至陰) 또는 ⑧ 속골(束骨)]

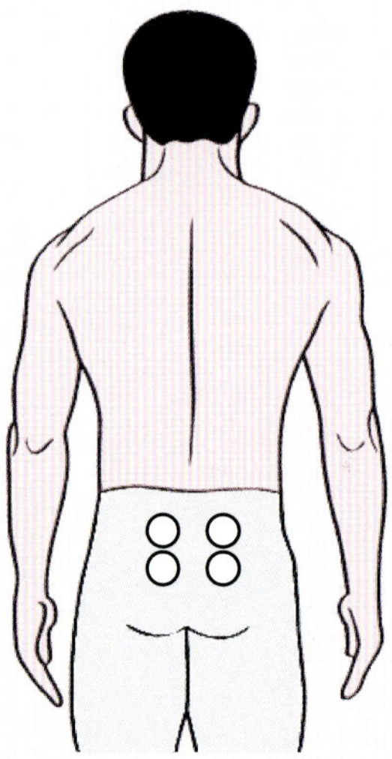

소장수(小腸兪)
제1 · 제2천추 극돌기간으로부터 약 2횡지 외방
[③ 소해(小海) 또는 ④ 후계(後谿)]

방광수(膀胱兪)
제2 · 제3천추 극돌기간으로부터 약 2횡지외방
[⑦ 지음(至陰) 또는 ⑧ 속골(束骨)]

그림 14-12 후면의 경락을 대표하는 체간의 경혈

측면 ⇨ 사지의 경혈

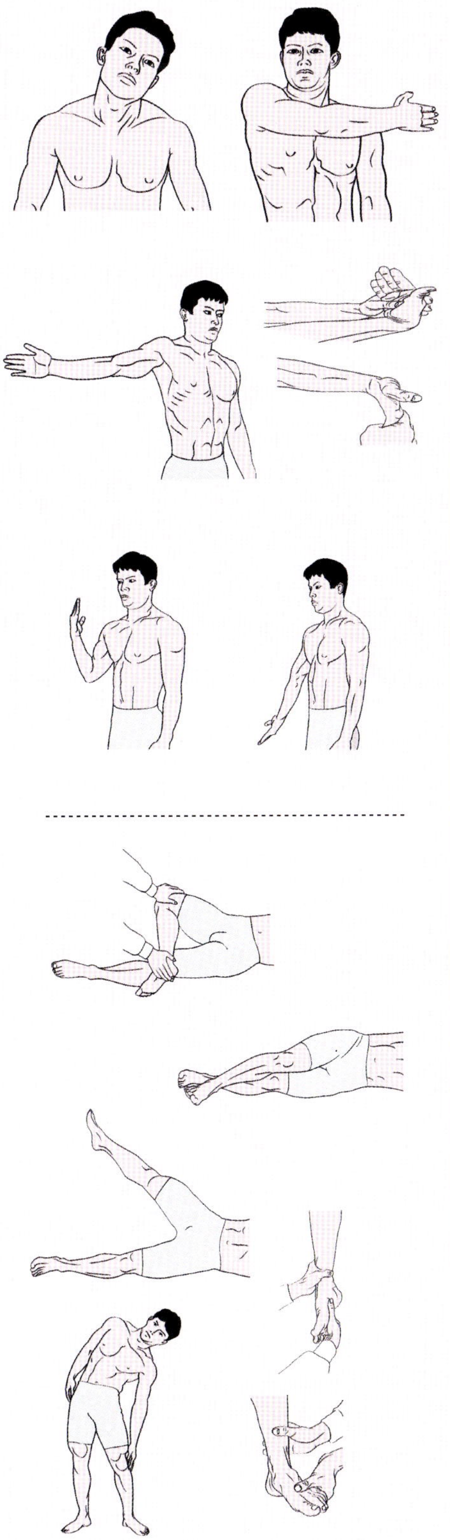

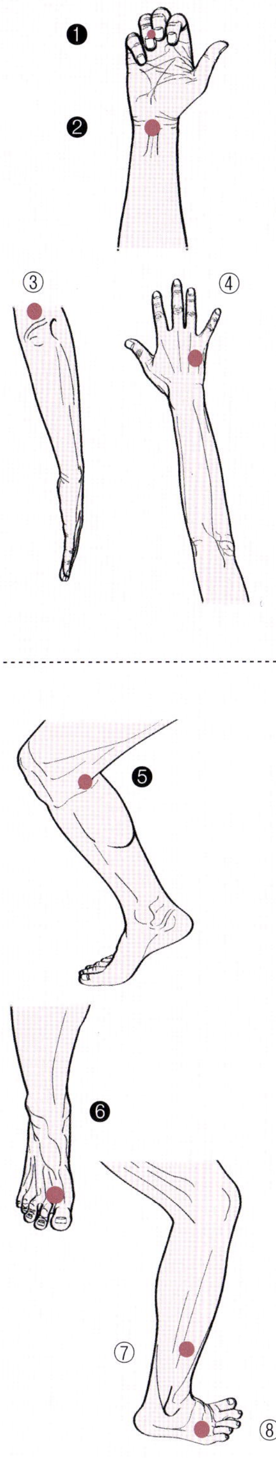

❶ 중충(中衝)
제3지 손톱 뿌리 내측각에서 비스듬한 하방에 약 1~2mm 부분

❷ 대릉(大陵)
손목 내측 주름 중앙에서, 2개의 건 사이

③ 천정(天井)
주관절을 구부려 생긴 돌출부의 가장 윗부분에서, 모지 폭으로 상방의 패인 곳

④ 중저(中渚)
제4 · 제5흉추 극돌기간으로부터 약 2횡지 외방

❺ 곡천(曲泉)
슬관절을 구부려 생긴 내측 주름의 끝에서 움푹 패인 곳

❻ 행간(行間)
제1 · 2지의 밑둥 관절의 사이

⑦ 양보(陽輔)
외과골의 위로 약 5횡지의 위치에서 골 전연

⑧ 협계(俠谿)
족배, 제4 · 제5지의 밑둥 관절의 사이

그림 14-13 선혈한 측면의 경혈

체간의 경혈(측면)

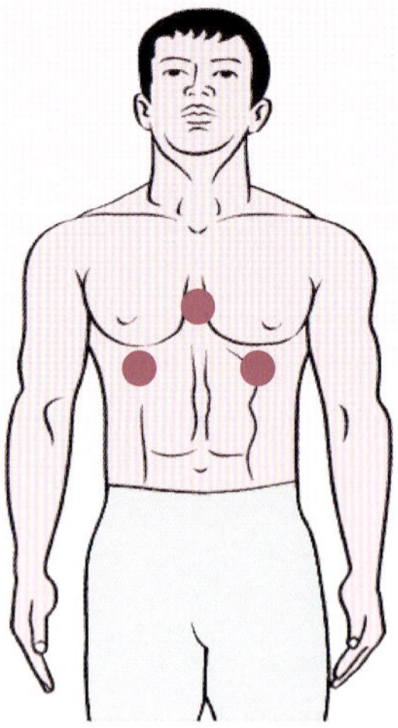

전중(膻中)
흉골 정중에서 제4지
[❶ 중충(中衝) 또는 ❷ 대릉(大陵)]

기문
유두의 바로 아래에서 제6 늑간에 있음
[❺ 곡천(曲泉) 또는 ❻ 행간(行間)]

수혈 · 모혈

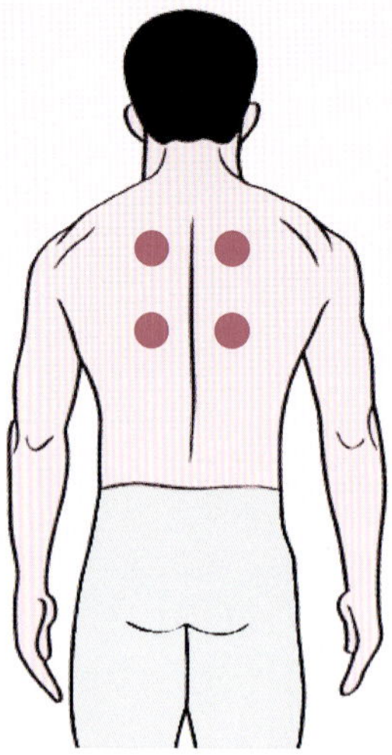

궐음수(厥陰兪)
제4 · 제5흉추 극돌기간으로부터 약 2횡지 방향
[❶ 중충(中衝) 또는 ❷ 대릉(大陵)]

간수(肝兪)
제9 · 제10흉추 극돌기간으로부터 약 2횡지 방향
[❺ 곡천(曲泉) 또는 ❻ 행간(行間)]

사지의 경혈

❶ 중충(中衝) 또는 ❷ 대릉(大陵)이 유효할 때 단중(膻中) · 궐음수(厥陰兪)
❺ 곡천(曲泉) 또는 ❻ 행간(行間)이 유효할 때 기문(期門) · 간수(肝兪)
③ 천정(天井) 또는 ④ 중저(中渚)가 유효할 때 석문(石門) · 삼초수(三焦兪)
⑦ 양보(陽輔) 또는 ⑧ 협계(俠谿)가 유효할 때 일월(日月) · 담수(膽兪)

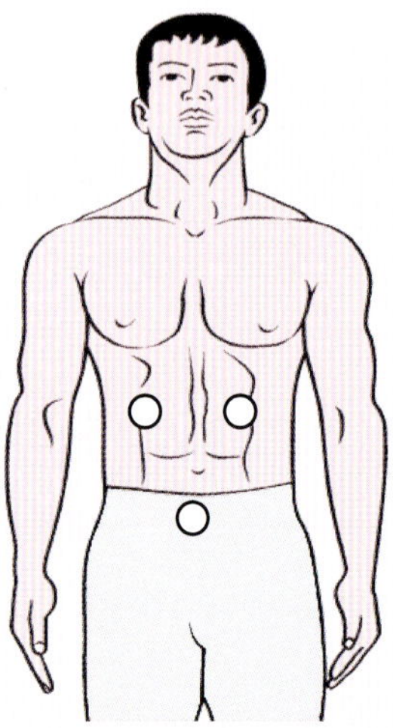

일월(日月)
기문(期門)으로부터 늑골 한 개분 아래
[⑦ 양보(陽輔) 또는 ⑧ 협계(俠谿)]

석문(石門)
전 정중선에서, 배꼽의 하방 약 3횡지
[③ 천정(天井) 또는 ④ 중저(中渚)]

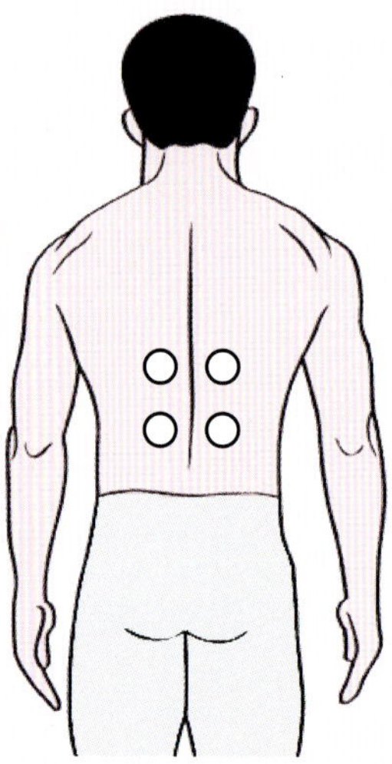

담수(膽兪)
제10 · 제11흉추 극돌기간으로부터 약 2횡지 외방
[⑦ 양보(陽輔) 또는 ⑧ 협계(俠谿)]

삼초수(三焦兪)
제1 · 제2요추 극돌기간으로부터 약 2횡지 외방
[③ 천정(天井) 또는 ④ 중저(中渚)]

그림 14-14 측면의 경락을 대표하는 체간의 경혈

표 14-1 경락테스트에서 빈용하는 77의 경혈

전면	후면	측면	중심축
폐경(肺經) LU (3)	심경(心經) HT (3)	심포경(心包經) PC (5)	수혈(兪穴) Shu points (12)
태연(太淵) LU 9 척택(尺澤) LU 5 중부(中府) LU I	신문(神門) HT 7 소해(少海) HT 3 극천(極泉) HT 1	대릉(大陵) PC 7 내관(內關) PC 6 곡택(曲澤) PC 3 천천(天泉) PC 2 천지(天池) PC 1	폐수(肺兪) BL 13 궐음수(厥陰兪) BL 14 심수(心兪) BL 15 격수(膈兪) BL 17 간수(肝兪) BL 18 담수(膽兪) BL 19 비수(脾兪) BL 20 위수(胃兪) BL 21 신수(腎兪) BL 23 대장수(大腸兪) BL 25 소장수(小腸兪) BL 27 방광수(膀胱兪) BL 28
대장경(大腸經) LI (5)	소장경(小腸經) SI (5)	삼초경(三焦經) TE (5)	
합곡(合谷) LI 4 양계(陽谿) LI 5 곡지(曲池) LI 11 견우(肩髃) LI 15 부돌(扶突) LI 18	완골(腕骨) SI 4 양곡(陽谷) SI 5 소해(小海) SI 8 견정(肩貞) SI 9 천종(天宗) SI 11	양지(陽池) TE 4 외관(外關) TE 5 천정(天井) TE 10 견료(肩髎) TE 14 예풍(翳風) TE 17	
위경(胃經) ST (7)	방광경(膀胱經) BL (7)	담경(膽經) GB (6)	독맥(督脈) GV (3)
해계(解谿) ST 41 풍륭(豐隆) ST 40 족삼리(足三里) ST 36 복토(伏兎) ST 32 비관(髀關) ST 31 천추(天樞) ST 25 결분(缺盆) ST 12	신맥(申脈) BL 62 곤륜(崑崙) BL 60 승산(承山) BL 57 위중(委中) BL40 승부(承扶) BL 36 차료(次髎) BL 32 풍문(風門) BL 12	구허(丘墟) GB 40 현종(懸鍾) GB 39 양릉천(陽陵泉) GB 34 풍시(風市) GB 31 환도(環跳) GB 30 경문(京門) GB 25	대추(大椎) GV 14 명문(命門) GV 4 요양관(腰陽關) GV 3
			임맥(任脈) CV (3)
			천돌(天突) CV 22 전중(膻中) CV 17 관원(關元) CV 4
비경(脾經) SP (5)	신경(腎經) KI (3)	간경(肝經) LR (4)	대맥(帶脈) (1)
상구(商丘) SP 5 삼음교(三陰交) SP 6 음릉천(陰陵泉) SP 9 대횡(大橫) SP 15 주영(周榮) SP 20	태계(太谿) KI 3 조해(照海) KI 6 음곡(陰谷) KI 10	중봉(中封) LR 4 곡천(曲泉) LR 8 음포(陰包) LR 9 장문(章門) LR 13	대맥(帶脈) GB 26

통, 피부의 찰과통이 유용한 정보가 된다. 선택한 경혈을 누르면서 제한이 있던 움직임을 부하하면 침 치료를 실시해야 하는 경혈인지 어떤지 알 수가 있다. 제한의 개선이 현저한 경우에는 효과적인 경혈이다.

⑥ 마지막으로 선택 - 국소의 자극

상기의 원칙을 실시했지만, 효과가 충분하지 않을 때에는 마지막 수단으로서 증상 발현부위에의 자극을 선택한다.

⑦ 효과가 없으면 - 즉시 정밀 조사

효과를 얻을 수 없을 때는 중대한 원인이 있는 경우가 많기 때문에, 곧바로 의사에게 의뢰한다.

구체적인 치료법

선혈한 24혈[2, 5]

선혈한 24혈은 전면 경락의 8혈, 후면 경락의 8혈, 측면 경락의 8혈로 이루어진다. 경락마다 말하면 전면의 폐경(肺經)·대장경(大腸經)에 속하는 경혈 4혈, 비경(脾經)·위경(胃經)에 속하는 경혈 4혈, 후면의 심경(心經)·소장경(小腸經)에 속하는 경혈 4혈, 신경(腎經)·방광경(膀胱經)에 속하는 경혈 4혈, 측면의 심포경(心包經)·삼초경(三焦經)에 속하는 4혈, 간경(肝經)·담경(膽經)에 속하는 4혈이다. 그림 14-9,11,13에 각각의 경혈명으로 위치를 나타내었다. 그림 14-9에는 전면의 움직임과 그 움직임에 이상이 발견되었을 때, 우선 사용하는 8개의 경혈을 나타냈다. 전면 상지 4혈과 전면 하지 4혈로 이루어진다. 전면 상지의 움직임이 이상이 있는 경우에는 4혈 중에서 움직임의 이상으로 가장 효과가 있는 경혈을 선택한다. 「치료방침 - 유효한 경혈을 찾는 방법(p. 268)」을 차례로 4회 실시하여 4개의 경혈 중에서 증상을 가장 많이 개선시키는 경혈을 찾는다. 전면 하지도 동일한 순서로 적절한 경혈을 찾아낸다. 이러한 경혈은 오행에 있어서의 「모(母)」 또는 「자(子)」에게 영향을 미치는 특징을 가지고 있다.

그림 14-11에는 후면의 움직임과 그 움직임에 이상이 찾아졌을 때, 우선 「사용해 보는 경혈」 8개를 나타낸다. 후면 상지의 경혈 4혈과 후면 하지의 경혈 4혈을 나타낸다. 예를 들어, 후면 상지의 움직임에 이상이 있는 경우에는 그림 14-9의 경우와 같이 4혈 중에서 움직임의 이상으로 가장 효과가 있는 혈자리를 선택한다. 후면 하지의 경우도 이와 같이 한다. 그림 14-13에는 측면의 움직임과 그 움직임에 이상이 찾아졌을 때, 우선 「사용해 보는 경혈」 8개를 나타냈다. 측면 상지의 경혈 4혈과 측면 하지의 경혈 4혈을 나타냈다. 측면 상지의 움직임이 이상이 있는 경우에는 전면·후면의 움직임의 이상이 있는 경우와 같이 4혈 중에서 움직임의 이상에 가장 효과가 있는 혈자리를 선택한다. 측면 하지도 이와 같이 한다.

이와 같이 통증 등을 유발하는 움직임을 판단하고, 같은 움직임으로 통증 등을 유발하지 않게 되는 또는 현저하게 경감하는 경혈을 찾는 것이 효율적인 치료가 된다.

그 밖의 경혈

선혈한 24혈 중에서 유효한 것을 찾을 수 없을 때에는 치료자의 경험에 비추어 경혈을 선택하거나, 경락테스트에서 빈용하는 77혈[1](표 14-1), 또는 경락을 대표하는 경혈(자혈, 영어로는 merdian own)[4]을 사용하고 있다. 이 경우에도 「치료방침 - 유효한 경혈을 찾는 방법, 경락테스트 7원칙 ⑤ 경혈 선택(p. 268)」을 참조한다.

체간에 있어 경락을 대표하는 경혈-수혈·모혈

그림 14-10에 전면의 경락을 대표하는 체간의 수혈·모혈과 그 위치를 나타냈다. 수혈·모혈은 중요한 혈과 조합하여 이용한다. 예를 들어 그림 14-8의 경부의 왼쪽 선회로 통증이 유발될 때 4개의 경혈의 효과를 검토한다. 이 통증을 경감하는 데 태연(太淵)이 가장 유효했을 때에는 그림 14-9에 나타내고 있는 중부(中府)·폐

수(肺俞)를 병용하면 태연(太淵)에서 얻을 수 있는 효과를 증강할 수 있다. 중부(中府) · 폐수(肺俞) 중 한쪽이 유효한 경우와 양자 모두 효과가 있는 경우가 있으므로 그때그때 판단하는 것이 좋다. 또 신체를 후굴하는 동작, 즉 전면의 경락을 신전하는 동작 그리고 요통이 유발되었을 경우에 4개의 경혈 중 해계(解谿)가 가장 효과가 있는 것으로 확인되면, 이 경우 위경(胃經)의 모혈 · 수혈인 중완(中脘) · 위수(胃俞)를 병용한다.

그림 14-12에 후면의 경락을 대표하는 수혈 · 모혈과 그 위치를 나타낸다. 그림 14-9에서 설명한 순서로 선혈한 경혈 중에서 가장 효과가 있는 경혈을 선택하여, 그 경혈이 속하는 경락의 수혈 · 모혈과 병용한다.

그림 14-14에는 측면의 경락을 대표하는 수혈 · 모혈과 그 위치를 나타내었다.

그림 14-10에서 설명한 순서와 같이 선혈한 경혈 중에서 가장 효과가 있는 경혈을 선택하여, 그것과 여기에 나타낸 수혈 · 모혈을 병용한다.

참고문헌

1) 向野義人, 他：経絡テスト. 医歯薬出版, 1999.
2) 向野義人：経絡テストによる診断と鍼治療. 医歯薬出版, 2002.
3) Donald E. Ingber：The Architecture of Life. Scientific American, 278(1), 48～57, 1998.
4) 橋本敬三：万病を治せる妙療法—操体法. 農山漁村文化協会, 1978.
5) 向野義人編著：スポーツ鍼灸ハンドブック. 文光堂, 2003.

찾·아·보·기

한글 찾아보기

ㄱ

ㄴ

ㄷ

ㅇ

ㅈ

ㅊ

영문 찾아보기

N

P

Q

R

S

T

V

W

기타

기타사항

테 스 트

징 후

증 후 군